中医执业医师资格考试

同步金题

主编　刘广鹏

编　委

（以姓氏笔画为序）

王冬竹	王瑞娟	司　思	刘广鹏
刘远城	刘雨琪	安　杰	杨斯羽
杨翠秒	何春燕	迟　爽	张圣淇
张玲玲	春亚之	赵　静	赵博涛
南静毓	郭晓静	馨　月	

中国中医药出版社

·北京·

图书在版编目(CIP)数据

中医执业医师资格考试同步金题 / 刘广鹏主编. — 北京 :
中国中医药出版社, 2022.12
ISBN 978-7-5132-7321-3

Ⅰ. ①中… Ⅱ. ①刘… Ⅲ. ①中医师-资格考试-习题集 Ⅳ. ①R2-44

中国版本图书馆 CIP 数据核字(2021)第 241380 号

中国中医药出版社出版

北京经济技术开发区科创十三街 31 号院二区 8 号楼
邮政编码　100176
传真　010-64405721
涿州市京南印刷厂印刷
各地新华书店经销

开本 710×1000　1/16　印张 40.25　字数 880 千字
2022 年 12 月第 1 版　2022 年 12 月第 1 次印刷
书号　ISBN 978-7-5132-7321-3

定价　168.00 元
网址　www.cptcm.com

服务热线　010-64405510　　**微信服务号**　zgzyycbs
购书热线　010-89535836　　**微商城网址**　https://kdt.im/LIdUGr
维权打假　010-64405753　　**天猫旗舰店网址**　https://zgzyycbs.tmall.com

如果有印装质量问题请与本社出版部联系(010-64405510)

编写说明

随着人们健康意识的日益提高，社会对于医务工作者的素质要求也越来越高，执业医师资格证书也彰显出它独特的魅力。如何快速通过执业医师资格考试，取得执业证书已经成为广大考生所关注的问题。为了满足不同类型、不同程度考生的需求，我们在出品2023年《中医执业（含助理）医师资格考试核心考点全攻略》（上、下册）的同时，也出品了相配套的练习题——2023年《中医执业医师资格考试同步金题》。力争帮助考生及时了解命题规律，进而加强对基础理论知识和基本技能的熟练掌握能力。

1 融会贯通，相辅相成

本书以2023年《中医执业（含助理）医师资格考试核心考点全攻略》（上、下册）为蓝本，提炼重点、难点、易混点及常考知识点，甄选4000余道金题，将考点与习题融会贯通，帮助考生巩固所学知识，在有限的复习时间里紧抓重点，提高学习效率，不仅达到做一题会一题，更要做到会一道题就会一类题。

2 精选试题，直击考点

在深刻把握考试大纲，归纳总结历年真题和分析核心考点全攻略的基础上总结考查规律，对试题进行筛选，将近年高频考点加入其中，并对重点考题进行精确解析，以试题带动考点复习，在学与练中将考点逐个击破，轻松应对考试。同时经过我们对考试真题的深入研究，给出每一科目在考试中所占的分值比重，有效帮助考生抓住重点，着重练习。

中医执业医师资格考试各科分值比例

科目	大约所占比例	大约分值(分)
中医经典	3.3%	20
中医基础理论	7.5%	45
中医诊断学	7.5%	45
中药学	7.5%	45
方剂学	7.5%	45
中医内科学	15%	90
中医外科学	6.7%	40
中医妇科学	6.7%	40
中医儿科学	6.7%	40
针灸学	10%	60
诊断学基础	6.7%	40
内科学	6.7%	40
传染病学	5%	30
医学伦理学	1.7%	10
卫生法规	1.7%	10

3 双色印刷，重点突出

为了更加贴合考生需求，我们摒弃了以往单色印刷的模式而采用双色印刷，在使用过程中给考生以新鲜感的同时，更加突出重点。

4 扫码听课，名师精讲

随着考生需求的不断增加，纸上谈兵类的解析已经不能满足广大考生的需求了，为此，本书中加入二维码，将书与课进行无缝衔接，直达名师精讲视频，从此拒绝枯燥乏味的解析，真正实现哪里不会扫哪里。

最后，我们将在“始于细微，成于执着”的工作理念指导下，秉承“优秀师资、专业服务”的宗旨，力求为广大考生打造实用的教辅教材。我们精心做图书，良心做教育，致力于为广大考生提供优质的医学考试服务！也希望各位考生在使用过程中将发现的问题及时反馈给我们（www.jinyingjie.com），以使我们的图书能够日臻完善。预祝各位考生在2023年的考试中马到成功！

《中医执业医师资格考试同步金题》编委会
2022年12月

扫码听课

查缺补漏

目 录

第四篇　中药学/114

第五篇　方剂学/164

第九篇　中医儿科学/381

第十篇　针灸学/422

第十二篇　内科学/523

第十三篇　传染病学/576

第十四篇　医学伦理学/603

第十五篇　卫生法规/615

第一篇

中医经典

第一章　内经

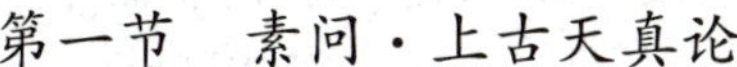

第一节　素问·上古天真论

1.《素问·上古天真论》主要论述的是

A.藏象

B.经络

C.阴阳

D.气血

E.养生

【答案】E

【解析】《素问·上古天真论》通过古今寿夭的对比，论述了养生的原则和方法，指出了早衰的原因，提出了“形与神俱”的形神协调统一医学健康观点，指出了人的自然寿命应当超过百岁。

2.下列不属于《素问·上古天真论》指出的养生重要原则的是

A.法于阴阳

B.和于术数

C.起居有常

D.食饮有节

E.延年益寿

【答案】E

【解析】养生的重要原则：①法于阴阳；②和于术数；③食饮有节；④起居有常；⑤不妄作劳。

第二节　素问·四气调神大论

《素问·四气调神大论》中圣人顺四时而“从其根”的养生方法是

A.春夏养阳，秋冬养阴

B.法于阴阳，和于术数

C.食饮有节，起居有常

D.夜卧早起，不妄劳作

E.广步于庭，使志安宁

【答案】A

【解析】《素问·四气调神大论》：“所以圣人春夏养阳，秋冬养阴，以从其跟，故与万物沉浮于生长之门。”

第三节 素问·阴阳应象大论

1.《素问·阴阳应象大论》中其高者

A.散而泻之

B.引而竭之

C.因而越之

D.按而收之

E.汗而发之

【答案】C

【解析】《素问·阴阳应象大论》:"其高者,因而越之;其下者,引而竭之;中满者,泻之于内;其有邪者,渍形以为汗;其在皮者,汗而发之;其慓悍者,按而收之;其实者,散而泻之。"

2.《素问·阴阳应象大论》"治病必求于本"中"本"的含义是

A.病机

B.病因

C.病性

D.病位

E.阴阳

【答案】E

【解析】本:此指阴阳。吴昆注:"天地万物变化生杀而神明者,皆本乎阴阳,则阴阳为病之本可知。故治病必求其本,或本于阴,或本于阳,必求其故而施治也。"

3.《素问·阴阳应象大论》中的"壮火""少火"其本义是

A.病理之火与生理之火的区别

B.药食气味纯阳与温和之别

C.人体阳气亢盛与平和之别

D.邪火与正气之别

E.相火与君火之别

【答案】B

【解析】"壮火""少火"本指药食气味的阴阳性能而言,药食气味纯阳者为壮火,药食气味温和者为少火。

4.《素问·阴阳应象大论》中的"精不足者"宜采取的治则是

A.温之以气

B.补之以味

C.阴阳双补

D.掣引之

E.引而竭之

【答案】B

【解析】《素问·阴阳应象大论》:"形不足者,温之以气;精不足者,补之以味。"

第四节 素问·经脉别论

1.据《素问·经脉别论》中论述"府精神明,留于四藏"其中"四藏"指的是

A.心肺肝肾

B.心肺肝脾

C.心肺脾肾

D.心肝脾肾

E.脾肺肝肾

【答案】D

【解析】姚止庵注:"脏本五而此言四者,盖指心肝脾肾言。以肺为诸脏之盖,经气归肺,肺朝百脉,而行气于心肝脾肾,故云留于四脏也。"

2.据《素问·经脉别论》所述,未直接参与水液代谢的脏器是

A.胃

B.肺

C.肝

D.膀胱

E.脾

【答案】C

【解析】原文:“饮入于胃,游溢精气,上输于脾,脾气散精,上归于肺,通调水道,下输膀胱。”

第五节 素问·太阴阳明论

1.《素问·太阴阳明论》认为脾与季节的关系为

A.脾主长夏

B.脾主四时

C.脾不主时

D.脾主四时末十八日

E.以上都不是

【答案】D

【解析】原文:“脾者土也,治中央,常以四时长四藏,各十八日寄治,不得独主于时也。”各十八日寄治,不得独主于时也:指脾土之气主四季之末的十八日,不单独主一个时令。

2.《素问·太阴阳明论》认为脾的主要生理功能是

A.脾主四肢

B.脾主运化

C.脾主为胃行其津液

D.脾主肌肉

E.脾统血

【答案】C

【解析】《素问·太阴阳明论》中病理情况下“今脾病不能为胃行其津液”,故为脾主为胃行其津液。

第六节 灵枢·本神

1.据《灵枢·本神》,所以任物者谓之

A.意

B.思

C.志

D.心

E.虑

【答案】D

【解析】《灵枢·本神》:“所以任物者谓之心,心有所忆谓之意,意之所存谓之志,因志而存变谓之思,因思而远慕谓之虑,因虑而处物谓之智。”

2.据《灵枢·本神》,心有所忆谓之

A.意

B.志

C.心

D.思

E.虑

【答案】A

第七节 素问·生气通天论

《素问·生气通天论》“阴者藏精而起亟也,阳者卫外而为固也”主要说明

A.阴精阳气的平衡协调

B.阴精阳气的对立消长

C.阴精阳气的相互转化

D.阴精阳气的相互制约

E.阴精阳气的互根互用

【答案】E

【解析】《素问·生气通天论》:“阴者藏精而起亟也,阳者卫外而为固也”论述了阴阳互根互用的关系。

第八节　素问·举痛论

1.《素问·举痛论》,认为百病生于

A.精

B.气

C.血

D.津

E.痰

【答案】B

【解析】《素问·举痛论》:"余知百病生于气也,怒则气上,喜则气缓,悲则气消,恐则气下,寒则气收,炅则气泄,惊则气乱,劳则气耗,思则气结。"

2.《素问·举痛论》,余知百病生于气也,怒则

A.气上

B.气缓

C.气下

D.气泄

E.气消

【答案】A

【解析】《素问·举痛论》:"余知百病生于气也,怒则气上,喜则气缓,悲则气消,恐则气下,寒则气收,炅则气泄,惊则气乱,劳则气耗,思则气结。"

第九节　素问·至真要大论

1.《素问·至真要大论》认为"皆属于下"的病证是

A.诸湿肿满

B.诸厥固泄

C.诸胀腹大

D.诸呕吐酸,暴注下迫

E.诸躁狂越

【答案】B

【解析】《素问·至真要大论》:"诸厥固泄,皆属于下。诸痿喘呕,皆属于上。"

2.《素问·至真要大论》认为"皆属于火"的病证是

A.诸湿肿满

B.诸厥固泄

C.诸胀腹大

D.诸呕吐酸,暴注下迫

E.诸躁狂越

【答案】E

【解析】《素问·至真要大论》:"诸湿肿满,皆属于脾;诸厥固泄,皆属于下;诸胀腹大,皆属于热;诸呕吐酸,暴注下迫,皆属于热;诸燥狂越,皆属于火。"

第十节　灵枢·百病始生

《灵枢·百病始生》篇认为"两虚相得"的"两虚"是指

A.自然界气候正常和人体正气充实

B.虚邪之风和人体正气虚弱

C.气候异常和人体正气充实

D.气候正常和人体正气虚弱

E.上巨虚穴和下巨虚穴

【答案】B

【解析】两虚:指天时之虚与人体正气虚弱。

第十一节　素问·热论

《素问·热论》中强调伤寒已满三日者方可施用

A.发汗法

B.解表法

C.通便法

D.泻热法

E.和解法

【答案】D

【解析】《素问·热论》:“治之各通其藏脉,病日衰已矣。其未满三日者,可汗而已;其满三日者,可泄而已。”

第十二节　素问·评热病论

1.《素问·评热病论》中“劳风”的治法宜

A.表里刺之

B.以救俯仰

C.饮之服汤

D.调其虚实

E.和其顺逆

【答案】B

【解析】《素问·评热病论》:“岐伯曰:以救俯仰。”尤在泾云:“肺主气而司呼吸。风热在肺,其液必结,其气必壅,是以俯仰皆不顺利,故曰当救俯仰也。救俯仰者,即利肺气、散邪气之谓乎。”

2.据《素问·评热病论》,下列哪项不属于“劳风”的症状

A.头项强急不舒

B.唾出若涕

C.目眩不明

D.腰脊强痛

E.恶风而振寒

【答案】D

【解析】《素问·评热病论》:“劳风法在肺下,其为病也,使人强上冥视,唾出若涕,恶风而振寒,此为劳风之病。”

3.《素问·评热病论》中“劳风”证病位在

A.腠理

B.肌肤

C.肺下

D.半表半里

E.太阳

【答案】C

第十三节　素问·咳论

1.《素问·咳论》论述了外内合邪而致肺咳,其中最易伤肺的外邪是

A.燥邪

B.寒邪

C.湿邪

D.热邪

E.暑邪

【答案】B

【解析】《素问·咳论》:“岐伯曰:皮毛者肺之合也。皮毛先受邪气,邪气以从其合也。其寒饮食入胃,从肺脉上至于肺,则肺寒,肺寒则外内合,邪因而客之,则为肺咳。”

2.《素问·咳论》认为,若寒饮食入胃,其邪气伤肺是沿

A.肺脉而行

B.胃脉而行

C.脾脉而行

D.心脉而行

E.肾脉而行

【答案】A

【解析】《素问·咳论》:“岐伯曰:皮毛者肺之合也。皮毛先受邪气,邪气以从其合也。其寒饮食入胃,从肺脉上至于肺,则肺寒,肺寒则外内合,邪因而客之,则为肺咳。”

3.《素问·咳论》“五脏各以其时受病”的论述,冬季何脏易受病

A.心

B.肝

C.脾

D.肺

E.肾

【答案】E

【解析】《素问·咳论》:“人与天地相参,故五脏各以治时,感于寒则受病,微则为咳,甚者为泄为痛。乘秋则肺先受邪,乘春则肝先受之,乘夏则心先受之,乘至阴则脾先受之,乘冬则肾先受之。”

第十四节　素问·痹论

1.《素问:痹论》所述“脾痹”的症状是

A.烦满而呕

B.食饮不下,腹善满

C.四肢解堕,发咳呕汁,上为大塞

D.中气喘争,时发飧泄

E.腹满下利

【答案】C

【解析】《素问:痹论》:“凡痹之客五藏者,肺痹者,烦满,喘而呕。心痹者,脉不通,烦则心下鼓,暴上气而喘,嗌干,善噫,厥气上则恐。肝痹者,夜卧则惊,多饮,数小便,上为引如怀。肾痹者,善胀,尻以代踵,脊以代头。脾痹者,四支解堕,发咳,呕汁,上为大塞。肠痹者,数饮而出不得,中气喘争,时发飧泄。胞痹者,少腹膀胱按之内痛,若沃以汤,涩于小便,上为清涕。”

2.《素问·痹论》所述心痹的症状,哪一项不属于

A.烦则心下鼓

B.暴上气而喘

C.嗌干善噫

D.数溲血

E.厥气上则恐

【答案】D

第十五节　素问·痿论

1.《素问·痿论》所述,具有“主束骨而利机关”作用的是

A.经脉

B.宗筋

C.经筋

D.肌肉

E.络脉

【答案】B

【解析】《素问·痿论》:“冲脉者,经脉之海也,主渗灌溪谷,与阳明合于宗筋,阴阳揔宗筋之会,会于气街,而阳明为之长,皆属于带脉,而络于督脉。”

2.《素问·痿论》中,“主渗灌溪谷,为经脉之海”的是

A.经脉

B.气血

C.阳明经

D.冲脉

E.脾胃

【答案】D

【解析】《素问·痿论》:"冲脉者,经脉之海也,主渗灌溪谷,与阳明合于宗筋,阴阳揔宗筋之会,会于气街,而阳明为之长,皆属于带脉,而络于督脉。"

第十六节　素问·异法方宜论

据《素问·异法方宜论》,不同的治疗方法适宜不同地域和病情,南方之域,治宜

A.砭石

B.导引按跷

C.微针

D.毒药

E.灸焫

【答案】C

【解析】《素问·异法方宜论》:"南方者,天地所长养,阳之所盛处也。其地下,水土弱,雾露之所聚也。其民嗜酸而食胕,故其民皆致理而赤色,其病挛痹,其治宜微针。故九针者,亦从南方来。"

第十七节　素问·汤液醪醴论

1.据《素问·汤液醪醴论》所述,水肿的治疗原则主要是

A.平治于权衡

B.缪刺其处,以复其形

C.微动四极

D.温衣

E.开鬼门,洁净府

【答案】A

【解析】《素问·汤液醪醴论》:"平治于权衡,去宛陈莝,微动四极,温衣缪刺其处,以复其形。开鬼门,洁净府,精以时服,五阳已布,疏涤五藏。"

2.《素问·汤液醪醴论》中"开鬼门"是指

A.除去郁久的恶血

B.攻下逐水

C.发汗

D.利小便

E.通大便

【答案】C

【解析】开鬼门,洁净府:此指发汗、利小便。张介宾注:"鬼门,汗空也。肺主皮毛,其藏魄,阴之属也,故曰鬼门。净府,膀胱也。上无入孔而下有出窍,滓秽所不能入,故曰净府。邪在表者散之,在里者化之,故曰开鬼门、洁净府也。"

第十八节　素问·标本病传

《素问·标本病传论》认为小大利治其

A.缓

B.急

C.标

D.本

E.表

【答案】D

【解析】《素问·标本病传论》:"小大不利治其标,小大利治其本。"

第十九节 灵枢·决气

1.据《灵枢·决气》,精脱的主要表现是

A.目不明

B.头晕目眩

C.耳数鸣

D.耳聋

E.腰膝酸软

【答案】D

【解析】《灵枢·决气》:“岐伯曰:精脱者,耳聋;气脱者,目不明;津脱者,腠理开,汗大泄;液脱者,骨属屈伸不利,色夭,脑髓消,胫痹,耳数鸣;血脱者,色白,夭然不泽,其脉空虚,此其候也。”

2.据《灵枢·决气》所述,何谓脉

A.壅遏营气,令无所避

B.熏肤充身泽毛

C.宣五谷味

D.补益脑髓

E.发泄腠理

【答案】A

【解析】《灵枢·决气》:“何谓脉?岐伯曰:壅遏营气,令无所避,是谓脉。”

3.《灵枢·决气》篇认为“骨属屈伸不利、色夭、脑髓消,胫痹,耳数鸣”属于

A.津脱

B.精脱

C.液脱

D.血脱

E.气脱

【答案】C

【解析】《灵枢·决气》:“液脱者,骨属屈伸不利,色夭,脑髓消,胫痹,耳数鸣;血脱者,色白,夭然不泽,其脉空虚,此其候也。”

4.《灵枢·决气》“中焦受气取汁,变化而赤”之“气”是指

A.营气

B.肾气

C.饮食水谷

D.真气

E.水谷精气

【答案】E

【解析】受气取汁:受气,接受水谷精气。取汁,吸取水谷精微中的精汁。

第二章 伤寒论

第一节 辨太阳病脉证并治

1.太阳中风证发热的特点是

A.时发热

B.寒热往来

C.蒸蒸发热

D.翕翕发热

E.或已发热,或未发热

【答案】D

【解析】太阳中风,阳浮而阴弱,阳浮者,热自发,阴弱者,汗自出,啬啬恶寒,淅淅恶风,翕翕发热,鼻鸣干呕者,桂枝汤主之。表热不甚,如羽毛之拂,称为翕翕发热,乃形容热候之轻微。

2.以下哪项不属于太阳中风脉证提纲

A.恶风

B.发热

C.汗出

D.脉缓

E.头痛

【答案】E

【解析】太阳中风脉证表现为发热，恶风，汗出，脉浮缓，或见鼻鸣，干呕。

3.恶寒发热，头痛，微汗出，胸闷，欲呕，舌苔薄白，脉微略数，重按无力。其治宜

A.小建中汤

B.桂枝去芍药汤

C.小柴胡汤

D.葛根加半夏汤

E.桂枝汤

【答案】E

【解析】本证以恶寒发热，微汗出，脉微略数，重按无力为辨证要点。

4.炙甘草汤证的脉证见

A.心下悸，头眩，身瞤动

B.伤寒脉结代，心动悸

C.伤寒脉浮，自汗出，小便数

D.发汗，病不解，反恶寒者

E.太阳病发汗，汗出不解

【答案】B

【解析】炙甘草汤证的主要症候：心动悸，少气乏力，头晕，面色少华，舌质淡红或嫩红，脉结代。

第二节　辨阳明病脉证并治

1.茵陈蒿汤证的治法是

A.温中化湿退黄

B.泻热逐瘀退黄

C.清热利湿退黄

D.和解少阳，清热祛湿

E.清热利湿，解表散邪

【答案】C

【解析】茵陈蒿汤证的病机：湿热郁蒸，腑气壅滞；治法为：泻热利湿退黄。

2."伤寒，瘀热在里，身必发黄"适用

A.栀子柏皮汤

B.小柴胡汤

C.麻黄连翘赤小豆汤

D.抵当汤

E.茵陈蒿汤

【答案】E

【解析】阳明病，发热汗出者，此为热越，不能发黄也。但头汗出，身无汗，剂颈而还，小便不利，渴引水浆者，此为瘀热在里，身必发黄，茵陈蒿汤主之。

3.下列哪项不属于"胃家"的含义

A.胃

B.大肠

C.小肠

D.膀胱

E.阳明经

【答案】D

【解析】胃家：包括胃与大小肠。

第三节　辨少阳病脉证并治

1.少阳病是指

A.表寒里热

B.表里俱热

C.表里俱寒

D.邪入少阳，枢机不利

E.表热里寒

【答案】D

【解析】病入少阳，邪在半表半里，导致少阳枢机不利，胆主枢机内寓相火，胆火内郁，热必上炎，故口苦，灼伤津液，走窜空窍，故见

咽干。

2.少阳伤寒典型的脉象特点是

A.弦细

B.弦大

C.浮大

D.沉紧

E.滑数

【答案】A

【解析】往来寒热,胸胁苦满,嘿嘿不欲饮食,心烦喜呕,脉弦细者,称为少阳病。

第四节 辨太阴病脉证并治

1.太阴虚寒腹痛的特点是

A.时腹自痛

B.腹满而痛

C.下腹部疼痛

D.上腹部疼痛

E.下利腹痛

【答案】A

【解析】太阴之为病,腹满而吐,食不下,自利益甚,时腹自痛。若下之,必胸下结硬。

2.太阴病本证的治疗大法是

A.温中祛寒,健脾燥湿

B.升举脾阳,祛散寒湿

C.补中益气,温胃散寒

D.健脾和胃,利水祛湿

E.温中祛寒,消积导滞

【答案】A

【解析】脾阳有自复之时,故腹满,疼痛时作时止,这是太阴病的特征。故其治法当以温运为主。

3.太阴病的主要病机是

A.脾阳亏损,饮食内停

B.脾气下陷,阴血不足

C.湿邪内盛,脾胃不和

D.脾运失职,清阳不升

E.中阳不足,寒湿内盛

【答案】E

【解析】腹满时痛是脾虚不运,寒湿凝滞,阳气不通所致。

第五节 辨少阴病脉证并治

1.能反映少阴病病理特征的脉证是

A.欲吐不吐,心烦但欲寐

B.下利便脓血

C.下利清谷,里寒外热,脉微欲绝

D.脉微细,但欲寐

E.利不止,厥逆无脉,干呕烦者

【答案】D

【解析】少阴之为病,脉微细,但欲寐也。但欲寐反映心肾俱虚,以阳虚为重。本条脉微细,但欲寐,反映了少阴病全身阴阳气血不足的本质,见此两个症状,便可诊断为少阴病。

2.通脉四逆汤证的主要病机是

A.邪从寒化,阳不外达

B.阴寒内盛,阳不化津

C.阴寒内盛,格阳于外

D.阴寒内盛,寒湿凝滞

E.病情向愈,阳气复来

【答案】C

【解析】通脉四逆汤证为阳衰阴盛重证,病人虚阳外越,阴阳格拒,有明显假热证候。

3.少阴病,得之二三日以上,心中烦,不得卧,应选用

A.黄连阿胶汤

B.栀子豉汤

C.猪苓汤

D.小柴胡汤

E.栀子厚朴汤

【答案】A

【解析】少阴病，得之二三日以上，心中烦，不得卧，黄连阿胶汤主之。

第六节 辨厥阴病脉证并治

1.厥阴病的提纲证不包括

A.气上撞心

B.饥而不欲食

C.厥逆

D.消渴

E.心中疼热

【答案】C

【解析】消渴，气上撞心，心中疼热为肝热上逆(实)证，饥而不欲食属虚实寒热兼杂之候，食则吐蛔反映脾肠有寒(虚)。故本提纲反映厥阴上热下寒，虚实兼杂的病机特点。

2.乌梅丸证的治法是

A.清上温下，安蛔止痛

B.寒温并用，健脾止利

C.清上温下，安蛔止呕

D.寒温并用，和胃消痞

E.寒温并用，健脾除湿

【答案】A

【解析】蛔厥，以时烦时静，有吐蛔史为特点，治疗用乌梅丸，治法是清上温下，安蛔止痛厥逆是少阴病的特点。

3.当归四逆汤证之“手足寒”，其病机是

A.血虚寒厥，气血不畅

B.气虚生寒，血脉不畅

C.血液不足，血脉不畅

D.气滞血瘀，血脉不畅

E.阳虚有寒，四肢不温

【答案】A

【解析】手足厥寒，脉细欲绝者，当归四逆汤主之。血虚寒凝致厥的证治。素体血虚，复因寒凝肝脉，阳气不达四肢，致手足厥寒，脉为血之府，血虚脉道不充则脉细，寒凝经脉则脉涩不利，故脉细欲绝。

第三章 金匮要略

第一节 脏腑经络先后病脉证第一

1.补肝之要妙，下列哪种方法是正确的

A.补用咸，助用焦苦，益用甘味之药以调之

B.补用苦，助用焦酸，益用甘味之药以调之

C.补用辛，助用焦苦，益用甘味之药以调之

D.补用甘，助用焦苦，益用辛味之药以调之

E.补用酸，助用焦苦，益用甘味之药以调之

【答案】E

【解析】夫肝之病，补用酸，助用焦苦，益用甘味之药调之。酸入肝，焦苦入心，甘入脾。

2.病痼疾，加以卒病，以下哪种处理方法最为适宜

A.先治其痼疾，后乃治其卒病

B.先治其卒病，后乃治其痼疾

C.先强健身体，后乃治其卒病

D.先强健身体，后乃治其痼疾

E.卒病痼疾同时治疗

【答案】B

【解析】夫病痼疾，加以卒病，当先治其卒病，后乃治其痼疾也。

第二节　痉湿暍病脉证治第二

1.太阳病，关节疼痛而烦，脉沉而细，此名

A.热痹

B.寒痹

C.风痹

D.湿痹

E.风寒痹

【答案】D

【解析】太阳病，关节疼痛而烦，脉沉而细（一作缓者），此名湿痹。

2.关于防己黄芪汤证的主症，以下哪项不是

A.脉浮

B.身重

C.汗出

D.恶风

E.身体疼烦

【答案】E

【解析】风湿，脉浮，身重，汗出，恶风者，防己黄芪汤主之。

第三节　百合狐惑阴阳毒病脉证治第三

1.在百合病治疗中，以下哪味药需要"水洗，渍一宿，当白沫出"

A.百合

B.杏仁

C.赤小豆

D.地黄

E.栝蒌

【答案】A

【解析】上以水洗百合，渍一宿，当白沫出，出其水，更以泉水二升，煎取一升，去滓，内地黄汁，煎取一升五合，分温再服。

2.百合病的病机是

A.肝肾阴虚

B.阴虚火旺

C.肺肾阴虚

D.心肺阴虚内热

E.心肾阴虚

【答案】D

【解析】百合病者，百脉一宗，悉致其病也。百脉一宗：脉，血脉也；宗，本源也。这里可以理解为，心主血脉，肺朝百脉，人体一身血脉由心肺所主。百合病是一种心肺阴虚内热而致的疾病。

第四节　中风历节病脉证并治第五

1.中风邪在于络的表现是

A.即凛然寒

B.肌肤不仁

C.即重不胜

D.即不识人

E.舌即难言，口吐涎

【答案】B

【解析】邪在于络，肌肤不仁，邪在于经，

即重不胜。

2.桂枝芍药知母汤煎服法是以水七升，煮取二升，温服七合

A.顿服

B.日二服

C.日五服

D.日四服

E.日三服

【答案】E

【解析】诸肢节疼痛，身体魁羸，脚肿如脱，头眩短气，温温欲吐，桂枝芍药知母汤主之。

桂枝四两、芍药三两、甘草二两、麻黄二两、生姜五两、白术五两、知母四两、防风四两、附子二枚(炮)，上九味，以水七升，煮取二升，温服七合，日三服。

3.关于中风的表述，以下哪项不恰当

A.邪在于腠，即凛然寒

B.邪在于络，肌肤不仁

C.邪在于经，即重不胜

D.邪在于腑，即不识人

E.邪在于脏，舌即难言，口吐涎

【答案】A

【解析】邪在于络，肌肤不仁，邪在于经，即重不胜；邪入于腑，即不识人；邪入于脏，舌即难言，口吐涎。

4.关于桂枝芍药知母汤证的主症，以下哪项不是

A.肢节疼痛

B.头眩短气

C.温温欲吐

D.脚肿

E.口不能言

【答案】E

【解析】诸肢节疼痛，身体魁羸，脚肿如脱，头眩短气，温温欲吐，桂枝芍药知母汤主之。

第五节　血痹虚劳病脉证并治第六

1.除哪项外以下均为黄芪桂枝五物汤的药物

A.芍药

B.生姜

C.甘草

D.大枣

E.黄芪

【答案】C

【解析】黄芪桂枝五物汤组成：黄芪三两、芍药三两、桂枝三两、生姜六两、大枣十二枚。

2.桂枝加龙骨牡蛎汤证的病机是

A.阴阳两虚

B.肝肾阴虚

C.心肾阳虚

D.心脾气虚

E.心肺气虚

【答案】A

【解析】脉得诸芤动微紧，男子失精，女子梦交，桂枝加龙骨牡蛎汤主之。“脉芤动微紧”为阴阳两虚之脉。

3.血痹的主要症状是

A.关节疼痛

B.肢体局部麻木不仁

C.半身不遂

D.肢体疼痛

E.肢体肿胀

【答案】B

【解析】血痹阴阳俱微，寸口关上微，尺中小紧，外证身体不仁，如风痹状，黄芪桂枝五物汤主之。

第六节 肺痿肺痈咳嗽上气病脉证治第七

1.麦门冬汤中麦冬与半夏的比例为

A.4：1

B.5：1

C.6：1

D.7：1

E.8：1

【答案】D

【解析】麦冬与半夏用药比例为7：1。

2.“大逆上气，咽喉不利，止逆下气者，麦门冬汤主之”中主治的脏腑是

A.心肺

B.肺肾

C.肺胃

D.心肾

E.脾肾

【答案】C

【解析】肺胃阴虚，气机运动失司，故咳逆上气；虚火上炎，熏灼喉咙，致使咽喉不利。

第七节 胸痹心痛短气病脉证治第九

1.患者喘息咳唾，胸背痛，短气，右脉沉迟，左脉弦急，治宜

A.栝蒌薤白白酒汤

B.栝蒌薤白半夏汤

C.枳实薤白桂枝汤

D.橘枳姜汤

E.薏苡附子散

【答案】A

【解析】胸痹之病，喘息咳唾，胸背痛，短气，寸口脉沉而迟，关上小紧数，栝蒌薤白白酒汤主之。

2.栝蒌薤白白酒汤证的病机是

A.痰涎壅盛，胸中痹阻

B.胸阳不振，痰饮上乘

C.饮邪上乘，胸中气滞

D.寒饮内停，逆而上冲

E.中阳不足，寒凝气滞

【答案】B

【解析】论述了胸痹由于心胸阳气不振，水饮邪气上乘，闭阻气道、血脉，则见胸背痛、喘息咳唾、短气。

第八节 腹满寒疝宿食病脉证治第十

1.关于厚朴七物汤证的临床表现，以下哪项不是

A.下利

B.腹满

C.发热

D.脉浮数

E.饮食如故

【答案】A

【解析】病腹满，发热十日，脉浮而数，饮食如故，厚朴七物汤主之。

2.以下哪项不是厚朴七物汤的组成

A.枳实

B.桂枝

C.大黄

D.生姜

E.白蜜

【答案】E

【解析】厚朴七物汤组成：厚朴、甘草、大黄、大枣、枳实、桂枝、生姜。

第九节　五脏风寒积聚病脉证并治第十一

1.下列哪项不是关于肾着的临床表现

A.口渴

B.腰中冷

C.身体重

D.小便自利

E.饮食如故

【答案】A

【解析】肾着之病,其人身体重,腰中冷,如坐水中,形如水状,反不渴,小便自利,饮食如故,病属下焦,身劳汗出,衣(一作表)里冷湿,久久得之,腰以下冷痛,腹重如带五千钱,甘姜苓术汤主之。

2.肾着乃寒湿痹着于

A.肾

B.上肢

C.腰部

D.背部

E.下肢

【答案】C

【解析】肾着:着,留滞附着之意。寒湿痹着腰部,腰为肾之府,故名肾着。

3. 关于肾着的临床表现,以下哪项不是

A.身体重

B.腰中冷

C.口渴

D.小便自利

E.饮食如故

【答案】C

【解析】肾着之病,其人身体重,腰中冷,如坐水中,形如水状,反不渴,小便自利,饮食如故,病属下焦。身劳汗出,衣里冷湿,久久得之。腰以下冷痛,腹重如带五千钱,甘姜苓术汤主之。

第十节　痰饮咳嗽病脉证并治第十二

1.苓桂术甘汤证的病机为

A.饮停于胃

B.饮停于肠

C.脾虚饮停

D.饮停胸胁

E.下焦阳虚

【答案】C

【解析】心下有痰饮,胸胁支满,目眩,苓桂术甘汤主之。本条论述了脾虚失运,饮停心下的痰饮病证治。脾胃阳虚,水液运化失常,停于心下,阻碍气机,则胸胁部满闷不适。

2.苓桂术甘汤证的主症,下列哪项除外

A.胸胁支满

B.目眩

C.吐血沫

D.心下悸动

E.小便不利

【答案】C

【解析】心下有痰饮,胸胁支满,目眩,苓桂术甘汤主之。茯苓四两、桂枝三两、白术三两、甘草二两,上四味,以水六升,煮取三升,分温三服,小便则利。

3.四饮中,痰饮的病机是

A.饮停胸胁

B.饮停胸膈

C.饮停胃肠

D.饮停四肢肌肤

E.饮停膀胱

【答案】C

【解析】痰饮:水饮停留于胃肠间,脾胃运

化失常，气血生化失源，症见身体消瘦、肠间｜常发出声响。

第十一节　消渴小便不利淋病脉证并治第十三

1.以下哪项是肾气丸的主治症

A.渴欲饮水，水入则吐

B.脉浮，小便不利，微热消渴

C.男子消渴，小便反多，以饮一斗，小便一斗

D.脉浮，发热，渴欲饮水，小便不利

E.苦渴，小便不利

【答案】C

【解析】男子消渴，小便反多，以饮一斗，小便一斗，肾气丸主之。

2.除下列哪项外均为肾气丸中的药物

A.附子

B.肉桂

C.茯苓

D.泽泻

E.地黄

【答案】B

【解析】肾气丸组成：干地黄、山药、山萸肉、牡丹皮、泽泻、炮附子、桂枝、茯苓。

第十二节　水气病脉证并治第十四

1.下列哪种病证久不愈可致痈脓

A.皮水

B.风水

C.正水

D.石水

E.黄汗

【答案】E

【解析】黄汗，其脉沉迟，身发热，胸满，四肢头面肿，久不愈，必致痈脓。

2.越婢汤证的主症，下列哪项不正确

A.恶风

B.身肿

C.脉浮

D.大热

E.汗出

【答案】D

【解析】风水恶风，一身悉肿，脉浮不渴，续自汗出，无大热，越婢汤主之。

3.下列哪项不是越婢汤的组成

A.附子

B.麻黄

C.石膏

D.生姜

E.甘草

【答案】A

【解析】越婢汤的组成：麻黄、石膏、甘草、大枣、生姜。

4.风水恶风，一身悉肿，脉浮不渴，续自汗出，无大热，治当选用

A.越婢加术汤

B.防己黄芪汤

C.防己茯苓汤

D.甘草麻黄汤

E.越婢汤

【答案】E

【解析】风水恶风，一身悉肿，脉浮不渴，续自汗出，无大热，越婢汤主之。

第十三节 黄疸病脉证并治第十五

1.黄疸最基本的治疗原则是

A.清热

B.化湿

C.活血

D.健脾

E.疏肝

【答案】B

【解析】因脾失健运,湿邪郁里化热,继而陷入营分,故瘀热以行,四肢苦烦;故临床以化湿为主。

2.根据原文,关于黄疸的论述,以下哪项不确切

A.寸口脉浮而缓

B.痹即中风

C.四肢苦满

D.脾色必黄

E.瘀热以行

【答案】B

【解析】寸口脉浮而缓,浮则为风,缓则为痹,痹非中风,四肢苦烦,脾色必黄,瘀热以行。

第十四节 呕吐哕下利病脉证治第十七

1."呕而肠鸣,心下痞"的病机为

A.寒热中阻,胃失和降

B.寒热中阻,胃虚气逆

C.寒热中阻,水气上逆

D.胃阳不足,停饮上逆

E.郁热蕴胃,胃失和降

【答案】A

【解析】为寒热错杂致脾胃升降失常,胃气上逆呕的证治。因心下痞为主症,故其病位主在中焦,邪气内陷,寒热错杂于中焦,故心下痞满,中焦气机失常,则脾胃升降失常,胃气上逆为呕,脾气不升为肠鸣泄泻。

2."呕而肠鸣,心下痞者",最适宜的方剂是

A.小半夏汤

B.生姜半夏汤

C.干姜半夏汤

D.半夏泻心汤

E.半夏干姜散

【答案】D

【解析】呕而肠鸣,心下痞者,半夏泻心汤主之。

第十五节 妇人妊娠病脉证并治第二十

1.桂枝茯苓丸的功效为

A.化瘀消癥

B.温经散寒

C.养血安胎

D.固崩止漏

E.通经利水

【答案】A

【解析】桂枝茯苓丸的功效为活血、化瘀、消癥。

2.当归芍药散的功效为

A.调肝和血,健脾利湿

B.疏肝解郁,活血止痛

C.理气解郁,和血止痛

D.调理冲任,养血安胎

E.补益脾气,散寒除湿

【答案】A

【解析】当归芍药散的功效为养血调肝，健脾利湿。

3.妊娠素有癥瘕而下血，何方治疗为佳

A.当归芍药散

B.桂枝茯苓丸

C.温经汤

D.胶艾汤

E.白术散

【答案】B

【解析】妇人宿有癥病，经断未及三月，而得漏下不止，胎动在脐上者，为癥痼害。妊娠六月动者，前三月经水利时，胎也。下血者，后断三月，衃也。所以血不止者，其癥不去故也。当下其癥，桂枝茯苓丸主之。

4.《金匮要略》中，论述了肝脾不和腹痛的方剂为

A.生化汤

B.温经汤

C.桂枝茯苓丸

D.苓桂术甘汤

E.当归芍药散

【答案】E

【解析】当归芍药散的功效为养血调肝，健脾利湿，最终起到调和肝脾的作用。

第十六节 妇人产后病脉证治第二十一

1.新产妇有三病，其病因均为

A.津血亏虚

B.感受外邪

C.瘀血内阻

D.津枯肠燥

E.气滞肝郁

【答案】A

【解析】新产妇人有三病，一者病痉，二者病郁冒，三者大便难，何谓也？师曰：新产血虚，多出汗，喜中风，故令病痉；亡血复汗，寒多，故令郁冒；亡津液，胃燥，故大便难。

2.治疗产后三病时应注意

A.固护阳气

B.调补脾肾

C.固护津液

D.祛除瘀血

E.固护胃气

【答案】C

【解析】病机均为血虚津亏，治疗上都应养血护津。

第十七节 妇人杂病脉证并治第二十二

1.半夏厚朴汤证的病机是

A.气血郁滞

B.痰凝气滞

C.肝气郁结

D.阴虚火旺

E.痰热内扰

【答案】B

【解析】多因情志不舒，郁而化火，炼液成痰，阻于咽喉。

2.甘麦大枣汤证的病机为

A.气血亏虚

B.痰凝气滞

C.肝郁化火

D.阴虚躁扰

E.痰火内扰

【答案】D

【解析】甘麦大枣汤证的病机为阴虚躁扰。

第四章　温病学

第一节　温热论

1.叶天士在《温热论》中提到,温邪上受,首先犯的是

A.清窍

B.脑

C.肺

D.上焦

E.咽喉

【答案】C

【解析】原文为:"温邪上受,首先犯肺,逆传心包。肺主气属卫,心主血属营,辨营卫气血虽与伤寒同,若论治法则与伤寒大异也。"

2.叶天士在《温热论》中提到,温病在表,初用辛凉轻剂,挟风则加入哪些药物

A.荆芥、防风

B.芦根、滑石

C.薄荷、牛蒡子

D.银花、连翘

E.薄荷、豆豉

【答案】C

【解析】原文为:"盖伤寒之邪留恋在表,然后化热入里,温邪则热变最速,未传心包,邪尚在肺,肺主气,其合皮毛,故云在表。在表初用辛凉轻剂。挟风则加入薄荷、牛蒡子之属,挟湿加芦根、滑石之流。或透风于热外,或渗湿于热下,不与热相搏,势必孤矣。"

3.叶天士在《温热论》中提到,温病在表,初用辛凉轻剂,挟湿则加入哪些药物

A.荆芥、防风

B.芦根、滑石

C.薄荷、牛蒡子

D.银花、连翘

E.薄荷、豆豉

【答案】B

【解析】原文为:"盖伤寒之邪留恋在表,然后化热入里,温邪则热变最速,未传心包,邪尚在肺,肺主气,其合皮毛,故云在表。在表初用辛凉轻剂。挟风则加入薄荷、牛蒡子之属,挟湿加芦根、滑石之流。或透风于热外,或渗湿于热下,不与热相搏,势必孤矣。"

4.叶天士在《温热论》中提到"湿与温合"的情况,以下哪项不是其病机变化

A.湿郁热蒸

B.清窍为之壅塞

C.水主之气不能上荣

D.蒙蔽于上

E.浊邪害清

【答案】C

【解析】原文为:"湿与温合,蒸郁而蒙蔽于上,清窍为之壅塞,浊邪害清也。风挟温热而燥生,清窍必干,为水主之气不能上荣,两阳相劫也。"

5.《温热论》中提到,温热夹痰湿之邪留滞三焦,治宜

A.辛凉散风

B.甘渗祛湿

C.透风于热外

D.渗湿于热下

E.分消走泄

【答案】E

【解析】原文为:"再论气病有不传血分,而邪留三焦,亦如伤寒中少阳病也。彼则和

解表里之半,此则分消上下之势,随证变法,如近时杏、朴、苓等类,或如温胆汤之走泄。”三焦是人体气机升降出入之枢纽,主通调水道。若温邪久居气分,易留于三焦,导致气机不宣,水道不通,水湿内停,可出现类似伤寒少阳病的证候。此时湿热阻遏三焦,需分消走泄之法宣通上、中、下三焦气机,称“分消上下之势”。

6.《温热论》中提到“浊邪害清”的临床表现主要是

A.口鼻咽唇干燥

B.神昏谵语

C.耳聋目瞑鼻塞

D.溲短尿浊

E.大便秘塞

【答案】C

【解析】原文为:“风挟温热而燥生,清窍必干,为水主之气不能上荣,两阳相劫也。”湿与温合,蒸郁而蒙蔽于上,清窍为之壅塞,浊邪害清也。湿与温热相互搏结谓之“浊邪”,蒸灼上焦,蒙蔽清窍,所以说“浊邪害清”,可见鼻塞、耳聋、头昏目胀,甚至昏聩等清窍壅塞的症状。

7.叶天士认为“三焦不得从外解,必致成里结”的病机是

A.湿热痰浊,内结胃脘

B.燥热内结,腑气不通

C.湿阻肠道,传导失司

D.湿热积滞,胶结胃肠

E.气机郁滞,痰湿阻遏

【答案】D

【解析】原文为:“再论三焦不得从外解,必致成里结。里结于何?在阳明胃与肠也。亦须用下法,不可以气血之分,就不可下也。但伤寒邪热在里,劫烁津液,下之宜猛;此多湿邪内搏,下之宜轻。”

8、叶天士认为湿热病证患者若其人“面色白者”,治疗须顾其

A.阴液

B.阳气

C.津液

D.气

E.血

【答案】B

【解析】面色白者,须要顾其阳气,湿胜则阳微也。

第二节 湿热病篇

1.《湿热病篇》中阳湿伤表之候的表现为

A.恶寒无汗,身重头痛

B.恶寒发热,身重,关节疼痛,不为汗解

C.发热,汗出胸痞,口渴舌白

D.恶寒发热,肌肉微疼,始终无汗

E.舌根白,舌尖红

【答案】B

【解析】“阳湿”伤表:湿热证,恶寒发热,身重,关节疼痛,湿在肌肉,不为汗解。

2.《湿热病篇》中阴湿伤表之候的表现为

A.恶寒无汗,身重头痛

B.恶寒发热,身重,关节疼痛,不为汗解

C.发热,汗出胸痞,口渴舌白

D.恶寒发热,肌肉微疼,始终无汗

E.舌根白,舌尖红

【答案】A

【解析】“阴湿”伤表:湿热证,恶寒无汗,身重头痛,湿在表分。

3.“湿热证,恶寒无汗,身重头痛,湿在表分。宜藿香、香薷、羌活、苍术皮、薄荷、牛蒡子等味。”头不痛者,去哪一味药

A.香薷

B.羌活

C.苍术皮

D.薄荷

E.牛蒡子

【答案】B

【解析】原文为:“湿热证,恶寒无汗,身重头痛,湿在表分。宜藿香、香薷、羌活、苍术皮、薄荷、牛蒡子等味。头不痛者,去羌活。”

4.以下哪项最适用于湿热证湿在表分的治疗

A.藿香、香薷、羌活、苍术皮、薄荷、牛蒡子

B.藿香、香薷、羌活、苍术皮、薄荷、射干

C.藿香、香薷、羌活、苍术皮、射干、牛蒡子

D.藿香、香薷、羌活、茯苓皮、薄荷、牛蒡子

E.藿香、香薷、羌活、苍术皮、薄荷、大豆黄卷

【答案】A

【解析】原文为:“湿热证,恶寒无汗,身重头痛,湿在表分。宜藿香、香薷、羌活、苍术皮、薄荷、牛蒡子等味。头不痛者,去羌活。”

5.以下哪项不是湿热证湿在肌肉的临床表现

A.恶寒

B.发热

C.身重

D.关节疼痛

E.脘闷

【答案】E

【解析】原文为:“湿热证,恶寒发热,身重,关节疼痛,湿在肌肉,不为汗解。”

第三节 温病条辨

1.温病后期,“夜热早凉,热退无汗,热自阴来者”,治宜选用

A.加减复脉汤

B.三甲复脉汤

C.大定风珠

D.青蒿鳖甲汤

E.黄连阿胶汤

【答案】D

【解析】原文为:“夜热早凉,热退无汗,热自阴来者,青蒿鳖甲汤主之。”

2.关于冬地三黄汤证的表述,以下哪项不确切

A.属阳明温病

B.实证未剧

C.汗出

D.小便不利

E.用方属甘苦合化法

【答案】C

【解析】原文为:“阳明温病,无汗,实证未剧,不可下。小便不利者,甘苦合化,冬地三黄汤主之。”

3.头痛恶寒,身重疼痛,舌白不渴,脉弦细而濡,面色淡黄,胸闷不饥,午后身热,状若阴虚,病难速已,名曰

A.风温

B.冬温

C.温热

D.湿温

E.温疫

【答案】D

【解析】头痛恶寒,身重疼痛,舌白不渴,脉弦细而濡,面色淡黄,胸闷不饥,午后身热,状若阴虚,病难速已,名曰湿温。汗之则神昏耳聋,甚则目瞑不欲言,下之则洞泄,润之则

病深不解，长夏深秋冬日同法，三仁汤主之。

4.“阳明温病，下之不通”，若兼见“左尺牢坚，小便赤痛，时烦渴甚”的表现，说明其病机兼有

A.正虚不能运药

B.肺气不降

C.火腑不通

D.邪闭心包

E.无水舟停

【答案】C

【解析】原文为：“阳明温病，下之不通，其证有五：应下失下，正虚不能运药，不运药者死，新加黄龙汤主之。喘促不宁，痰涎壅滞，右寸实大，肺气不降者，宣白承气汤主之。左尺牢坚，小便赤痛，时烦渴甚，导赤承气汤主之。邪闭心包，神昏舌短，内窍不通，饮不解渴者，牛黄承气汤主之。津液不足，无水舟停者，间服增液，再不下者，增液承气汤主之。”腑实兼有小肠热盛，表现为尿色黄赤，尿道涩痛，烦渴，左尺脉牢坚不移(左尺候肾与小肠也)。所以治疗上既要泻大肠热结，又要清利小肠火热，以导赤承气汤治疗，吴氏称此法为“二肠同治法”。

5.温病后期邪热留伏阴分的发热表现是

A.夜热早凉，热退无汗

B.日晡潮热，体热肢厥

C.身热不扬，汗出不解

D.往来寒热，热多寒少

E.身热夜甚，天明得汗诸症稍减，但胸腹灼热不除

【答案】A

【解析】温病后期阴虚发热，能食消瘦，舌红苔少，脉沉细数。注意其发热为“夜热早凉，热退无汗”，此乃阴虚发热的特点，即所谓“热自阴来”。

6.吴鞠通所谓湿温初起治疗“三禁”是指

A.汗、吐、下

B.汗、下、润

C.吐、下、和

D.温、清、消

E.清、养、透

【答案】B

【解析】头痛恶寒，身重疼痛，舌白不渴，脉弦细而濡，面色淡黄，胸闷不饥，午后身热，状若阴虚，病难速已，名曰湿温。汗之则神昏耳聋，甚则目瞑不欲言，下之则洞泄，润之则病深不解，长夏深秋冬日同法，三仁汤主之。

(7~8题共用备选答案)

A.麻黄汤

B.桂枝汤

C.三仁汤

D.枳实导滞汤

E.黄连阿胶汤

7.湿温病，症见“头痛恶寒，身重疼痛，舌白不渴，脉弦细而濡，面色淡黄，胸闷不饥，午后身热，状若阴虚，病难速已”者，以何方主治

【答案】C

【解析】原文为：“头痛恶寒，身重疼痛，舌白不渴，脉弦细而濡，面色淡黄，胸闷不饥，午后身热，状若阴虚，病难速已，名曰湿温。汗之则神昏耳聋，甚则目瞑不欲言；下之则洞泄；润之则病深不解。长夏深秋冬日同法，三仁汤主之。”

8.湿温病，症见“心中烦，不得卧”者，以何方主治

【答案】E

【解析】原文为：“少阴温病，真阴欲竭，壮火复炽，心中烦，不得卧者，黄连阿胶汤主之。”

第二篇

中医基础理论

第一章 中医学理论体系

第一节 中医学概念与学科属性

下列关于中医学的学科属性的说法，以下哪项更准确

A.科学

B.哲学

C.医学科学

D.自然科学

E.自然哲学

【答案】D

第二节 中医学理论体系的形成与发展

1.中医学理论体系的形成，以下列哪一本书的问世为标志

A.《难经》

B.《黄帝内经》

C.《伤寒杂病论》

D.《神农本草经》

E.《诸病源候论》

【答案】B

【解析】《黄帝内经》总结了春秋战国及秦汉时期的医疗经验和学术理论，从而初步形成了中医学独特的理论体系。中医学理论体系的形成，以中医学经典医学文献《黄帝内经》一书的问世为标志。

2.开创了脏腑证治之先河，对后世有较大影响的是

A.《三因极一病证方论》

B.《千金要方》

C.《伤寒杂病论》

D.《诸病源候论》

E.《小儿药证直诀》

【答案】E

【解析】宋代医家钱乙著《小儿药证直诀》，开创脏腑证治之先河，并且对小儿生理、病理特点论述详尽，对后世产生了较大的影响。

第三节 中医学理论体系的主要特点

1.中医学整体观念的内涵是

A.人体是一个整体，人和自然界相互

统一

B.人体是一个有机整体

C.自然界是一个整体

D.时令晨昏对人体有影响

E.五脏与六腑是一个整体

【答案】A

2.人体有机整体的中心是

A.心

B.脑

C.经络

D.脏腑

E.五脏

【答案】E

3.下列属于整体观念内容最准确的是

A.人体是一个有机整体

B.人与自然环境的统一性

C.人与社会环境的统一性

D.五脏一体观,形神一体观

E.人体是一个有机整体,与自然社会相统一

【答案】E

4.以下属于"证候"的是

A.痢疾

B.感冒

C.发热

D.头痛

E.津伤

【答案】E

【解析】证候,是机体在疾病发展过程中的某一阶段或某一类型的病理性概括,亦标志着机体对病因作用的整体反应状态。痢疾、感冒、头痛属于病,头痛、发热属于症状。

5.下列各项,体现"证"的内在本质的是

A.病位

B.病性

C.病势

D.病因

E.病机

【答案】E

6.下列表述中不属于"症状"的是

A.胸闷

B.恶寒

C.口苦

D.发热

E.消渴

【答案】E

【解析】症状是指人体对疾病的反应而表现出来的个别表象,消渴属于病。

7.同病异治的实质是

A.证同治同

B.证异治异

C.病异治同

D.证异治同

E.病同治同

【答案】B

8.因中气下陷所致的久痢、脱肛及子宫下垂,都可采用升提中气法治疗,此属于

A.因人制宜

B.同病异治

C.异病同治

D.审因论治

E.虚则补之

【答案】C

9.下列关于同病异治、异病同治的说法错误的是

A.同病异治是同一种病,证候不同,治法不同

B.异病同治是不同的疾病,病机及证候相同,则治法相同

C.证同则治同,证异则治异

D.胃下垂、肾下垂、子宫脱垂、脱肛可以采用同病异治

E.感冒的治疗可分别采用辛温解表或辛凉解表的方法,属于同病异治

【答案】D

10.下列表述中属于病的是

A.发热

B.消渴

C.气滞

D.血寒

E.恶寒

【答案】B

第二章　精气学说

第一节　精气学说的概念

依据精气学说,精概念的起源是

A.水地说

B.云气说

C.阴阳说

D.五行说

E.天气说

【答案】A

第二节　精气学说的基本内容

1.气的运动形式不包括下列哪一项

A.升

B.降

C.聚

D.散

E.化

【答案】E

2.构成人体的基本物质是

A.天气

B.清气

C.阳气

D.水精

E.精气

【答案】E

3.气的根本属性是

A.孤立

B.统一

C.静止

D.运动

E.对立

【答案】D

第三章　阴阳学说

第一节　阴阳的概念

1.下列阴和阳的概念中,最确切的是

A.阴和阳是中国古代的两点论

B.阴和阳即是矛盾

C.阴和阳代表对立的事物

D.阴和阳代表对立又相互关联的事物属性

E.阴和阳说明相互关联着的事件

【答案】D

2.以昼夜分阴阳,则后半夜为

A.阴中之阳

B.阳中之阴

C.阳中之至阳

D.阴中之阴

E.阴中之至阴

【答案】A

(3~4 题共用备选答案)

A.阴中之阳

B.阴中之阴

C.阴中之至阴

D.阳中之阴

E.阳中之阳

3.五脏分阴阳,肺为

【答案】D

4.五脏分阴阳,脾为

【答案】C

(5~6 题共用备选答案)

A.天地

B.男女

C.左右

D.水火

E.上下

5.《内经》所谓"阴阳之征兆",是指

【答案】D

6.《内经》所谓"阴阳之道路",是指

【答案】C

【解析】《素问·阴阳应象大论》说:"天地者,万物之上下也;阴阳者,血气之男女也;左右者,阴阳之道路也;水火者,阴阳之征兆也;阴阳者,万物之能始也。"

第二节 阴阳学说的基本内容

1."阴在内,阳之守也"主要说明的阴阳关系是

A.阴阳交感

B.阴阳互根

C.阴阳对立

D.阴阳消长

E.阴阳转化

【答案】B

2."孤阴不生,独阳不长"主要属于何种阴阳关系

A.对立

B.互根

C.消长

D.转化

E.平衡

【答案】B

3.可用阴阳互根互用解释的是

A.寒极生热

B.阳盛阴病

C.寒者热之

D.重阴必阳

E.阴中求阳

【答案】E

【解析】阴阳互根互用,是指阴阳的任何一方都不能脱离对方而独立存在,且每一方都以另一方作为自己存在的条件和前提。

4."阴阳离决,精气乃绝"主要属于何种阴阳关系

A.对立

B.互根

C.消长

D.转化

E.平衡

【答案】B

5."热者寒之"说明了阴阳之间的何种关系

A.阴阳交感

B.阴阳互根

C.阴阳对立

D.阴阳消长

E.阴阳转化

【答案】C

6."阴胜则阳病"主要说明的阴阳关系是

A.阴阳转化

B.阴阳对立

C.阴阳互根

D.阴阳消长

E.阴阳交感

【答案】B

7."无阴则阳无以化"说明了阴阳之间的何种关系

A.阴阳交感

B.阴阳互根

C.阴阳对立

D.阴阳消长

E.阴阳转化

【答案】B

8.可用阴阳对立制约解释的是

A.寒极生热

B.阴损及阳

C.阳胜伤阴

D.重阴必阳

E.阴中求阳

【答案】C

9.阴阳的相互转化是

A.绝对的

B.有条件的

C.必然的

D.偶然的

E.量变

【答案】B

【解析】阴阳转化,是指事物或现象的阴阳属性在一定的条件下可以向其对立面转化。

10."重阴必阳,重阳必阴"说明了阴阳之间的哪种关系

A.相互交感

B.对立制约

C.互根互用

D.消长平衡

E.相互转化

【答案】E

11."寒极生热,热极生寒"说明了阴阳之间的哪种关系

A.相互转化

B.相互交感

C.对立制约

D.互根互用

E.消长平衡

【答案】A

【解析】"重""甚""极",是指发展到了极限或顶点,具备了促进相互转化的条件。

12.下列选项中,可以用阴阳消长来解释的是

A.阴损及阳

B.阴病治阳

C.阳中求阴

D.四季交替

E.热者寒之

【答案】D

13.四时阴阳的消长变化,从夏至到立秋为

A.阳消阴长

B.重阴必阳

C.阴长阳消

D.重阳必阴

E.由阳转阴

【答案】A

14."阴损及阳"说明了阴阳之间的何种关系

A.阴阳交感

B.阴阳互根

C.阴阳对立

D.阴阳消长

E.阴阳转化

【答案】B

15."阴平阳秘,精神乃治",是阴阳之间什么关系的正常

A.阴阳相互转化

B.阴阳互根互用

C.阴阳相互消长

D.阴阳对立制约

E.阴阳相对平衡

【答案】D

16.下列哪个阴阳关系是反映对立制约的

A.阴阳离决,精气乃绝

B.重阴必阳,重阳必阴

C.孤阴不生,独阳不长

D.阴在内,阳之守也

E.阴病治阳,阳病治阴

【答案】E

17.正常人体的阴阳关系常概括为

A.阴阳对立

B.阴阳依存

C.阴阳消长

D.阴平阳秘

E.阴阳转化

【答案】D

18."动极者镇之以静,阴亢者胜之以阳",说明阴阳之间的关系是

A.阴阳互藏

B.阴阳互根

C.阴阳平衡

D.阴阳转化

E.阴阳制约

【答案】E

【解析】阴阳制约指属性相反的阴阳双方在一个统一体中的相互斗争、相互制约和相互排斥。阴阳的相互对立,主要表现于它们之间的相互斗争、相互制约。阴与阳之间的对立制约,维持了阴阳之间的动态平衡,因而促进了事物的发生发展和变化。人体处于正常生理状态下,相互对立着的阴阳两方面,处在相互制约、相互排斥、相互消长的动态之中。如果阴阳之间的对立制约关系失调,动态平衡遭到了破坏,则标志着疾病的产生。

19."阳生阴长,阳杀阴藏"所体现的阴阳关系是

A.阴阳交感

B.阴阳互根

C.阴阳对立

D.阴阳消长

E.阴阳转化

【答案】B

【解析】阴阳互根,指一切事物或现象中相互对立着的阴阳两个方面,具有相互依存,互为根本的关系。即阴和阳任何一方都不能脱离另一方而单独存在,每一方都以相对的另一方的存在作为自己存在的前提和条件。

20.下列选项中,不属于阴阳互根互用关系的是

A.阴在内,阳之守也

B.孤阴不生,独阳不长

C.阳在外,阴之使也

D.阴平阳秘,精神乃治

E.阴损及阳,阳损及阴

【答案】D

【解析】选项A、B、C、E均为阴阳的互根互用关系,而选项D为阴阳的对立制约。

第三节　阴阳学说在中医学中的应用

1.下列选项中,其中属于阳的是

A.凉

B.酸

C.升

D.降

E.咸

【答案】C

2.属于阴的味是

A.辛、苦、咸

B.酸、苦、咸

C.辛、甘、淡

D.甘、淡、涩

E.甘、苦、淡

【答案】B

3.属于阴的脉象

A.滑脉

B.涩脉

C.数脉

D.洪脉

E.浮脉

【答案】B

4.属于阳的味是

A.酸

B.苦

C.咸

D.辛

E.涩

【答案】D

5.属于阳的事物或现象是

A.温煦

B.下降

C.安静

D.沮丧

E.凉润

【答案】A

【解析】具有凉润、宁静、抑制、沉降等作用和运动趋向的属于阴,具有温煦、推动、兴奋、升发等作用和运动趋向的属于阳。

6.导致虚寒证的阴阳失调是

A.阳偏盛

B.阳偏衰

C.阴偏盛

D.阴偏衰

E.阳盛阴病

【答案】B

7.“寒者热之”的治法适用于

A.阴虚则热

B.阳虚则寒

C.阴胜则寒

D.阳胜则热

E.阴阳两虚

【答案】C

8.针对“阳虚则寒”产生的虚寒证治疗应

A.阴中求阳

B.阳中求阴

C.阴阳互补

D.寒热平调

E.寒者热之

【答案】A

9.导致虚热证的阴阳失调是

A.阳偏盛

B.阳偏衰

C.阴偏盛

D.阴偏衰

E.阳盛阴病

【答案】D

【解析】阴虚则热，所以导致虚热证的是阴偏衰。

10.导致实热证的阴阳失调是

A.阳偏盛

B.阳偏衰

C.阴偏盛

D.阴偏衰

E.阳盛阴病

【答案】A

11.下列症状选项中，属于阴的是

A.面色鲜明

B.咳声有力

C.脉象滑数

D.声低气微

E.脉象洪大

【答案】D

【解析】颜色鲜明的、声音高亢有力，脉象浮数大洪滑为阳，反之为阴。

12.补阴时适当配伍补阳药的方法是

A.阴中求阳

B.阳中求阴

C.阴病治阳

D.阳病治阴

E.阴阳双补

【答案】B

【解析】阴阳互损导致阴阳两虚应采用阴阳双补的治疗原则。对阳损及阴导致的以阳虚为主的阴阳两虚证，当补阳为主，兼以补阴；对阴损及阳导致的以阴虚为主的阴阳两虚证，当补阴为主，兼以补阳。如此则阴阳双方相互资生，相互为用，“阴中求阳、阳中求阴”。

第四章　五行学说

第一节　五行学说的概念

1.木的特性是

A.曲直

B.稼穑

C.从革

D.炎上

E.润下

【答案】A

2.五行中，具有“润下”特性的是

A.金

B.木

C.水

D.火

E.土

【答案】C

3.五行中，属木的脏是

A.心

B.肺

C.脾

D.肝

E.肾

【答案】D

4.五行中，属火的腑是

A.胆

B.胃

C.小肠

D.大肠

E.三焦

【答案】C

5.“握”的五行属性是

A.水

B.火

C.木

D.金

E.土

【答案】C

6."黄色"的五行属性是

A.土

B.金

C.水

D.火

E.木

【答案】A

【解析】事物属性的五行归类:木为青,火为赤,土为黄,金为白,水为黑。

7."咸味"的五行属性是

A.土

B.金

C.水

D.木

E.火

【答案】C

8.五体中属火的是

A.筋

B.脉

C.肉

D.皮

E.骨

【答案】B

【解析】事物属性的五行归类:木在体合筋,火在体合脉,土在体合肉,金在体合皮,水在体合骨。

9."鼻"的五行属性是

A.木

B.火

C.土

D.金

E.水

【答案】D

10."笑"的五行属性是

A.水

B.火

C.木

D.金

E.土

【答案】B

11."化"的五行属性是

A.水

B.火

C.木

D.金

E.土

【答案】E

12.五行中,"木"的"母"是

A.水

B.火

C.土

D.金

E.木

【答案】A

【解析】五行的相生关系是木、火、土、金、水依次相生,生我者为母,我生者为子,水生木,水为母,木为子。

13.属于五行之"火"的五音是

A.宫音

B.角音

C.商音

D.徵音

E.羽音

【答案】D

【解析】事物属性的五行归类表是按照五行相生的顺序排列的,五音按照木、火、土、金、水依次相生对应的是角、徵、宫、商、羽。

第二节 五行学说的基本内容

1.肝病及脾属于

A.母病及子

B.相乘传变

C.子病犯母

D.相侮传变

E.制化传变

【答案】B

2.根据情志相胜法,“怒”可制约的情志是

A.喜

B.思

C.悲

D.恐

E.惊

【答案】B

3.五行中火的“所胜”的子是

A.水

B.木

C.土

D.金

E.火

【答案】A

4.下列关于五行生克规律的表述,正确的是

A.木为土之所胜

B.木为水之子

C.火为土之子

D.水为火之所胜

E.金为木之所胜

【答案】B

5.肝病及心的五行传变是

A.相乘传变

B.相侮传变

C.母病及子

D.子病犯母

E.相克传变

【答案】C

【解析】相乘次序:木→土→水→火→金→木。相侮次序:木→金→火→水→土→木。五行的母子相及包括两个方面:即母病及子和子病及母。

6.下列属于母子关系的是

A.木和土

B.火和金

C.水和火

D.木和金

E.土和金

【答案】E

7.土不足时,木对土的过度制约,属于

A.相克

B.相乘

C.相侮

D.母病及子

E.子病犯母

【答案】B

8.属于“子盗母气”的脏病相传是

A.肺病及脾

B.肺病及肾

C.肺病及心

D.肾病及肝

E.心病及肾

【答案】A

9.见肝之病,知肝传脾的病机传变是

A.木克土

B.木乘土

C.土侮木

D.母病及子

E.子病犯母

【答案】B

（10~11 题共用备选答案）

A.肝病及心

B.肝病及肾

C.肺病及心

D.脾病及肾

E.脾病及心

10.属五行相乘传变的是

【答案】D

11.属五行相侮传变的是

【答案】C

【解析】相乘、相侮都是不正常的相克现象，相乘与相侮可同时发生；发生的条件：均可由“太过”“不及”引起。相乘是按五行相克次序发生过度克制；相侮是与五行相克次序反向发生过度克制。

（12~13 题共用备选答案）

A.母病及子

B.子病及母

C.相乘传变

D.相侮传变

E.母子同病

12.肝火犯肺，体现的关系是

【答案】D

13.土壅木郁，体现的关系是

【答案】D

（14~15 题共用备选答案）

A.母病及子

B.相乘传变

C.子病犯母

D.相侮传变

E.制化传变

14.水气凌心属于

【答案】B

15.木火刑金属于

【答案】D

16.“亢则害，承乃制”说明了五行之间的什么关系

A.相生关系

B.相克关系

C.制化关系

D.相乘关系

E.相侮关系

【答案】C

【解析】本题考查的是五行制化。指五行之间既相互资生，又相互制约，维持平衡协调，推动事物间稳定有序的变化与发展。五行制化的规律是：五行中一行亢盛时，必然随之有制约，以防止亢而为害。即在相生中有克制，在克制中求发展。

17.五脏变动，下列选项中错误的是

A.肝之变动为握

B.心之变动为笑

C.脾之变动为哕

D.肺之变动为咳

E.肾之变动为栗

【答案】B

【解析】五脏的变动，肝心脾肺肾对应握忧哕咳栗，对应题干，A、C、D、E 均是正确的。

18.临床常见的心火引动肝火病证的是

A.相乘传变

B.母病及子

C.子病犯母

D.相侮传变

E.反克传变

【答案】C

【解析】心在五行属火，肝在五行属木，心病及肝，子行在前累及母行，故属于子病及母。

第三节 五行学说在中医学中的应用

1.属于“虚则补其母”治则的治疗是

A.肺病补脾

B.脾病补肺

C.肾病补肝

D.肝病补心

E.肝病补脾

【答案】A

【解析】根据相生规律确定治疗原则，“虚则补其母，实则泻其子”又称补母与泻子。

2.按五行相克关系确立的治法是

A.金水相生法

B.益火补土法

C.培土制水法

D.滋水涵木法

E.培土生金法

【答案】C

3.适用于“土壅木郁”证的治则是

A.抑强为主

B.扶弱为主

C.补母为主

D.泻子为主

E.以上都不是

【答案】A

【解析】抑强：主要适用于因相克或反侮太过所形成的乘侮病证。扶弱：主要适用于因相克力量不及或因虚被乘，或因虚被侮所形成的病证。

4.肺阴虚无力滋肾，或肾阴不足，不能上滋肺阴而致的肺肾阴虚证，其治疗宜采用

A.益火补土法

B.金水相生法

C.抑木扶土法

D.培土制水法

E.泻南补北法

【答案】B

(5~6题共用备选答案)

A.益火补土法

B.金水相生法

C.抑木扶土法

D.培土制水法

E.泻南补北法

5.肾阳虚不能温脾阳，以致脾阳不振。其治疗宜采用

【答案】A

6.脾虚不运或脾肾阳虚，水湿泛滥而致的水肿胀满之证，其治疗宜采用

【答案】D

第五章 藏象学说

1.藏象学说的主要特点是

A.以五脏为中心的整体观

B.六腑者，满而不能实

C.五脏者，实而不能满

D.以五脏六腑为中心的整体观

E.奇恒之腑形态似脏，功能似腑

【答案】A

【解析】藏象学说的主要特点是以五脏为中心的整体观，主要体现在以五脏为中心的人体自身的整体性及五脏与自然环境的统一性两个方面。

2.五脏共同的生理特点是

A.化生和贮藏精气

B.受盛和传化水谷

C.藏神和血液运行

D.运化和调节血量

E.疏泄和防止出血

【答案】A

3.六腑共同的生理特点是

A.运化和调节血量

B.疏泄和防止出血

C.化生和贮藏精气

D.受盛和传化水谷

E.藏神和血液运行

【答案】D

4.区分五脏、六腑、奇恒之腑的最主要的依据是

A.分布部位的不同

B.解剖形态的不同

C.阴阳属性的不同

D.功能特点的不同

E.五行属性的不同

【答案】D

【解析】五脏的生理特点是化生和贮藏精气,六腑的生理特点是受盛和传化水谷,奇恒之腑形态似腑,功能似脏,因而得名。三者的区别主要在其生理特点的不同。

5.关于五脏六腑说法正确的是

A.五脏传化物而不藏

B.六腑藏精气而不泻

C.五脏实而不能满

D.六腑实而不能满

E.五脏包含胆和肝

【答案】D

6.五脏六腑的病理特点及治疗原则是

A.脏病多虚,五脏宜补

B.脏病多实,五脏宜泻

C.腑病多虚,六腑宜泻

D.腑病多实,六腑宜补

E.脏病多实,五脏宜补

【答案】A

【解析】病理上"脏病多虚""腑病多实",治疗上"五脏宜补""六腑宜泻"。

7.下列各项中,哪一项最确切地说明了脏与腑的区别

A.实质性器官与空腔器官

B.脏病多实腑病多虚

C.化生和贮藏精气与受盛传化水谷

D.与水谷直接接触和不直接接触

E.经络属性与阴阳属性

【答案】C

8.下列有关五脏生理功能及特点的表现错误的是

A.化生精气

B.贮藏精气

C.藏精气而不泻

D.满而不能实

E.藏而不泄

【答案】E

9.藏象学说的核心内容是

A.五脏

B.六腑

C.脏腑

D.奇恒之腑

E.官窍

【答案】C

第六章　五脏

第一节　五脏的生理功能与特性

1.具有主通明生理特性的脏是

A.肝

B.心

C.脾

D.肺

E.肾

【答案】B

【解析】本题考查心的生理特性。心为阳脏而主通明。心在五行属火,属阳中之阳的太阳,故称为阳脏,又称“火脏”。心主通明,是指心脉以通畅为本,心神以清明为要。

2.心为“君主之官”的理论依据是

A.心总统意志

B.心主血脉

C.心主神志

D.心主情志

E.心总统魂魄

【答案】C

3.心的主要生理功能是

A.主藏血

B.主神志

C.主运化

D.主统血

E.主疏泄

【答案】B

4.心主神志最主要的物质基础是

A.津液

B.精液

C.血液

D.宗气

E.营气

【答案】C

【解析】血是神志活动的物质基础之一,心血充足则能化神养神而使心神灵敏不惑,而心神清明,则能驭气以调控心血的运行,濡养全身脏腑形体官窍及心脉自身。

5.心脏的正常搏动,主要依赖于

A.心气

B.心血

C.心阴

D.心阳

E.心神

【答案】A

6.肺主气的功能取决于

A.司呼吸

B.宗气的生成

C.全身气机的调节

D.朝百脉

E.主治节

【答案】A

7.肺主一身之气的运行的生理基础是

A.贯注心脉

B.宣发卫气

C.吸精排浊

D.生成宗气

E.调节气机

【答案】E

8.说肺为娇脏的主要依据是

A.肺主一身之气

B.肺外合皮毛

C.肺朝百脉

D.肺为水之上源

E.肺气通于天,不耐寒热

【答案】E

【解析】肺为娇脏,清虚而娇嫩,不耐寒热燥湿诸邪之侵;外感六淫之邪从皮毛或口鼻而入,常易犯肺而为病。

9.下列属于脾的运化功能的有

A.腐熟水谷

B.游溢精气

C.输布精微

D.升清降浊

E.喜燥恶润

【答案】C

10.脾为“气血生化之源”的理论基础是

A.气能生血

B.人以水谷为本

C.脾主升清

D.脾能运化水谷精微

E.脾为后天之本

【答案】D

11.脾主升清的确切内涵是

A.脾的阳气主升

B.脾以升为健

C.脾气散精,上归于肺

D.与胃的降浊相对而言

E.输布津液,防止水湿内生

【答案】C

【解析】脾主升清,指脾气的升动转输作用,将胃肠道吸收的水谷精微和水液上输于心、肺等脏,通过心、肺的作用化生气血,以营养濡润全身。

12.脾统血的主要作用机制是

A.控制血液的流速

B.控制血液的流量

C.控制血液向外周运行

D.控制血液向内脏运行

E.控制血液在脉内的运行

【答案】E

13.能反映其特点为刚脏,主升、主动的生理功能是

A.脾主升清

B.肺主宣发

C.肝主疏泄

D.肾主气化

E.心主神志

【答案】C

14.肝具有贮藏血液和调节血量是指肝的生理功能

A.肝主藏血

B.肝主疏泄

C.肝为刚脏

D.肝调畅全身气机

E.化生血液与统摄血液

【答案】A

15.肝主疏泄的各种作用中,最根本的是

A.调畅情志

B.促进消化

C.调畅气机

D.调节血量

E.疏通水道

【答案】C

16.具有“主治节”功能的脏是

A.肝

B.心

C.脾

D.肺

E.肾

【答案】D

【解析】肺主治节:治节,即治理调节。肺主治节是指肺辅助心脏治理调节全身气、血、津液及脏腑生理功能的作用。

17.具有“主肃降”生理特性的脏是

A.肝

B.心

C.脾

D.肺

E.肾

【答案】D

【解析】肺主气司呼吸,实际上是肺气的宣发与肃降运动在气体交换过程中的具体表现;肺气宣发,浊气得以呼出;肺气肃降,清气得以吸入。肺气的宣发与肃降运动协调有序,则呼吸均匀通畅。

18.肾中精气的主要生理功能是

A.促进机体的生长发育

B.促进生殖机能的成熟

C.主生长发育和生殖

D.化生血液的物质基础

E.人体生命活动的根本

【答案】C

19.对全身水液调节起主宰作用的是

A.肺的通调水道

B.脾的运化水液

C.胃的游溢精气

D.肝的疏泄条达

E.肾的蒸腾气化

【答案】E

【解析】"肾者水脏,主津液"。肾中精气的气化作用,对于体内津液的输布和排泄,维持体内津液代谢的平衡,起着极为重要的调节作用。肺、脾等内脏对津液的气化依赖肾中精气的蒸腾气化。

20.机体的生长发育主要取决于

A.脾气的升清

B.血液的营养

C.津液的滋润

D.肾中精气的充盈

E.水谷精微的充养

【答案】D

(21~23题共用备选答案)

A.生之本

B.气之本

C.气之根

D.罢极之本

E.仓廪之本

21.心为

【答案】A

22.肺为

【答案】B

23.肾为

【答案】C

(24~25题共用备选答案)

A.肾

B.脾

C.胃

D.肝

E.肺

24."贮痰之器"是指

【答案】E

25."生痰之源"是指

【答案】B

(26~30题共用备选答案)

A.肝

B.心

C.脾

D.肺

E.肾

26."罢极之本"指的是

【答案】A

27."相傅之官"指的是

【答案】D

28."封藏之本"指的是

【答案】E

29."水火之宅"是指

【答案】E

30."后天之本"的脏是

【答案】C

31.与精神意识思维活动关系最密切的脏是

A.心

B.肝

C.脾

D.肺

E.肾

【答案】A

32.在水液代谢过程中起枢转作用的脏是

A.肝

B.心

C.脾

D.肺

E.肾

【答案】C

33.称为"清虚之脏"的是

A.肝

B.心

C.脾

D.肺

E.肾

【答案】D

【解析】肺的别称:华盖、娇脏、气之主、气之本、脏之长、水之上源、贮痰之器、相傅之官、清虚之脏等。

第二节　五脏之间的关系

1.与血液运行关系最密切的脏腑是

A.肝、脾、肾

B.心、肝、脾

C.心、肺、肾

D.心、肝、肾

E.肺、脾、肾

【答案】B

2.肝藏血与脾统血的共同生理功能是

A.贮藏血液

B.调节血量

C.统摄血液

D.防止出血

E.化生血液

【答案】D

3.表现为气血两虚者,多是哪两脏同病

A.心、肺

B.心、脾

C.心、肝

D.肺、脾

E.肺、肾

【答案】B

【解析】心主血,脾统血,脾又为气血生化之源,心与脾的关系主要表现在气血生成和运行方面。脾的运化功能正常,则化生血液的功能旺盛。血液充盈则心有所主,脾的统血功能正常,血行脉中。因此,气血两亏者多是心、脾两脏同病。

4.有藏泄互用关系的两脏是

A.心与肺

B.肺与肾

C.脾与心

D.肝与脾

E.肾与肝

【答案】E

【解析】肝主藏血而肾主藏精,肝主疏泄而肾主封藏。肝肾之间的关系,主要表现在精血同源、藏泄互用以及阴阳互滋互制等方面。

(5~7 题共用备选答案)

A.心、肺

B.心、肾

C.肺、脾

D.肺、肾

E.肝、肾

5.与呼吸运动关系最密切的是

【答案】D

6."乙癸同源"的"乙癸"所指的脏是

【答案】E

7.脏腑关系中,"君相安位"指的是

【答案】B

8.五脏关系中主要体现在气血方面的两脏是

A.心与肺

B.心与肾

C.肺与脾

D.脾与肾

E.肺与肾

【答案】A

9.表现于行血与藏血以及精神调节等方面关系密切的两脏是

A.心与肺

B.心与肾

C.心与脾

D.心与肝

E.肺与脾

【答案】D

【解析】A 选项心主血而肺主气,心主行血而肺主呼吸。心与肺的关系,主要表现在血液运行与呼吸吐纳之间的协同调节关系;B 选项心与肾在生理上的联系,主要表现为"心肾相交"。心肾相交的机理,主要从水火既济、精神互用、君相安位来阐发;C 选项心主血而脾生血,心主行血而脾主统血。心与脾的关系,主要表现在血液生成方面的相互为用及血液运行方面的相互协同,脾主运化为气血生化之源,心主血脉也具有生血的功能;D 选项心与肝的关系,主要表现在行血与藏血以及精神调节两个方面;E 选项肺与脾的关系,主要表现在气的生成与水液代谢两个方面。

第三节　五脏与五体、五官九窍、五志、五神、五液和季节的关系

1.根据藏象理论,肝其窍在

A.舌

B.鼻

C.目

D.口

E.耳

【答案】C

2.根据藏象理论,肾的五志在

A.喜

B.思

C.怒

D.悲

E.恐

【答案】E

(3~4 题共用备选答案)

A.汗

B.涕

C.泪

D.唾

E.涎

3.肝之液为

【答案】C

4.肾之液为

【答案】D

【解析】心在液为汗,肺在液为涕,肝在液为泪,脾在液为涎,肾在液为唾。

第七章　六腑

第一节　六腑的生理功能

1.“水谷之海”是指

A.三焦

B.胃

C.小肠

D.脾

E.大肠

【答案】B

【解析】胃主受纳，腐熟水谷。饮食入口，经过食管，容纳于胃，故胃有“太仓”、“水谷之海”之称。

2.“太仓”所指的是

A.三焦

B.胃

C.小肠

D.脾

E.大肠

【答案】B

3.下列哪项是胃的生理功能

A.水谷精微的转输

B.水谷的受纳和腐熟

C.水液的吸收和转输

D.脏器位置的维系

E.血液的统摄

【答案】B

4.“主液”的脏腑是

A.胃

B.大肠

C.小肠

D.胆

E.膀胱

【答案】C

5.具有“主通降”生理特性的是

A.胆

B.胃

C.小肠

D.大肠

E.膀胱

【答案】B

【解析】胃为阳腑，主通降下行，喜润而恶燥。

6.具有“汇集水液”生理功能的是

A.小肠

B.大肠

C.膀胱

D.三焦

E.脾胃

【答案】C

7.津液输布的主要通道是

A.血府

B.经络

C.腠理

D.三焦

E.分肉

【答案】D

8.既是六腑，又是奇恒之腑者是

A.胆

B.胃

C.大肠

D.小肠

E.三焦

【答案】A

9.小肠的生理功能，描述不正确的是

A.主受盛化物

B.主泌别清浊

C.主液

D.主津

E.吸收水谷精微和津液

【答案】D

【解析】小肠的生理功能包括:①主受盛化物,小肠接受由胃腑下传的食糜而盛纳之,即受盛作用;由脾气对食糜进一步消化,化为精微和糟粕两部分,即化物作用。②主泌别清浊,主液。

(10~12 题共用备选答案)

A.胆

B.胃

C.小肠

D.大肠

E.三焦

10.称为"受盛之官"的是

【答案】C

11.称为"决渎之官"的是

【答案】E

12.称为"中精之腑"的是

【答案】A

13.具有"喜润恶燥"生理特性是的

A.胆

B.胃

C.小肠

D.三焦

E.膀胱

【答案】B

【解析】胃的生理特性:胃喜润而恶燥、胃气下降。

第二节　五脏与六腑之间的关系

1.气机升降出入的"枢纽"是

A.肝、肺

B.肺、肾

C.脾、胃

D.肝、胆

E.心、肾

【答案】C

2.脏腑关系中,被称为"燥湿相济"的是

A.肺与大肠

B.肾与膀胱

C.心与肾

D.肺与肝

E.脾与胃

【答案】E

3.与气的生成密切相关的脏是

A.心、肝、脾

B.肺、肾、肝

C.肺、脾、肾

D.肝、脾、肾

E.心、肺、肾

【答案】C

4.脏腑关系中,体现"同司疏泄"的是

A.肝胆

B.脾胃

C.肺与大肠

D.心与小肠

E.肾与膀胱

【答案】A

5.患者口淡乏味,纳呆食少,食后脘腹胀满,嗳气不舒,多食则恶心,甚或呕吐。其病位在

A.脾、肝

B.脾、肾

C.肝、胆

D.脾、胃

E.大、小肠

【答案】D

【解析】口淡乏味，纳呆食少与脾气失运相关。脘腹胀满嗳气不舒，多食恶心甚或呕吐与胃气不降相关。

第八章 奇恒之腑

第一节 脑

1.下列被称为“元神之府”的是

A.脑

B.髓

C.骨

D.脉

E.胆

【答案】A

2.与髓的关系密切的脏腑是

A.肝

B.心

C.脾

D.肺

E.肾

【答案】E

3.与脑的生理功能关系最密切的是

A.心、肺、肝

B.心、肝、脾

C.肺、脾、肾

D.心、脾、肾

E.心、肝、肾

【答案】E

第二节 女子胞

1.化生“天癸”的物质基础是

A.肝血

B.肾精

C.肺阴

D.脾气

E.心血

【答案】B

2.与女子胞关系最紧密的是

A.冲脉

B.肝经

C.脾经

D.肾经

E.阴跷脉

【答案】A

第九章 精、气、血、津液、神

第一节 精

1.精的功能不包括

A.濡养

B.化血

C.化气

D.化神

E.防御

【答案】E

【解析】人体之精的具体功能：有生殖繁

衍，促进生长发育，化气、化血，滋养濡润，化神作用。E选项是气的功能。

2.精的本始含义是指

A.脏腑之精

B.基本物质

C.血液津液

D.水谷之精

E.生殖之精

【答案】E

第二节　气

1.人体的正常生长发育过程所依赖的是

A.气的推动作用

B.气的温煦作用

C.气的固摄作用

D.气的防御作用

E.气的气化作用

【答案】A

2.与气的生成关系最密切的是

A.肝

B.心

C.脾

D.肺

E.肾

【答案】C

【解析】脾胃为生气之源：脾胃相合，接受容纳饮食，腐熟运化水谷，化生水谷精微之气。

3.由水谷精微之气中精华部分化生的气是

A.元气

B.宗气

C.营气

D.卫气

E.脏腑之气

【答案】C

4.自汗、多尿或小便失禁可由气的哪项功能减退引起

A.推动作用

B.固摄作用

C.温煦作用

D.防御作用

E.气化作用

【答案】B

5."气机"指的是

A.气的功能

B.气的运动

C.气的生化

D.气的升降

E.气的运动而产生的变化

【答案】B

6.推动人体生长发育及脏腑功能活动的气是

A.元气

B.宗气

C.营气

D.卫气

E.中气

【答案】A

【解析】元气的生理功能：①推动人体的生长发育。②温煦和激发各个脏腑、经络、形体、官窍的生理活动。

7.元气是由什么化生

A.肾中精气化生

B.肺中宗气

C.脉的营气

D.肺宣发卫气

E.脏腑之气

【答案】A

8.宗气的分布是

A.上出息道,下走气街

B.熏于肓膜,散于胸腹

C.上荣头目,达于周身

D.通过三焦,流行全身

E.与血同行,环周不休

【答案】A

9.能够主管声音、心搏力量的气是

A.元气

B.宗气

C.营气

D.卫气

E.清气

【答案】B

10.由清气与水谷之气相合构成的气是

A.元气

B.宗气

C.卫气

D.营气

E.真气

【答案】B

11.具有营养全身和化生血液作用的气是

A.元气

B.宗气

C.营气

D.卫气

E.精气

【答案】C

12.患者易于感冒是气的哪一种功能减退的表现

A.推动与调控作用

B.温煦与凉润作用

C.防御作用

D.固摄作用

E.中介作用

【答案】C

【解析】气既能护卫肌表,防御外邪入侵,同时也可以祛除侵入人体内的病邪。《素问遗篇·刺法论》说:“正气存内,邪不可干。”说明气的防御功能正常,则邪气不易入侵。若气的防御作用低下,邪气易于入侵而发生疾病,故《素问·评热病论》说:“邪之所凑,其气必虚。”气的防御功能决定着疾病的发生、发展和转归。

13.具有推动呼吸和血行功能的气是

A.心气

B.肺气

C.营气

D.卫气

E.宗气

【答案】E

14.连接心和肺两脏使其功能协调平衡的中心环节是

A.元气

B.心气

C.肝气

D.肺气

E.宗气

【答案】E

【解析】宗气聚于胸中,通过上出息道(呼吸道),贯注心脉及沿三焦下行的方式布散全身。《灵枢·邪客》说:“宗气积于胸中,出于喉咙,以贯心脉,而行呼吸。”

15.从“虚里”处的搏动状况,可诊察何种气的盛衰

A.营气

B.卫气

C.中气

D.肺气

E.宗气

【答案】E

16.患者恶寒,手足厥冷,是因气的何种

作用失常所致

A.推动

B.温煦

C.防御

D.固摄

E.气化

【答案】B

(17~18题共用备选答案)

A.心与脾

B.肺与脾

C.脾与肾

D.肺与肝

E.肾与心

17.与血的运行与生成关系最密切的脏腑是

【答案】A

18.与气机升降有调节关系最密切的脏腑是

【答案】D

19.化生卫气的主要是

A.肾中精气

B.水谷精气

C.气血

D.脏腑精气

E.经气

【答案】B

【解析】元气由肾精化生,根于命门。

20.由根植于肾中所藏的精气所化生的气是

A.元气

B.宗气

C.营气

D.卫气

E.脏腑之气

【答案】A

【解析】卫气由水谷精微中的慓悍滑利部分化生,在脉外运行。

21.《灵枢·本脏》所说"分肉解利,皮肤调柔,腠理致密",主要取决于

A.营卫和调

B.卫气和利

C.营气和利

D.宗气充盛

E.元气充盛

【答案】B

【解析】"卫气者,所以温分肉、充皮肤、肥腠理、司开合者也。""卫气和,则分肉解利,皮肤润柔,腠理致密矣。"

第三节 血

1.血液的生成与何脏关系最密切

A.肺

B.心

C.肝

D.脾

E.肾

【答案】D

2.下列各项,在血液运行中,最重要的条件是

A.心血充盈

B.脉道通利

C.心气充沛

D.心神安宁

E.心阳亢盛

【答案】C

3.下列除哪项外,均是与血液运行相关的脏腑

A.肝

B.心

C.脾

D.肺
E.肾
【答案】E
4.下列各项，与血液和神志关系最密切的是
A.心与肾
B.心与脾
C.心与肺
D.心与肝
E.脾与肾
【答案】D
【解析】与血液和神志关系最密切的是心与肝，心主血与肝主情志有关。

第四节　津液

1.人体一切正常水液的总称是
A.体液
B.阴液
C.津液
D.津
E.液
【答案】C
2.灌注于骨节、脏腑、脑髓的是
A.精
B.气
C.血
D.津
E.液
【答案】E
【解析】质地较浓稠，流动性较小，灌注于骨节、脏腑、脑、髓等，起濡养作用的称为液。
3.下列各项与津液的代谢关系最为密切的是
A.脾胃肾
B.心脾肾
C.肝脾肾
D.肺脾肾
E.肺肝肾
【答案】D

第五节　神

1.下列不属于中医学“神”含义的有
A.人体生命活动的外在体现
B.人的情绪、思想、性格等
C.人的精神意识
D.生命的本原
E.人体生命活动的总体现
【答案】D
2.生命活动的主宰及其总体的外在表现是
A.精
B.气
C.血
D.津液
E.神
【答案】E

第六节　精、气、血、津液之间的关系

1.“夺血者无汗，夺汗者无血”的理论依据为
A.气能生血
B.气能行血

C.气能生津

D.气能行津

E.津血同源

【答案】E

【解析】精和血都靠饮食水谷所化生，故称精血同源，两者可相互化生。

2.治疗大出血时用益气固脱法的理论基础是

A.气能生血

B.气能行血

C.气能摄血

D.血能载气

E.血能养气

【答案】C

3.“吐下之余，定无完气”的理论依据为

A.气能生津

B.气能行津

C.气能化津

D.气能摄津

E.津能载气

【答案】E

4.治疗血行瘀滞，多配用补气、行气药，是由于

A.气能生血

B.气能行血

C.气能摄血

D.血能生气

E.血能载气

【答案】B

【解析】中医认为“气为血帅”、“气行则血行”。血液的运行主要有赖于心气、肺气的推动和调控，以及肝气的疏泄，所以血行瘀滞时多配补气、行气药。

5.中医治疗血虚证时，常加入一定量的补气药，其根据是

A.气能生血

B.血能生气

C.血能载气

D.气能行血

E.气能摄血

【答案】A

(6~7 题共用备选答案)

A.气滞血瘀

B.气不摄血

C.气随血脱

D.气血两虚

E.气血失和

6.患者面色苍白，乏力，毛发爪甲不荣，脉细弱。其病机是

【答案】D

7.产后大出血，继则冷汗淋漓，甚则晕厥。其病机是

【答案】C

第十章　经络

第一节　经络学说概述

1.下列哪项不是经络的基本概念

A.沟通上下内外

B.运行全身气血

C.感应传导信息的通路

D.联络脏腑形体官窍

E.储存全身气血

【答案】E

2.经络系统的组成是

A.十二经脉、奇经八脉、经筋、皮部
B.经脉、络脉、经筋、皮部
C.经脉、别络、经筋、皮部
D.经脉、经别、经筋、皮部
E.正经、奇经、经别、皮部
【答案】B

第二节 十二经脉

1.在十二经脉走向中,手之三阳是
A.从脏走手
B.从头走足
C.从足走头
D.从足走腹
E.从手走头
【答案】E
【解析】十二经脉的走向,《灵枢·逆顺肥瘦》说:“手之三阴,从脏走手;手之三阳,从手走头;足之三阳,从头走足;足之三阴,从足走腹。”

2.手足三阳经交于
A.手
B.足
C.头
D.腹
E.胸
【答案】C
【解析】同名手足阳经在头面部交接。

3.循行于下肢外侧后线的经脉是
A.胆经
B.脾经
C.肝经
D.膀胱经
E.三焦经
【答案】D

4.胸部经脉由内而外排列的顺序为
A.足厥阴、足少阴、足阳明、足太阳
B.足少阴、足阳明、足太阳、足太阴
C.足阳明、足少阴、足太阳、足厥阴
D.足太阴、足阳明、足少阴、足厥阴
E.足少阴、足阳明、足太阴、足厥阴
【答案】E

5.循行于上肢内侧中线的经脉是
A.手太阳经
B.手少阳经
C.手厥阴经
D.手少阴经
E.手太阴经
【答案】C

6.足厥阴肝经在内踝上 8 寸以上行于
A.下肢内侧前缘
B.下肢外侧前缘
C.下肢内侧后缘
D.下肢内侧中线
E.下肢外侧中线
【答案】D

7.足三阴经从开始部位至内踝上 8 寸以下的分布是
A.太阴在前,厥阴在中,少阴在后
B.厥阴在前,少阴在中,太阴在后
C.少阴在前,太阴在中,厥阴在后
D.厥阴在前,太阴在中,少阴在后
E.太阴在前,少阴在中,厥阴在后
【答案】D

8.足阳明胃经在何处交于何经
A.在食指端交手阳明大肠经
B.在目内眦交足少阳胆经
C.在足大趾交足厥阴肝经
D.在足大趾交足太阴脾经
E.在足小趾交足少阴肾经
【答案】D

9.十二经脉中,脾经与心经的交接部位在

A.心中

B.肺中

C.肝中

D.胃中

E.胸中

【答案】A

10.下列经脉中没有按照十二经脉循行流注次序的是

A.胆、肝、肺

B.大肠、胃、脾

C.心、小肠、肾

D.肾、心包、三焦

E.三焦、胆、肝

【答案】C

【解析】十二经脉循行流注次序(记忆版):肺大胃脾心小肠,膀肾包焦胆肝藏。

11.与手厥阴经相表里的经脉是

A.足厥阴

B.足少阳

C.足阳明

D.手太阳

E.手少阳

【答案】E

【解析】手足三阴、三阳十二经脉,通过经别和别络相互沟通,组成六对"表里相合"关系,即太阳与少阴为表里,少阳与厥阴为表里,阳明与太阴为表里。与手厥阴心包经相表里的是手少阳三焦经。

(12~13题共用备选答案)

A.手之阳经与手之阴经

B.手之阳经与足之阳经

C.手之阴经与足之阴经

D.足之阳经与足之阴经

E.手之阳经与足之阴经

12.在手指末端交接的经脉是

【答案】A

13.不直接交接的经脉是

【答案】E

(14~15题共用备选答案)

A.从足走腹

B.从胸走手

C.从头走足

D.从手走头

E.从腹走胸

14.手三阴经的走向是

【答案】B

15.足三阴经的走向是

【答案】A

第三节 奇经八脉

1.督脉的主要生理功能是

A.总督一身之阴经

B.总督一身之阳经

C.分主一身左右之阴阳

D.约束诸经

E.调节十二经气血

【答案】B

2.主胞胎的经脉是

A.冲脉

B.带脉

C.督脉

D.阴维脉

E.任脉

【答案】E

3.分主一身左右之阴阳的经脉是

A.冲脉

B.任脉

C.督脉

D.阴阳维脉

E.阴阳跷脉

【答案】E

4.奇经八脉中既称“血海”又称“经脉之海”者是

A.冲脉

B.任脉

C.督脉

D.带脉

E.维脉

【答案】A

（5~6题共用备选答案）

A.阴跷脉、阳跷脉

B.阴维脉、阳维脉

C.督脉、任脉

D.冲脉、任脉

E.阴跷脉、阴维脉

5.患者，女。因流产而失血过多，导致月经不调，久不怀孕。其病在哪经

【答案】D

6.患者久病，眼睑开合失司，下肢运动不利。其病在哪经

【答案】A

（7~8题共用备选答案）

A.督脉

B.任脉

C.冲脉

D.阳维脉

E.阴维脉

7.称为“阳脉之海”的是

【答案】A

8.称为“阴脉之海”的是

【答案】B

第四节　经别、别络、经筋、皮部

1.具有加强十二经脉中相为表里的两条经脉之间在体内联系作用的是

A.经筋

B.经别

C.别络

D.皮部

E.奇经

【答案】B

【解析】十二经别是从十二经脉别出的经脉，有加强十二经脉中相为表里的两经之间联系的作用。

2.具有约束骨骼，主司关节运动作用的是

A.十二经脉

B.奇经八脉

C.十二经筋

D.十五别络

E.十二经别

【答案】C

【解析】十二经筋具有约束骨骼，主司关节运动。

3.加强表里两经在体表联系的是

A.十五别络

B.十二经脉

C.十二经别

D.十二经筋

E.奇经八脉

【答案】A

4.十二经脉的别络都是从

A.胸背部分出

B.头面部分出

C.四肢肘、膝以下分出

D.四肢肘、膝以上分出

E.四肢末端分出

【答案】C

5.十二经筋的分布,多结聚于

A.胸腹部

B.肌肤体表部位

C.关节和骨骼附近

D.四肢末端

E.头面及项部

【答案】C

第五节 经络的生理功能和经络学说的应用

1.经络的生理功能不包括

A.调节平衡作用

B.感应传导作用

C.运输渗灌作用

D.沟通联系作用

E.联络传输作用

【答案】E

2.经络的沟通联系作用不包括

A.脏腑与体表的联系

B.脏腑与官窍之间的联系

C.脏腑之间的相互联系

D.脏腑与气血之间的联系

E.经脉之间的联系

【答案】D

第十一章 体质

配套名师精讲课程

第一节 体质的概念和构成

下列哪一项不是体质的特点

A.先天遗传性

B.形神一体性

C.相对稳定性

D.连续可测性

E.后天持续性

【答案】E

第二节 体质的生理学基础

决定体质的主要物质基础是

A.脏腑经络

B.精神状态

C.精气血津液

D.奇恒之腑

E.神明之腑

【答案】C

第三节 体质学说的应用

1.体质偏阳者治宜

A.甘寒凉润

B.补气培元

C.温补益火

D.清热利湿

E.健脾化湿

【答案】A

【解析】临床根据体质不同,在选择用药时有宜忌:体质偏阳宜甘寒、清润,忌辛热温散;体质偏阴宜温补益火,忌苦寒泻火。

2.体质偏阴者治宜

A.甘寒凉润

B.补气培元
C.温补益火
D.清热利湿
E.健脾化湿
【答案】C
3.手足心热，口燥咽干，鼻微干，喜冷饮，大便干燥，舌红少津，脉细数，是哪种体质人群的常见表现
A.平和质
B.阳虚质
C.阴虚质
D.气虚质
E.气郁质
【答案】C
4.易患疮疖、黄疸、热淋等病是哪种体质人群的发病倾向
A.特禀质
B.痰湿质
C.湿热质
D.血瘀质
E.气郁质
【答案】C

第十二章 病因

第一节 六淫

1.最易伤肺的邪气是
A.风邪
B.寒邪
C.暑邪
D.湿邪
E.燥邪
【答案】E
2.最易导致剧烈疼痛的外邪是
A.暑
B.燥
C.湿
D.风
E.寒
【答案】E
3.其性开泄，易袭阳位的邪气是
A.风邪
B.寒邪
C.燥邪
D.湿邪
E.火邪
【答案】A
4.“行痹”是下列哪种邪气引起的
A.风邪
B.寒邪
C.暑邪
D.湿邪
E.火邪
【答案】A
5.寒邪袭人，导致肢体屈伸不利，是由于
A.其性收引，以致经络、筋脉收缩而挛急
B.其为阴邪，伤及阳气，肢体失于温煦
C.其性凝滞，肢体气血流行不利
D.其与肾相应，肾精受损，不能滋养肢体
E.其邪袭表，卫阳被遏，肢体肌肤失于温养
【答案】A
6.最易导致身重的外邪是
A.风
B.寒
C.暑

D.燥

E.湿

【答案】E

7.多夹湿邪的邪气是

A.暑邪

B.寒邪

C.湿邪

D.燥邪

E.火邪

【答案】A

【解析】暑季气候炎热，且常多潮湿，热蒸湿动，故暑邪致病，多夹湿邪为患。

8.六淫之中只有外感而无内生的邪气是

A.风

B.寒

C.暑

D.湿

E.火

【答案】C

9.可致首如裹的邪气是

A.风

B.寒

C.暑

D.湿

E.火

【答案】D

10.湿邪致病，缠绵难愈是因为

A.湿为阴邪，易阻遏气机

B.湿为阴邪，伤人阳气

C.湿性重浊，不易祛除

D.湿性黏滞，不易祛除

E.湿性趋下，为病缠绵

【答案】D

11.六淫致病，季节性最强的邪气是

A.风

B.寒

C.暑

D.湿

E.燥

【答案】C

【解析】暑乃夏季的主气。暑为火热之气所化，暑气太过，伤人致病，则为暑邪。暑邪致病，有明显的季节性，主要发生于夏至以后，立秋之前。

12.六淫邪气中，具有“阻遏气机”特点的是

A.风

B.暑

C.湿

D.寒

E.火

【答案】C

13.最易生风动血的邪气是

A.风邪

B.寒邪

C.湿邪

D.暑邪

E.火邪

【答案】E

14.六淫的共同致病特点不包括

A.外感性

B.季节性

C.传染性

D.地域性

E.相兼性

【答案】C

【解析】六淫的共同致病特点包括外感性、季节性、地域性、相兼性。具有传染性为戾气的致病特点。

15.患者突发皮肤瘙痒，红疹发无定处，此起彼伏，是因感受哪种邪气引起

A.寒

B.湿
C.火
D.暑
E.风
【答案】E

16.患者发热恶风,咽干咽痛,干咳少痰,痰黏难咯,甚则痰中带血。是感受何种邪气致
A.风
B.寒
C.暑
D.火
E.燥
【答案】E

17.六淫中,其致病易伤津液的是
A.风、热、火
B.暑、燥、风
C.燥、火、暑
D.风、燥、火
E.寒、火、湿
【答案】C

(18~19 题共用备选答案)
A.风邪
B.寒邪
C.暑邪
D.湿邪
E.燥邪

18.易侵犯上部的是
【答案】A

19.易侵犯下部的是
【答案】D

(20~21 题共用备选答案)
A.风
B.寒
C.湿
D.燥
E.火

20.六淫邪气中,最易伤脾的是
【答案】C

21.具有扰神伤津耗气的邪气是
【答案】E

22.寒邪伤人,出现脘腹冷痛、呕吐等症的主要原因是
A.寒性凝滞,气血运行不畅
B.寒邪伤阳,直中脾胃
C.寒性收引,气血凝滞不通
D.寒性收引,经脉拘急
E.寒性黏滞,气机不畅
【答案】B

23.具有升散耗气特性的邪气是
A.风邪
B.寒邪
C.暑邪
D.湿邪
E.燥邪
【答案】C

24.火邪的性质和致病特点是
A.为阳邪,其性升发
B.为阳邪,其性轻扬
C.为阳邪,其性燔灼趋上
D.为阳邪,多夹湿邪
E.为阳邪,其性开泄
【答案】C

第二节　疠气

1.疠气与六淫邪气最主要的区别是
A.发病与季节有关
B.发病与地区有关
C.病情重笃
D.发病急骤
E.传染性强

【答案】E

2.疠气的致病特点是

A.病情重,预后差

B.高热持续不退

C.易伤津耗气

D.扰动心神

E.传染强,易于流行

【答案】E

【解析】疠气的致病特点:①发病急骤,病情危笃。②传染性强,易于流行。③一气一病,症状相似。

第三节　七情内伤

1.与人体情志活动关系最密切的是

A.心、肺、肝

B.心、肝、脾

C.肺、脾、肾

D.心、脾、肾

E.心、肝、肾

【答案】B

【解析】因心主血藏神,肝藏血主疏泄,脾主运化而位中焦,是气机升降之枢,又为气血生化之源。故情志所伤的病证,以心、肝、脾三脏和气血失调为多见。

2.导致"心无所倚,神无所归,虑无所定"的情志因素是

A.喜

B.怒

C.思

D.惊

E.悲

【答案】D

3.七情刺激,易导致心气涣散的是

A.喜

B.怒

C.悲

D.恐

E.惊

【答案】A

4.过怒影响下列哪种功能

A.呼吸功能

B.藏血功能

C.疏泄功能

D.纳气功能

E.运化功能

【答案】C

5.七情影响脏腑气机,悲则

A.气上

B.气下

C.气结

D.气乱

E.气消

【答案】E

(6~7题共用备选答案)

A.气上

B.气下

C.气收

D.气消

E.气乱

6.过度恐惧可导致的是

【答案】B

7.过度受惊可导致的是

【答案】E

(8~9题共用备选答案)

A.怒则气上

B.悲则气消

C.喜则气缓

D.思则气结

E.恐则气下

8.患者因受精神刺激突发二便失禁，遗精。其病机是

【答案】E

9.患者因受精神刺激而气逆喘息，面红目赤，呕血，昏厥卒倒。其病机是

【答案】A

10.思虑过度对气机的影响是

A.气乱

B.气陷

C.气上

D.气结

E.气脱

【答案】D

【解析】思虑过度，或所思不遂，最易妨碍脾气运化，致使脾胃之气结滞，脾气不能升清，胃气不能降浊，因而出现不思饮食、脘腹胀闷、头目眩晕等症。《素问・举痛论》："思则气结。"

11."大怒则形气绝，而血菀于上"的病机是

A.肝气上逆

B.血随气逆

C.气机逆乱

D.火气上逆

E.肺气上逆

【答案】B

第四节　饮食失宜

1.饮食五味失宜，引起"脉凝泣而变色"的是

A.多食咸

B.多食酸

C.多食苦

D.多食甘

E.多食辛

【答案】A

【解析】《素问・五藏生成篇》说："多食咸则脉凝泣而变色；多食苦则皮槁而毛拔；多食辛则筋急而爪枯；多食酸则肉胝而唇揭；多食甘则骨痛而发落，此五味之所伤也。"

2.《素问・五藏生成篇》说：多食甘，则

A.肉胝而唇揭

B.骨痛而发落

C.筋急而爪枯

D.脉凝泣而变色

E.皮槁而毛拔

【答案】B

3.偏食辛温燥热饮食，则可导致

A.肝经湿热

B.心肝火旺

C.肠胃积热

D.肺胃热盛

E.肺胃津伤

【答案】C

4.偏食生冷寒凉饮食，则耗伤

A.心肾阳气

B.肺胃阳气

C.脾胃阳气

D.肺肾阳气

E.脾肾阳气

【答案】C

第五节　劳逸失度

1.房劳过度，则损伤

A.气

B.血

C.津

D.液

E.精

【答案】E

2.依据《素问·宣明五气篇》理论，久站易伤及的是

A.骨

B.血

C.肉

D.精

E.筋

【答案】A

【解析】《素问·宣明五气篇》："五劳所伤：久视伤血，久卧伤气，久坐伤肉，久立伤骨，久行伤筋。是谓五劳所伤。"

3.依据《素问·宣明五气篇》理论，久视易伤及的是

A.骨

B.血

C.肉

D.气

E.筋

【答案】B

4.患者，男，40岁。腰膝酸软，眩晕耳鸣，精神萎靡，性机能减退，并有遗精、早泄。其病因是

A.劳力过度

B.房劳过度

C.劳神过度

D.思虑过度

E.安逸过度

【答案】B

【解析】患者有腰膝酸软，眩晕耳鸣是属于肾阴虚的症状，并见精神萎靡，性机能减退，并有遗精、早泄的现象说明是房劳过度而造成的。

第六节　痰饮

1.痰饮的致病特点是

A.容易阻滞气机

B.易于蒙蔽神明

C.致病广泛，变幻多端

D.影响水液代谢

E.阻滞气血运行

【答案】A

2.与痰饮形成关系不密切的脏腑是

A.肾

B.三焦

C.脾

D.心

E.肺

【答案】D

3.痰饮痹阻心脉证，可见的症状是

A.恶心呕吐

B.胸闷气喘

C.肢体麻木

D.胸闷心痛

E.胸胁胀满

【答案】D

4.痰饮流注于经络，则可见

A.恶心呕吐

B.胸闷心痛

C.胸闷气喘

D.胸胁胀痛

E.肢体麻木

【答案】E

5.痰浊为病，随气上逆易致

A.流注经络，气机阻滞

B.停滞胃腑，失于和降

C.蒙蔽清窍，扰乱心神

D.阻滞肺气，失于宣降
E.留滞脏腑，升降失常
【答案】C
【解析】痰饮致病，随气上逆，易于蒙蔽清窍，扰乱心神，致使心神活动失常，出现头晕目眩、精神不振等。

第七节 瘀血

1.以下哪项不属于瘀血致痛的特点
A.刺痛
B.痛处固定
C.疼痛喜按
D.疼痛拒按
E.疼痛夜间加重
【答案】C
2.瘀血所致出血的特点是
A.出血量多
B.出血不畅
C.出血夹有血块
D.出血伴有疼痛
E.出血量少
【答案】C
3.关于瘀血的病证特点，哪种说法不够准确
A.刺痛
B.胀痛
C.出血
D.瘀斑
E.肿块
【答案】B
【解析】瘀血致病的症状特点：疼痛、肿块、出血、舌紫黯、瘀点、瘀斑。

第十三章 发病

第一节 发病的基本原理

1.疾病的发生是
A.邪正相搏
B.邪气盛
C.正胜邪负
D.邪胜正负
E.邪气不盛，正气也不虚
【答案】D
【解析】疾病的发生和变化虽错综复杂，但概括起来，不外乎是邪气作用于机体的损害与正气抗损害之间的矛盾斗争过程。
2.疾病发生的内在根据是
A.正气不足
B.邪气
C.心气虚
D.肾气虚
E.正气过盛
【答案】A
3.发病的重要条件是
A.正气不足
B.邪气
C.心气虚
D.肾气虚
E.正气过盛
【答案】B
4."正气存内，邪不可干"的意义是
A.邪气是发病的重要条件
B.邪气伤人，正气必然受损
C.正气充足，与邪抗争，驱邪外出

D.正气旺盛,邪气难以入侵
E.正气不足才会发生疾病
【答案】D

第二节 影响发病的主要因素

外感风寒化热,与下列哪种因素密切相关
A.居住环境
B.气候特点
C.饮食不节
D.体质因素
E.精神状态
【答案】D

第三节 发病类型

1.感邪后某一部分病证未了,又出现另一部位病证的发病类型是
A.感邪即发
B.徐发
C.并病
D.继发
E.合病
【答案】C
2.“冬伤于寒,春必病温”,其发病类型是
A.感邪即发
B.徐发
C.伏而后发
D.继发
E.合病
【答案】C
3.下列各项,称为“合病”的是
A.伤寒病初起不从阳经传入,直接邪入三阴者
B.伤寒病按六经的顺序相传者
C.伤寒病不经过传变,两经或三经同时出现病证者
D.伤寒病按隔一经或两经以上相传者
E.伤寒病一经病证未罢,又见他经病证者
【答案】C
4.肝胆疾病日久不愈,引发癥积或结石,其发病类型是
A.感邪即发
B.徐发
C.伏而后发
D.继发
E.合病
【答案】D

第十四章 病机

第一节 邪正盛衰

1.“实”的病机最根本的方面是
A.邪气亢盛
B.正气强盛
C.气滞血瘀
D.水液蓄积
E.痰浊壅滞
【答案】A
2.由于实邪结聚,阻滞经络,气血不能外

达，而出现的病机是

A.由实转虚

B.虚实夹杂

C.真虚假实

D.真实假虚

E.因虚致实

【答案】D

3.导致“至虚有盛候”的病机主要是

A.正气不足，抗病能力减退，邪气亢盛

B.脏腑气血虚极，运化无力，外现实象

C.阴精和阳气衰竭，外邪侵袭

D.脏腑功能减退，饮食积聚

E.内生五邪之病理反应

【答案】B

4.导致病证虚实的主要机制是

A.气血的盛衰变化

B.气机升降出入的失调

C.阴精与阳气的偏盛偏衰

D.正气与邪气的消长盛衰

E.脏腑功能活动的盛衰变化

【答案】D

【解析】虚实基本病机：《素问·通评虚实论》“邪气盛则实，精气夺则虚”，指出虚实两种不同病理状态的实质。

5.患者久病，纳食减少，疲乏无力，腹部胀满，但时有缓减，腹痛而喜按，舌胖嫩而苔润，脉细弱而无力。其病机是

A.真实假虚

B.真实病证

C.真虚假实

D.真虚病证

E.虚中夹实证

【答案】C

【解析】久病患者，纳食减少，疲乏无力属于虚证，但是腹部胀满表现为实证。但时有缓减，腹痛而喜按，舌胖嫩而苔润，脉细弱而无力。总体来说属于虚证，可以判断为真虚假实。

6.使病势处于迁延状态的邪正盛衰变化是

A.邪正相持

B.正虚邪恋

C.邪盛正衰

D.邪去正虚

E.正盛邪退

【答案】A

第二节　阴阳失调

1.阴阳失调中，阳气亢逆以哪脏为根本

A.肝

B.脾

C.心

D.肾

E.肺

【答案】A

2.以阴阳失调来阐释真寒假热或真热假寒，其病机是

A.阴阳偏盛

B.阳偏衰

C.阴阳格拒

D.阴阳互损

E.阴阳离决

【答案】C

【解析】阳盛格阴，又称格阴，为邪热内盛，深伏于里，阳气被遏，郁闭于内，不能外达于肢体而格阴于外，临床表现为四肢厥冷、脉象沉伏等假寒之象，又称真热假寒。

3.久病畏寒主要与下列哪种因素有关

A.风寒袭表

B.寒邪内侵

C.感受风邪

D.风湿外袭

E.阳气虚衰

【答案】E

4.危重患者,突然头额冷汗淋漓,四肢厥冷,属于

A.亡阴

B.亡阳

C.阳虚

D.阴虚

E.阳盛

【答案】B

(5~6 题共用备选答案)

A.实热

B.实寒

C.虚热

D.虚寒

E.真寒假热

5.阳偏盛所形成的病理变化是

【答案】A

6.阳偏衰所形成的病理变化是

【答案】D

第三节　精、气、血失常

1.气滞血瘀多与哪一脏的功能失调有关

A.肝

B.心

C.脾

D.肺

E.肾

【答案】A

2.气逆最常见的脏腑是

A.肺、胃、肾

B.心、胃、肝

C.肝、胃、肾

D.肺、胃、肝

E.肝、肺、肾

【答案】D

【解析】津液与气血关系失调包括:津停气阻、气随液脱、津枯血燥、津亏血瘀、血瘀水停。

3.患者,男,56 岁。因情急恼怒而突发头痛而胀,继则昏厥仆倒,呕血,不省人事,肢体强痉,舌红苔黄,脉弦。其病机是

A.气逆

B.气郁

C.气脱

D.气陷

E.气结

【答案】A

第四节　津液代谢失常

1.不属于津液与气血关系失调的是

A.津停气阻

B.气随液脱

C.津枯血燥

D.津液不足

E.津亏血瘀

【答案】D

2.津液化燥多发生的脏腑是

A.肺、肝、肾

B.肺、胃、小肠

C.脾、胃、小肠

D.肺、胃、大肠

E.肝、肾、大肠

【答案】D

第五节 内生“五邪”

1.脾失健运引起的是
A.内寒
B.内湿
C.内风
D.内燥
E.内火
【答案】B
2.阴虚风动的病因是
A.生血不足或失血过多
B.邪犯少阳
C.产后恶露日久不净
D.热病后期,阴津亏损
E.水不涵木,浮阳不潜
【答案】D
3.邪热炽盛,煎灼津液,伤及营血,燔灼肝经,可以形成
A.风气内动
B.寒从中生
C.湿浊内生
D.津伤化燥
E.火热内生
【答案】A
4.“寒从中生”的主要机制是
A.肺气不足,寒饮内停
B.胸阳不振,阴寒内盛
C.恣食生冷,寒伤脾胃之阳
D.心脾肾阳虚,阴寒内盛
E.痰湿内阻,从阴化寒
【答案】D
5.下述选项不属于火热内生的是
A.邪郁化火
B.阴虚火旺
C.五志过极化火
D.阳气过盛化火
E.暑邪侵犯
【答案】E
【解析】火热内生病机包括:①阳气过盛化火。②邪郁化火。③五志过极化火。④阴虚火旺。

第六节 疾病传变

(略)

第十五章 防治原则

第一节 预防

1.先安未受邪之地属于
A.治病求本
B.急则治标
C.未病先防
D.既病防变
E.因时制宜
【答案】D
2.“见肝之病,知肝传脾,当先实脾”的治疗原则属于
A.治病求本
B.扶正祛邪
C.未病先防

D.既病防变

E.调整阴阳

【答案】D

第二节　治则

1.《景岳全书·新方八略》中“阴得阳升而泉源不竭”的治疗法则,是指

A.益火之源,以消阴翳

B.壮水之主,以制阳光

C.阳中求阴,阴气得复

D.阴中求阳,阳气充盛

E.阳病治阴,阴阳平衡

【答案】C

2.塞因塞用适用于

A.食滞腹泻

B.肠热便结

C.瘀血闭经

D.脾虚腹胀

E.热结旁流

【答案】D

3.反治法指的是

A.逆着疾病的本质而治的一种治疗方法

B.顺从疾病的本质而治的一种治疗方法

C.逆着疾病的假象而治的一种治疗方法

D.顺从疾病的假象而治的一种治疗方法

E.反常的治疗方法

【答案】D

4.属于正治的是

A.热因热用

B.以通治通

C.热者寒之

D.用热远热

E.以补开塞

【答案】C

5.阴邪盛而导致的寒实证,其治疗方法是

A.虚者补之

B.寒者热之

C.热者寒之

D.阴病治阳

E.阳病治阴

【答案】B

【解析】“寒者热之”是指寒性病证出现寒象,用温热方药来治疗,即以热药治寒证。

6.正虚邪实而不耐攻伐的患者,一般采用

A.扶正为主

B.驱邪为主

C.先扶正后驱邪

D.扶正与祛邪兼用

E.先祛邪后扶正

【答案】C

7.“通因通用”适用于治疗的病证是

A.实证

B.虚证

C.虚实错杂证

D.真虚假实证

E.真实假虚证

【答案】E

【解析】通因通用是用通利的药物治疗具有实性通泻症状的病证之法,所以对应的是真实假虚证。

8.阳中求阴的适应证是

A.阴虚

B.阳虚

C.阴盛

D.阳盛

E.阴阳两虚

【答案】A

(9~10题共用备选答案)

A.热因热用

B.寒因寒用

C.通因通用

D.塞因塞用

E.寒者热之

9.适用于**热结旁流**的治则是

【答案】C

10.适用于**真寒假热**的治则是

【答案】A

11.**瘀血引起的崩漏**，治疗宜选用的治法是

A.塞因塞用

B.通因通用

C.补气摄血

D.清热凉血

E.热者寒之

【答案】B

【解析】通因通用，即以通治通，是用通利的药物来治疗具有通泻症状的实证。适用于"大实有羸状"的真实假虚证，瘀血引起的崩漏属于真实假虚证。

12.**肺痨咳嗽，咳嗽不甚**时应采取的是

A.治标

B.治本

C.标本兼治

D.先治标后治本

E.反治

【答案】B

13.**用寒远寒，用热远热**属于

A.扶正祛邪

B.因地制宜

C.因人制宜

D.因时制宜

E.未病先防

【答案】D

【解析】因时制宜是根据时令气候特点，考虑用药的治则。如《素问·六元正纪大论》所说："用寒远寒，用凉远凉，用温远温，用热远热，食宜同法。"

第十六章　养生与寿夭

第一节　养生

1."**虚邪贼风，避之有时**"的养生方法是

A.适应自然，避其邪气

B.调摄精神，内养真气

C.饮食有节，谨和五味

D.劳逸结合，不可过劳

E.和于术数，适当调补

【答案】A

2."**春夏养阳，秋冬养阴**"是属于哪一种养生原则

A.顺应自然

B.形神兼养

C.调养脾胃

D.护肾保精

E.因人而异

【答案】A

第二节　生命的寿夭

1.《素问·上古天真论》中关于"**丈夫六八**"在生理上的表现是

A.阳气衰竭于上，面焦，发鬓斑白

B.肾气衰，发堕齿槁

C.肾脏衰,形体皆极

D.肝气衰,筋不能动,天癸竭,精少

E.三阳脉衰于上,面皆焦,发始白

【答案】A

【解析】《素问·上古天真论》说:"丈夫八岁,肾气实,发长齿更;二八,肾气盛,天癸至,精气溢泻,阴阳和,故能有子;三八,肾气平均,筋骨劲强,故真牙生而长极;四八,筋骨隆盛,肌肉满壮;五八,肾气衰,发堕齿槁;六八,阳气衰竭于上,面焦,发鬓斑白;七八,肝气衰,天癸竭,精少,肾脏衰,形体皆极;八八,则齿发去。""丈夫六八"在生理上的表现是阳气衰竭于上,面焦,发鬓斑白。

2.《素问·上古天真论》提到女子"**筋骨坚,发长极,身体盛壮**"的年龄是

A.二七

B.四七

C.五七

D.六七

E.三七

【答案】B

【解析】《素问·上古天真论》以女子七七、男子八八之数论述了人体生长发育到衰老的过程:"女子七岁,肾气盛,齿更发长;二七而天癸至,任脉通,太冲脉盛,月事以时下,故有子;三七肾气平均,故真牙生而长极;四七筋骨坚,发长极,身体盛壮。……七七任脉虚,太冲脉衰少,天癸竭,地道不通,故形坏而无子也"。

第三篇

中医诊断学

第一章　绪论

配套名师精讲课程

1.中医诊断的基本原理是

A.整体审察，四诊合参，病证结合

B.辨证求因，审因论治，脉证合参

C.证候真假，证候错杂，四诊合参

D.证候转化，病证结合，辨证求因

E.司外揣内，见微知著，以常衡变

【答案】E

【解析】中医诊断的基本原理：司外揣内、见微知著、以常衡变。

2.中医诊断的基本原则是

A.整体审察

B.整体观念

C.辨证论治

D.察外知内

E.以上都是

【答案】A

3."见微知著"主要是指

A.从轻微的表现预测严重的病变

B.从局部的微小变化测知整体情况

C.从隐蔽的症状测知明显的症状

D.从易忽略的体征中求得病情

E.运用特殊诊法诊断出病证

【答案】B

第二章　望诊

第一节　望神

1.假神的病机是

A.气血不足，精神亏损

B.机体阴阳严重失调

C.脏腑虚衰，功能低下

D.精气衰竭，虚阳外越

E.阴盛于内，格阳于外

【答案】D

【解析】假神，是垂危患者出现精神暂时"好转"的假象。说明正气将脱，精气衰竭已极，阴不敛阳，以致虚阳外越，阴阳即将离决，属病危，多为临终表现。

2.失神的患者突然颧赤如妆、语言不休，此属

A.神乱

B.无神

C.假神

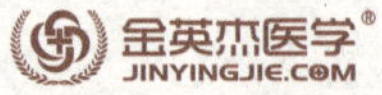

D.有神

E.少神

【答案】C

3.下列各项属痫病表现的是

A.精神痴呆，喃喃自语

B.突然昏倒，口吐涎沫

C.疯狂怒骂，打人毁物

D.精神不振，健忘嗜睡

E.烦躁不安，神昏谵语

【答案】B

4.下列哪项不是邪盛神乱的失神表现

A.高热神昏

B.循衣摸床

C.两手握固

D.呼吸气微

E.撮空理线

【答案】D

5.患者出现神昏谵语、循衣摸床、撮空理线等症状，属于

A.得神

B.失神

C.少神

D.假神

E.癫狂

【答案】B

6.病人表现为得神提示的是

A.痰迷心窍，或痰火扰心，精神失常

B.精气充足，体健神旺

C.精气大伤，机能衰减，或邪气亢盛，功能障碍

D.精气不足，机能减退

E.精气衰竭，阴不敛阳，虚阳外越

【答案】B

7.下列各项，不是精亏神衰失神表现的是

A.动作艰难

B.呼吸气微

C.肌肉瘦削

D.神昏谵语

E.面色无华

【答案】D

8.区别假神与病情好转的最主要依据是

A.突然神识清醒，目光转亮

B.局部症状好转与整体病情恶化不相符合

C.欲进饮食，想见亲人

D.面色无华，两颧泛红如妆

E.言语不休，语声清亮

【答案】B

第二节　望面色

1.按《素问·刺热》面部分候法，候肝的部位是

A.额部

B.鼻部

C.左颊

D.右颊

E.颏部

【答案】C

【解析】《素问·刺热》分候法：以额部候心，鼻部候脾，左颊候肝，右颊候肺，颏部候肾。

2.下列除哪项外，都不属于黑色主病

A.夺气

B.脱血

C.虚证

D.火证

E.水饮

【答案】E

3.下列不属于面色青主病的是
A.寒证
B.惊风
C.湿证
D.气滞
E.血瘀
【答案】C
4.在五色病中,黄色主
A.寒证
B.热证
C.惊风
D.湿证
E.水饮
【答案】D
5.出现瘀血证时,面部颜色可见
A.青色、赤色
B.黑色、青色
C.黄色、黑色
D.赤色、白色
E.赤色、黑色
【答案】B
6.水湿内停时,面部颜色可见
A.青色、赤色
B.黑色、青色
C.黄色、黑色
D.赤色、白色
E.赤色、黑色
【答案】C
【解析】黑色主肾虚、水饮、瘀血、寒证、剧痛。黄色主虚证、湿证。

7.面色黧黑,肌肤甲错的病机是
A.肾虚
B.水饮
C.寒证
D.瘀血
E.痛证
【答案】D
8.以下所列项目不属白色主病范围者为
A.夺气
B.脱血
C.虚证
D.寒证
E.水饮
【答案】E
9.体内有瘀血的患者常见的面色是
A.青黄
B.青紫
C.萎黄
D.晦暗
E.枯槁
【答案】B
10.脾虚生化不足的常见面色是
A.黄而无华
B.面色淡黄
C.黄而虚浮
D.黄而萎黄
E.黄而晦暗
【答案】D
【解析】面色萎黄,主脾虚生化不足而失养。

第三节　望形态

1.形盛气虚者的表现为
A.肥而食少
B.胖而能食
C.形瘦食多
D.形瘦食少
E.骨瘦如柴
【答案】A
2.患者项背强直,角弓反张,四肢抽搐属

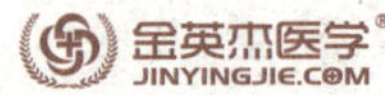

A.痿证

B.痫证

C.痉证

D.中风

E.肝风内动

【答案】C

【解析】项背强直,角弓反张,四肢抽搐,则为痉病。

3.“肥人多痰”是指

A.形盛有余

B.形体健壮

C.形盛气虚

D.骨骼粗大

E.肌肉充实

【答案】C

4.坐而喜俯者多为

A.肺气壅滞

B.体弱气虚

C.咳喘肺胀

D.水饮内停气逆

E.肝火上炎

【答案】B

【解析】坐而喜俯,少气懒言,多属体弱气虚。

5.卧不能坐,坐则晕眩多为

A.肺气壅滞

B.脱血夺气

C.肺虚少气

D.体弱气虚

E.中气下陷

【答案】B

【解析】但卧不得坐,坐则神疲或昏眩,多为气血俱虚,或夺气脱血,或肝阳化风。

6.不耐久站,欲倚他物多见于

A.胃火亢盛

B.形盛气虚

C.阴虚火田

D.气虚血衰

E.形盛气弱

【答案】D

【解析】①站立不稳,伴见眩晕者,多属肝风内动,或脑有病变。②不耐久站,站立时常欲倚靠它物支撑,多属气虚血衰。③若以两手护腹,俯身前倾者,多为腹痛之征。

7.病人体胖能食,肌肉坚实者多为

A.形气有余

B.形气不足

C.胃火亢盛

D.阴虚火旺

E.形盛气虚

【答案】A

【解析】①若形体肥胖,肌肉坚实,食欲旺盛,为形气有余。②若形体肥胖,肉松皮缓,食少懒动,动则乏力气短,属形盛气虚。

第四节　望头面五官

1.小儿发结如穗,枯黄稀疏属于

A.先天不足

B.疳积

C.血热

D.肾精亏损

E.血虚

【答案】B

2.颈肿眼突,急躁易怒者,称为

A.肺胀

B.瘿病

C.瘰疬

D.痄腮

E.发颐

【答案】B

3.望口之动态,口撮见于

A.肝阳上扰

B.肺气将绝

C.破伤风

D.肾阳虚衰

E.小儿脐风

【答案】E

4.患者昏睡露睛是因

A.肝火上炎

B.颅脑外伤

C.颅内肿瘤

D.脏腑精气耗竭

E.脾虚清阳不升

【答案】E

5.瞳仁缩小不会见于

A.青风内障

B.肝胆火炽

C.劳损肝肾

D.虚火上扰

E.中毒

【答案】A

【解析】瞳仁缩小多属肝胆火炽,或劳损肝肾,虚火上扰,或为中毒。

6.下列关于中医五轮学说对应正确的是

A.白睛属肾为气轮

B.黑珠属肝为风轮

C.两眦属心为肉轮

D.瞳仁属肺为水轮

E.眼胞属脾为血轮

【答案】B

【解析】目内眦及目外眦属心为血轮,黑珠属肝为风轮,白睛属肺为气轮,瞳仁属肾为水轮,眼胞属脾为肉轮。

7.黄疸病人易出现

A.眼胞赤烂

B.目眦红赤

C.白睛黄染

D.全目赤肿

E.目窠微肿

【答案】C

8.全目赤肿为

A.脾胃湿热

B.肝经风热

C.心脾积热

D.肺热壅盛

E.肾经虚火

【答案】B

9.牙齿干燥如枯骨,属于

A.肾阴枯涸

B.阳明热盛

C.胃阴不足

D.燥邪犯肺

E.肝肾阴虚

【答案】A

10.唇边生疮,红肿疼痛是因

A.燥热津伤

B.阴虚火旺

C.心脾积热

D.胃火亢盛

E.以上都不是

【答案】C

11.唇色樱桃红属于

A.胃气充足

B.煤气中毒

C.热盛

D.血瘀

E.寒凝血脉

【答案】B

12.口腔肌膜灰白色小溃疡,周围红晕,局部灼痛者称为

A.口疮

B.口糜

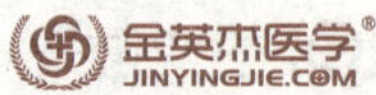

C.鹅口疮

D.口撮

E.以上都不是

【答案】A

13.咽部溃烂处上覆白腐,形如白膜者,称为

A.乳蛾

B.伪膜

C.喉痈

D.口疮

E.鹅口疮

【答案】B

14.重病眼窝深陷,形瘦如柴属

A.脾虚吐泻伤津

B.气血两虚

C.脏腑精气衰竭

D.邪热炽盛

E.肝肾阴津亏虚

【答案】C

15.牙龈溃烂,流腐臭血水,称为

A.齿衄

B.牙宣

C.绝骨

D.牙疳

E.口糜

【答案】D

16.下列选项中,除哪项外,均属于肝风内动的目态

A.戴眼反折

B.目睛微定

C.瞪目直视

D.双睑下垂

E.横目斜视

【答案】D

【解析】目睛微定又称目睛凝视,指病人两眼固定,不能转动;固定前视者,称瞪目直视;固定上视者,称戴眼反折;固定侧视者,称横目斜视。多属肝风内动所致。

第五节 望躯体四肢

1.颈部痈肿、瘰疬破溃后,久不收口,形成管道者称为

A.瘿瘤

B.瘰疬

C.颈瘘

D.项痈

E.发颐

【答案】C

【解析】颈瘘指颈部痈肿、瘰疬破溃后,久不收口,形成管道。

2.手足蠕动的病机是

A.热极生风

B.血虚生风

C.阴虚动风

D.肝阳化风

E.寒凝筋脉

【答案】C

3.手足软弱无力,行动不灵活而无痛者为

A.痛证

B.偏枯

C.痿证

D.痹证

E.偏瘫

【答案】C

【解析】肢体软弱无力,行动不灵而无痛,是痿病。关节拘挛,屈伸不利,多属痹病。

4.猝然昏倒,半身不遂,口眼㖞斜,此属

A.中风

B.厥证

C.中暑

D.痫证

E.瘫痪

【答案】A

第六节 望皮肤

1.疹的主要特点是

A.色深红或青紫

B.平铺于皮肤

C.抚之碍手

D.压之不褪色

E.点大成片

【答案】C

【解析】凡色红,点小如粟米,高出皮肤,抚之碍手,压之退色者,为疹。

2.斑与疹的主要区别是

A.是否时现时隐

B.是否色红成片

C.是否抚之碍手

D.是否压之褪色

E.是否伴有身热

【答案】C

【解析】①斑指皮肤黏膜出现深红色或青紫色片状斑块,平摊于皮肤,摸之不碍手,压之不褪色的症状。②疹指皮肤出现红色或紫红色、粟粒状疹点,高出皮肤,抚之碍手,压之褪色的症状。

3.下列各项,表现为颈前结喉处有肿物如瘤,可随吞咽移动的是

A.瘿瘤

B.痰核

C.瘰疬

D.发颐

E.梅核气

【答案】A

【解析】瘿瘤指颈部结喉处有肿块突起,或大或小,或单侧或双侧,可随吞咽而上下移动。

4.下列各项,不属于斑的特点的是

A.点大成片

B.色红

C.平摊于皮肤

D.擦破流水

E.摸不应手

【答案】D

【解析】斑指皮肤黏膜出现深红色或青紫色片状斑块,平摊于皮肤,摸之不碍手,压之不褪色的症状。

5.外感热病中出现斑疹的临床意义是

A.气不摄血

B.热毒内盛

C.热入营血

D.肝火动血

E.痰湿阻于血络

【答案】C

【解析】斑可由外感温热邪毒,热毒窜络,内迫营血,或脾虚血失统摄,或阳衰寒凝血瘀,或外伤血溢肌肤所致。疹多因外感风热时邪,或过敏,或热入营血所致。

第七节 望排出物

1.咯痰白滑量多易出者属于

A.寒痰

B.燥痰

C.热痰

D.湿痰

E.肺痈之痰

【答案】D

2.鼻渊患者,可见的症状是

A.鼻孔、咽喉干燥

B.鼻塞流浊涕

C.鼻流浊涕腥臭

D.鼻血鲜红

E.鼻塞流清涕

【答案】C

【解析】鼻渊者久流浊涕,质稠、量多、气腥臭。

3.大便清稀如水样者,多属

A.外感寒湿

B.脾气虚弱

C.肠道湿热

D.食滞胃肠

E.肝郁脾虚

【答案】A

4.肝胆湿热而致呕吐的呕吐物特点是

A.呕吐物清稀

B.呕吐物秽浊酸臭

C.伴暗红色血

D.伴食物残渣

E.呕吐黄绿苦水

【答案】E

第八节　望小儿食指络脉

1.小儿指纹达于风关是

A.邪气入络

B.邪气入经

C.邪入脏腑

D.病情凶险

E.外感初起

【答案】A

【解析】3 岁以内小儿食指络脉风关以内,为邪在络;在气关,为邪在经;在命关,为邪入脏;透关射甲,即指纹一直延至指端爪甲者,预后不良,病情凶险。

2.小儿指纹色紫黑是

A.内热证

B.外感表证

C.惊风、痛证

D.虚证

E.血络郁闭

【答案】E

3.小儿指纹浅淡不泽者属

A.表证

B.里证

C.虚证

D.实证

E.寒证

【答案】C

4.小儿指纹紫红属

A.外感表证

B.里实热证

C.痛证

D.血络郁闭

E.惊风

【答案】B

5.小儿指纹鲜红主

A.里热

B.脾虚

C.惊风

D.痛甚

E.寒证

【答案】E

6.小儿指纹浮露属

A.惊风

B.外感表证

C.实热证
D.虚热证
E.痞积证
【答案】B

第三章 望舌

第一节 舌诊原理与方法

1.脏腑病变可反映于舌面，舌两边多反映哪一脏腑的病变
A.上焦心肺
B.中焦脾胃
C.下焦肾
D.三焦
E.肝胆
【答案】E

2.连舌本，散舌下的是
A.手少阴心经
B.手太阴肺经
C.足少阴肾经
D.足太阴脾经
E.足厥阴肝经
【答案】D

第二节 正常舌象

（略）

第三节 望舌质

1.舌绛少苔有裂纹，多见于
A.热邪内盛
B.气血两虚
C.阴虚火旺
D.瘀血内阻
E.脾虚湿侵
【答案】C
【解析】舌绛少苔或无苔，或有裂纹：多属久病阴虚火旺，或热病后期阴液耗损。

2.气血两虚证的舌象是
A.舌体淡瘦
B.舌淡齿痕
C.舌尖芒刺
D.舌暗瘀点
E.舌红裂纹
【答案】A

3.舌体小，有裂纹，舌鲜红少苔，其临床意义是
A.虚热证
B.湿热证
C.热极津伤
D.风热表证
E.寒邪入里化热
【答案】A

4.阴寒内盛，血行瘀滞的舌象表现是
A.舌淡红润泽
B.舌红绛少苔
C.舌绛紫而干
D.舌淡白光莹
E.舌淡紫湿润
【答案】E

5.温病热入营血的舌色是

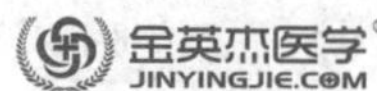

A.红舌
B.紫舌
C.绛舌
D.青舌
E.淡红舌
【答案】C

6.舌淡胖嫩而见苔滑润者,其主病为
A.湿热不化
B.气分有湿
C.内有食积
D.阳虚水停
E.阴虚夹湿
【答案】D

7.短缩舌与痿软舌的共同病机是
A.寒凝筋脉
B.痰浊内阻
C.风痰阻络
D.热入心包
E.气血俱虚
【答案】E

8.青紫舌的主病是
A.阳虚证
B.虚热证
C.寒凝证
D.瘀血证
E.气滞证
【答案】D

9.观察舌态不包括下列哪项
A.强硬
B.肿胀
C.短缩
D.痿软
E.歪斜
【答案】B

10.舌红少苔而颤动,是由于
A.气血两虚
B.痰浊内阻
C.寒凝筋脉
D.阴虚动风
E.热盛动风
【答案】D

11.舌尖芒刺属于
A.肝胆火盛
B.心火亢盛
C.胃火炽盛
D.大肠热盛
E.膀胱湿热
【答案】B

12.气血瘀滞证的舌象是
A.舌色淡红
B.舌质淡白
C.舌质绛红
D.舌质紫暗
E.舌体粗大红刺
【答案】D

13.热入心包多见
A.痿软舌
B.强硬舌
C.吐弄舌
D.短缩舌
E.胖嫩舌
【答案】B

第四节 望舌苔

1.湿浊内蕴,阳气被遏,可形成
A.灰苔
B.黑苔
C.腐苔

D.腻苔
E.花剥苔
【答案】D
【解析】腻苔为湿浊兼津伤,或湿热内蕴,阳被湿遏,津不上承所致。
2.观察舌苔以辨别病邪深浅的主要依据是
A.舌苔的有无
B.苔色的黄白
C.舌苔的有根无根
D.舌苔的厚薄
E.舌苔的润燥
【答案】D
3.花剥苔主病为
A.脾气虚弱
B.胃阴不足
C.胃中热盛
D.胃气阴两虚
E.胃阴枯竭
【答案】D
4.腻苔的特征是
A.苔质颗粒疏松,揩之可去
B.苔质颗粒细腻致密,揩之不去
C.舌上出现饭粒样糜点
D.苔质颗粒不清垢浊胶结
E.苔质粗大而厚,揩之可去
【答案】B
5.苔白燥裂如沙石,扪之粗糙为
A.白腻苔
B.黄腻苔
C.糙裂苔
D.灰黑干燥苔
E.苔黑而滑
【答案】C
6.苔白厚,如白粉堆于舌面,扪之不燥为
A.花剥苔
B.霉腐苔
C.垢腻苔
D.积粉苔
E.燥腻苔
【答案】D
7.下列病证除哪项外均可见腻苔
A.湿热
B.痰浊
C.食积
D.阴虚
E.寒湿
【答案】D
8.镜面舌的形成机制是
A.热甚伤津
B.水湿上泛
C.胃无生发之气
D.胃肠热甚
E.热入营血
【答案】C

第五节 舌下脉络

(略)

第六节 舌象综合分析

1.下列哪项不属于观察苔质的内容
A.厚苔
B.燥苔
C.腐苔
D.黄苔
E.剥苔

【答案】D

2.舌苔由黄燥转为白润，提示

A.表邪入里

B.寒邪化热

C.邪退正复

D.热退津复

E.湿热留恋

【答案】D

3.舌苔由薄白转为白厚，提示

A.表邪入里

B.寒邪化热

C.邪退正复

D.热退津复

E.湿热留恋

【答案】A

4.舌色淡白兼有白滑苔提示

A.脾虚湿热

B.气虚挟湿

C.食积胃肠

D.瘀血内阻

E.营分有热，气分有湿

【答案】B

第四章　闻诊

第一节　听声音

1.因外感风寒或风热，或痰浊壅滞而导致的音哑或失音，称为

A.子喑

B.金破不鸣

C.金实不鸣

D.少气

E.短气

【答案】C

2.下列哪项不属于闻诊内容

A.错语

B.呃逆

C.嗳气

D.咳嗽

E.耳鸣

【答案】E

3.热扰神明可见到的呕吐特点为

A.吐势徐缓，吐物清稀

B.呕吐黏稠苦水

C.口干欲饮，饮后则吐

D.喷射状呕吐

E.朝食暮吐，暮食朝吐

【答案】D

4.语言謇涩，病因多属

A.热扰心神

B.痰火扰心

C.风痰阻络

D.心气不足

E.心阴大伤

【答案】C

【解析】临床中，出现语言謇涩者，多为中风之先兆或者中风后遗症，多由于风痰阻络导致。

5.心气大伤可见

A.谵语

B.狂言

C.独语

D.郑声

E.错语

【答案】D

6.白喉出现咳嗽的特点为

A.咳声紧闷

B.咳声清脆

C.咳声重浊

D.咳声低微

E.咳声如犬吠

【答案】E

7.咳声不扬者,多属

A.风热

B.寒湿

C.痰饮

D.燥热

E.肺热

【答案】E

8.恶心呕吐、呃逆嗳气等症频作。其病机是

A.痰浊上壅

B.肺气上逆

C.肝气上逆

D.胃气上逆

E.奔豚气逆

【答案】D

9.唐代以前所称的哕,是指

A.呃逆

B.嗳气

C.恶心

D.干呕

E.噫气

【答案】A

【解析】最早的医学著作《内经》中,无呃逆之名,其记载的哕即指呃逆。

10.咳声短促,痉挛,咳后有鸡鸣样回声可见于

A.百日咳

B.白喉

C.感冒

D.肺痨

E.肺痿

【答案】A

11.久病、重病呃逆不止,声低气怯者属

A.胃气衰败

B.脾胃气虚

C.脾胃阳虚

D.寒邪客胃

E.热邪客胃

【答案】A

第二节　嗅气味

1.胃热患者的口气多为

A.腥气

B.酸气

C.臭秽气

D.恶臭气

E.腐臭气

【答案】C

【解析】口气:①口气酸臭,伴食欲不振,脘腹胀满者为胃肠积滞;②口气臭秽者,多属胃热,亦见于口腔不洁;③口气腐臭或兼咳吐脓血者,多属内有溃腐脓疡;④口气臭秽难闻,牙龈腐烂者,为牙疳。

2.患者口气腐臭或吐脓血是因

A.牙疳

B.内有脓疡

C.胃热

D.口腔不洁

E.龋齿

【答案】B

3.尿液散发烂苹果味多见于

A.消渴病并发症

B.失血

C.脏腑败坏

D.瘟疫

E.水肿病晚期

【答案】A

第五章　问诊

第一节　问诊内容

（略）

第二节　问寒热

1.长期低热，以午后或夜间低热为主，伴见颧红、五心烦热其病机是

A.气虚

B.血虚

C.阴虚

D.阳虚

E.气阴两虚

【答案】C

2.午后热甚，身热不扬者属

A.阴虚潮热

B.湿温潮热

C.骨蒸发热

D.阳明潮热

E.气虚发热

【答案】B

3.阳明潮热，可出现

A.身热不扬

B.高热不退

C.午后低热

D.日晡潮热

E.发热重，恶寒轻

【答案】D

（4~5 题共用备选答案）

A.午后或入夜发热，伴见盗汗，颧红

B.恶寒发热，鼻塞流涕，舌红苔薄白

C.日晡潮热，大便干结

D.寒热往来，发无定时

E.寒热往来，发有定时

4.疟疾发热的特点是

【答案】E

5.少阳发热的特点是

【答案】D

第三节　问汗

1.外感热病中，正邪相争，提示病变发展转折点的是

A.战汗

B.自汗

C.盗汗

D.冷汗

E.热汗

【答案】A

2.亡阳之汗的特点是

A.汗热而黏如油

B.汗热味淡不黏

C.汗冷味淡不黏

D.汗冷味淡而黏

E.以上都不是

【答案】C

3.半身汗出多见于

A.中焦湿热

B.阳气虚损

C.阴虚火旺

D.中风截瘫

E.气阴两虚

【答案】D

【解析】多因风痰、痰瘀、风湿等阻滞经络,营卫不能周流,气血失和所致。

4.自汗的临床意义是

A.气虚

B.阴虚

C.血虚

D.气滞

E.痰盛

【答案】A

【解析】自汗指醒时经常汗出,活动后尤甚的症状。兼见畏寒、神疲、乏力等症,多见于气虚证和阳虚证。因阳虚(卫阳不足)不能固密肌表,玄府不密,津液外泄,故自汗出。动则耗伤阳气,故出汗更为明显。

5.手足心汗出量多的临床意义是

A.阴经郁热

B.阳经郁热

C.阴虚

D.阳虚

E.气虚

【答案】A

【解析】手足心汗指病人手足心汗出较多的症状。可因阴经郁热熏蒸,或阳明燥热内结,或脾虚运化失常,阴虚阳亢或中焦湿热郁蒸,或阳气内郁所致。

6.外感病恶寒战栗后汗出热退,脉静身凉的临床意义是

A.真热假寒

B.表邪入里

C.邪去正复

D.汗出亡阳

E.邪盛正馁

【答案】C

【解析】战汗指病人先恶寒战栗,表情痛苦,几经挣扎,而后汗出的症状。战汗者多属邪盛正馁,邪伏不去。一旦正气来复,邪正剧争,则发战汗。见于温病或伤寒病邪正相争剧烈之时,是疾病发展的转折点。如汗出后热退脉缓,则是邪去正安、疾病好转的表现;如汗出后仍身发高热,脉来急疾,则是邪盛正衰、疾病恶化的表现,故战汗为疾病好转或恶化的转折点。

7.下列各项,不属于头汗临床意义的是

A.进食辛辣

B.气阴两虚

C.上焦热盛

D.虚阳上越

E.中焦湿热

【答案】B

【解析】头汗指病人仅头部或头颈部出汗较多,又称为“但头汗出”。多因上焦热盛,或中焦湿热蕴结,或病危虚阳上越,或进食辛辣、热汤,饮酒,使阳气旺盛,热蒸于头。

8.睡时汗出,醒则汗止,属于

A.盗汗

B.绝汗

C.自汗

D.战汗

E.大汗

【答案】A

【解析】盗汗指睡时汗出,醒则汗止的症状。兼见潮热、颧红等症,多见于阴虚证。因阴虚阳亢而生内热,入睡时卫阳入里,不能固密肌表,虚热蒸津外泄,故睡眠时汗出较多;醒时卫气复出于表,肌表固密,故醒则汗止。

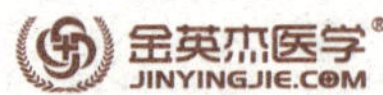

第四节　问疼痛

1.因瘀血而引起的疼痛特点为

A.胀痛

B.刺痛

C.窜痛

D.隐痛

E.重痛

【答案】B

2.酸痛的常见原因是

A.火邪窜至经络

B.寒邪阻滞经络

C.湿浸肌肉关节

D.气血亏虚

E.阳气精血亏虚

【答案】C

3.以下哪项表现可不见绞痛的症状

A.心脉痹阻的真心痛

B.结石阻滞胆管的上腹痛

C.结石阻滞于肾的腰痛

D.寒邪犯胃的胃脘痛

E.痰浊阻肺的胸痛

【答案】E

【解析】绞痛:痛剧如刀绞割,多因实邪阻闭气机或寒邪凝滞气机所致。

4.因湿邪困阻气机导致的疼痛表现为

A.胀痛

B.重痛

C.隐痛

D.走窜痛

E.刺痛

【答案】B

5.头痛部位在前额部连眉棱骨痛,所在经络为

A.属太阳经头痛

B.属少阳经头痛

C.属阳明经头痛

D.属少阴经头痛

E.属厥阴经头痛

【答案】C

6.疼痛兼有空虚感的临床意义是

A.湿邪困阻气机

B.气机阻滞

C.风邪偏盛

D.气血阴精不足

E.瘀血阻滞

【答案】D

【解析】空痛指疼痛带有空虚感的症状,是虚证疼痛的特点。常见于头部、腹部,多因阴精不足,或气血亏虚,组织器官失养所致。

7.疼痛不剧,尚可忍耐,绵绵不休,属于

A.酸痛

B.隐痛

C.空痛

D.胀痛

E.窜痛

【答案】B

【解析】隐痛指痛势较缓,尚可忍耐,但绵绵不休的症状,是虚证疼痛的特点。常见于头、脘腹、胁肋、腰背等部位,多因精血亏虚,或阳气不足,机体失养所致。

8.胃脘剧痛暴作,出现压痛及反跳痛的临床意义是

A.气滞

B.寒邪凝滞

C.食积

D.胃脘穿孔

E.胃痛

【答案】D

【解析】胃脘痛指上腹部、剑突下，胃之所在部位疼痛的症状。胃失和降，气机不畅，则会导致胃脘痛。实证多在进食后疼痛加剧，虚证多在进食后疼痛缓解。胃脘突然剧痛暴作，出现压痛及反跳痛者，多因胃脘穿孔所致。胃脘疼痛失去规律，痛无休止而明显消瘦者，应考虑胃癌的可能。

9.肝阳上亢头痛的临床表现是

A.头痛如裹

B.头晕胀痛

C.头痛如刺

D.昏蒙沉重

E.头痛绵绵

【答案】B

10.关节疼痛，游走不定属

A.行痹

B.痛痹

C.着痹

D.热痹

E.寒痹

【答案】A

【解析】走窜痛指疼痛的部位游走不定，或走窜攻冲作痛的症状，或为气滞所致，或见于行痹。若胸胁脘腹疼痛而走窜不定者，称为窜痛，多因肝郁气滞所致；若肢体关节疼痛而游走不定者，称为游走痛，多见于痹病的行痹。

第五节　问头身胸腹

1.胸闷、心悸气短者，多为

A.心气不足

B.肝阳上亢

C.气血亏虚

D.脾气亏虚

E.肾虚精亏

【答案】A

2.头晕而重，如物缠裹的临床意义是

A.肝阳上亢

B.肝火上炎

C.痰湿内阻

D.肾精亏虚

E.气血亏虚

【答案】C

【解析】头晕而胀，烦躁易怒，舌红苔黄，脉弦数者，多因肝火上炎。头晕胀痛，头重脚轻，舌红少津，脉弦细者，多因肝阳上亢。头晕面白，神疲乏力，舌淡，脉细弱者，多因气血亏虚。头晕且重，如物裹缠，痰多苔腻者，多因痰湿内阻。头晕耳鸣，腰酸遗精者，多因肾虚精亏。若外伤后头晕刺痛者，多属瘀血阻络。

3.下列各项，不属于头晕的临床意义是

A.肝阳上亢

B.瘀阻脑络

C.痰湿内阻

D.外感风寒

E.肾虚精亏

【答案】D

【解析】头晕可因肝火上炎、肝阳上亢、气血亏虚、痰湿内阻、肾虚精亏、瘀血阻络。

4.胸闷气喘，畏寒肢冷者的临床意义是

A.心气虚

B.热邪或痰热壅肺

C.痰饮停滞

D.肺肾气虚

E.寒邪客肺

【答案】E

【解析】胸闷，心悸气短者，多属心气不足，或心阳不足。胸闷，咳喘痰多者，多属痰饮停肺。胸闷,壮热,鼻翼扇动者,多因热邪或痰热壅肺。胸闷气喘,畏寒肢冷者,多因寒邪客肺。胸闷气喘,少气不足以息者,多因肺气虚或肾气虚所致。

第六节　问耳目

1.突发耳鸣,声大如潮,按之不减者属

A.肾精亏损

B.阴虚火旺

C.肝肾阴虚

D.肝胆火盛

E.肝血不足

【答案】D

2.下列哪项不是目眩的常见原因

A.风热上扰

B.痰湿上蒙

C.肝肾不足

D.精亏血虚

E.中气下陷

【答案】A

【解析】目眩实证:为风火上扰或痰湿上蒙清窍,伴头痛、头胀、头重。目眩虚证:为中气下陷、清阳不升,或肝肾不足、精亏血虚,目窍失养,常伴神疲、头晕、耳鸣。

3.白昼视力正常,每至黄昏视物不清为

A.目眩

B.目昏

C.雀盲

D.目翳

E.目赤

【答案】C

4.视物昏暗不明,模糊不清者称为

A.目痒

B.目昏

C.目眩

D.歧视

E.雀目

【答案】B

【解析】目昏是指视物昏暗不明,模糊不清的症状。目眩是指病人自觉视物旋转动荡,如在舟车之上,或眼前如有蚊蝇飞动的症状。雀盲是指白昼视力正常,每至黄昏视物不清,如雀之盲的症状。

第七节　问睡眠

1.常见饭后嗜睡,其原因多为

A.心肾阳虚

B.湿邪困脾

C.脾气虚弱

D.大病未复

E.心脾两虚

【答案】A

【解析】若饭后嗜睡,兼神疲倦怠,食少纳呆者,多由中气不足,脾失健运所致。

2.下列哪项是失眠,乏力,心悸,便溏的病因

A.心脾两虚

B.痰湿困脾

C.胆郁痰扰

D.食积胃脘

E.心肾不交

【答案】A

3.精神疲惫,神识朦胧,困倦嗜睡是因

A.心肾阳虚

B.痰湿困脾

C.脾虚不运

D.邪闭心神

E.营血亏虚

【答案】A

4.下列各项,不属于失眠临床表现的是

A.睡中容易惊醒

B.彻夜不能入眠

C.经常不易入睡

D.睡中时而做梦

E.易醒不能再睡

【答案】D

【解析】失眠是指病人经常不易入睡,或睡而易醒不能再睡,或睡而不酣时易惊醒,甚至彻夜不眠的病症,常伴有多梦。又称"不寐"或"不得眠"。

5.下列各项,不属于失眠的临床意义是

A.肝郁化火

B.食积胃脘

C.心肾不交

D.心胆气虚

E.心脾两虚

【答案】A

【解析】失眠是阳不入阴,神不守舍的病理表现,多由阴虚或阳盛所致。其病机有虚实之分,虚者多因阴血亏虚、心神失养,或心胆气虚,心神不安所致,常见于心脾两虚、心肾不交、心胆气虚等证。实者多因邪气内扰心神所致,如心肝火盛,或痰火扰神,或食滞内停所致的"胃不和则卧不安"等。

6.肢体困重,嗜卧,疲乏的临床意义是

A.水湿泛溢

B.湿困脾阳

C.脾气虚,不能运化

D.热伤气阴

E.气血亏虚

【答案】C

【解析】身重是指患者自觉身体沉重的症状。主要与水湿泛溢及气虚不运有关。身重,脘闷苔腻者,多因湿困脾阳,阻滞经络所致。身重,浮肿,系水湿泛溢肌肤所致。身重,嗜卧,疲乏者,多因脾气虚,不能运化精微布达四肢、肌肉所致。热病后期见身重乏力,多系邪热耗伤气阴,形体失养所致。

第八节　问饮食与口味

1.渴喜热饮而量不多,或水入即吐多为

A.湿热内蕴

B.痰饮内停

C.营分热盛

D.阴虚津亏

E.瘀血内阻

【答案】B

【解析】渴喜热饮,饮水不多,多为痰饮内停证或阳虚水津不布。

2.患者大热喜冷饮,兼壮热,面赤,汗出,脉洪数的病机是

A.里热炽盛

B.汗出过多

C.剧烈呕吐

D.泻下过度

E.阴虚内热

【答案】A

3.口干,但欲漱水不欲咽是因

A.营分热盛

B.湿热内蕴

C.阴虚津亏

D.痰饮内停

E.瘀血内停

【答案】E

4.纳呆少食,嗳腐恶食是因

A.湿邪困脾

B.脾胃气虚

C.食滞胃脘

D.肝胆湿热

E.脾胃阳虚

【答案】C

5.纳少，**厌食油腻，黄疸胁痛**，身热不扬。证属

A.肝火炽盛

B.肝胃不和

C.肝胆湿热

D.肝脾不调

E.湿热蕴脾

【答案】C

6.**肝胃郁热**的**口味**是

A.口中味苦

B.口中酸馊

C.口甜黏腻

D.口中泛酸

E.口中味咸

【答案】A

7.**心火上炎**常可见的口味是

A.口淡乏味

B.口甜而黏腻

C.口苦

D.口中泛酸

E.口中酸馊

【答案】C

8.**口中黏腻不爽**，其临床意义是

A.胃火炽盛

B.湿热蕴脾

C.胆火上炎

D.心火上炎

E.脾胃气虚

【答案】B

9.**消谷善饥，伴大便溏泄**的临床意义是

A.脾胃虚弱

B.湿热蕴脾

C.肝胆湿热

D.胃阴不足

E.胃强脾弱

【答案】E

第九节　问二便

1.以下哪项不是**便秘的常见原因**

A.胃肠积热

B.食滞胃肠

C.阳虚寒凝

D.阴津亏损

E.腹内癥块

【答案】B

2.**尿后余沥不尽**的病机是

A.肾精亏虚

B.肾阴亏虚

C.肾气不固

D.膀胱湿热

E.肾不纳气

【答案】C

3.**脾肾阳虚**大便的特点是

A.泻下黄糜

B.完谷不化

C.泻下腐臭

D.溏结不调

E.便下脓血

【答案】B

【解析】完谷不化：粪便中含有较多未消化的食物。多由脾肾阳虚或伤食所致。

4.大便**时干时稀**的临床意义

A.脾气虚

B.脾阳虚

C.脾肾阳虚

D.肝郁脾虚

E.食滞胃肠

【答案】D

5.下列各项,不属于阳虚小便临床表现的是

A.夜尿频数

B.尿清而长

C.尿急而痛

D.多尿遗尿

E.尿少浮肿

【答案】C

【解析】尿道涩痛即排尿不畅,且伴有急迫、疼痛、灼热感,见于淋证。可因湿热蕴结、热灼津伤、结石或瘀血阻塞等所致。

6.小便频数,量少,色赤,刺痛的临床意义是

A.膀胱湿热

B.肾阳不足

C.肾气不固

D.结石阻塞

E.膀胱失约

【答案】A

【解析】小便短赤,频数急迫者,为淋证,是湿热蕴结下焦,膀胱气化不利所致。

第十节　问经带

1.下列哪项不是月经先期的常见病因

A.阴虚火旺

B.脾气亏虚

C.冲任不固

D.阳气虚衰

E.肝郁血热

【答案】A

【解析】月经先期,多由气虚失摄,冲任不固,或热入冲任,血海不宁,或脾气亏虚,肝郁血热,阴虚火旺所致。

2.带下色黄质黏,气味臭秽者,多属

A.脾虚湿注

B.湿热下注

C.肝经郁热

D.冲任亏虚

E.肝肾阴虚

【答案】B

3 因血热引起的月经异常应除外

A.月经先期

B.色深红

C.质稠、量多

D.崩漏

E.经闭

【答案】E

4.经期或经后小腹隐痛多属

A.寒凝血瘀

B.气滞血瘀

C.脾肾阳虚

D.肾精不足

E.痰湿阻滞

【答案】D

5.妇女带下色白,清稀如涕,无臭味的临床意义是

A.脾虚气弱

B.冲任亏虚

C.寒湿下注

D.湿热下注

E.肝经郁热

【答案】C

【解析】白带是指带下色白量多,质稀如涕,淋沥不绝的症状,多属脾肾阳虚,寒湿下注所致。

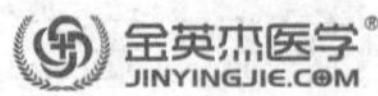

6.下列各项，不属于月经后期临床意义的是

A.肾精不足

B.营血亏虚

C.阴虚火旺

D.阳气虚衰

E.痰湿阻滞

【答案】C

【解析】月经后期指月经周期延后7天以上，并连续两个月经周期以上的症状。因营血亏损、肾精不足，或因阳气虚衰，生血不足，使血海空虚所致者，属虚证；因气滞或寒凝血瘀，痰湿阻滞，冲任受阻所致者，属实证。

配套名师精讲课程

第六章　脉诊

第一节　脉诊概说

1.按寸口脉分候脏腑，左关脉可候

A.心与膻中

B.肾与小腹

C.脾与胃

D.肝、胆

E.肺与胸中

【答案】D

【解析】寸口分候脏腑：左寸候心，右寸候肺，包括胸以上及头部疾病；左关候肝胆，右关候脾胃，包括膈以下至脐以上部位的疾病；两尺候肾，包括脐以下至足部疾病。

2.诊脉时三指沿寸口脉长轴循行，诊察脉之长短，比较寸关尺脉象特点的方法是

A.循法

B.寻法

C.总按

D.举法

E.单按

【答案】A

第二节　正常脉象

1."有根"的脉象是指

A.不浮不沉

B.节律一致

C.不快不慢

D.和缓流利

E.尺部沉取应指有力

【答案】E

2.除哪项之外，均是脉象有胃气的特点

A.不浮不沉

B.不快不慢

C.柔和流利

D.从容和缓

E.节律一致

【答案】E

第三节　常见脉象的特征与临床意义

1.下列除哪项外，均有脉率快的特点

A.数

B.促

C.滑

D.疾

E.动

【答案】C

2.食积可见

A.虚脉

B.革脉

C.弦脉

D.动脉

E.紧脉

【答案】C

3.弱脉与濡脉的共同特征是

A.沉而无力

B.浮而无力

C.脉来空虚无力

D.细而无力

E.迟而无力

【答案】D

【解析】弱脉的脉象特征:沉而细软。濡脉的脉象特征:浮而细软。

4.在脉象上濡脉与弱脉的主要区别是

A.节律

B.至数

C.脉力

D.脉位

E.流利度

【答案】D

5.代脉的特征是

A.脉来数而时有一止,止无定数

B.脉来缓而时有一止,止无定数

C.脉来一止,止有定数,良久方来

D.脉来急疾,一息七八至

E.脉形如豆,滑数有力

【答案】C

6.以下各项中属于浮脉所主病者为

A.虚阳浮越

B.痛证

C.脏气衰微

D.七情惊恐

E.宿食停滞

【答案】A

7.以下哪个脉象主病是惊恐

A.浮脉

B.数脉

C.缓脉

D.动脉

E.滑脉

【答案】D

8.下列除哪项外,均可见到滑脉

A.实热

B.气滞

C.痰饮

D.食滞

E.妊娠

【答案】B

【解析】滑脉临床主痰饮、食滞、实热等证,滑脉亦是青壮年的常脉、妇人的孕脉。气滞则以涩脉多见。

9.气血两虚证所见脉象中不包括

A.弱脉

B.细脉

C.微脉

D.缓脉

E.虚脉

【答案】D

【解析】缓脉主湿病,脾胃虚弱,亦见于常人。

10.具备沉、实、大、弦、长形象特点的脉是

A.牢脉

B.紧脉

C.芤脉

D.伏脉

E.革脉

【答案】A

11.下列除哪项外,均为代脉主病

A.脏气衰微

B.疼痛

C.惊恐

D.跌扑损伤

E.食积

【答案】E

12.下列除哪项外,指下均有脉气紧张之感觉

A.弦

B.紧

C.长

D.革

E.牢

【答案】C

13.以下各项中,属于细脉的相似脉者为

A.微、弱、散脉

B.濡、弱、伏脉

C.微、濡、虚脉

D.虚、弱、微脉

E.微、弱、濡脉

【答案】E

14.邪盛病进时常见的脉象是

A.实

B.大

C.紧

D.滑

E.长

【答案】B

15.下列哪种脉象主脏气衰败

A.滑

B.长

C.促

D.动

E.疾

【答案】C

【解析】疾脉的临床意义:多见于阳极阴竭,元气将脱。

16.结脉与代脉的主要区别在于

A.节律不同

B.至数不同

C.脉力不同

D.脉位不同

E.流利度不同

【答案】A

17.见于关部,滑数有力的脉象为

A.滑脉

B.数脉

C.促脉

D.动脉

E.疾脉

【答案】D

18.哪项不属实脉类

A.结脉

B.滑脉

C.紧脉

D.长脉

E.弦脉

【答案】A

19.以下何脉不主虚证

A.细脉

B.数脉

C.濡脉

D.代脉

E.伏脉

【答案】E

【解析】伏脉常见于邪闭、厥病和痛极的病人。

20.哪项不属促脉的主病

A.瘕聚

B.阳盛

C.脏器衰败

D.食滞

E.痰饮

【答案】A

21.哪种脉象不主实证

A.紧脉

B.滑脉

C.结脉

D.革脉

E.弦脉

【答案】D

22.精伤血少可见

A.革脉

B.涩脉

C.疾脉

D.动脉

E.紧脉

【答案】B

23.突然大出血时多见

A.弦脉

B.紧脉

C.芤脉

D.沉脉

E.实脉

【答案】C

第四节　相兼脉和真脏脉

1.阴虚有热的脉象为

A.沉细脉

B.洪数脉

C.濡数脉

D.细数脉

E.浮数脉

【答案】D

2.主阳虚而寒凝血瘀的脉象是

A.沉迟脉

B.沉弦脉

C.沉涩脉

D.弦紧脉

E.沉缓脉

【答案】C

3.风寒痹证疼痛多见

A.洪数脉

B.浮紧脉

C.滑数脉

D.濡数脉

E.弦数脉

【答案】B

4.阳明气分热盛多见

A.洪数脉

B.浮数脉

C.滑数脉

D.濡数脉

E.弦数脉

【答案】A

5.食积化热多见

A.洪数脉

B.浮数脉

C.滑数脉

D.濡数脉

E.弦数脉

【答案】C

6.哪项不属弦滑数脉的主病

A.肝火夹痰

B.肝胆湿热

C.肝阳上扰

D.痰火内蕴

E.阴虚内热

【答案】E

【解析】弦滑数脉多见于肝火夹痰，肝胆湿热或肝阳上扰，痰火内蕴。

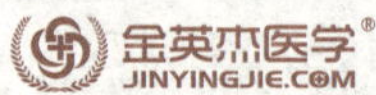

7.解索脉的表现是

A.脉在皮肤,头定而尾摇

B.脉在筋肉间,连连数急,三五不调

C.脉在皮肤,如虾游水

D.脉在筋肉之间,乍疏乍密,如解乱绳状

E.脉在皮肤,浮数之极,至数不清

【答案】D

【解析】脉来乍疏乍密,如解乱绳状的为解索脉。

8.临床上出现虾游脉提示

A.三阳热极,阴液枯竭

B.三阴寒极,阳亡于外

C.神魂将去

D.胃气、营卫将绝

E.肾与命门元气将绝

【答案】C

第五节　诊小儿脉

1.三岁以下小儿,平脉可见

A.一息四五至

B.一息三四至

C.一息五六至

D.一息六七至

E.一息八九至

【答案】D

【解析】小儿正常脉象的特点:正常小儿的平和脉象,较成人脉软而速,年龄越小,脉搏越快。若按成人正常呼吸定息,2~3 岁的小儿,脉动 6~7 至为常脉,约每分钟脉跳 100~120 次;5~10 岁的小儿,脉动 6 至为常脉,约每分钟脉跳 100 次左右,4~5 至为迟脉。

2.下列各项,不属于小儿脉象观察内容的是

A.强弱

B.迟数

C.长短

D.缓紧

E.浮沉

【答案】C

【解析】常见小儿病脉的临床意义:由于小儿疾病一般都比较单纯,故主要以脉的浮、沉、迟、数辨病证的表、里、寒、热;以脉的有力、无力定病证的虚、实。

第六节　诊妇人脉

1.闭经多日,患者诊脉为尺脉虚细涩,说明是

A.月经将至

B.阴虚有热

C.气滞血瘀

D.妊娠之象

E.精血亏虚

【答案】E

2.妇人闭经,痰湿阻于胞宫的脉象是

A.尺脉虚细而涩

B.尺脉弦或涩

C.脉象弦滑

D.脉滑数动甚

E.脉洪大

【答案】C

3.妇人已婚,月经过期 20 余天,伴见饮食偏嗜,其的脉象考虑为

A.尺脉虚细而涩

B.脉象弦滑

C.脉洪大有力

D.尺脉弦或涩

E.脉滑数动甚

【答案】C

第七章　按诊

1.若腹部虽膨满，但按之手下虚软而缺乏弹性，无压痛者为

A.水鼓

B.实满

C.气鼓

D.虚满

E.癥瘕

【答案】D

2.久病肌肤枯涩者属

A.血虚不荣

B.津液不足

C.瘀血内停

D.气血两虚

E.热盛津伤

【答案】D

3.按肌肤甲错者属

A.湿热蕴结

B.气血两虚

C.津液不足

D.血虚不荣

E.阴虚不润

【答案】D

【解析】久病肌肤枯涩者，为气血两伤；肌肤干瘪，为津液不足；肌肤甲错者，多为血虚失荣或瘀血所致。

4.按肌肤尚温，汗出如油，脉躁疾无力者是

A.实热证

B.亡阳证

C.亡阴证

D.阴虚证

E.气虚证

【答案】C

5.虚里是指

A.少腹

B.两侧胁肋

C.胃脘部

D.左乳下心尖搏动处

E.心下

【答案】D

6.腹部高度胀大，如鼓之状者为

A.癥瘕

B.悬饮

C.阴水

D.鼓胀

E.痰饮

【答案】D

7.尺肤窅而不起者属

A.泄泻少气

B.精血不足

C.瘀血内停

D.湿热蕴结

E.风水水肿

【答案】E

8.脘腹部按之手下饱满充实而有弹性，有压痛称为

A.虚满

B.癥瘕

C.气鼓

D.实满

E.水鼓

【答案】D

9.腹胀满，按之如囊裹水者，可见于

A.积聚

B.气胀

C.痰饮

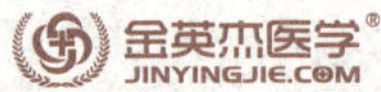

D.水鼓
E.内痈

【答案】A

第八章　八纲辨证

第一节　概述

下列哪项不属于八纲辨证的内容
A.病性寒热
B.病变吉凶
C.邪正盛衰
D.病变类别
E.病变部位

【答案】B

【解析】八纲辨证：医生对通过四诊所获得的各种病情资料，运用八纲进行分析综合，从而辨别病变位置的深浅、病情性质的寒热、邪正斗争的盛衰和病证类别的阴阳，以作为辨证纲领的方法。

第二节　表里

1.下列诸证除哪项外，均为里证的特点
A.但热不寒
B.但寒不热
C.寒热往来
D.苔黄
E.脉沉

【答案】C

2.下列对表证与里证鉴别的叙述，最恰当的是
A.表证多为新病，里证多为久病
B.表证病较轻浅，里证病较深重
C.表证寒热并见，里证寒热单见
D.表证起病较急，里证起病较缓
E.表证多为外感，里证皆属内伤

【答案】C

3.下列哪一项不是表寒证的临床表现
A.恶寒发热
B.头身疼痛
C.无汗
D.鼻塞流清涕
E.但寒不热

【答案】E

【解析】表寒证见恶寒重，发热轻，无汗，苔薄白润，脉浮紧，因外感寒邪卫阳受损所致。

4.半表半里证的特有表现是
A.腹痛吐泻
B.口渴喜饮
C.胸胁苦满
D.鼻塞流涕
E.小便清长

【答案】C

【解析】半表半里包含少阳证和疟疾，选项C属于少阳证的表现。

第三节　寒热

1.寒热在八纲辨证中用以辨别
A.病变的部位
B.病变的趋势
C.病变的性质

D.邪正盛衰

E.发病的原因

【答案】C

2.实寒证与虚寒证最主要的区别点是

A.病程的长短

B.病势的缓急

C.肢体痛与不痛

D.怕冷与否

E.脉之有力无力

【答案】E

【解析】实寒证因寒主收引，受寒则脉道收缩而拘急，故见紧脉，而虚寒证，阳气无力鼓动脉道，可见脉沉迟而无力。

3.下列各项，一般不属寒证的症状是

A.面色白，大便稀溏

B.口淡不渴，小便清长

C.大便秘结，口臭咽干

D.苔白而润，舌淡胖大

E.脉象沉紧

【答案】C

4.下列各项，不属于寒证与热证鉴别要点的是

A.身热与身冷

B.面赤与面白

C.口渴与不渴

D.舌苔黄与白

E.头痛与不痛

【答案】E

5.寒证的舌象表现是

A.舌淡红苔薄黄

B.舌淡苔白润

C.舌紫苔腻

D.舌绛苔黄腻

E.舌红苔白干

【答案】B

第四节　虚实

1.以下哪项是实证的临床表现

A.五心烦热

B.舌嫩少苔

C.腹胀满不减

D.声低息微

E.怕冷喜加衣

【答案】C

【解析】实证的临床表现常见的有发热，腹胀痛拒按，胸闷烦躁，甚至神昏谵语，呼吸气粗，痰涎壅盛，大便秘结或下利，里急后重，小便不利或淋沥涩痛，舌质苍老，舌苔厚腻，脉实有力。

2.下列症状哪项不是虚证的临床表现

A.声低息微

B.大便秘结

C.盗汗颧红

D.神疲乏力

E.五心烦热

【答案】B

3.下列关于实证和虚证的鉴别，错误的是

A.实证疼痛拒按，虚证疼痛喜按

B.实证多发热，虚证多恶寒

C.实证声高气粗，虚证声低息微

D.实证舌质老，虚证舌质嫩

E.实证脉有力，虚证脉无力

【答案】B

4.下列哪项是虚热证与实热证的鉴别要点

A.发热口干

B.盗汗颧红

C.大便干结

D.小便短赤

E.舌红而干

【答案】B

第五节 阴阳

1.下列哪项应归属于阳证

A.表虚热证

B.表实热证

C.里实寒证

D.表实寒证

E.里虚寒证

【答案】B

【解析】凡符合“阳”的一般属性(兴奋、躁动、亢进、明亮)的证候称为阳证,如表证、热证、实证。

2.危重患者,突然头额冷汗大出,四肢厥冷,属于

A.实寒

B.亡阳

C.阳虚

D.阴虚

E.亡阴

【答案】B

3.下列各项,属阳虚证特征表现的是

A.少气懒言

B.小便短少

C.神疲乏力

D.舌质淡嫩

E.畏寒肢冷

【答案】E

4.下列哪项不是阴虚证的表现

A.潮热

B.两颧潮红

C.自汗

D.口燥咽干

E.舌红少苔

【答案】C

5.阳虚证的舌象表现是

A.舌淡红苔薄白

B.舌红苔黄

C.舌红脉数

D.舌淡胖苔白滑

E.舌绛红无苔

【答案】D

6.亡阳汗出的临床表现是

A.冷汗淋漓

B.汗冷味咸

C.汗热而黏

D.汗出如油

E.汗出恶风

【答案】A

第六节 八纲证候间的关系

1.外感表证中,表虚证与表实证鉴别的主要依据是

A.恶寒与发热

B.身痛与不痛

C.浊涕与清涕

D.有汗与无汗

E.口渴与不渴

【答案】D

2.下列哪项为里虚热证的表现

A.身发高热

B.两颧潮红

C.口渴饮冷

D.热汗不止

E.脉象洪数

【答案】B

3.真寒假热证产生的机理是

A.阳盛格阴

B.阴盛格阳

C.阴不敛阳

D.阳不敛阴

E.表热里寒

【答案】B

【解析】真寒假热,实际是阳虚阴盛而阳气浮越,故又称虚阳浮越证,古代亦有称阴盛格阳证、戴阳证者。

4.下列哪项是虚寒证的临床表现

A.腹痛拒按

B.口燥咽干

C.脉沉而紧

D.小便清长

E.大便秘结

【答案】D

5.患者,男,35岁。2日来发热微恶寒,口苦,胁痛,尿短黄,大便黏臭,舌红苔薄白,脉数。其证候是

A.表里俱热

B.表寒里热

C.真寒假热

D.真热假寒

E.表热里寒

【答案】B

6.患者发热恶热,口渴,烦躁,多汗,面色赤,舌绛而干,脉数有力。此属

A.表实热证

B.暑淫证

C.阴虚证

D.里实热证

E.亡阴证

【答案】B

7.患者,男,38岁。患者自觉发热,面色晦暗,时而泛红如妆,口渴但饮水不多,下利清谷,舌淡苔白,脉浮大无力。临床诊断最可能是

A.实热证

B.真热假寒证

C.亡阳证

D.真寒假热证

E.虚热证

【答案】D

8.患者初为恶寒发热,头痛无汗,继而汗出口渴,不恶寒仅恶热。此为

A.表热证

B.表寒证

C.表里同病

D.里邪达表

E.表邪入里

【答案】E

9.患者身热不恶寒,反恶热,烦渴喜冷饮,神昏谵语,便秘溲赤,手足逆冷,舌红苔黄而干,脉沉数有力。其证候是

A.表寒里热

B.表热里寒

C.真热假寒

D.真寒假热

E.上热下寒

【答案】C

【解析】真热假寒的临床表现:四肢凉甚至厥冷,神识昏沉,面色紫暗。身热,胸腹灼热,口鼻气灼,口臭息粗,口渴引饮,小便短黄,舌红苔黄而干,脉有力。

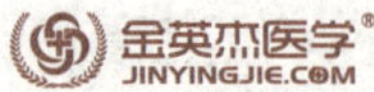

第九章　病因辨证

第一节　六淫辨证

1.突发口眼㖞斜，此属

A.风邪袭表证

B.肝阳化风证

C.热极生风证

D.阴虚动风证

E.风邪中络证

【答案】E

2.新起恶寒，脘腹冷痛，肠鸣腹泻，苔白，脉紧，证属

A.表寒证

B.虚寒证

C.伤寒证

D.中寒证

E.外寒证

【答案】D

【解析】中寒证是指寒邪直接内侵脏腑、气血，遏制及损伤阳气，阻滞脏腑气机和血液运行所表现的里实寒证，又称内寒证、里寒证等。

3.新起恶寒，头身疼痛，无汗，鼻塞流涕，舌苔白，脉浮紧。证属

A.内寒证

B.里寒证

C.伤寒证

D.中寒证

E.虚寒证

【答案】C

【解析】伤寒证：寒邪袭表，郁闭肌肤，阳气失去温煦，故见恶寒、头身疼痛、无汗、苔白、脉浮紧等症。

4.火淫证常不会表现出的症状是

A.面赤

B.斑疹

C.烦躁

D.谵妄

E.倦怠

【答案】E

5.暑淫证候的表现是

A.头昏沉，嗜睡，胸脘痞闷

B.口渴饮水，口唇鼻咽干燥

C.发热，恶热汗出，气短神疲

D.突发皮肤瘙痒，丘疹

E.肠鸣腹泻，脘腹拘急冷痛

【答案】C

6.某男，37岁。恶热，汗出，口渴，心烦，疲乏，尿黄，舌红苔腻，脉虚数。临床诊断最可能是

A.风淫证

B.寒淫证

C.湿淫证

D.火淫证

E.暑淫证

【答案】E

7.某女，32岁。近日头昏沉如裹，身重酸楚，舌苔白滑，脉濡。临床诊断最可能是

A.湿淫证

B.暑淫证

C.风寒证

D.风湿证

E.暑温证

【答案】A

8.下列各项，与寒淫证无关的是

A.寒邪外袭于肤表

B.寒邪直接内侵脏腑

C.命门火衰

D.寒滞胃肠

E.寒邪客肺

【答案】C

9.下列各项,一般不与寒淫证兼夹存在的是

A.风证

B.暑证

C.痰证

D.燥证

E.湿证

【答案】B

【解析】寒邪常与风、湿、燥、痰、饮等邪共存,而表现为风寒证、寒湿证、凉燥证、寒痰证、寒饮证等。

10.暑淫证的临床表现是

A.身大热,汗大出,口大渴,舌苔黄燥,脉洪大

B.发热微恶风寒,咽喉红痛,头痛,咳嗽,脉浮数

C.寒热阵作,心烦口渴,胸闷食少,倦怠便溏,小便短赤 D.发热恶风,头面浮肿或一身悉肿

E.身热多汗,口渴喜饮,倦怠乏力,小便短赤,脉虚数

【答案】E

【解析】暑淫证的临床表现:发热恶热,汗出,口渴喜饮,气短,神疲,肢体困倦,小便短黄,舌红,苔白或黄,脉虚数。或发热,猝然昏倒,汗出不止,气喘,甚至昏迷、惊厥、抽搐等;或见高热,神昏,胸闷,腹痛,呕恶,无汗等。

11.暑闭气机的临床表现是

A.抽搐

B.恶热

C.昏迷

D.胸闷

E.神疲

【答案】D

第二节 情志辨证

1.心神不安,精神涣散,举止失常属于

A.悲伤

B.忧伤

C.怒伤

D.喜伤

E.恐伤

【答案】D

【解析】喜证的临床表现:过喜则伤心而气缓,可见喜笑不休,心神不安,精神涣散,思想不集中,或语无伦次,举止失常,肢体疲软,脉缓。

2.精神萎靡,疲乏少气,面色惨淡属于

A.思伤

B.怒伤

C.悲伤

D.忧伤

E.恐伤

【答案】C

3.喜则

A.气逆

B.气缓

C.气乱

D.气下

E.气消

【答案】B

4.忧证的临床表现是

A.恐惧不安,怵惕不安,二便失禁,或遗精遗尿

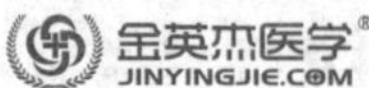

B.情志抑郁,忧愁不乐,表情淡漠,胸闷胁胀,善太息

C.烦躁多怒,胸胁胀闷,头胀头痛,面红目赤,眩晕

D.嬉笑不休,心神不安,精神涣散,思想不集中

E.语无伦次,举止失常,肢体疲软,脉缓

【答案】B

5.恐证的临床表现是

A.情志抑郁,忧愁不乐,表情淡漠,胸闷胁胀

B.呕血,发狂,昏厥,舌红苔黄,脉弦

C.烦躁多怒,胸胁胀闷,头胀头痛,面红目赤,眩晕

D.恐惧不安,怵惕不安,二便失禁,或遗精遗尿

E.嬉笑不休,心神不安,精神涣散,思想不集中

【答案】D

6.患者烦躁,胸胁胀闷,头胀头痛,面红目赤,舌红苔黄,脉弦有力的临床意义是

A.悲伤证

B.忧伤证

C.怒伤证

D.思伤证

E.恐伤证

【答案】C

第十章　气血津液辨证

第一节　气病辨证

1.下列哪项不是气虚证的表现

A.自汗气短

B.神倦乏力

C.头晕目眩

D.耳鸣如蝉

E.语声低微

【答案】D

2.与气逆证相关的脏腑是

A.肺脾胃

B.肺脾肝

C.肺胃肝

D.脾胃肝

E.肺脾肾

【答案】C

【解析】气逆证有3种,肺气上逆、胃气上逆、肝气上逆。

3.情志郁结不舒所致疼痛的特点是

A.冷痛

B.固定痛

C.灼痛

D.走窜痛

E.刺痛

【答案】D

4.下列哪项是气脱的主要特征

A.手撒身软

B.神识朦胧

C.气息微弱欲绝

D.面色苍白

E.口开目合

【答案】C

5.气陷证可见的症状是

A.少气懒言,疲乏无力,自汗,舌淡,脉虚

B.面色淡白,口唇爪甲色淡,舌淡,脉细

C.胸胁胀闷窜痛,时轻时重,脉弦

D.气短疲乏,脘腹坠胀,舌淡,脉弱

E.刺痛拒按,固定不移,舌暗,脉涩

【答案】B

6.气滞证的特点是

A.头晕眼花

B.腹部坠胀

C.嗳气恶心

D.胀闷疼痛

E.手足发麻

【答案】B

7.患者神疲乏力,少气懒言,常自汗出,头晕目眩,舌淡苔白,脉虚无力。其证候是

A.气虚

B.气陷

C.气逆

D.气微

E.气滞

【答案】A

【解析】气虚证的临床表现:气短声低、少气懒言、精神疲惫、体倦乏力、头晕目眩、自汗,活动时诸症加剧,舌淡苔白,脉虚无力。

第二节 血病辨证

1.以下哪项不是血虚证的临床表现

A.经少经闭

B.头晕眼花

C.心烦耳鸣

D.面色淡白

E.肢体麻木

【答案】C

2.下列各项中,哪两脏可同有血虚的证候

A.心、脾

B.肝、脾

C.心、肺

D.心、肝

E.肝、肾

【答案】D

3.以下哪项不是血瘀证出血的特征

A.出血反复不止

B.大便黑如柏油

C.血色深红

D.夹有血块

E.皮下紫斑

【答案】C

4.下列各项,不属于血瘀证临床表现的是

A.出血紫暗

B.固定刺痛

C.面色黧黑

D.胸胁胀痛

E.脉象细涩

【答案】D

第三节 气血同病辨证

1.患者头晕目眩,乏力少气,自汗,面色萎黄,心悸多梦,舌淡白脉细无力,其临床意义

A.气虚血瘀

B.血瘀气结

C.气滞血阻

D.气滞湿阻

E.气血两虚

【答案】E

2.身倦乏力,少气,自汗,腹痛拒按,舌有紫斑。证属

A.气滞血瘀

B.气滞

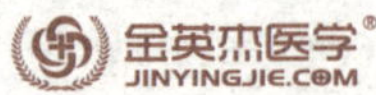

C.血瘀

D.气虚血瘀

E.血瘀兼血虚

【答案】D

【解析】气虚血瘀证的临床表现：症见面色淡白或晦滞，身倦乏力，少气懒言，疼痛如刺，常见于胸胁部，痛处不移而拒按，舌淡暗或见瘀斑，脉象沉涩。

（3~4题共用备选答案）

A.气滞血瘀

B.气不摄血

C.气随血脱

D.气血两虚

E.气血失和

3.肝病日久，两胁胀满疼痛，并见舌质瘀斑、瘀点。其病机是

【答案】A

4.患者晨起后突然呕血不止，面色苍白，四肢厥冷，脉微欲绝。其证型是

【答案】C

第四节 津液病辨证

1.痰湿内阻所致头晕的特征，是伴有

A.胀痛

B.刺痛

C.眼花

D.耳鸣

E.昏沉

【答案】E

2.脘腹痞胀，泛吐清水，肠鸣水声辘辘，舌苔白滑，脉弦。其证候是

A.痰证

B.饮证

C.湿证

D.阴水

E.阳水

【答案】B

3.咳喘不能平卧，咳吐清稀痰涎，苔白滑，脉弦。此属

A.痰停于肺

B.饮停胸胁

C.饮停胃肠

D.饮停于肺

E.痰浊中阻

【答案】D

4.以下哪项不属于痰停于皮下局部

A.瘿瘤

B.瘰疬

C.痰核

D.痄腮

E.乳癖

【答案】D

5.津液亏虚证最具特征的表现是

A.小便淋沥涩痛

B.口渴水不多饮

C.大便时干时稀

D.孔窍皮肤干燥

E.脉象细数

【答案】D

【解析】津液亏虚证的临床表现：症见口燥咽干，唇燥而裂，皮肤干枯无泽，小便短少，大便干结，舌红少津，脉细数。

6.胸胁肋间饱满，咳唾引痛。此属

A.饮留胃肠

B.肝气郁结

C.饮溢四肢

D.饮停于肺

E.饮停胸胁

【答案】E

第十一章 脏腑辨证

第一节 心与小肠病辨证

1.心气虚、心阳虚、心血虚、心阴虚四证的共同临床表现是

A.心痛

B.心烦

C.失眠

D.健忘

E.心悸

【答案】E

2.痰蒙神窍证的表现应除外

A.神情痴呆

B.惊悸失眠

C.意识模糊

D.胸闷呕恶

E.举止失常

【答案】B

【解析】痰蒙神窍证的常见症状:神情抑郁,错乱,痴呆,昏迷,面色晦暗,胸闷呕恶。

3.口舌糜烂又见小便灼热涩痛者是

A.胃热炽盛

B.膀胱湿热

C.心火亢盛

D.肝火上炎

E.肠道湿热

【答案】C

4.下列各项,属于心阴虚证和心血虚证共有症状的是

A.心悸心烦

B.失眠多梦

C.口燥咽干

D.面色淡白

E.潮热盗汗

【答案】B

5.患者,女,55岁。心悸、胸闷、气短,活动后加剧已3年。神疲乏力,语声低微,入夜不能安睡,面色淡白,舌淡苔白,脉弱。其证候是

A.肺气虚证

B.心阳虚证

C.心气虚证

D.心血虚证

E.肺阳虚证

【答案】C

6.患者心悸,心胸憋闷作痛,体胖,身重困倦,脉沉滑。证属

A.瘀阻心脉证

B.痰阻心脉证

C.寒凝心脉证

D.气滞心脉证

E.以上都不是

【答案】B

第二节 肺与大肠病辨证

1.风热犯肺证与肺热炽盛证最具区别的症状是

A.发热口渴

B.气喘

C.痰黄稠

D.咽喉肿痛

E.脉浮数

【答案】E

2.痰热壅肺证与肺热炽盛证的主要区别是

A.咳喘息粗

B.鼻翼扇动

C.喉中痰鸣

D.发热口渴

E.溲赤便秘

【答案】C

3.燥邪犯肺证与肺阴虚证的共同症状是

A.微恶风寒

B.无汗

C.潮热颧红

D.干咳少痰

E.舌红少苔

【答案】D

4.燥邪犯肺证,可见

A.咳嗽,咳痰稀白

B.咳嗽,痰多泡沫

C.咳喘,咯痰黄稠

D.咳嗽,痰少难咳

E.咳喘,痰多易咳

【答案】D

【解析】燥邪犯肺证是指外感燥邪,肺失宣降,以干咳少痰、鼻咽口舌干燥等为主要表现的证候。

5.风寒犯肺证与寒痰阻肺证最具区别的症状是

A.咳嗽

B.痰白

C.质稀

D.气喘

E.脉浮紧

【答案】E

6.患者咳嗽气粗,咳痰色黄,身热,口渴,汗出,恶风,舌尖红苔薄黄,脉浮数。其证候是

A.风寒束肺

B.风热犯肺

C.痰浊壅肺

D.肺气虚

E.肾气虚

【答案】B

7.肠燥津亏证的主症是

A.口干咽燥

B.口臭头晕

C.便干难以排出

D.舌红苔白干

E.脉象细涩

【答案】C

第三节 脾与胃病辨证

1.脾不统血证的表现应除外哪项

A.便血尿血

B.月经过多

C.崩漏下血

D.鼻衄紫斑

E.舌质紫暗

【答案】E

【解析】脾不统血证是指脾气虚弱,不能统摄血行,以各种慢性出血为主要表现的虚弱证候,故舌质淡。

2.胃阳虚证呕吐的特征是

A.干呕呃逆

B.呕吐酸馊食物

C.呕吐黄绿苦水

D.呕吐清水痰涎

E.泛吐清水夹不消化食物

【答案】E

3.寒滞胃肠证、食滞胃肠证、胃肠气滞证的共同症状是

A.胃脘冷痛剧烈

B.脘腹胀痛走窜

C.胃脘疼痛痞胀

D.胃脘隐痛痞胀

E.胃脘疼痛喜按

【答案】C

4.湿热蕴脾证与寒湿困脾证的鉴别要点是

A.食少纳呆

B.脘腹胀满

C.大便稀溏

D.面色发黄

E.舌色脉象

【答案】E

5.下列哪项是胃阴虚证临床特征

A.胃脘灼痛,消谷善饥

B.胃脘隐痛,食欲不振

C.食少脘痞,口淡不渴

D.胃脘嘈杂,饥不欲食

E.脘腹痞胀,胃有振水声

【答案】D

6.大便中夹有不消化的食物,酸腐臭秽,其常见病因是

A.肝脾不调

B.寒湿内盛

C.大肠湿热

D.脾胃虚弱

E.食滞胃肠

【答案】E

7.患者大便溏泻,稍进油腻之物则大便次数增多,饮食减少,脘腹胀闷不舒,面色萎黄,肢倦乏力,舌淡苔白,脉濡弱。其证候是

A.脾虚不运

B.脾胃不和

C.脾胃虚弱

D.脾胃阳虚

E.肾阳虚衰

【答案】C

第四节　肝与胆病辨证

1.肝胆湿热可见

A.尿频尿急,尿道灼痛,尿黄短少

B.头痛目赤,急躁易怒,胁痛便秘

C.腹部痞闷,纳呆便溏,面目发黄

D.腹痛下痢,赤白黏冻,里急后重

E.阴囊湿疹,瘙痒难忍,小便短赤

【答案】E

2.可见步履不稳,眩晕欲仆症状的是

A.肝火上炎

B.肝阳上亢

C.肝阴不足

D.肝气郁结

E.肝阳化风

【答案】E

3.症见阴部瘙痒,带下色黄臭秽,舌红苔黄腻,脉弦数。证属

A.肝郁气滞

B.肝火炽盛

C.胆郁痰扰

D.肝胆湿热

E.湿热蕴脾

【答案】D

4.肝火炽盛与肝阳上亢证的共同点中应除外下列哪项

A.头晕胀痛

B.面红目赤

C.急躁易怒

D.失眠多梦

E.胁肋灼痛

【答案】E

【解析】两证的共同表现有:头晕胀痛,面红目赤,口苦口干,急躁易怒,耳鸣,失眠。胁肋灼痛为火热证,属肝火炽盛的表现。

5.症见少腹冷痛,前阴坠胀疼痛,舌淡脉沉紧。此属

A.肝胃不和证

B.寒滞肝脉证

C.肾阳虚证

D.寒滞胃肠证

E.胃肠气滞证

【答案】B

6.下列肝胆病中,哪项不见眩晕证

A.肝血虚

B.肝阴虚

C.胆郁痰扰

D.肝阳上亢

E.肝气郁结

【答案】E

7.以惊悸不宁,失眠多梦,烦躁不安,苔黄滑为辨证要点的是

A.心火亢盛证

B.心阴虚证

C.痰火扰神证

D.胆郁痰扰证

E.痰蒙心神证

【答案】D

8.患者,女,25岁,已婚。月经量或多或少,色暗经行不畅,少腹、乳房作胀,舌苔薄白,脉弦。其证型是

A.肝郁化热

B.肝郁气滞

C.肾虚

D.脾虚肝郁

E.肾虚肝郁

【答案】B

第五节　肾与膀胱病辨证

1.肾阳虚、肾阴虚、肾精不足、肾气不固证的共同表现是

A.梦遗失精

B.眩晕耳鸣

C.精神倦怠

D.腰膝酸软

E.浮肿少尿

【答案】D

2.对诊断肾阳虚证最有意义的临床表现是

A.小便频数,滑精早泄

B.大便稀薄,完谷不化

C.下肢水肿,凹陷不起

D.畏寒肢冷,精神萎靡

E.腰膝冷痛,精冷不育

【答案】E

3.女子带下清稀,胎动易滑,证属

A.中气下陷

B.肾阳虚损

C.肾气不固

D.肾精不足

E.肾不纳气

【答案】C

第六节　脏腑兼病辨证

1.头晕目眩,视力减退,重者夜盲,面白无华,视物模糊,舌淡脉细。证属

A.心肝血虚证

B.心血虚证

C.肝血虚证

D.心脾气血虚证

E.以上都不是

【答案】A

【解析】肝血虚证的常见症状及舌脉:视力减退、肢体麻木、爪甲不荣、月经量少、面白无华、头晕、舌淡、脉细。

2.肝火犯肺证与肝火炽盛证的主要不同点在于

A.胸胁灼痛

B.头胀头晕

C.面红目赤

D.痰中带血

E.急躁易怒

【答案】D

【解析】肝火犯肺的常见症状:肝火炽盛证(胸胁灼痛,急躁易怒)+肺失清肃证(咳嗽痰黄,或咯血)+实热证。

3.心悸失眠,头晕健忘,腹胀便溏,皮下出血,舌淡脉弱,宜诊为

A.心血虚证

B.脾不统血证

C.心脾气血虚证

D.气不摄血证

E.心气虚证

【答案】C

4.肝胃不和证与肝郁脾虚证的共同表现是

A.太息易怒

B.吞酸嘈杂

C.呃逆嗳气

D.腹痛欲泻

E.便溏不爽

【答案】A

5.症见咳嗽无力,喘息短气,呼多吸少。此属

A.肾气不固证

B.肺肾气虚证

C.肺肾阴虚证

D.肺气虚证

E.脾肺气虚证

【答案】B

6.下列哪项不属于失眠心肾不交证常伴有的症状

A.心烦心悸

B.多梦健忘

C.腰酸膝软

D.惊悸不宁

E.五心烦热

【答案】D

第七节　脏腑辨证各相关证候的鉴别

(1~2 题共用备选答案)

A.脾气虚

B.心肝血虚

C.寒湿困脾

D.肝郁脾虚

E.命门火衰

1.患者大便稀溏,纳差,腹胀,食后尤甚,舌淡白有齿痕。其证候是

【答案】A

2.患者清晨腹痛,痛即作泻,形寒肢冷,神疲,面色白,脉迟无力。其病证为

【答案】E

(3~4 题共用备选答案)

A.尿频尿急,尿道灼痛,尿黄短少

B.头痛目赤,急躁易怒,胁痛便秘

C.腹部痞闷,纳呆便溏,面目发黄

D.腹痛下痢,赤白黏冻,里急后重

E.阴囊湿疹,瘙痒难忍,小便短赤

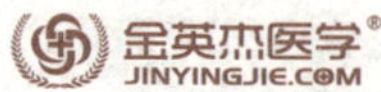

3.肝胆火盛可见

【答案】B

4.湿热蕴脾可见

【答案】C

第十二章　六经辨证

第一节　太阳病证

1.太阳伤寒证可见

A.发热恶风，汗出，脉浮缓

B.发热恶寒，无汗，脉浮紧

C.小腹胀满，小便不利

D.小腹胀满，小便自利

E.腹痛拒按，大便秘结

【答案】B

【解析】太阳伤寒证的临床表现：恶寒，发热，头项强痛，身体疼痛，无汗，脉浮紧，或见气喘。

2.太阳中风证的脉象是

A.洪数

B.滑数

C.浮数

D.细弱

E.浮缓

【答案】E

第二节　阳明病证

1.身大热，大汗出，大渴引饮，舌苔黄，脉洪大。证属

A.太阳中风证

B.阳明病经证

C.少阳病证

D.少阴热化证

E.厥阴病证

【答案】B

【解析】阳明病经证的临床表现：身大热，不恶寒，反恶热，汗大出，大渴引饮，心烦躁扰，面赤，气粗，苔黄燥，脉洪大。

2.阳明病经证与腑证的鉴别要点是

A.有无发热

B.有无汗出

C.有无神志改变

D.有无燥屎内结

E.有无舌苔黄燥

【答案】D

第三节　少阳病证

口苦，咽干，寒热往来，胸胁苦满，脉弦。应诊为

A.太阳经证

B.太阳腑证

C.少阳病证

D.阳明经证

E.阳明腑证

【答案】C

【解析】少阳病证的临床表现：口苦，咽干，目眩，寒热往来，胸胁苦满，默默不欲饮食，心烦欲呕，脉弦。

第四节 太阴病证

1.下列哪项不是太阴病证的临床表现

A.腹胀满

B.腹痛

C.不欲食

D.便秘

E.四肢欠温

【答案】D

【解析】太阴病证的临床表现：腹满而吐，食不下，大便泄泻，口不渴，时腹自痛，四肢欠温，脉沉缓或弱。

2.感冒患者，恶寒发热轻微，但以脘腹冷痛，呕吐，腹泻为主要症状，舌苔薄，脉紧。其病机是

A.寒邪伤及卫阳

B.寒邪伤及太阴

C.寒邪直中少阴

D.寒邪直中脾胃

E.寒邪伤及厥阴

【答案】D

3.患者一周来腹胀，时而隐隐作痛，不思饮食，泻下清稀，四肢欠温，舌淡苔白润，脉沉缓。证属

A.太阴病证

B.少阴病证

C.厥阴病证

D.少阳病证

E.阳明病证

【答案】A

第五节 少阴病证

1.少阴病的主要病理特征为

A.心气不足

B.阴血不足

C.心肾虚衰

D.脾肾阳虚

E.肺肾两虚

【答案】C

2.少阴病证的表现有

A.腹部胀满，不欲饮食

B.胸胁苦满，心烦喜呕

C.腹胀且痛，大便秘结

D.下利清谷，四肢厥冷

E.心中疼热，饥不欲食

【答案】D

【解析】少阴寒化证的临床表现：无热恶寒，但欲寐，四肢厥冷，下利清谷，呕不能食，或食入即吐，或身热反不恶寒，甚至面赤，脉微细。

3.患者心烦不得卧，口燥咽干，舌尖红，脉细数。其诊断是

A.太阴病证

B.厥阴病证

C.少阳病证

D.少阴热化证

E.少阴寒化证

【答案】D

第六节 厥阴病证

1.厥阴病证属于

A.表寒里热

B.表热里寒

C.上热下寒

D.上寒下热

E.寒热往来

【答案】C

2.下列各项不属于厥阴病证临床表现的是

A.心中痛热

B.食则吐蛔

C.气上撞心

D.口燥咽干

E.饥而不欲食

【答案】D

第七节　六经病证的传变

1.合病是指

A.一经之病证未罢,又见他经病证

B.互为表里经相传

C.这一经的证候转变为另一经的证候

D.两经或三经同时发病

E.隔一经或隔二经相传

【答案】D

【解析】合病:伤寒病不经过传变,两经或三经同时出现的病证,称为“合病”。如太阳阳明合病、太阳太阴合病等。

2.病邪初起不从阳经传入,而直入三阴经,称为

A.表里传

B.越经传

C.循经传

D.逆传

E.直中

【答案】E

第十三章　卫气营血辨证

第一节　卫分证

卫分证的临床表现应除外

A.发热微恶寒

B.头痛

C.咽喉肿痛

D.舌绛

E.脉浮数

【答案】D

【解析】卫分证的临床表现:发热,微恶风寒,少汗,头痛,全身不适,口微渴,舌边尖红,苔薄黄,脉浮数,或有咳嗽、咽喉肿痛。

第二节　气分证

1.下列各项,不属于气分证的临床表现的是

A.心烦懊恼

B.便秘尿赤

C.胁痛口苦

D.谵语狂乱

E.身热夜甚

【答案】E

2.下列各项不属于气分证病位的是

A.肺

B.胸膈

C.肝肾

D.胃

E.胆

【答案】C

第三节 营分证

1.营分证的临床表现应除外

A.身热夜甚

B.四肢抽搐

C.神昏谵语

D.口不甚渴

E.斑疹隐隐

【答案】B

【解析】营分证的临床表现:身热夜甚,口不甚渴或不渴,心烦不寐,甚或神昏谵语,斑疹隐隐,舌质红绛无苔,脉细数。

2.温病辨证论治中身热夜甚,心烦躁扰,斑疹隐隐,舌红绛无苔,脉细数者,宜选择的方剂是

A.阳明病经证

B.气分证

C.少阴热化证

D.营分证

E.血分证

【答案】C

第四节 血分证

1.血分证的临床表现应除外

A.身热夜甚

B.斑疹隐隐

C.吐血便血

D.角弓反张

E.舌质深绛

【答案】B

2.患者手足蠕动,瘛疭,舌深绛,脉虚细。属于

A.血分证

B.营分证

C.厥阴病证

D.少阴病证

E.气分证

【答案】A

第五节 卫气营血证的传变

下列属于卫气营血传变过程的是

A.传经

B.合病

C.直中

D.逆传

E.并病

【答案】D

第十四章 三焦辨证

第一节 上焦病证

1.下列哪项不属于上焦病证

A.汗出

B.咳嗽

C.口渴

D.耳聋

E.头痛

【答案】D

【解析】上焦病证：指温热之邪侵袭手太阴肺和手厥阴心包，以发热汗出、咳嗽气喘、口渴头痛，或谵语神昏等为主要表现的证候。

(2~3题共用备选答案)

A.肺与心

B.肝与胆

C.肺与心包

D.脾与胃

E.肝与肾

2.上焦病证的病位在

【答案】C

3.中焦病证的病位在

【答案】D

第二节　中焦病证

下列哪项不属于中焦病证

A.舌焦

B.便秘

C.脉沉实有力

D.口渴

E.抽搐

【答案】E

【解析】中焦病证：指温热之邪侵袭中焦脾胃，邪从燥化和邪从湿化，以发热口渴、唇裂舌焦、腹满便秘、脉沉实有力，或身热不扬、呕恶脘痞、便溏等为主要表现的证候。

第三节　下焦病证

手足蠕动，瘛疭，舌绛少苔，脉虚，证属于

A.下焦病证

B.营分证

C.中焦病证

D.少阳病证

E.厥阴病证

【答案】A

第四节　三焦病证的传变

下列选项中，属于逆传的是

A.阳明胃经传入太阴肺

B.太阴脾经传入太阴肺

C.中焦脾胃传入上焦

D.阳明胃经传入心包

E.从肺卫而传入心包

【答案】E

第十五章　中医诊断思维与应用

第一节　中医诊断思维方法

将发热、汗出、恶风、脉缓与太阳中风证进行比较，两者相符而确诊的诊断思维方法是

A.比较法

B.类比法
C.分类法
D.归纳法
E.演绎法
【答案】B

第二节　中医诊断思维方法的应用

中医的辨证是以下列哪项作为基础的
A.形象思维
B.逻辑思维
C.整体思维
D.抽象思维
E.灵感思维
【答案】C

第四篇

中药学

第一章　中药的性能

配套名师精讲课程

第一节　四气

1.下列不属于寒凉药所示作用的是

A.清热泻火

B.引火归元

C.凉血解毒

D.滋阴除蒸

E.泄热通便

【答案】B

【解析】寒凉药分别具有清热泻火、凉血解毒、滋阴除蒸、泄热通便、清热利尿、清化痰热、清心开窍、凉肝息风等作用。

2.能够减轻或消除热证的药物,其药性一般属于

A.寒、热

B.寒、凉

C.温、凉

D.温、微寒

E.平

【答案】B

【解析】能够减轻或消除热证的药物属于寒性或凉性,比如黄芩板蓝根等具有清热解毒的作用;故本题答案选 B。

3.所谓平性药物主要指的是

A.寒、热之性不甚明显的药物

B.作用比较缓和的药物

C.升浮、沉降作用趋向不明显的药物

D.性味甘淡的药物

E.寒热界限不很明显、药性平和、作用较缓和的一类药

【答案】E

(4~5 题共用备选答案)

A.除蒸

B.利湿

C.理气

D.暖肝

E.安蛔

4.寒凉性药物具有的作用是

【答案】A

5.温热性药物具有的作用是

【答案】D

第二节　五味

1.五味的阴阳属性,属于阳的一组是

A.辛、甘、咸

B.酸、苦、淡

C.甘、淡、苦

D.辛、甘、淡

E.辛、苦、酸

【答案】D

【解析】五味分阴阳,辛甘淡属阳,酸苦咸属阴,故本题选D。

2.辛味药物可用治疗气血阻滞之证,是因为

A.软坚散结

B.收敛固涩

C.缓急止痛

D.燥湿坚阴

E.行气行血

【答案】E

【解析】辛有发散、行气、行血等作用。一般来讲,解表药、行气药、活血药等多具有辛味。多用治表证及气血阻滞之证。

3.下列具有泻火存阴作用的药物是

A.黄柏

B.厚朴

C.乌梅

D.木香

E.川芎

【答案】A

4.寒凝血瘀,月经不调,少腹冷痛,当选用下列何种性味的药物

A.辛、凉

B.苦、温

C.辛、温

D.苦、寒

E.咸、寒

【答案】C

5.涩味药物与下列何种药物作用相似

A.苦味

B.咸味

C.酸味

D.辛味

E.甘味

【答案】C

6.具有清热燥湿作用的药物应具有何种药味

A.酸

B.苦

C.甘

D.辛

E.咸

【答案】B

7.治疗瘰疬,瘿瘤等证的药物具有的药味是

A.苦

B.甘

C.咸

D.涩

E.淡

【答案】C

【解析】咸有软坚散结,泻下通便作用,泻下润下通便剂软化坚结,消散结块的药物多具有咸味,治疗大便秘结,痰核,瘰疬,瘿瘤,癥瘕痞块等证。

8.治疗体虚多汗、肺虚久咳宜选用何种性味的药物

A.咸

B.辛

C.酸

D.苦

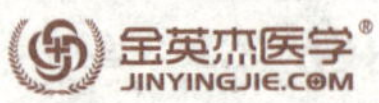

E.甘

【答案】C

（9~10题共用备选项）

A.辛味

B.甘味

C.酸味

D.苦味

E.咸味

9.具有发散作用的药物的药味一般是

【答案】A

【解析】辛：有发散、行气、行血等作用。

10.具有收敛固涩作用的药物的药味一般是

【答案】C

【解析】酸：有收敛、固涩的作用。

第三节　升降浮沉

1.下列哪项属于药性升浮药物的功效

A.止咳平喘

B.渗湿利尿

C.息风潜阳

D.祛风散寒

E.清热泻下

【答案】D

【解析】凡发表、透疹、升阳、涌吐、开窍等药物具有升浮作用。

2.下列哪一组性味的药物，作用趋向沉降

A.甘、辛、凉

B.辛、苦、热

C.辛、甘、温

D.甘、淡、寒

E.酸、咸、苦

【答案】E

【解析】凡性寒、凉，味苦、酸、咸的多为沉降药，如大黄、芒硝、山楂等药。

第四节　归经

1.归经的理论基础是

A.阴阳学说

B.五行学说

C.运气学说

D.整体观念

E.脏腑经络理论

【答案】E

【解析】归经理论的形成：是以脏腑经络为基础，以药物所治疗的具体病证为依据，通过长期实践验证总结出来的用药理论。

2.朱砂的归经是

A.肝

B.脾

C.肾

D.肺

E.心

【答案】E

第五节　毒性

下列那一项不属于毒性药物的含义

A.药物对机体所产生的不良影响及损害性

B.对人体的危害性较大，甚至可危及

生命

C.对机体发生化学或物理作用,能损害机体

D.对机体所产生的不良反应,会引起功能障碍

E.在常用剂量时出现与治疗需要无关的不适反应

【答案】E

第二章 中药的作用

第一节 中药的作用与副作用

1.中药的作用主要包括

A.药物的治疗作用和不良作用

B.药物的副作用

C.药物的毒副反应

D.药物的不良反应

E.药物的毒性反应

【答案】A

【解析】中药的作用包括治疗作用和不良作用(不良反应),中药的治疗作用又称为中药的功效,中药的不良作用包括副作用和毒性反应。

2.中药的副作用指的是

A.配伍不当出现的反应

B.药不对证出现的不良反应

C.达不到常规用量不能控制病情

D.超过常规用量时出现的不适反应

E.在常规剂量时出现的与疗效无关的不适反应

【答案】E

【解析】中药的副作用是指在重用的剂量即治疗剂量时出现于治疗需要无关的不适反应;故选E。

第二节 中药的功效

1.下列各项,属对因治疗功效的是

A.止痛

B.止咳

C.止血

D.止汗

E.泻下

【答案】E

【解析】泻下属于对因治疗,其余四项为对症治疗;对因治疗包括扶正,祛邪,调理脏腑功能,消除病理产物等内容,故选E。

2.下列各项,属对症治疗功效的是

A.止痛

B.安神

C.理气

D.息风

E.泻下

【答案】A

【解析】功效对症治疗是指能缓解或消除疾病过程中出现的某些症状,具有减轻痛苦、防止病势恶化的意义。止痛、止咳、止血、止呕、止咳平喘、止汗、涩肠止泻、涩精止遗等皆属对症治疗功效。故选A。

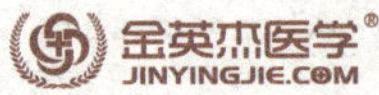

第三章　中药的配伍

第一节　中药配伍的意义

（略）

第二节　中药配伍的内容

1.茯苓配黄芪在药物七情配伍关系中属

A.相使

B.相畏

C.相杀

D.相反

E.相恶

【答案】A

【解析】相使：是指以一种药物为主，另一种药物为辅，两种药物合用，辅药可以提高主药的功效。如黄芪补气利水，茯苓利水健脾，两药配合，茯苓能提高黄芪补气利水的功效。

2.石膏与知母配合，能明显增强清热泻火的功效，属于哪种配伍关系

A.相畏

B.相杀

C.相须

D.相使

E.相恶

【答案】C

3.七情配伍中，两种药物同用能产生或增强毒性或副作用的配伍是

A.相须

B.相使

C.相杀

D.相畏

E.相反

【答案】E

4.中药配伍中的相杀指的是

A.两种功效相似的药物配合应用，可以增强原有药物的功效

B.一种药物能减轻或消除另一种药物的毒性或副作用的配伍

C.一种药物为主，另一种药物为辅，两种药物合用，辅药可以提高主药的功效

D.一种药物能使另一种药物的功效降低或消失的配伍

E.一种药物的毒性或副作用能被另一种药物减轻或消除配伍

【答案】B

5.七情配伍中，可以降低药物功效的是

A.相反

B.相使

C.相杀

D.相畏

E.相恶

【答案】E

（6~7题共用备选项）

A.石膏与知母配伍

B.黄芪与茯苓配伍

C.半夏与生姜配伍

D.人参与莱菔子配伍

E.天花粉与川乌配伍

6.属于相恶的配伍是

【答案】D

【解析】相恶：是指两药合用，一种药物能破坏另一种药物的功效。如人参恶莱菔子，即莱菔子能削弱人参的补气作用。

7.属于相反的配伍是

【答案】E

【解析】相反：就是两种药物同用能产生或增强毒性或副作用。如甘草反甘遂，瓜蒌（包括天花粉）反乌头等。

（8~9题共用备选答案）

A.相反

B.相恶

C.相须

D.相使

E.相杀

8.麻黄配桂枝同用，其配伍关系是

【答案】C

9.甘草与芫花同用，其配伍关系是

【答案】A

第四章 中药的用药禁忌

第一节 配伍禁忌

1.下列各项中除哪项外，药物皆反乌头

A.半夏

B.瓜蒌

C.贝母

D.白蔹

E.白术

【答案】E

2.下列各组药物中不属于配伍禁忌的是

A.甘草与甘遂

B.藜芦与赤芍

C.巴豆与牵牛

D.硫黄与厚朴

E.水银与砒霜

【答案】D

3.下列药物中属于十九畏的是

A.川乌与草乌

B.附子与半夏

C.沉香与郁金

D.三棱与牙硝

E.藜芦与人参

【答案】A

第二节 证候禁忌

（略）

第三节 妊娠用药禁忌

1.孕妇应慎用的药物是

A.金银花

B.连翘

C.牛膝

D.鱼腥草

E.蒲公英

【答案】C

【解析】孕妇慎用药：多指通经去瘀、行气、破滞及辛热滑利之品，如桃仁、红花、牛膝等。

2.不属于孕妇禁用的药物是

A.牵牛子

B.巴豆

C.水蛭

D.莪术

E.桃仁

【答案】E

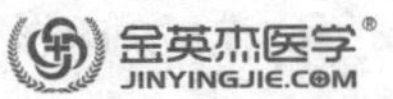

第四节　服药饮食禁忌

（略）

第五章　中药的剂量与用法

第一节　剂量

下列有关中药剂量的叙述错误的是

A.同种药入汤剂比入丸、散剂的用量大

B.老年、小儿、产后及体弱者用量宜少

C.病轻势缓、病程长者用量宜小

D.病重势急、病程短者用量宜小

E.苦寒降火药夏季用量宜大，冬季用量宜少

【答案】D

第二节　中药的用法

1.下列药物中入药需另煎的是

A.磁石

B.代赭石

C.生铁落

D.珍珠母

E.羚羊角

【答案】E

2.胶类药物及黏性大而易溶的药物，入煎剂的用法是

A.先煎

B.后下

C.包煎

D.另煎

E.溶化

【答案】E

3.宜饭后服用的药物是

A.功能峻下逐水的药

B.病在胸膈以上的药

C.驱虫药

D.安神药

E.病在胸隔以下的药物

【答案】B

4.宜空腹服用的药物是

A.矿物类药品

B.对胃有刺激性的药物

C.用于驱虫的药物

D.用于安神的药物

E.病在胸隔以下的药物

【答案】C

5.入汤剂需后下的药物是

A.磁石、牡蛎

B.蒲黄、海金沙

C.薄荷、豆蔻

D.人参、鹿茸

E.芒硝、阿胶

【答案】C

【解析】后下又称后入、不宜久煎。一般规律：多数解表、泻下、化湿、理气等芳香、易挥发或久煎破坏有效成分的药。如薄荷、豆蔻、大黄、番泻叶等应后下。须在其他药物煎沸 5~10 分钟后放入。

第六章 解表药

第一节 概述

下列关于解表药叙述错误的是

A.用量不宜大,以免发汗太过

B.虚汗、疮疡日久、淋证、失血者应慎用

C.味辛,入脾、膀胱经

D.春夏用量宜轻

E.入汤剂不宜久煎

【答案】C

第二节 发散风寒药

1.下列各项,不属防风治疗的病证的是

A.外感风寒,头身疼痛

B.风寒湿痹,肢体疼痛

C.肝脾不和,腹痛泄泻

D.湿热痹证,痉厥抽搐

E.破伤风症,角弓反张

【答案】D

【解析】防风主治外感风寒,风湿,风热表证,风疹瘙痒,风湿痹痛,破伤风等;不包括湿热痹证,痉厥抽搐。

2.风寒表证兼脾胃气滞者,当选用的药物是

A.生姜

B.厚朴

C.砂仁

D.紫苏

E.香薷

【答案】D

【解析】紫苏的应用:风寒感冒。风寒表证兼气滞胸闷者尤为适宜。

3.下列药物中,能燥湿止带的药物是

A.防风

B.白芷

C.羌活

D.苍耳子

E.藁本

【答案】B

4.紫苏与生姜均具有的功效是

A.行气宽中

B.理气安胎

C.解鱼蟹毒

D.祛风止痛

E.和中化湿

【答案】C

【解析】紫苏功效解表散寒,行气宽中,解鱼蟹毒;生姜功效解表散寒,温中止呕,温肺止咳,解鱼蟹毒;两药共有的功效是解鱼蟹毒。

5.既能发汗,又能利水消肿的药物是

A.麻黄、荆芥

B.香薷、紫苏

C.麻黄、香薷

D.紫苏、生姜

E.荆芥、防风

【答案】C

6.既能治风寒头痛、又能治疗鼻渊的药物是

A.细辛

B.麻黄

C.荆芥

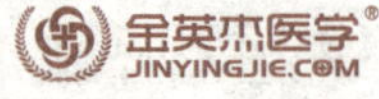

D.藿香

E.薄荷

【答案】A

7.具有祛风胜湿止痛功效的药物组合是

A.防风、荆芥、白芷

B.藁本、紫苏、防风

C.防风、羌活、藁本

D.白芷、紫苏、桂枝

E.麻黄、香薷、桂枝

【答案】C

8.下列各项,与桂枝配伍能调和营卫的药物是

A.白芍

B.杏仁

C.甘草

D.防风

E.细辛

【答案】A

【解析】桂枝善于宣阳气于卫分,畅营血于肌表,有助卫实表,发汗解肌,外散风寒之功,白芍能养血合营敛阴;二者合用,发汗之中有养阴敛汗之效,虽发汗而不伤阴,合营之中有调卫之功。

9.功能祛风散寒止痛,善治巅顶头痛的药物是

A.白芷

B.藁本

C.细辛

D.吴茱萸

E.苍耳子

【答案】B

【解析】藁本的功效:祛风散寒,除湿止痛;应用:风寒感冒,巅顶头痛。

10.羌活的主要归经是

A.肾、膀胱

B.肺、脾

C.肺、心

D.肺、肾

E.肺、膀胱

【答案】A

11.下列除哪项外都具有通鼻窍功效

A.白芷

B.藁本

C.细辛

D.苍耳子

E.辛夷

【答案】B

12.误服生半夏中毒,能解半夏毒的药物是

A.甘草

B.川乌

C.黄连

D.银花

E.生姜

【答案】E

13.既可用治外感风寒,又可用于外感风热的药物是

A.麻黄

B.防风

C.桂枝

D.紫苏

E.羌活

【答案】B

第三节 发散风热药

1.善于疏解半表半里之邪而有解表退热之功的药物是

A.菊花

B.柴胡

C.升麻

D.桑叶

E.蝉衣

【答案】B

【解析】柴胡主治:表证发热,少阳证。善于疏解半表半里之邪,为治少阳证要药。

2.治疗**肝郁气滞,胸闷胁痛**者,应首选的药物是

A.薄荷

B.蝉蜕

C.麻黄

D.升麻

E.牛蒡子

【答案】A

【解析】薄荷的应用:肝郁气滞,胸闷胁痛。本品兼入肝经,能疏肝行气。

3.可用于**治疗急慢惊风、小儿夜啼不安**的药物是

A.升麻

B.薄荷

C.葛根

D.蝉蜕

E.牛蒡子

【答案】D

4.患者,男,50岁。自觉**两目模糊,视物不清,伴有头痛,眩晕**,舌红少苔,脉细弦。治疗应首选的药物是

A.升麻

B.葛根

C.薄荷

D.柴胡

E.菊花

【答案】E

5.柴胡和葛根**共有**的功效是

A.升阳

B.疏肝

C.解毒

D.生津

E.透疹

【答案】A

6.具有**解肌**功效的药物是

A.柴胡、葛根

B.升麻、葛根

C.桂枝、柴胡

D.桂枝、葛根

E.升麻、桂枝

【答案】D

7.下列各项,**不属薄荷主治**病证的是

A.风热感冒

B.风疹瘙痒

C.肝气郁滞

D.头痛目赤

E.肺热燥咳

【答案】E

【解析】薄荷功效疏散风热,清利头目,利咽透疹,疏肝行气;不属薄荷主治病证的是肺热燥咳。

(8~9题共用备选答案)

A.清肝

B.止痉

C.升阳

D.解毒

E.清肺

8.蝉蜕除疏散风热外,**还有**的功效是

【答案】B

9.桑叶除疏散风热外,**还有**的功效是

【答案】E

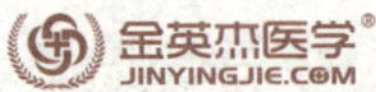

第七章 清热药

第一节 概述

下列关于清热药的使用注意事项错误的是

A.脾虚慎用

B.阴虚慎用

C.中病即止

D.阴盛格阳禁用

E.真寒假热适宜使用

【答案】E

第二节 清热泻火药

1.石膏煅用的功效是

A.敛疮生肌

B.除烦止渴

C.清热泻火

D.生津润燥

E.除烦止呕

【答案】A

【解析】石膏的功效:生用:清热泻火,除烦止渴;煅用:敛疮生肌,收湿,止血。

2.治疗热病伤津,烦热口渴,呕逆时作,舌燥少津者,应首选的药物是

A.石膏

B.知母

C.芦根

D.天花粉

E.栀子

【答案】C

3.石膏与知母的共同功效是

A.清热泻火

B.滋阴润燥

C.除烦止呕

D.消肿排脓

E.生津止渴

【答案】A

4.不宜与乌头类药材同用的是

A.栀子

B.芦根

C.天花粉

D.夏枯草

E.淡竹叶

【答案】C

5.脾虚便溏尤应慎用的药物是

A.石膏

B.芦根

C.知母

D.天花粉

E.淡竹叶

【答案】C

【解析】知母的使用注意:脾虚便溏不宜使用。

6.功能泻火除烦,善于清泻三焦火邪的药物是

A.栀子

B.决明子

C.金银花

D.夏枯草

E.芦根

【答案】A

7.善治目赤肿痛,头痛眩晕,目珠夜痛的药物是

A.石膏

B.淡竹叶

C.栀子

D.夏枯草

E.芦根

【答案】D

8.决明子不具有的功效是

A.清热

B.明目

C.润肠

D.利咽

E.通便

【答案】D

9.下列各项,不属栀子功效的是

A.凉血解毒

B.泻火除烦

C.清热利湿

D.消退虚热

E.凉血止血

【答案】D

【解析】栀子功效泻火除烦,清热利湿,凉血解毒;外用消肿止痛。焦栀子凉血止血;其中 D 选项消退虚热不属于栀子的功效。

(10~11 题共用备选答案)

A.心、肝

B.脾、心

C.肝、三焦

D.心、肺、三焦

E.肝、胆

10.栀子的归经是

【答案】D

11.夏枯草的归经是

【答案】E

(12~13 题共用备选答案)

A.石膏

B.知母

C.栀子

D.天花粉

E.夏枯草

12.常与木通、车前子、滑石等药配伍,用治血淋涩痛或热淋证的药物是

【答案】C

13.常与黄柏相须为用,滋阴降火,治疗骨蒸潮热应选用的药物是

【答案】B

第三节　清热燥湿药

1.善去中焦湿热、清泻心经实火的药物是

A.黄连

B.栀子

C.黄芩

D.龙胆草

E.黄柏

【答案】A

2.清热生用,安胎炒用的药物是

A.夏枯草

B.龙胆草

C.黄柏

D.黄芩

E.黄连

【答案】D

【解析】黄芩的用法:煎服。清热生用,安胎炒用,清上焦热酒炙,止血炒炭。

3.既能清热燥湿,又能泻火除蒸,解毒疗疮的药物是

A.银柴胡

B.苦参

C.黄芩

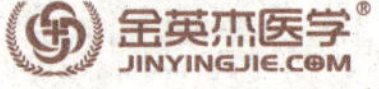

D.黄连

E.黄柏

【答案】E

【解析】黄柏功效:清热燥湿,泻火除蒸,解毒疗疮。

4.既可治疗肝火头痛,又可治疗阴肿阴痒、带下的药物是

A.黄柏

B.栀子

C.龙胆草

D.黄芩

E.苦参

【答案】C

【解析】龙胆草的主治病证:湿热黄疸、阴肿阴痒、带下、湿疹瘙痒;肝火头痛、目赤、耳聋、胁痛、口苦、惊风抽搐。

5.黄芩具有而黄柏不具有的功效是

A.燥湿

B.泻火

C.解毒

D.止血

E.退虚热

【答案】D

6.患者,男,42岁。平素喜饮白酒,今日牙龈红肿作痛,伴口苦心烦,舌质暗红,脉沉数有力。用药应首选的是

A.黄连

B.黄芩

C.黄柏

D.丹参

E.知母

【答案】A

7.患者,男,18岁。手足心热,夜眠多梦,时有遗精,舌质红,脉细数,首选的药组是

A.黄芩、黄连

B.黄连、黄柏

C.黄芩、黄柏

D.白果、莲子

E.黄柏、知母

【答案】E

8.下列药物中具有杀虫功效的是

A.黄柏

B.龙胆草

C.秦皮

D.白鲜皮

E.苦参

【答案】E

9.可清热燥湿,善清心火的药物是

A.连翘

B.竹叶

C.黄芩

D.黄连

E.黄柏

【答案】D

【解析】连翘入心经,能清心火的,但功效清热解毒,消肿散结,疏散风热;淡竹叶功效清热泻火,除烦止渴,利尿通淋;黄芩功效清热燥湿,泻火解毒,止血,安胎,善清肺火;黄连功效清热燥湿,泻火解毒,善清心火,符合题干描述;黄柏功效清热燥湿,泻火除蒸,解毒疗疮;善清泻相火。

10.下列各项,不属于黄连主治病证的是

A.肺热咳嗽

B.血热吐血

C.胃热呕吐

D.湿热泻痢

E.痈疽疮毒

【答案】A

【解析】黄连主治湿热痞满,呕吐吞酸,湿热泻痢,高热神昏,心烦不寐,血热吐衄,痈肿疖疮,目赤牙痛,消渴,外治湿疹,湿疮,耳道流脓;其中肺热咳嗽是黄芩的主治。

第四节　清热解毒药

1.下列清热解毒药中,兼有止血功效的药物是

A.穿心莲

B.秦皮

C.白鲜皮

D.熊胆

E.马齿苋

【答案】E

2.具有凉血、燥湿功效的药物是

A.蒲公英

B.紫花地丁

C.鱼腥草

D.穿心莲

E.青黛

【答案】D

3.大青叶、板蓝根、青黛都具有的功效是

A.清热解毒

B.凉血消斑

C.凉血利咽

D.清肝泻火

E.凉血定惊

【答案】A

4.治疗大头瘟毒,头面红肿,咽喉不利,宜首选的药物是

A.穿心莲

B.板蓝根

C.金银花

D.山豆根

E.蒲公英

【答案】B

5.治疗咽喉肿痛,兼有痰盛咳喘者,应首选的药物是

A.射干

B.鱼腥草

C.马勃

D.板蓝根

E.山豆根

【答案】A

【解析】射干的应用:①咽喉肿痛,②痰盛咳喘。

6.既能治疗热毒血痢,痈肿疔疮,又能治疗风热外感的药物是

A.连翘

B.蒲公英

C.鸦胆子

D.白芷

E.金银花

【答案】E

7.患者,女,30 岁。产后 5 天,右侧乳房红肿胀痛,触摸到硬块,大便如常,小便色黄。治疗应首选的药物是

A.大青叶

B.蒲公英

C.淡竹叶

D.栀子

E.知母

【答案】B

8.均能治疗温病初起的药物是

A.金银花、连翘

B.蒲公英、菊花

C.败酱草、大血藤

D.鱼腥草、芦根

E.紫花地丁、菊花

【答案】A

【解析】能治疗温病初起的药物有薄荷,牛蒡子,蝉蜕,桑叶,菊花,金银花,连翘,板

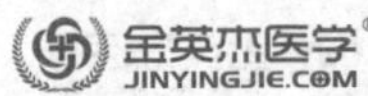

蓝根。

9.除清热解毒外，鸦胆子还具有哪些功效

A.消肿

B.截疟

C.凉血

D.止血

E.利咽

【答案】B

10.熊胆内服的用量是

A.0.1~0.5g

B.0.2~0.3g

C.0.25~0.5g

D.0.5~1g

E.1~1.5g

【答案】C

11.金银花的功效是

A.清热解毒，疏散风热

B.清热解毒，利湿

C.清热解毒，凉血消斑

D.清热解毒，凉血利咽

E.清热解毒，燥湿

【答案】A

【解析】金银花功效：清热解毒，疏散风热；主治痈肿疔疮，外感风热，温病初起，热毒血痢。

第五节 清热凉血药

1.具有清热凉血，解毒，滋阴功效的药物是

A.玄参

B.赤芍

C.紫草

D.生地黄

E.牡丹皮

【答案】A

【解析】玄参的功效：清热凉血，泻火解毒，滋阴。

2.既能治疗热入营血，又能治疗肠燥便秘、消渴，应首选的药物是

A.生地黄

B.玄参

C.牡丹皮

D.赤芍

E.羚羊角

【答案】A

3.牡丹皮与赤芍的不同点是

A.清血热

B.退虚热

C.凉血消斑

D.活血散瘀

E.消痈肿

【答案】B

【解析】相同点：苦寒，清热凉血，活血散瘀，有止血不留瘀、活血不动血的特点，治血热血瘀营血证，吐衄、斑疹、痛经经闭、癥瘕、跌打瘀肿，疮痈等证；不同点：牡丹皮味辛，能清透阴分伏热，治温热病后期，邪伏阴分，夜热早凉及肠痈腹痛等证，赤芍苦泄，散瘀止痛力强，能泻肝火，治肝热目赤肿痛。

4.生地黄、玄参的共同功效，除清热凉血外，还有的功效是

A.止血

B.解毒

C.养阴

D.利尿

E.化瘀

【答案】C

5.具有解毒透疹功效的药物是

A.生地黄

B.牡丹皮

C.赤芍

D.紫草

E.金银花

【答案】D

【解析】紫草的功效:清热凉血,活血,解毒透疹。

6.治疗痛经经闭,癥瘕腹痛,应首选的药物是

A.生地黄

B.玄参

C.牡丹皮

D.赤芍

E.羚羊角

【答案】D

第六节　清虚热药

1.黄连与胡黄连功效共同点是

A.退虚热

B.除疳热

C.清湿热

D.清心火

E.凉血止痢

【答案】C

【解析】胡黄连的功效:退虚热,除疳热,清湿热。黄连的功效清热燥湿、泻火解毒。

2.地骨皮所治的病证是

A.胃火牙痛

B.疮疡不敛

C.骨蒸潮热

D.胃热呕吐

E.壮热烦渴

【答案】C

3.既善凉血除蒸,又可清肺降火的药物是

A.黄芩

B.地骨皮

C.白薇

D.石膏

E.青蒿

【答案】B

4.下列哪味药不治虚热

A.白薇

B.青蒿

C.银柴胡

D.牡丹皮

E.柴胡

【答案】E

【解析】柴胡清实热于肌表和半表半里。

5.具有利尿通淋,解毒疗疮功效的药物是

A.白薇

B.地骨皮

C.胡黄连

D.青蒿

E.牡丹皮

【答案】A

6.具有退虚热,凉血,解暑功效的药物是

A.地骨皮

B.青蒿

C.白薇

D.银柴胡

E.胡黄连

【答案】B

第八章 泻下药

第一节 概述

（略）

第二节 攻下药

1.下列除哪项以外均属于大黄的主治

A.血热吐衄

B.乳痈疮肿

C.湿热痢疾

D.烧烫伤

E.淋证

【答案】B

2.番泻叶煎服的用量是

A.1~3g

B.1.5~3g

C.1.5~6g

D.2~5g

E.2~6g

【答案】E

3.大黄的性味是

A.苦寒

B.甘寒

C.酸寒

D.咸寒

E.苦咸寒

【答案】A

4.泻下宜生用，活血宜酒制，炒炭可止血的药物是

A.芒硝

B.芦荟

C.番泻叶

D.火麻仁

E.大黄

【答案】E

【解析】大黄的用法：欲增强大黄泻下，宜生用、后下、泡服；欲增强大黄活血，宜酒制、久煎；止血炒炭用。

第三节 润下药

1.火麻仁具有的功效是

A.活血祛瘀

B.清肝泻火

C.润肠通便

D.软坚散结

E.凉血解毒

【答案】C

【解析】火麻仁的功效：润肠通便。

2.既能润肠通便，又能下气利水的药物是

A.知母

B.杏仁

C.决明子

D.郁李仁

E.火麻仁

【答案】D

3.松子仁的功效下列正确的是

A.润肠通便，利水消肿

B.润肠通便，润肺止咳

C.润肠通便，清热消肿

D.润肠通便，泻水逐饮

E.润肠通便，清肝杀虫

【答案】B

第四节　峻下逐水药

1.既能逐水退肿，又能豁痰利咽、外用蚀疮的药物是

A.京大戟

B.甘遂

C.牵牛子

D.巴豆

E.芫花

【答案】D

2.下列药物中均具有杀虫功效的是

A.芫花、巴豆

B.甘遂、巴豆

C.甘遂、牵牛子

D.芫花、牵牛子

E.甘遂、牵牛子

【答案】D

3.下列各药组中均使用醋制减毒的是

A.甘遂、大戟

B.甘遂、巴豆

C.芫花、使君子

D.芫花、牵牛子

E.大戟、牵牛子

【答案】A

4.下列各组药物均具有泻水逐饮、消肿散结功效的药物是

A.巴豆、芫花

B.甘遂、京大戟

C.牵牛子、巴豆

D.番泻叶、大黄

E.芦荟、芒硝

【答案】B

【解析】甘遂的功效：泻水逐饮，消肿散结。京大戟的功效：泻水逐饮，消肿散结。

5.既能峻下逐饮，又能杀虫疗疮的药物是

A.大戟

B.大黄

C.巴豆

D.芫花

E.牵牛子

【答案】D

【解析】芫花功效：泻水逐饮，外用杀虫疗疮。

6.巴豆霜内服剂量是

A.0.3~0.6g

B.0.6~0.9g

C.0.1~0.3g

D.0.15~0.3g

E.1.5~3g

【答案】C

【解析】巴豆霜的用法用量：入丸、散，每次0.1~0.3g。制霜减毒。

第九章　祛风湿药

第一节　概述

（略）

第二节　祛风寒湿药

1.治筋脉拘挛、吐泻转筋者，首选的药物是

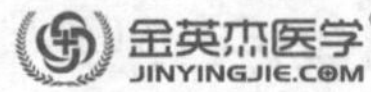

A.威灵仙

B.黄连

C.半夏

D.木瓜

E.防己

【答案】D

【解析】木瓜的应用:①风湿痹证。为治风湿痹痛、筋脉拘急之要药,如木瓜煎。②脚气水肿。本品祛湿舒筋,为治脚气水肿的常用药。③吐泻转筋。

2.下列哪项不是威灵仙的功效

A.祛风湿

B.通经络

C.治骨鲠

D.止痛

E.强筋骨

【答案】E

3.下列药物中善治风寒湿痹,寒凝心脉,寒疝绕脐腹痛,可用于跌打损伤,麻醉止痛,首选的药物是

A.防己

B.独活

C.桂枝

D.木瓜

E.川乌

【答案】E

4.善治少阴头疼的是

A.防己

B.白芷

C.藁本

D.羌活

E.独活

【答案】E

5.具有祛风,通络,止痉作用的药物是

A.威灵仙

B.木瓜

C.蕲蛇

D.桑枝

E.青风藤

【答案】C

【解析】蕲蛇功效:祛风,通络,止痉。

第三节　祛风湿热药

1.既可用治风寒湿痹又可以治湿热痹痛的药物是

A.络石藤

B.秦艽

C.桑枝

D.木瓜

E.狗脊

【答案】B

【解析】秦艽的应用:风湿痹证。为风药中润剂。风湿痹无论新久寒热均用,尤治热痹。

2.秦艽除能祛风湿外,还有的功效是

A.补肝肾

B.消水肿

C.退虚热

D.治骨鲠

E.强筋骨

【答案】C

3.可以治疗水肿、小便不利、脚气的药物是

A.络石藤

B.豨莶草

C.秦艽

D.防己

E.桑枝

【答案】D

4.下列药物中可以解毒的是
A.豨莶草
B.独活
C.威灵仙
D.羌活
E.桑枝
【答案】A
(5~6题共用备选答案)
A.化湿和胃
B.凉血消肿
C.活血止痛
D.清退虚热
E.利关节
5.桑枝具有的功效是
【答案】E
6.络石藤具有的功效是
【答案】B
【解析】络石藤的功效:祛风通络,凉血消肿。桑枝的功效:祛风湿,利关节。

第四节 祛风湿强筋骨药

1.治疗风湿痹证,腰膝酸痛,下肢痿软无力,遇劳更甚者,应首选的药物是
A.防己
B.秦艽
C.五加皮
D.豨莶草
E.蕲蛇
【答案】C
2.肾虚胎动不安者,首选的药物是
A.白术
B.狗脊
C.五加皮
D.桑寄生
E.砂仁
【答案】D
【解析】桑寄生的功效:祛风湿,补肝肾,强筋骨,安胎。
3.桑寄生与五加皮都具有的功效是
A.祛风湿、凉血
B.祛风湿、安胎元
C.祛风湿、强筋骨
D.祛风湿、利水
E.祛风湿、通经络
【答案】C
4.下列狗脊的功效正确的是
A.补肝肾、强筋骨、安胎
B.补肝肾、强筋骨、利水
C.补肝肾、祛风湿、消肿
D.补肝肾、强腰膝、利尿
E.祛风湿、补肝肾、强腰膝
【答案】E

配套名师精讲课程

第十章 化湿药

第一节 概述

下列关于化湿药的说法错误的是
A.辛香温燥,入脾、肝、心经
B.主治湿阻气滞,脾为湿困证
C.入汤剂宜后下

D.不宜久煎,以免降低疗效

E.阴虚血燥、气虚慎用

【答案】A

第二节 具体药物

1.治疗夜盲,眼目昏涩的药物是

A.草果

B.苍术

C.厚朴

D.佩兰

E.草豆蔻

【答案】B

【解析】苍术的应用:本品尚能明目,此外,用于夜盲证、眼目昏花。

2.砂仁具有的功效是

A.燥湿

B.温肾

C.温肺

D.温脾

E.健脾

【答案】D

3.藿香和佩兰的共同功效是

A.解暑

B.止呕

C.燥湿

D.行气

E.温中

【答案】A

4.用治湿阻气滞之脘腹胀闷,腹痛及咳喘多痰,宜选用的药物是

A.佩兰

B.砂仁

C.厚朴

D.藿香

E.豆蔻

【答案】C

【解析】厚朴的功效:燥湿消痰,下气除满。应用:①湿阻中焦,脘腹胀满。为消除胀满要药。②食积气滞,腹胀便秘。③痰饮喘咳。④梅核气。

5.用治外感暑湿内伤生冷之寒热吐泻病证,常选用的药物是

A.青蒿

B.砂仁

C.厚朴

D.藿香

E.苍术

【答案】D

6.既能化湿行气,又能温中止呕的药物是

A.藿香

B.佩兰

C.豆蔻

D.厚朴

E.苍术

【答案】C

7.豆蔻与肉豆蔻都具有的功效是

A.芳香化湿

B.涩肠止泻

C.燥湿健脾

D.温脾止泻

E.温中行气

【答案】E

【解析】肉豆蔻与白豆蔻,二药均能温中散寒、行气消胀、开胃,可治寒湿中阻及脾胃气滞的脘腹胀满,不思饮食以及呕吐等。但肉豆蔻长于涩肠止泻,多用于脾胃虚寒的久泻;白豆蔻长于芳香化湿,多用于湿浊中阻的脘腹胀满,有呕吐者更宜。

第十一章 利水渗湿药

第一节 概述

下列利水渗湿药的归经正确的是

A.膀胱、小肠

B.膀胱、大肠

C.大肠、小肠

D.膀胱、三焦

E.三焦、小肠

【答案】A

第二节 利水消肿药

1.治痰饮所致的目眩心悸,常选用的药组是

A.薏苡仁、猪苓

B.车前子、陈皮

C.滑石、半夏

D.茯苓、厚朴

E.茯苓、白术

【答案】E

【解析】茯苓的应用:痰饮。善渗泄水湿,使湿无所聚,痰无由生,可治痰饮之目眩心悸。

2.茯苓与薏苡仁的共同功效是

A.清肺

B.排脓

C.除痹

D.安神

E.健脾

【答案】E

3.生用清利湿热,炒用健脾止泻的药物是

A.薏苡仁

B.茯苓

C.猪苓

D.泽泻

E.木通

【答案】A

4.利水渗湿作用较强,治疗水湿停滞所致小便不利,水肿,泄泻,首选的药物是

A.石韦

B.滑石

C.萆薢

D.木通

E.猪苓

【答案】E

5.治疗脾虚湿盛的水肿,宜选用的药物是

A.泽泻

B.猪苓

C.车前子

D.滑石

E.薏苡仁

【答案】E

(6~8题共用备选答案)

A.泽泻

B.冬瓜皮

C.香加皮

D.薏苡仁

E.车前子

6.除了利水消肿,还可以解暑的药物是

【答案】B

7.除了利水消肿,还可以强筋骨的药物是

【答案】C

8.除了利水渗湿,还可以泄热的药物是

【答案】A

第三节　利尿通淋药

1.常与黄柏、苦参同用治疗湿热内蕴之湿疮瘙痒的药物是

A.滑石

B.石韦

C.萹蓄

D.萆薢

E.瞿麦

【答案】A

【解析】滑石的应用:暑湿、湿温证。本品苦微寒,有解毒疗疮之功,故可用于湿热内蕴之风瘙瘾疹,湿疮瘙痒,可单味煎汤外洗,也可与黄柏、苦参、地肤子等同用。

2.善于治疗血淋,尿血,应选用的药物是

A.车前子

B.泽泻

C.石韦

D.木通

E.滑石

【答案】C

【解析】石韦的功效:利尿通淋,清肺止咳,凉血止血;主治病证:淋证,肺热咳嗽,血热出血。

3.利尿通淋而兼有活血通经作用的药物是

A.灯心草

B.石韦

C.金钱草

D.萹蓄

E.瞿麦

【答案】E

4.石韦除能利水通淋外,还有的功效是

A.止咳

B.止泻

C.止痒

D.止吐

E.止痛

【答案】A

5.应用中体现了利小便以实大便这一特点的药物是

A.滑石

B.车前子

C.枯矾

D.木通

E.石膏

【答案】B

6.都具有下乳功效的药组是

A.木通,萹蓄

B.木通,通草

C.木通,石膏

D.萹蓄,漏芦

E.通草,海金沙

【答案】B

【解析】通草的功效:利尿通淋,通气下乳。木通的功效:利尿通淋,清心除烦,通经下乳。

7.具有杀虫止痒功效的药物是

A.萹蓄

B.滑石

C.石韦

D.地肤子

E.木通

【答案】A

第四节 利湿退黄药

1.可治疗水火烫伤，痈肿疮毒及毒蛇咬伤的药物是

A.海金沙

B.金钱草

C.大黄

D.虎杖

E.茵陈

【答案】D

2.治疗石淋，宜首选

A.萆薢

B.木通

C.石韦

D.滑石

E.金钱草

【答案】E

3.下列药物中，为治疗黄疸要药的是

A.茵陈

B.虎杖

C.郁金

D.萆薢

E.地肤子

【答案】A

第十二章 温里药

第一节 概述

（略）

1.被称为“回阳救逆第一品药”的药物是

A.干姜

B.生姜

C.肉桂

D.附子

E.茴香

【答案】D

2.附子和干姜的共同功效是

A.回阳

B.通脉

C.止痛

D.止呕

E.止泻

【答案】A

3.小茴香善于治疗以下哪种病证

A.亡阳厥逆

B.厥阴头痛

C.寒饮咳喘

D.虚阳上浮

E.寒疝腹痛

【答案】E

【解析】小茴香的应用：①寒疝腹痛，睾丸偏坠疼痛，少腹冷痛，痛经。②中焦虚寒气滞证。

4.为治命门火衰之要药的药物是

A.肉桂

B.桂枝

C.干姜

D.附子

E.吴茱萸

【答案】A

5.患者呕吐吞酸，嗳气频繁，胸胁闷痛，

脉弦。治疗应选用的药物是

A.干姜

B.高良姜

C.吴茱萸

D.丁香

E.小茴香

【答案】C

6.治疗下元虚冷，虚阳上浮，应首选的药物是

A.附子

B.干姜

C.肉桂

D.吴茱萸

E.茴香

【答案】C

7.患者，女，65岁。心悸、胸闷、水肿十余年，近日病情加重，全身冷汗淋漓，神志时清时昏，面色苍白，手足冰凉，舌质淡胖，脉细微无力，应急用人参配伍的药物是

A.白术

B.党参

C.附子

D.黄芪

E.甘草

【答案】C

（8~9题共用备选答案）

A.丁香

B.细辛

C.花椒

D.小茴香

E.高良姜

8.治疗睾丸偏坠胀痛，应选用的药物是

【答案】D

9.治疗阳痿之肾阳不足证，应选用的药物是

【答案】A

【解析】丁香的功效：温中降逆，散寒止痛，温肾助阳。丁香的应用：①胃寒呕逆。②脘腹冷痛。③阳痿、宫冷。

（10~11题共用备选答案）

A.丁香

B.细辛

C.花椒

D.小茴香

E.高良姜

10.既能散寒止痛，又可温中止呕的药物是

【答案】E

11.既能温中止痛，又可杀虫止痒的药物是

【答案】C

第十三　章理气药

第一节　概述

1.下列各项中不属于理气药归经的是

A.脾

B.肺

C.肝

D.胃

E.肾

【答案】E

2.理气药的功效不包括

A.理气健脾

B.疏肝解郁

C.行气止痛

D.破气散结

E.宁心安神

【答案】E

第二节 具体药物

1.治疗肝气郁滞或肝胃不和所致的胁肋作痛兼见热象者,应选用的药物是

A.香附

B.青皮

C.沉香

D.川楝子

E.木香

【答案】D

【解析】川楝子能疏肝泄热,行气止痛,杀虫。治疗肝郁化火诸痛证;虫积腹痛;头癣、秃疮。

2.既能疏肝破气,又能消积化滞的药物是

A.橘皮

B.青皮

C.枳实

D.沉香

E.香附

【答案】B

3.沉香治疗胃寒呕吐,虚喘证,其功效是

A.温肺化饮

B.燥湿化痰

C.纳气平喘

D.理气健脾

E.疏肝理气

【答案】C

【解析】沉香的功效行气止痛,温中止呕,纳气平喘。

4.青皮用于癥瘕积聚是因其能

A.活血化瘀

B.化痰散痞

C.疏肝破气

D.软坚消癥

E.行气活血

【答案】C

5.治疗食积停滞,腹痛便秘,泻痢不畅,里急后重,痰浊阻塞气机,胸脘痞满,应选用的药物是

A.枳实

B.陈皮

C.佛手

D.香附

E.木香

【答案】A

【解析】枳实治疗胃肠积滞,湿热泻痢。本品辛行苦降,善破气除痞、消积导滞。治饮食积滞,脘腹痞满胀痛,常与山楂、麦芽、神曲等同用,如曲麦枳术丸。

6.下列哪种药物可治疗虫积腹痛

A.乌药

B.青木香

C.香附

D.川楝子

E.青皮

【答案】D

7.可治疗寒凝气滞胸腹诸痛证,尿频遗尿的药物是

A.乌药

B.佛手

C.香附

D.荔枝核

E.川楝子

【答案】A

8.善于治疗肝气郁滞之痛经,人称“气病

之总司，妇科之主帅”的药物是

A.香附

B.木香

C.佛手

D.青皮

E.枳实

【答案】A

【解析】香附具有疏肝解郁、行气散结、调经止痛之功，为妇科调经之要药。

9.生用行气力强，煨用行气力缓而实肠止泻的药物是

A.葛根

B.青皮

C.枳实

D.沉香

E.木香

【答案】E

10.下列关于佛手的功效叙述正确的是

A.通阳、散结、行气、止痛

B.行气、调中、燥湿、化痰

C.疏肝、理气、和胃、化痰

D.疏肝、破气、散结、消滞

E.疏肝、理气、调经、止痛

【答案】C

11.下列关于薤白的功效叙述正确的是

A.温阳

B.壮阳

C.回阳

D.通阳

E.升阳

【答案】D

12.香附调经，适用的病证是

A.气血亏虚月经不调

B.气滞血瘀月经不调

C.寒凝血滞月经不调

D.肝气郁结月经不调

E.肝郁化火月经不调

【答案】D

13.患者，男，50岁。素体肥胖，胸闷憋气，时感胸痛，甚则胸痛彻背，舌质紫暗，苔薄腻，脉弦滑。治疗应首选的药物是

A.青皮

B.乌药

C.薤白

D.木香

E.香附

【答案】C

【解析】薤白的应用：胸痹心痛，脘腹痞满胀痛，泻痢里急后重。

第十四章　消食药

第一节　概述

（略）

第二节　具体药物

1.善治疗泻痢腹痛、疝气痛的药物是

A.山楂

B.麦芽

C.莱菔子

D.鸡内金

E.厚朴

【答案】A

2.稻芽的功效是

A.行气消食,回乳消胀

B.消食和中,健脾开胃

C.消食除胀,降气化痰

D.消食健胃,固精止遗

E.消食健胃,化浊降脂

【答案】B

3.生用功偏消食健胃,炒用多用于回乳消胀的药物是

A.山楂

B.神曲

C.莱菔子

D.麦芽

E.稻芽

【答案】D

4.性微温,可入肝经,能行气散瘀,化浊降脂的药物是

A.山楂

B.神曲

C.鸡内金

D.稻芽

E.麦芽

【答案】A

【解析】山楂的应用:①肉食积滞。消油腻肉食积滞之要药。②泻痢腹痛、疝气痛。③血瘀证。④高脂血证。此外,炒用止泻止痢。

5.患者痰壅气逆,咳嗽喘逆,痰多胸闷,食少难消,舌苔白腻,脉滑。治疗宜选用的药物是

A.山楂

B.莱菔子

C.神曲

D.鸡内金

E.麦芽

【答案】B

【解析】莱菔子的应用:食积气滞咳喘痰多,胸闷食少。消食除胀,又能降气化痰,止咳平喘。尤宜治咳喘痰壅,胸闷兼食积者,单用本品为末服;或与白芥子、苏子等同用,如三子养亲汤。

6.既能消食化积,又能降气化痰的药物是

A.山楂

B.神曲

C.莱菔子

D.麦芽

E.稻芽

【答案】C

7.可与金石、贝壳类等药物同用,以助其消化的药物是

A.稻芽

B.麦芽

C.神曲

D.鸡内金

E.山楂

【答案】C

【解析】神曲消食力强,还能助金石、贝壳类药物的消化,凡丸剂中有金石、贝壳类难以消化的药物者,常用本品糊丸,既助消化,又可作为粘合剂。故本题选C。

8.下列除哪项外,均是鸡内金的主治病证

A.小儿疳积

B.食积不化

C.虫积腹痛

D.遗精遗尿

E.砂石淋证

【答案】C

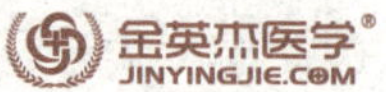

9.研末服效果比煎剂好的药物是

A.麦芽

B.山楂

C.神曲

D.鸡内金

E.稻芽

【答案】D

第十五章　驱虫药

第一节　概述

（略）

第二节　具体药物

1.下列药物中大量服用会出现呃逆、呕吐、腹痛、眩晕等症状的是

A.使君子

B.苦楝皮

C.槟榔

D.雷丸

E.榧子

【答案】A

2.下列关于使君子的用法用量叙述错误的是

A.空腹服用

B.煎服，9~12g，捣碎

C.炒香嚼服，6~9g

D.每日1次，连用3日

E.小儿每岁1~2粒，1日总量不超过30粒

【答案】E

【解析】使君子的用法用量：煎服，9~12g，捣碎；炒香嚼服，6~9g。小儿每岁1~1.5粒，1日总量不超过20粒。空腹服用，每日1次，连用3日。

3.川楝子、槟榔皆具有的功效是

A.杀虫行气

B.杀虫利水

C.行气利水

D.行气疏肝

E.行气健脾

【答案】A

【解析】槟榔功效：杀虫消积，行气，利水，截疟。川楝子功效：行气止痛，杀虫。

4.既能治疗蛔虫病、钩虫病、蛲虫病，又能治疗疥癣、湿疮的药物是

A.使君子

B.苦楝皮

C.榧子

D.槟榔

E.雷丸

【答案】B

5.下列哪项不是槟榔的治疗作用

A.食积腹胀

B.肠燥便秘

C.泻痢后重

D.脚气肿痛

E.肠道寄生虫病

【答案】B

【解析】槟榔的应用：①肠道寄生虫病。②食积气滞，泻痢后重。③水肿，脚气肿痛。④疟疾。

6.下列各项,不属于槟榔功效的是
A.消积
B.行气
C.利水
D.截疟
E.疗癖
【答案】E
7.雷丸的功效是
A.杀虫消积
B.行气利水
C.润肠通便
D.截疟祛痰
E.润肺止咳
【答案】A
8.下列药物中可以润肠通便,润肺止咳的是
A.使君子
B.苦楝皮
C.榧子
D.槟榔
E.雷丸
【答案】C
(9~10题共用备选答案)
A.蛔虫
B.绦虫
C.丝虫
D.钩虫
E.姜片虫
9.使君子驱虫主要驱的是
【答案】A
10.槟榔驱虫主要驱的是
【答案】B
11.下列各项,可治小儿疳积的药物是
A.槟榔
B.榧子
C.使君子
D.贯众
E.雷丸
【答案】C
【解析】使君子治疗蛔虫病,蛲虫病;小儿疳积。
12.患者,女,21岁。形体消瘦,腹部隐痛,大便有虫节片排出,诊断为姜片虫,使用槟榔治疗的用量是
A.3~10g
B.3~15g
C.10~20g
D.15~30g
E.30~60g
【答案】E
【解析】槟榔煎服,3~10g。驱杀绦虫、姜片虫30~60g,生用力佳,炒用力缓;焦槟榔用治食滞不消,泻痢后重。

第十六章 止血药

第一节 概述

止血药的治疗原则是
A.止血不留瘀
B.标本兼治
C.大补元气
D.先扶正后治标
E.扶正祛邪
【答案】A

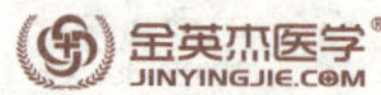

第二节　凉血止血药

1.既可治疗热毒疮疡初起肿痛之证，又可治疗尿血、血淋的药物是

A.地榆

B.小蓟

C.槐花

D.白茅根

E.侧柏叶

【答案】B

【解析】小蓟的应用：①血热出血证。善治尿血、血淋。②热毒痈肿，用于治疗热毒疮疡初起肿痛之证。

2.大蓟除凉血止血外，还可以

A.散瘀解毒消痈

B.解毒敛疮生肌

C.解毒消肿生肌

D.清热散瘀解毒

E.清热解毒消痈

【答案】A

3.下列药物中可泻火解毒敛疮，为治烫伤之要药的是

A.大蓟

B.地榆

C.槐花

D.白茅根

E.侧柏叶

【答案】B

4.下列各项中可清肝泻火，治疗便血痔血的药物是

A.大蓟

B.地榆

C.槐花

D.白茅根

E.侧柏叶

【答案】C

5.既能凉血止血，又能祛痰止咳的药物是

A.大蓟

B.紫草

C.侧柏叶

D.槐花

E.三七

【答案】C

【解析】侧柏叶的功效：凉血止血，化痰止咳，生发乌发。

6.白茅根具有的功效是

A.解毒敛疮

B.消肿生肌

C.清热利尿

D.祛痰止咳

E.收敛止血

【答案】C

【解析】白茅根的功效：凉血止血、清热利尿、清肺胃热。

第三节　化瘀止血药

1.具有止血而不留瘀，化瘀而不伤正之特点的药物是

A.白及

B.三七

C.茜草

D.五灵脂

E.蒲黄

【答案】B

【解析】三七的应用：出血证。功善止血，又能化瘀生新，疗效卓著，有止血而不留瘀，

化瘀而不伤正之特点。对人体内外各种出血,无论有无瘀滞,均可应用。

2.对于咳血、吐血等肺胃出血证,多选用的药组是

A.三七、白及

B.蒲黄、茜草

C.槐花、侧柏叶

D.血余炭、槐花

E.地榆、仙鹤草

【答案】A

3.既能化瘀止血,又能利尿通淋的药物是

A.三七

B.蒲黄

C.茜草

D.白及

E.白茅根

【答案】B

4.既可化瘀止血,又可理气止痛的药物是

A.蒲黄

B.三七

C.降香

D.大蓟

E.小蓟

【答案】C

第四节 收敛止血药

1.肺胃出血当选用的药物是

A.大蓟

B.仙鹤草

C.白及

D.白茅根

E.槐花

【答案】C

【解析】白及的应用:出血证。味涩质黏,为收敛止血之要药,可治体内外诸出血证。临床尤多用于肺、胃出血证。

2.用于治疗脱力劳伤的药物是

A.白及

B.仙鹤草

C.棕榈炭

D.血余炭

E.炮姜

【答案】B

(3~4题共用备选答案)

A.蒲黄

B.仙鹤草

C.棕榈炭

D.血余炭

E.三七

3.既能收敛止血,又能止痢截疟的药物是

【答案】B

4.既能收敛止血,又能化瘀利尿的药物是

【答案】D

第五节 温经止血药

1.治疗下焦虚寒、腹中冷痛、经血持续半月未止者,宜选用的药物是

A.地榆

B.茜草

C.艾叶

D.干姜

E.槐花

【答案】C

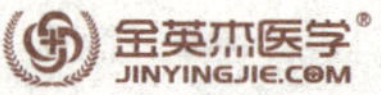

【解析】艾叶的功效：温经止血，散寒调经，外用祛湿止痒。

（2~3题共用备选答案）

A.棕榈炭

B.仙鹤草

C.白及

D.三七

E.炮姜

2.具有温经止血功效的药物是

【答案】E

3.只有温中止痛功效的药物是

【答案】E

第十七章　活血化瘀药

第一节　概述

1.活血化瘀药的性味多为

A.辛、苦、温

B.酸、苦、温

C.甘、苦、温

D.甘、咸、温

E.甘、辛、温

【答案】A

2.活血化瘀药的归经是

A.肝、胃

B.肝、肾

C.肝、脾

D.心、肝

E.心、肺

【答案】D

第二节　活血止痛药

1.功能祛风止痛，善治头痛、风湿痹痛的药物是

A.三七

B.川芎

C.茜草

D.姜黄

E.郁金

【答案】B

2.能“行血中气滞，气中血滞，故专治一身上下诸痛”的药物是

A.川芎

B.延胡索

C.茜草

D.鸡血藤

E.郁金

【答案】B

3.延胡索醋制的目的是

A.矫正异味

B.改变药性

C.降低药效

D.增强药效

E.降低毒性

【答案】D

4.能清利肝胆湿热，与茵陈、栀子配伍可治湿热黄疸的药物是

A.川芎

B.延胡索

C.茜草

D.三七

E.郁金

【答案】E

5.可治疗风湿痹痛（偏上肢）的药物是

A.川芎

B.延胡索

C.茜草

D.三七

E.姜黄

【答案】E

6.具有活血止痛，行气解郁，凉血清心功效的药物是

A.川芎

B.丹参

C.元胡

D.姜黄

E.郁金

【答案】E

【解析】郁金的功效：活血止痛，行气解郁，清心凉血，利胆退黄。

第三节　活血调经药

1.下列药物中，不具有行气功效的药物是

A.川芎

B.郁金

C.丹参

D.延胡索

E.姜黄

【答案】C

2.既能活血，又能补血，且有舒筋活络之功的药物是

A.川芎

B.当归

C.鸡血藤

D.白芍

E.血竭

【答案】C

3.生用活血通经，利水通淋，引血下行，炙用补肝肾，强筋骨的药物是

A.骨碎补

B.杜仲

C.肉桂

D.鸡血藤

E.牛膝

【答案】E

【解析】牛膝用法：煎服。活血通经、利水通淋、引火（血）下行宜生用；补肝肾、强筋骨宜酒炙用。

4.治疗产后瘀滞腹痛，伴身面浮肿、小便不利者，当选用的药物是

A.当归、泽泻

B.赤芍、红花

C.桃仁、王不留行

D.益母草、泽兰

E.牛膝、刘寄奴

【答案】D

5.既能用于血滞经闭，又能用于肺痈、肠痈及肠燥便秘的药物是

A.芒硝

B.芦根

C.玄参

D.桃仁

E.牡丹皮

【答案】D

【解析】桃仁的应用：①瘀血阻滞诸证。②肺痈、肠痈。③肠燥便秘。④咳嗽气喘。

6.患者腰痛以酸软为主，喜按喜揉，腿膝无力，遇劳更甚，卧则减轻。治疗应选用的药物是

A.牛膝

B.桃仁

C.红花

D.郁金

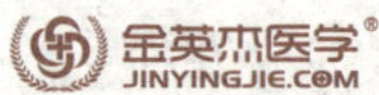

E.鸡血藤

【答案】A

7.延胡索的主治病证是

A.风寒头痛

B.风湿痹痛

C.湿热黄疸

D.疮痈肿痛

E.气滞血瘀诸痛

【答案】E

【解析】川芎治疗气血瘀滞诸痛证。本品辛散温通,为活血行气止痛之良药,前人谓其能"行血中之气滞,气中血滞,故能专治一身上下诸痛"。为常用的止痛药,无论何种痛证,均可配伍应用。

8.桃仁与红花共同的功效是

A.活血祛瘀

B.化瘀止血

C.利尿消肿

D.润肠通便

E.止咳平喘

【答案】A

第四节　活血疗伤药

1.具有活血止痛、补肾强骨功效的药物是

A.牛膝

B.杜仲

C.土鳖虫

D.骨碎补

E.自然铜

【答案】D

2.功能散瘀止痛,续筋接骨的药物是

A.土鳖虫

B.骨碎补

C.自然铜

D.鸡血藤

E.血竭

【答案】C

【解析】自然铜的功效:散瘀止痛,接骨疗伤。

3.既可治疗跌打损伤、筋伤骨折,又可治疗血瘀经闭、产后瘀滞腹痛、积聚痞块的药物是

A.血竭

B.苏木

C.土鳖虫

D.骨碎补

E.自然铜

【答案】C

4.血竭除了具有化瘀止血的功效,还具有

A.生肌敛疮

B.续筋接骨

C.补肾强骨

D.消风祛斑

E.破血逐瘀

【答案】A

5.血竭的用量正确的是

A.0.5~1g

B.1~1.5g

C.1~2g

D.1.5~2g

E.2~3g

【答案】C

第五节　破血消癥药

1.三棱与莪术的**共同**功效是
A.破血通经,逐瘀消癥
B.活血消癥,通经下乳
C.破血行气,消积止痛
D.消肿排脓,搜风通络
E.破血逐瘀,续筋接骨
【答案】C
(2~3 题共用备选答案)
A.活血行气,祛风止痛
B.破血通经,逐瘀消癥
C.活血调经,除烦安神
D.活血调经,清热解毒
E.活血消癥,消肿排脓
2.**水蛭**具有的功效是
【答案】B
3.**穿山甲**具有的功效是
【答案】E

第十八章　化痰止咳平喘药

配套名师精讲课程

第一节　概述

(略)

第二节　温化寒痰药

1.外敷有**发泡**作用,**皮肤过敏者忌用**的药物是
A.半夏
B.天南星
C.白附子
D.芥子
E.皂荚
【答案】D
【解析】芥子的用法:煎服,3~9g。外用适量,研末调敷,或发泡用。白芥子的使用注意:皮肤黏膜有刺激,易致发泡,过敏体质禁用。
2.半夏、天南星**均具有**的功效是
A.祛风止痉
B.消痞散结
C.降逆止呕
D.燥湿化痰
E.利气散结
【答案】D
3.内服能**消痞散结**,外用能消肿止痛的药物是
A.半夏
B.天南星
C.白附子
D.白芥子
E.旋覆花
【答案】A
4.味辛苦咸,性微温,**善降肺胃之气**而降气消痰,行水止呕的药物是
A.半夏
B.旋覆花
C.天南星
D.白前
E.芥子

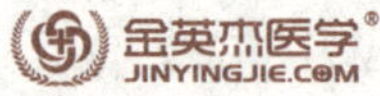

【答案】B

5.适用于肺气上逆喘息及胃气上逆之**呕吐、嗌气、呃逆**的药组是

A.旋覆花配代赭石

B.半夏配生姜

C.竹茹配芦根

D.旋覆花配紫苏子

E.紫苏子配莱菔子

【答案】A

6.功效**只有**降气化痰止咳的药物是

A.白前

B.天南星

C.白附子

D.白芥子

E.旋覆花

【答案】A

第三节 清化热痰药

1.桔梗与浙贝母**都能够**治疗的病证是

A.肠痈

B.乳痈

C.疮痈

D.肺痈

E.瘰疬

【答案】D

【解析】桔梗的应用:肺痈吐脓。能宣肺化痰,以排壅肺之脓痰,为治肺痈之常用药。浙贝母的应用:瘰疬、瘿瘤、乳痈疮毒、肺痈。苦泄,长于散结消痈。

2.凡气机上逆,呕吐、呛咳、眩晕、阴虚火旺咯血等**不宜用**

A.桔梗

B.柴胡

C.升麻

D.白前

E.芥子

【答案】A

3.具有**清热化痰,软坚散结**功效的药物是

A.海藻

B.海蛤壳

C.海螵蛸

D.胖大海

E.昆布

【答案】B

4.用治**肺虚久咳、痰少咽燥**之证,宜选的药物是

A.浙贝母

B.川贝母

C.陈皮

D.黄芩

E.百部

【答案】B

5.既能散结宽胸,治疗**痰热胸痹、结胸证**,又可治疗肠燥便秘的药物是

A.贝母

B.瓜蒌

C.竹茹

D.竹沥

E.天竺黄

【答案】B

6.既能清热化痰,又能**除烦止呕**的药物是

A.天竺黄

B.竹沥

C.竹茹

D.川贝母

E.旋覆花

【答案】C

7.治疗风热咳嗽、痰热咳嗽**均适宜**的药

物组合是

A.前胡、浙贝母

B.瓜蒌、天竺黄

C.竹茹、桔梗

D.白前、荆芥

E.旋覆花、半夏

【答案】A

8.海藻、昆布的共同功效是

A.消痰软坚，利水消肿

B.清肺化痰，软坚散结

C.宣肺祛痰，利咽排脓

D.降气化痰，疏散风热

E.软坚散结，制酸止痛

【答案】A

(9~10题共用备选答案)

A.天竺黄

B.竹沥

C.海蛤壳

D.竹茹

E.昆布

9.以清热豁痰，定惊利窍为功效的是

【答案】B

10.以清热化痰，清心定惊为功效的是

【答案】A

第四节　止咳平喘药

1.可以治疗肺热咳嗽，胃热呕吐，止咳宜炙用，止呕宜生用的药物是

A.紫苏

B.白前

C.百部

D.紫菀

E.枇杷叶

【答案】E

2.功专润肺止咳，咳嗽无论外感内伤、新久均可使用的药物是

A.款冬花

B.薏苡仁

C.紫菀

D.紫苏

E.百部

【答案】E

(3~4题共用备选答案)

A.旋覆花

B.款冬花

C.紫菀

D.白果

E.苦杏仁

3.有小毒，婴幼儿慎用，阴虚咳喘、大便溏泄者忌用的药物是

【答案】E

【解析】苦杏仁的使用注意：阴虚咳喘、大便溏泄者忌用；有小毒，用量宜小，小儿慎用。

4.过食可致中毒，出现腹痛、吐泻、发热、紫绀以及昏迷、抽搐，严重者可致呼吸麻痹而死亡的药物是

【答案】D

【解析】白果的使用注意：本品有毒，不宜多用，小儿尤当注意。过食白果可致中毒，出现腹痛、吐泻、发热、紫绀以及昏迷、抽搐，严重者可致呼吸麻痹而死亡。

(5~6题共用备选答案)

A.清肺止咳，降逆止呕

B.润肺下气，止咳化痰

C.润肺止咳，杀虫灭虱

D.敛肺定喘，止带缩尿

E.泻肺平喘，利水消肿

5.桑白皮的功效是

【答案】E

6.葶苈子的功效是

【答案】E

7.白果除了可以敛肺化痰定喘,还可以

A.止带缩尿

B.润肺止咳

C.利水消肿

D.杀虫灭虱

E.降逆止呕

【答案】A

第十九章　安神药

第一节　概述

（略）

第二节　重镇安神药

1.具有镇心安神,聪耳明目作用的药物是

A.龙骨

B.磁石

C.牡蛎

D.石决明

E.朱砂

【答案】B

【解析】磁石的功效:镇惊安神,平肝潜阳,聪耳明目,纳气定喘。

2.具有镇惊安神,平肝潜阳,收敛固涩功效的药物是

A.朱砂

B.磁石

C.龙骨

D.朱砂

E.石决明

【答案】C

3.具有定惊安神,活血散瘀,利尿通淋作用的药物是

A.朱砂

B.磁石

C.龙骨

D.牡蛎

E.琥珀

【答案】E

4.下列药物中不入煎剂的药物是

A.酸枣仁

B.磁石

C.龙骨

D.牡蛎

E.琥珀

【答案】E

5.功能收湿敛疮,平肝潜阳宜生用,收敛固涩宜煅用的药物是

A.朱砂

B.磁石

C.龙骨

D.牡蛎

E.琥珀

【答案】C

第三节　养心安神药

1.治疗血不养心引起的虚烦、不眠、惊悸怔忡之证,宜选用的药组是

A.酸枣仁、柏子仁

B.石菖蒲、远志

C.合欢皮、龙骨

D.朱砂、磁石

E.珍珠母、琥珀

【答案】A

【解析】酸枣仁的应用:心悸失眠。能养心阴,益心肝血而安神,治心肝阴血虚之心悸、怔忡、失眠、健忘等证。柏子仁的应用:心悸失眠,肠燥便秘。还可治阴虚盗汗,小儿惊痫。

2.既可安神,又可祛痰的药物是

A.柏子仁

B.酸枣仁

C.远志

D.连翘

E.琥珀

【答案】C

3.患者,女,36岁。虚烦不眠,惊悸多梦,体虚多汗,舌淡少苔,脉细弱。治疗应首选的药物是

A.酸枣仁

B.合欢皮

C.磁石

D.远志

E.朱砂

【答案】A

4.既可治疗心悸失眠,又可治疗肠燥便秘的药物是

A.柏子仁

B.合欢皮

C.酸枣仁

D.首乌藤

E.远志

【答案】A

(5~6题共用备选答案)

A.解郁安神,活血消肿

B.养血安神,祛风通络

C.安神益智,祛痰开窍

D.养心安神,润肠通便

E.养心益肝,安神敛汗

5.合欢皮的功效是

【答案】A

6.首乌藤的功效是

【答案】B

第二十章 平肝息风药

第一节 概述

(略)

第二节 平抑肝阳药

1.石决明、决明子的共同功效是

A.润肠通便

B.清肝明目

C.息风止痉

D.平肝潜阳

E.降气化痰

【答案】B

【解析】石决明、决明子的相同点:清肝明目,治肝热目赤、翳障、目疾均用。

2.具有平肝解郁,祛风明目功效的是

A.珍珠母

B.代赭石

C.蒺藜

D.钩藤

E.牡蛎

【答案】C

3.龙骨与牡蛎的共同功效是

A.平肝息风

B.收敛固涩

C.软坚散结

D.清肝明目

E.制酸止痛

【答案】B

4.代赭石除具有平肝潜阳作用外,还有的功效是

A.收敛固涩

B.镇惊安神

C.清肝明目

D.重镇降逆

E.清热利水

【答案】D

【解析】代赭石的功效:平肝潜阳,重镇降逆,凉血止血。

5.既具有清肝明目,又具有镇惊安神功效的药物是

A.珍珠母

B.石决明

C.决明子

D.罗布麻

E.蒺藜

【答案】A

6.煅制收敛制酸,可治胃痛泛酸的药物是

A.决明子

B.代赭石

C.石决明

D.钩藤

E.牡蛎

【答案】E

7.具有平肝潜阳,重镇降逆,凉血止血功效的药物是

A.蒺藜

B.赭石

C.罗布麻

D.钩藤

E.牡蛎

【答案】B

第三节 息风止痉药

1.治疗热病高热,热极动风,惊痫抽搐的首选药物是

A.知母

B.黄连

C.羚羊角

D.龙骨

E.牡蛎

【答案】C

【解析】羚羊角的应用:①肝风内动,惊痫抽搐。善清肝热,息肝风,镇惊解痉。为治惊痫抽搐之要药,尤宜于热极生风所致者。②肝阳上亢,头晕目眩。③肝火上炎,目赤头痛。④温热病壮热神昏,热毒发斑。

2.羚羊角煎服的用量是

A.0.1~0.3g

B.1~2g

C.1~3g

D.0.3~0.6g

E.1.5~3g

【答案】C

3.以下不属于牛黄功效的是

A.清热解毒

B.开窍醒神

C.清心豁痰

D.散血解毒

E.凉肝息风

【答案】D

4.治疗眩晕、头痛之要药的是

A.羚羊角

B.天麻

C.钩藤

D.地龙

E.蜈蚣

【答案】B

5.具有清热息风、平喘利尿、通络功效的药物是

A.地龙

B.全蝎

C.蜈蚣

D.钩藤

E.僵蚕

【答案】A

6.用治顽固性头痛、风湿顽痹的药物是

A.地龙、羚羊角

B.天麻、钩藤

C.全蝎、蜈蚣

D.僵蚕、全蝎

E.蜈蚣、僵蚕

【答案】C

【解析】全蝎的应用:痉挛抽搐;疮疡肿毒,瘰疬结核;风湿顽痹;顽固性偏正头痛。蜈蚣的应用:痉挛抽搐;疮疡肿毒,瘰疬结核;风湿顽痹;顽固性头痛。

7.全蝎、蜈蚣不具有的功效是

A.息风

B.攻毒

C.散结

D.化痰

E.通络

【答案】D

8.既可以息风止痉,又可以祛风止痛,化痰散结的药物是

A.地龙

B.全蝎

C.蜈蚣

D.钩藤

E.僵蚕

【答案】E

9.珍珠不具有的功效是

A.清热平肝

B.解毒生肌

C.明目消翳

D.安神定惊

E.润肤祛斑

【答案】A

第二十一章　开窍药

第一节　概述

下列关于开窍药的使用注意事项错误的是

A.只宜暂服,不可久用

B.内服宜入丸、散剂

C.只治闭证,禁治脱证

D 孕妇慎用

E.孕妇禁用

【答案】D

第二节 具体药物

1.治疗热闭神昏,常与麝香配伍相须使用的药物是

A.苏合香

B.石膏

C.大黄

D.冰片

E.石菖蒲

【答案】D

2.治疗寒闭神昏,首选的药物是

A.苏合香

B.远志

C.大黄

D.冰片

E.石菖蒲

【答案】A

3.石菖蒲的主治不包括

A.癥瘕积聚

B.神昏癫痫

C.健忘失眠

D.耳鸣耳聋

E.噤口下痢

【答案】A

4.热闭、寒闭神昏,均可选用的药物是

A.石菖蒲

B.麝香

C.牛黄

D.冰片

E.苏合香

【答案】B

【解析】麝香的应用:闭证神昏。麝香辛温,气极香,走窜之性甚烈,有很强的开窍通闭、辟秽化浊作用,为醒神回苏之要药。可用于各种原因所致之闭证神昏,无论寒闭、热闭,用之皆效。

第二十二章 补虚药

第一节 概述

下列关于补虚药的使用注意事项错误的是

A.不宜滥用,宜文火久煎

B.湿盛中满忌用补气药,阴虚火旺忌用补阳药

C.脾胃虚弱、痰湿内阻、腹满便溏可用补阴药

D.邪盛正气未虚忌用,以免“闭门留寇”

E.若需久服,宜作蜜丸、煎膏(膏滋)、片剂、颗粒剂或酒剂等

【答案】C

第二节 补气药

1.治疗大失血、大吐泻所致体虚欲脱、脉微欲绝之证,宜首选的药物是

A.西洋参

B.太子参

C.人参

D.党参

E.黄芪

【答案】C

【解析】人参的应用:元气虚脱证。大补元气,复脉固脱,为拯危救脱的要药。

2.下列药物中,可以清热的是

A.人参

B.党参

C.黄芪

D.西洋参

E.太子参

【答案】D

3.本品甘温,为补中益气的要药,可治脏器脱垂的药物是

A.人参

B.山药

C.黄芪

D.党参

E.太子参

【答案】C

4.既能补气健脾,又能利水消肿、托毒生肌的药物是

A.党参

B.山药

C.黄芪

D.西洋参

E.太子参

【答案】C

5.可治脾虚胎动不安的药物是

A.杜仲

B.山药

C.白术

D.黄芪

E.太子参

【答案】C

【解析】白术的应用:①脾气虚证。为"补气健脾第一要药"。②气虚自汗。善治脾虚气弱,卫外不固,表虚自汗。③脾虚胎动不安。益气安胎。

6.山药具有的功效是

A.补肾涩精

B.养血安神

C.补气升阳

D.益卫固表

E.燥湿健脾

【答案】A

7.甘草具有的功效是

A.健脾燥湿

B.益气养阴

C.生津养血

D.托毒生肌

E.祛痰止咳

【答案】E

【解析】甘草的功效:补脾益气,祛痰止咳,缓急止痛,清热解毒,调和诸药。

(8~10题共用备选答案)

A.补脾养胃,生津益肺

B.健脾化湿,和中消暑,解毒

C.补中益气,养血安神

D.补中润燥,止痛解毒

E.益卫固表,利尿消肿

8.扁豆的功效是

【答案】B

9.大枣的功效是

【答案】C

10.蜂蜜的功效是

【答案】D

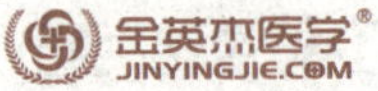

第三节　补阳药

1.在使用注意方面,小量开始,缓缓增加,以免阳升风动、头晕目赤的药物是

A.冬虫夏草

B.淫羊藿

C.鳖甲

D.白术

E.鹿茸

【答案】E

【解析】鹿茸的使用注意:内服宜从小量开始,缓缓增加,不可骤用大量,以免阳升风动、头晕目赤,或伤阴动血。发热忌服。

2.杜仲具有的功效是

A.补肝肾,强筋骨,安胎

B.补益肝肾,固精安胎

C.补肾壮阳,温脾止泻

D.补肝肾,强筋骨,止崩漏

E.温肾补精,益气养血

【答案】A

3.补骨脂不具有的功效是

A.温脾止泻

B.温脾摄唾

C.补肾助阳

D.纳气平喘

E.消风祛斑

【答案】B

4.具有温肾益精,养血益气功效的药物是

A.紫河车

B.续断

C.淫羊藿

D.巴戟天

E.冬虫夏草

【答案】A

5.具有补肾助阳,可以治疗阳痿不举,宫冷不孕,小便频数的药物是

A.肉桂

B.杜仲

C.淫羊藿

D.巴戟天

E.肉苁蓉

【答案】D

6.既能治肾虚腰痛,又能治疗胎动不安,习惯性堕胎的药物是

A.锁阳

B.杜仲

C.淫羊藿

D.仙茅

E.鹿茸

【答案】B

7.下列关于续断的主治叙述错误的是

A.腰膝酸痛,风湿痹痛

B.崩漏,胎漏,胎动不安

C.跌打损伤,筋伤骨折

D.肝肾亏虚

E.不孕少乳,久咳虚喘

【答案】E

(8~10题共用备选答案)

A.补肾助阳,润肠通便

B.补肾益精,养肝明目

C.补益肝肾,固精缩尿

D.补肾助阳,养肝明目

E.补肾助阳,纳气定喘

8.肉苁蓉的功效是

【答案】A

9.菟丝子的功效是

【答案】C

10.补骨脂的功效是

【答案】E

11.功效暖肾固精缩尿,温脾止泻摄唾的

药物是

A.肉桂

B.补骨脂

C.淫羊藿

D.菟丝子

E.益智仁

【答案】E

12.杜仲与续断具有的共同功效是

A.补肝肾

B.调冲任

C.续折伤

D.益精血

E.祛风湿

【答案】A

【解析】杜仲:补肝肾,强筋骨,安胎。续断:补肝肾,强筋骨,续折伤,止崩漏。

第四节 补血药

1.既可补血调经,又可以润肠通便的药物是

A.白芍

B.当归

C.熟地黄

D.何首乌

E.阿胶

【答案】B

2.有止血作用的补血滋阴润燥药是

A.制首乌

B.龙眼肉

C.墨旱莲

D.阿胶

E.熟地黄

【答案】D

【解析】阿胶功效:补血,滋阴,润肺,止血。

3.既可补血又可止血的药物

A.白芍

B.大蓟

C.鸡血藤

D.当归

E.阿胶

【答案】E

4.生首乌具有的功效是

A.补血,滋阴润燥

B.揉肝,敛阴止汗

C.解毒,润肠通便

D.活血,润肠通便

E.补肝肾,乌须发

【答案】C

(5~6题共用备选答案)

A.阿胶

B.白芍

C.当归

D.熟地黄

E.何首乌

5.治疗血瘀证,应选用的药物是

【答案】C

6.治疗出血证,应选用的药物是

【答案】A

第五节 补阴药

1.龟甲、鳖甲共同具有的功效是

A.养血补心

B.软坚散结

C.益肾健骨

D.滋阴潜阳

E.固精止崩

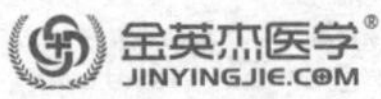

【答案】D

【解析】龟甲、鳖甲的相同点:滋阴清热,潜阳息风,相须为用,治阴虚发热、阴虚阳亢、阴虚风动等证。

(2~3 题共用备选答案)

A.西洋参

B.大枣

C.麦冬

D.山药

E.女贞子

2.具有滋补肝肾功效的药物是

【答案】E

3.具有养血安神功效的药物是

【答案】B

4.南沙参与北沙参功效不同点在于

A.养阴

B.清肺

C.益胃

D.生津

E.化痰

【答案】E

(5~6 题共用备选答案)

A.滋补肝肾,益精明目

B.滋补肝肾,凉血止血

C.滋补肝肾,乌须明目

D.养阴润燥,生津止渴

E.养阴润肺,清心安神

5.枸杞子的功效是

【答案】A

6.墨旱莲的功效是

【答案】B

第二十三章　收涩药

第一节　概述

下列关于收涩药说法错误的是

A.须配补益药,以标本兼治

B.脾肾阳虚久泻久痢配温补脾肾药

C.冲任不固,崩漏下血配补肝肾,固冲任药

D.肺肾虚损,久咳虚喘配补肺益肾纳气药

E.表邪未解,湿热内蕴适宜使用

【答案】E

第二节　固表止汗药

浮小麦具有的功效是

A.收敛止血

B.益气止汗

C.涩精止带

D.涩肠敛汗

E.止血止汗

【答案】B

【解析】浮小麦的功效:固表止汗,益气,除热。

第三节　敛肺涩肠药

1.治疗蛔虫引起蛔厥腹痛呕吐,肺虚久咳者,宜首选的药物是

A.槟榔

B.诃子

C.乌梅

D.山茱萸

E.海螵蛸

【答案】C

【解析】乌梅的应用:①肺虚久咳。②久泻久痢。③蛔厥腹痛,呕吐。④虚热消渴。

2.具有敛肺涩肠,降火利咽功效的药物是

A.五味子

B.五倍子

C.诃子

D.乌梅

E.莲子

【答案】C

3.不属于五味子主治的是

A.自汗,盗汗

B.梦遗滑精

C.遗尿尿频

D.便血脱肛

E.心悸、失眠

【答案】D

4.可温中行气,涩肠止泻的药物是

A.肉豆蔻

B.豆蔻

C.干姜

D.砂仁

E.佩兰

【答案】A

第四节　固精缩尿止带药

1.海螵蛸不具有的功效是

A.收湿敛疮

B.补肾助阳

C.制酸止痛

D.涩精止带

E.收敛止血

【答案】B

2.莲子与芡实的共同功效是

A.固崩止带

B.养心安神

C.固表止汗

D.敛肺止咳

E.补脾止泻

【答案】E

3.既能止泻,收敛止带,止血,又能清热燥湿的药物是

A.海螵蛸

B.莲子

C.五倍子

D.椿皮

E.肉豆蔻

【答案】D

【解析】椿皮的功效:清热燥湿,收敛止带,止泻,止血。

4.可治疗大汗不止、体虚欲脱的药物是

A.乌梅

B.五味子

C.五倍子

D.山茱萸

E.莲子

【答案】D

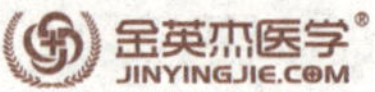

第二十四章　攻毒杀虫止痒药

第一节　概述

（略）

第二节　具体药物

1.忌火煅，烧煅后有剧毒的药物是

A.硫黄

B.雄黄

C.铅丹

D.白矾

E.朱砂

【答案】B

【解析】雄黄的使用注意：内服宜慎，不可久服。外用不宜大面积涂擦及长期持续使用。孕妇禁用。忌火煅，煅后有剧毒。

2.主治阳痿及虚喘冷哮、虚寒便秘的药物是

A.巴戟天

B.硫黄

C.雄黄

D.蛇床子

E.马钱子

【答案】B

【解析】硫黄的功效：外用解毒杀虫止痒，内服补火助阳通便。

3.下列除哪项外都是白矾的功效

A.解毒杀虫

B.燥湿止痒

C.息风止痉

D.止泻止血

E.祛除风痰

【答案】C

4.蛇床子主治不包括的是

A.虚喘冷哮

B.湿痹腰痛

C.肾虚阳痿

D.宫冷不孕，寒湿带下

E.阴痒带下，湿疹瘙痒，疥癣

【答案】A

5.蟾酥的功效是

A.杀虫止痒，温肾壮阳

B.攻毒杀虫，祛风止痛

C.攻毒蚀疮，消肿生肌

D.解毒止痛，开窍醒神

E.燥湿祛痰，截疟

【答案】D

【解析】蟾酥的功效：解毒止痛，开窍醒神。

第二十五章　拔毒化腐生肌药

第一节　概述

下列关于拔毒化腐生肌药的使用注意事项错误的是

A.多有剧毒或强大刺激性，应控制剂量和用法

B.外用不可过量或长期应用

C.某些药不宜在头面及黏膜部位使用，以防发生毒副反应

D.含有砷、汞、铅等的药毒副反应大，当严加注意，以确保用药安全

E.不可内服只可外用

【答案】E

第二节　具体药物

1.砒石内服具有的功效是

A.祛痰平喘

B.攻毒杀虫

C.蚀疮去腐

D.收湿止痒

E.清热解毒

【答案】A

【解析】砒石的功效：外用攻毒杀虫，蚀疮去腐；内服祛痰平喘，截疟。

2.硼砂具有的功效是

A.明目退翳

B.祛痰平喘

C.清肺化痰

D.敛疮生肌

E.拔毒去腐

【答案】C

3.具有明目去翳，收湿止痒敛疮功效的药物是

A.硼砂

B.砒石

C.炉甘石

D.芒硝

E.升药

【答案】C

第五篇

方剂学

第一章　总论

第一节　方剂与治法

1.下列方剂中不属于“和法”范畴的是

A.邪犯少阳

B.肝脾不和

C.肠胃不和

D.饮食停滞

E.气血营卫失和

【答案】D

2.下列各项中,不属于“消法”范畴的是

A.气滞血瘀

B.癥瘕积聚

C.水湿内停

D.痰饮不化

E.热结旁流

【答案】E

【解析】和法:通过和解或调和的方法,使半表半里之邪,或脏腑、阴阳、表里失和之证得以解除的一类治法。适用于邪犯少阳、肝脾不和、肠胃不和、气血营卫失和等证。其中主要有和解少阳、调和肝脾、调和寒热等。

3.下列病证中不宜使用“下法”治疗的是

A.宿食

B.结痰

C.停水

D.瘀血

E.痞积

【答案】E

【解析】痞积用消法。消法与下法均可消除有形之邪,但两者作用不同。通过泻下、荡涤、攻逐等方法,使停留于胃肠的宿食、燥屎、冷积、瘀血、结痰、停水等从下窍而出,以祛邪除病的一类治法。凡邪在肠胃而致大便不通、燥屎内结,或热结旁流,以及停痰留饮、瘀血积水等形证俱实之证均可。

4.下列各项中,不属于“八法”内容的是

A.汗法、吐法

B.下法、清法

C.宣法、通法

D.清法、补法

E.和法、温法

【答案】C

第二节 方剂的组成与变化

1.下列各项中,属于使药功用范畴的是

A.缓和君、臣药之峻烈

B.消除或减低君、臣药之毒性

C.协助君臣药加强治疗作用

D.直接治疗次要兼证的药物

E.引药至病所或特定部位

【答案】E

【解析】使药有两种意义。一是引经药,即能引方中诸药至特定病所的药物;二是调和药,即具有调和方中诸药作用的药物。

2.关于君药的描述错误的是

A.每一方中必须有君药

B.君药的药味和药量必须要大

C.君药是方中不可或缺,且药力居首的药物

D.方中君药比其作为臣佐使药的用量相应较大

E.任何药在作为君药时,其用量比作为臣、佐、使药应用时要大

【答案】B

3.下列哪项属于反佐药的范围

A.用以消除或减弱君、臣药的毒性,或制约君、臣药峻烈之性的药物

B.用以引领方中诸药至特定病所的药物

C.辅助君药加强对主病或主证的治疗作用的药物

D.病重邪甚时,为防止拒药,配用的与君药性质相反而又能在治疗中起相成作用的药物

E.针对主要兼病或兼证起主要治疗作用的药物

【答案】D

4.从方剂组成变化而论,桂枝汤与小建中汤之间的变化属于

A.药味加减

B.药量增减

C.剂型更换

D.药味加减与药量增减变化的联合运用

E.药味加减与剂型更换变化的联合运用

【答案】D

(5~6题共用备选答案)

A.具有调和方中诸药作用的药物

B.引方中诸药至特定病所的药物

C.针对主病或主证起主要治疗作用的药物

D.针对兼病或兼证起主要治疗作用的药物

E.直接治疗次要兼证的药物

5.上述各项,君药指的是

【答案】C

6.上述各项,臣药指的是

【答案】D

第三节 剂型

1.病证较重或病情不稳定的患者宜选用的剂型是

A.丸剂

B.散剂

C.汤剂

D.膏剂

E.丹剂

【答案】C

2.下列哪项不属于汤剂的特点

A.吸收快

B.药效发挥迅速

C.适用于病证较重的患者

D.药效持久

E.服用量大

【答案】D

【解析】汤剂吸收快,能迅速发挥药效;而且可以根据病情需要进行加减,因而多适用于病证较重或病情不稳定的患者。汤剂的不足之处是服用量大,某些药的有效成分不易煎出或易挥发散失,不适宜大规模生产,不利于患者携带。

3.下列哪一项不是"丸剂"的特点

A.不便服用

B.节省药材

C.吸收较慢

D.药效持久

E.适用于慢性虚弱性病证

【答案】A

【解析】丸剂特点:丸剂吸收较慢,药效持久,节省药材,便于患者服用与携带。多适用于慢性、虚弱性疾病。

第二章　解表剂

第一节　概述

解表剂的应用注意事项描述错误的是

A.宜热服,以助汗出

B.宜久煎,以助充分发挥药力

C.证属风热者,宜辛温解表剂

D.表里并重者,先解表,后治里

E.外邪入里者,不宜继续使用解表剂

【答案】E

第二节　辛温解表

1.麻黄汤的组成药物除麻黄外,还包括

A.苏叶、白芍、炙甘草

B.苏叶、白芷、生甘草

C.桂枝、杏仁、炙甘草

D.桂枝、杏仁、生甘草

E.桂枝、生姜、炙甘草

【答案】C

2.桂枝汤中体现"散收配伍",能调和营卫的药物组合是

A.桂枝与大枣

B.芍药与生姜

C.芍药与甘草

D.桂枝与芍药

E.桂枝与生姜

【答案】D

3.桂枝汤的功用是

A.发汗解表,宣肺平喘

B.解肌发表,调和营卫

C.温经散寒,养血通脉

D.温通心阳,平冲降逆

E.调和营卫,缓急止痛

【答案】B

4.桂枝汤的药物组成是

A.桂枝、芍药、大枣、生姜、甘草

B.桂枝、芍药、杏仁、甘草、人参

C.桂枝、芍药、生姜、大枣、杏仁

D.桂枝、芍药、麻黄、生姜、甘草

E.桂枝、芍药、生姜、大枣、人参

【答案】A

5.桂枝汤中桂枝与芍药的用药比例是

A.2：1

B.1：1

C.1：2

D.3：1

E.1：3

【答案】B

6.下列哪项不属于桂枝汤的配伍特点

A.散中有收

B.开腠畅营

C.汗不伤正

D.阴阳兼顾

E.营卫并调

【答案】B

【解析】桂枝汤的配伍特点为：散中有收，汗不伤正；助阳与益阴同用，阴阳兼顾，营卫并调。

7.小青龙汤的组成药物中含有

A.芍药、甘草

B.茯苓、半夏

C.生姜、大枣

D.杏仁、半夏

E.半夏、生姜

【答案】A

【解析】小青龙汤的组成为：麻黄、芍药、细辛、干姜、炙甘草、桂枝、五味子、半夏。

8.小青龙汤中配伍干姜、细辛的主要用意是

A.温肺散寒

B.温肺化饮

C.散寒解表

D.温胃散寒

E.散寒止痛

【答案】B

【解析】小青龙汤主治“表寒内饮”之证，其中干姜、细辛为辛温之品，作为臣药，温肺化饮，兼助麻黄桂枝解表。故选B。

9.下列各项中，除哪项外都是九味羌活汤的组成药物

A.防风、川芎

B.当归、陈皮

C.苍术、细辛

D.香白芷、生地

E.黄芩、甘草

【答案】B

【解析】九味羌活汤的组成为羌活、防风、苍术、细辛、川芎、香白芷、生地黄、黄芩、甘草。

10.患者痰饮咳喘不得平卧，咳痰白稀量多，四肢浮肿，身体疼痛，恶寒，舌苔白滑，脉浮。治疗应选用的方剂是

A.小青龙汤

B.越婢加半夏汤

C.麻黄汤

D.麻杏石甘汤

E.定喘汤

【答案】A

11.症见恶寒发热，无汗，头痛项强，肢体酸楚疼痛，口苦微渴，舌苔白，脉浮。治疗应首选的方剂是

A.麻黄汤

B.九味羌活汤

C.败毒散

D.桂枝汤

E.小青龙汤

【答案】B

【解析】九味羌活汤的主治证候：外感风寒湿邪，内有蕴热证。恶寒发热，肌表无汗，头痛项强，肢体酸楚疼痛，口苦微渴，舌苔白或微黄，脉浮。

12.症见恶寒发热，头痛身痛，无汗而喘，舌苔薄白，脉浮紧。治疗应首选的方剂是

A.麻黄汤

B.小柴胡汤

C.止嗽散

D.小青龙汤

E.九味羌活汤

【答案】A

13.止嗽散的功用是

A.疏表宣肺

B.泻肺清热

C.疏风止咳

D.散寒祛湿

E.理气化痰

【答案】C

第三节 辛凉解表

1.银翘散的组成药物除银花、连翘、荆芥穗、淡豆豉、牛蒡子外,还包括

A.竹叶、杏仁、桔梗、菊花、甘草

B.苏叶、桔梗、芦根、竹叶、甘草

C.薄荷、杏仁、桔梗、桂枝、甘草

D.薄荷、杏仁、竹叶、桔梗、甘草

E.薄荷、竹叶、桔梗、芦根、甘草

【答案】E

【解析】银翘散的组成是:连翘、银花、苦桔梗、薄荷、竹叶、生甘草、芥穗、淡豆豉、牛蒡子、鲜芦根。

2.桑菊饮的功用是

A.辛凉疏表,清肺平喘

B.疏风清热,宣肺止咳

C.辛凉透表,清热解毒

D.宣肺利气,疏风止咳

E.疏散风热,清肝明目

【答案】B

3.桑菊饮与银翘散二方均含有的药物是

A.银花、连翘

B.薄荷、连翘

C.桑叶、菊花

D.桑叶、竹叶

E.薄荷、菊花

【答案】B

4.具有辛凉疏表,清肺平喘功用的方剂是

A.止嗽散

B.银翘散

C.麻杏甘石汤

D.败毒散

E.桑菊饮

【答案】C

5.银翘散中具有疏散风热、清利头目,且可解毒利咽配伍意义的药物组合是

A.薄荷、牛蒡子

B.荆芥穗、淡豆豉

C.银花、连翘

D.芦根、生甘草

E.芦根、竹叶

【答案】A

6.麻黄杏仁甘草石膏汤中用量最重的药物是

A.麻黄

B.石膏

C.杏仁

D.甘草

E.黄芩

【答案】B

7.柴葛解肌汤的主治证候是

A.外感风寒,郁而化热

B.风温初起,邪客肺络

C.温病初起

D.外感风邪,邪热壅肺

E.外感风寒,兼有郁热

【答案】A

8.患者但咳，身热不甚，口微渴，脉浮数。治疗应首选的方剂是

A.银翘散

B.麻杏甘石汤

C.参苏饮

D.桑菊饮

E.止嗽散

【答案】D

【解析】桑菊饮的主治证候：风温初起，表热轻证。但咳，身热不甚，口微渴，脉浮数。

第四节　扶正解表

1.败毒散的功用是

A.益气解表，散寒祛湿

B.解肌发表，调和营卫

C.辛凉透表，清热解毒

D.益气解表，理气化痰

E.解肌清热

【答案】A

2.败毒散中合用治一身风寒湿邪的药物是

A.枳壳、桔梗

B.羌活、独活

C.羌活、川芎

D.柴胡、前胡

E.羌活、桔梗

【答案】B

【解析】败毒散中以羌活、独活为君，发散风寒，散湿止痛；其中羌活长于祛上部风寒湿邪并止痛，独活长于祛下部风寒湿邪并止痛，合而用之是通治一身风寒湿邪的常用组合。

3.参苏饮的功用是

A.益气解表，散寒祛湿

B.解肌发表，调和营卫

C.辛凉透表，清热解毒

D.益气解表，理气化痰

E.解表散寒，行气宽中

【答案】D

4.患者，男，50岁。昨日起憎寒壮热，头项强痛，肢体酸痛，无汗，鼻塞声重，咳嗽有痰，胸膈痞闷。舌淡苔白，脉浮而按之无力。治宜选用

A.参苏饮

B.败毒散

C.柴葛解肌汤

D.九味羌活丸

E.普济消毒饮

【答案】B

5.败毒散配伍人参的意义是

A.大补元气

B.复脉固脱

C.益气生津

D.安神益智

E.扶正祛邪

【答案】E

【解析】败毒散中人参为佐助药，可助正鼓邪外出，散中有补而不伤正。

第三章　泻下剂

第一节　概述

下列除哪项外均是泻下剂的适用范围

A.热结便秘

B.冷积便秘

C.燥屎内结证

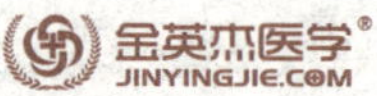

D.痰饮

E.积水所致里实证

【答案】D

【解析】泻下剂主要应用于因热结、冷积、燥屎、积水等所致的里实证。

第二节　寒下

1.下列哪项不属于大承气汤的主治

A.阳明腑实证

B.肠痈初起,湿热瘀滞证

C.里热实证所致热厥、痉病

D.里实热所致发狂

E.热结旁流证

【答案】B

【解析】大承气汤主治:①阳明腑实证。大便不通,频转矢气,脘腹痞满,腹痛拒按,按之则硬,甚或潮热谵语,手足濈然汗出,舌苔黄燥起刺,或焦黑燥裂,脉沉实。②热结旁流证。下利清水,色纯青,其气臭秽,脐腹疼痛,按之坚硬有块,口舌干燥,脉滑实。③里热实证之热厥、痉病或发狂等。

2.大承气汤的功用是

A.峻下热结

B.通里攻下

C.攻逐水饮

D.泻热逐水

E.缓下热结

【答案】A

3.功用为泻热逐水的方剂是

A.十枣汤

B.小陷胸汤

C.大承气汤

D.大陷胸汤

E.五苓散

【答案】D

4.大陷胸汤的药物组成是

A.大黄、厚朴、枳实

B.大黄、芒硝、甘遂

C.大黄、芒硝、厚朴

D.芒硝、枳实、甘遂

E.芫花、甘遂、大戟

【答案】B

第三节　温下

1.温脾汤的主治是

A.阳虚冷积证

B.热结旁流证

C.阳虚水肿证

D.脾胃虚寒证

E.脾约证

【答案】A

【解析】温脾汤的功用:攻下冷积,温补脾阳。主治:阳虚冷积证。

2.温脾汤的辨证要点是

A.腹痛便秘,手足不温,苔白,脉沉弦而迟

B.腹痛便秘,手足不温,苔白腻,脉弦紧

C.腹痛便秘,便秘,舌燥苔黄,脉沉有力

D.腹痛便秘,手足厥冷,苔白,脉沉紧

E.腹痛便秘,脐下绞结,绕脐不止,苔黄,脉实有力

【答案】A

3.温脾汤的组成是由附子、干姜、甘草加下列哪组药物组成的

A.人参、大黄、白术

B.人参、大黄、当归

C.人参、大黄、芒硝、当归

D.人参、大黄、枳实

E.人参、芒硝、厚朴

【答案】C

4.患者腹痛便秘，**脐下绞结，绕脐不止，手足不温**，苔白不渴，脉沉弦而迟。治疗宜选用的方剂是

A.理中丸

B.黄龙汤

C.小建中汤

D.温脾汤

E.大承气汤

【答案】D

5.温脾汤的**功用**是

A.攻下寒积，温补脾阳

B.润肠泄热，行气通便

C.温里散寒，通便止痛

D.攻下热结，益气养血

E.温中祛寒，补气健脾

【答案】A

【解析】温脾汤功用：攻下寒积，温补脾阳。主治：阳虚冷积证。腹痛便秘，脐下绞结，绕脐不止，手足不温，苔白不渴，脉沉弦而迟。

第四节　润下

1.**麻子仁丸**不含有的药物是

A.大黄

B.芒硝

C.芍药

D.枳实

E.厚朴

【答案】B

2.以**大便秘结，小便频数**，舌红苔黄，脉数为辨证要点的方剂是

A.八正散

B.济川煎

C.麻子仁丸

D.温脾汤

E.大承气汤

【答案】C

【解析】麻子仁丸的主治证候：肠胃燥热，脾约便秘证。大便干结，小便频数。

3.治疗**脾约证**的方剂是

A.济川煎

B.理中丸

C.麻子仁丸

D.四君子汤

E.归脾汤

【答案】C

4.下列方剂均属泻下剂，其中**不用大黄**的方剂是

A.黄龙汤

B.温脾汤

C.济川煎

D.大承气汤

E.麻子仁丸

【答案】C

【解析】济川煎的组成药物：当归、牛膝、肉苁蓉、泽泻、升麻、枳壳。

5.济川煎中配伍**当归的意义**是

A.补血活血

B.补血润燥

C.补血调经

D.补血益肝

E.引血归经

【答案】B

6.具有**温肾益精，润肠通便**功用的方剂是

A.增液汤

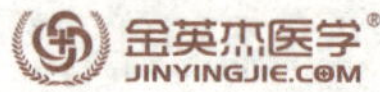

B.黄龙汤

C.麻子仁丸

D.济川煎

E.肾气丸

【答案】D

第五节　逐水

1.十枣汤的最佳服用时间是

A.饭后服

B.饭前服

C.睡前服

D.不拘时服

E.清晨空腹服

【答案】E

【解析】十枣汤的用法要点:清晨空腹服用,从小量开始,以免量大下多伤正。若服后下少,次日加量。

2.治疗悬饮咳唾胸胁引痛,心下痞硬,干呕短气,脉沉弦者,应首选的方剂是

A.五苓散

B.五皮饮

C.实脾散

D.真武汤

E.十枣汤

【答案】E

第六节　攻补兼施

1.治疗阳明腑实,气血不足证的方剂是

A.黄龙汤

B.大承气汤

C.小承气汤

D.温脾汤

E.八珍汤

【答案】A

【解析】黄龙汤主治证候:阳明腑实,气血不足证。自利清水,色纯青,或大便秘结,脘腹胀满,腹痛拒按,身热口渴,神疲少气,谵语,甚则循衣摸床,撮空理线,神昏肢厥,舌苔焦黄或焦黑,脉虚。

2.黄龙汤的组成不包含下列哪一项

A.大黄、芒硝

B.枳实、厚朴

C.人参、当归

D.甘草、桔梗

E.熟地、芍药

【答案】E

第四章　和解剂

第一节　概述

下列除哪项外均是和解剂

A.小柴胡汤

B.四逆散

C.逍遥散

D.柴胡疏肝散

E.半夏泻心汤

【答案】D

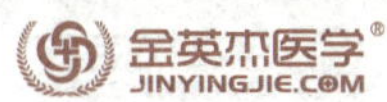

第二节 和解少阳

1.小柴胡汤中清泄少阳半里之热的药是

A.半夏

B.黄芩

C.柴胡

D.黄连

E.生姜

【答案】B

【解析】小柴胡汤中黄芩苦寒，清泄少阳半里之热，为臣药。

2.蒿芩清胆汤的主治是

A.肝脾不和证

B.热入血室证

C.伤寒少阳证

D.少阳湿热痰浊证

E.寒热互结之痞证

【答案】D

【解析】蒿芩清胆汤的功用：清胆利湿，和胃化痰。主治：少阳湿热证。

3.患者往来寒热，胸胁苦满，默默不欲饮食，心烦喜呕，口苦，咽干，目眩，苔薄白，脉弦。治疗应首选的方剂是

A.蒿芩清胆汤

B.小柴胡汤

C.逍遥散

D.半夏泻心汤

E.大柴胡汤

【答案】B

4.患者寒热如疟，寒轻热重，口苦膈闷，吐酸苦水，呕黄涎而黏，舌红苔白腻，脉数而右滑左弦。治疗应首选的方剂是

A.小柴胡汤

B.大柴胡汤

C.半夏泻心汤

D.蒿芩清胆汤

E.逍遥散

【答案】D

第三节 调和肝脾

1.四逆散的功用是

A.疏肝解郁，养血健脾

B.透邪解郁，疏肝理脾

C.补脾柔肝，祛湿止泻

D.透邪解郁，健脾和胃

E.寒热平调，散结消痞

【答案】B

2.下列哪个选项不属于逍遥散的组成药物

A.白芍药、白术

B.生姜、薄荷

C.桔梗、枳壳

D.柴胡、炙甘草

E.当归、茯苓

【答案】C

【解析】逍遥散的组成药物：柴胡、当归、白芍、白术、茯苓、炙甘草、烧生姜、薄荷。

3.逍遥散中配伍烧生姜的用意是

A.温中散郁

B.疏肝解郁

C.降逆止呕

D.温肺止咳

E.解表散寒

【答案】A

【解析】逍遥散中配伍烧生姜温运和中，辛散达郁，为佐药。

4.下列除哪项外均属于逍遥散的配伍意义

A.柴胡疏肝解郁

B.白术、茯苓、甘草益气健脾

C.薄荷疏散郁遏之气

D.生姜汁降逆止呕

E.当归养血和血,白芍养血柔肝

【答案】D

5.由柴胡、白芍、枳实、甘草组成的方剂名为

A.四逆散

B.逍遥散

C.痛泻要方

D.柴胡疏肝散

E.四逆汤

【答案】A

【解析】四逆散的组成是炙甘草、枳实、柴胡、芍药。逍遥散:柴胡、当归、白芍、白术、茯苓、炙甘草。四逆汤的组成是炙甘草、干姜、生附子。痛泻要方:白术、白芍、陈皮、防风。柴胡疏肝散:柴胡、陈皮、川芎、香附、芍药、枳壳、炙甘草。

6.药物组成中不含半夏、黄芩的方剂是

A.蒿芩清胆汤

B.大柴胡汤

C.痛泻要方

D.半夏泻心汤

E.小柴胡汤

【答案】C

7.薄荷在逍遥散中的主要作用是

A.疏散肺经风热

B.疏散肝经郁热

C.疏散头面风热

D.辛凉透表散邪

E.辛凉解表疏肝

【答案】B

8.患者,女,29岁。数月来两胁作痛,口燥咽干,神疲食少,月经不调,乳房胀痛,脉弦而虚。治疗应首选的方剂是

A.一贯煎

B.小柴胡汤

C.四逆汤

D.四逆散

E.逍遥散

【答案】E

9.手足不温,腹痛,泄利下重,脉弦者,治宜选用的方剂是

A.四逆汤

B.逍遥散

C.四逆散

D.痛泻要方

E.葛根黄芩黄连汤

【答案】C

第四节 调和肠胃

1.半夏泻心汤的配伍特点是

A.祛邪为主,兼顾正气

B.泻下与行气并行

C.寒热并用,辛开酸收,补泻兼施

D.和解少阳为主,兼补胃气

E.寒热并用,辛开苦降,补泻兼施

【答案】E

【解析】半夏泻心汤的配伍特点为:寒热并用,辛开苦降,补泻兼施。

2.半夏泻心汤适用于

A.心胸烦闷,气逆欲呕,口干喜饮者

B.心下硬满,干噫食臭,肠鸣下利者

C.心下痞满,但满不痛,呕吐下利者

D.脘腹痞胀,恶食懒倦,大便不畅者

E.心下痞硬,噫气不除,苔腻脉滑者

【答案】C

3.半夏泻心汤与小柴胡汤两方组成中均含有的药物是

A.人参、黄芩、半夏、干姜、甘草
B.人参、生姜、半夏、甘草、大枣
C.柴胡、黄芩、人参、甘草、生姜
D.半夏、黄芩、人参、甘草、大枣
E.半夏、黄连、黄芩、甘草、大枣
【答案】D

4.体现半夏泻心汤"辛开苦降"中"苦降"作用的药物是
A.半夏、黄芩
B.黄连、黄芩
C.人参、干姜
D.黄连、人参
E.黄芩、甘草
【答案】B

第五章 清热剂

第一节 概述

（略）

第二节 清气分热

1.白虎汤的主治证候不包括下列哪项
A.烦渴引饮
B.恶寒发热
C.壮热面赤
D.脉洪大有力
E.汗出恶热
【答案】B
【解析】白虎汤的主治证候:气分热盛证。壮热面赤,烦渴引饮,汗出恶热,脉洪大有力。

2.竹叶石膏汤的功用为
A.清热生津
B.清热解毒
C.泻火解毒
D.清营解毒,透热养阴
E.清热生津,益气和胃
【答案】E
【解析】竹叶石膏汤的功用为:清热生津,益气和胃。

3.下列除哪项外均是白虎汤的组成药物
A.生石膏
B.知母
C.甘草
D.大黄
E.粳米
【答案】D

4.患者壮热面赤,汗出恶热,烦渴引饮,脉洪大有力。治疗应首选的方剂是
A.黄连解毒汤
B.竹叶石膏汤
C.白虎汤
D.清营汤
E.大承气汤
【答案】C

第三节 清营凉血

1.清营汤的功用是
A.清热解毒,凉血散瘀
B.清热解毒,疏风散邪
C.清热凉血,养阴生津

D.清营解毒,透热养阴

E.泻火解毒

【答案】D

2.清营汤主治身热的特点是

A.午后身热

B.身热夜甚

C.壮热面赤

D.入暮发热

E.夜热早凉

【答案】B

3.清营汤中体现"入营犹可透热转气"的药物是

A.犀角、生地黄

B.银花、连翘、竹叶

C.麦冬、竹叶

D.丹参、黄连

E.元参、丹参

【答案】B

【解析】清营汤中温邪初入营分,故用银花、连翘、竹叶清热解毒,轻清透泄,使营分热邪有外达之机,促其透出气分而解,此即"入营犹可透热转气"之具体应用。

4.下列除哪项外均是犀角地黄汤的组成药物

A.犀角

B.地黄

C.芍药

D.牡丹皮

E.丹参

【答案】E

5.温病辨证论治中,身热夜甚,神烦少寐,斑疹隐隐,舌红绛而干,脉细数者,宜选用的方剂是

A.白虎汤

B.大承气汤

C.清营汤

D.黄连解毒汤

E.犀角地黄汤

【答案】C

6.体现叶天士"入血就恐耗血动血,直须凉血散血"的方剂是

A.清营汤

B.芍药汤

C.白虎汤

D.黄连解毒汤

E.犀角地黄汤

【答案】E

7.有清血分之热作用的方剂是

A.凉膈散

B.龙胆泻肝汤

C.犀角地黄汤

D.黄连解毒汤

E.普济消毒饮

【答案】C

第四节　清热解毒

1.黄连解毒汤中通泻三焦之火的药物是

A.栀子

B.黄连

C.黄芩

D.黄柏

E.金银花

【答案】A

【解析】栀子通泻三焦之火,导热下行,引邪热从小便而出,为佐药。

2.普济消毒饮中配用升麻、柴胡的目的是

A.疏散风热,引药上行

B.疏肝解郁,和解少阳

C.清肝胆实火

D.理气散瘀热

E.清热解毒利咽

【答案】A

3.普济消毒饮具有疏风散邪,清热解毒之功,主治的证候是

A.热入血分

B.中上二焦火热

C.三焦火毒

D.痄腮

E.大头瘟

【答案】E

4.凉膈散的君药是

A.大黄

B.芒硝

C.山栀

D.黄芩

E.连翘

【答案】E

5.凉隔散中用量最重的药物是

A.大黄

B.芒硝

C.山栀

D.黄芩

E.连翘

【答案】E

6.三焦火毒热盛,宜选用

A.凉膈散

B.导赤散

C.普济消毒饮

D.清胃散

E.黄连解毒汤

【答案】E

【解析】黄连解毒汤主治三焦火毒热盛证,以黄芩配黄连、黄柏、栀子,苦寒直折上炎之火。

7.能体现"以泻代清"用意的方剂是

A.普济消毒饮

B.黄连解毒汤

C.凉膈散

D.导赤散

E.龙胆泻肝汤

【答案】C

第五节 清脏腑热

1.清胃散的功用是

A.消胃滋阴

B.清胃止血

C.清胃解毒

D.清胃止呕

E.清胃凉血

【答案】E

2.左金丸中吴茱萸和黄连的比例是

A.3∶1

B.6∶1

C.1∶6

D.2∶1

E.1∶1

【答案】B

【解析】左金丸组成:黄连六两,吴茱萸一两。

3.龙胆泻肝汤与蒿芩清胆汤中均含有的药物是

A.半夏

B.木通

C.黄芩

D.栀子

E.泽泻

【答案】C

4.治疗心经与小肠有热的方剂是

A.导赤散

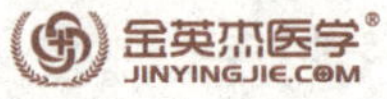

B.黄连解毒汤

C.泻白散

D.清胃散

E.左金丸

【答案】A

5.泻白散主治证候

A.上实下虚喘咳

B.肺热喘咳证

C.风邪犯肺证

D.外感风邪,邪热壅肺

E.风寒外束,痰热内蕴

【答案】B

6.腹痛,里急后重,肛门灼热,下痢脓血,赤多白少,渴欲饮水,舌红苔黄,脉弦数。治宜选用

A.葛根芩连汤

B.黄连解毒汤

C.芍药汤

D.白头翁汤

E.四逆散

【答案】D

【解析】白头翁汤主治:热毒痢疾。腹痛,里急后重,肛门灼热,下痢脓血,赤多白少,渴欲饮水,舌红苔黄,脉弦数。

7.组成药物中含有官桂的方剂是

A.乌梅丸

B.桂枝汤

C.五苓散

D.白头翁汤

E.芍药汤

【答案】E

【解析】芍药汤的组成药物:芍药、当归、黄连、黄芩、槟榔、木香、甘草、大黄、官桂。

8.组成药物中含有牛膝的方剂是

A.芍药汤

B.龙胆泻肝汤

C.清营汤

D.导赤散

E.玉女煎

【答案】E

9.具有清热燥湿,调气和血功用的方剂是

A.犀角地黄汤

B.芍药汤

C.白头翁汤

D.当归补血汤

E.八珍汤

【答案】B

10.体现"行血则便脓自愈,调气则后重自除"用意的方剂是

A.白头翁汤

B.芍药汤

C.黄连解毒汤

D.小蓟饮子

E.十灰散

【答案】B

11.芍药汤与白头翁汤的组成中均含有的药物是

A.黄芩

B.黄连

C.黄柏

D.大黄

E.秦皮

【答案】B

12.气喘咳嗽,皮肤蒸热,日晡尤甚,舌红苔黄,脉细数,治疗应首选的方剂是

A.桑菊饮

B.泻白散

C.桑杏汤

D.清燥救肺汤

E.百合固金汤

【答案】B

13.泻白散中含有的药物是

A.青皮
B.地骨皮
C.牡丹皮
D.橘皮
E.梨皮
【答案】B
14.玉女煎主治证候的病机要点是
A.肝胆火旺
B.脾胃伏火
C.胃有积热
D.阴虚胃热
E.肝胃不和
【答案】D
【解析】玉女煎主治证的病机为“少阴不足,阳明有余”,即胃热与阴虚俱在。
15.组成药物中不含黄连的方剂是
A.白头翁汤
B.普济消毒饮
C.龙胆泻肝汤
D.芍药汤
E.清营汤
【答案】C
(16~17 题共用备选答案)
A.玉女煎
B.导赤散
C.六一散
D.黄连解毒汤
E.竹叶石膏汤
16.心胸烦热,口渴面赤,口舌生疮者,治疗应选用的方剂是
【答案】B
17.小便短赤,溲时热涩刺痛者,治疗应选用的方剂是
【答案】B

第六节 清虚热

1.青蒿鳖甲汤主治证候的热型是
A.高热不退
B.夜热早凉
C.日晡潮热
D.身热夜甚
E.皮肤蒸热
【答案】B
2.下列除哪项外均是当归六黄汤的组成
A.生地黄
B.熟地黄
C.黄柏
D.黄芪
E.黄精
【答案】E
3.患者,女,50 岁。发热盗汗,面赤心烦,口干唇燥,大便干结,小便黄赤,舌红,脉数。治疗应首选的方剂是
A.大补阴丸
B.六味地黄丸
C.当归六黄汤
D.青蒿鳖甲汤
E.牡蛎散
【答案】C
4.以养阴透热为主要功用的方剂是
A.白虎汤
B.犀角地黄汤
C.当归六黄汤
D.青蒿鳖甲汤
E.清营汤
【答案】D
【解析】青蒿鳖甲汤功用:养阴透热。主治:温病后期,邪伏阴分证。夜热早凉,热退无汗,舌红苔少,脉细数。

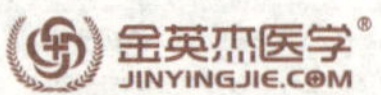

第六章　祛暑剂

第一节　概述

（略）

第二节　祛暑解表

1.香薷散的功用是

A.散寒解表，化湿和中

B.解表散寒，理气和中

C.祛暑解表，化湿和中

D.祛湿化浊，理气宽中

E.清暑利湿

【答案】C

【解析】香薷散的功用：祛暑解表，化湿和中。

2.香薷散的组成为

A.香薷、白扁豆、半夏、酒

B.香薷、白扁豆、枳实、酒

C.香薷、白扁豆、生姜

D.香薷、白扁豆、竹叶

E.香薷、白扁豆、厚朴、酒

【答案】E

3.患者恶寒发热，头重身疼，无汗，腹痛吐泻，胸脘痞闷，舌苔白腻，脉浮。治宜选用

A.清暑益气汤

B.生脉散

C.白虎汤

D.香薷散

E.六一散

【答案】D

【解析】香薷散主治：阴暑。恶寒发热，头重身痛，无汗，腹痛吐泻，胸脘痞闷，舌苔白腻，脉浮。

第三节　祛暑利湿

1.六一散的功用是

A.清暑除烦

B.清暑化湿

C.清暑利湿

D.清暑生津

E.祛暑清热

【答案】C

2.六一散中的甘草、滑石的比例是

A.1∶6

B.1∶5

C.6∶1

D.2∶1

E.1∶3

【答案】A

3.感受暑湿，身热烦渴，小便不利，大便泄泻者，治宜选用

A.藿香正气散

B.香薷饮

C.参苓白术散

D.六一散

E.桂苓甘露散

【答案】D

【解析】六一散主治：暑湿证。身热烦渴，小便不利，或泄泻。

第四节　祛暑益气

1.功用为清暑益气,养阴生津的方剂是

A.竹叶石膏汤

B.清暑益气汤

C.生脉散

D.麦门冬汤

E.六一散

【答案】B

2.下列哪项不属于清暑益气汤的组成药物

A.麦冬、竹叶

B.黄连、知母

C.西瓜翠衣、荷梗

D.西洋参、石斛

E.石膏、甘草

【答案】E

【解析】清暑益气汤的组成:西洋参、石斛、麦冬、黄连、竹叶、荷梗、知母、甘草、粳米、西瓜翠衣。

3.患者身热汗出,心烦口渴,体倦少气,小便短赤,脉虚数。治宜选用

A.清暑益气汤

B.生脉散

C.白虎汤

D.香薷散

E.六一散

【答案】A

【解析】清暑益气汤主治:暑热气津两伤证。身热汗多,口渴心烦,小便短赤,体倦少气,精神不振,脉虚数。

第七章　温里剂

第一节　概述

(略)

第二节　温中祛寒

1.理中丸除温中补虚外,还具有的功用是

A.和里缓急

B.降逆止呕

C.降逆止痛

D.健脾和胃

E.补气健脾

【答案】E

2.理中丸的组成药物中不含有

A.人参

B.干姜

C.甘草

D.白术

E.附子

【答案】E

3.不宜使用吴茱萸汤治疗的病证是

A.胃中虚寒,食谷欲呕

B.肝寒上逆,干呕头痛

C.胃脘疼痛,嗳腐吞酸

D.中焦虚寒,脘满脘痛

E.巅顶头痛,手足厥冷

【答案】C

【解析】吴茱萸汤的主治证候:肝胃虚寒,浊阴上逆证。食后泛泛欲呕,或呕吐酸水,或干呕,或吐清涎冷沫,胸满脘痛,巅顶头痛,畏寒肢凉,甚则伴手足逆冷,大便泄泻,烦躁不宁,舌淡苔白滑,脉沉弦或迟。

4.小建中汤的主治

A.中焦虚寒,肝脾失调证

B.脾胃虚寒证

C.阳虚失血证

D.血虚寒厥证

E.心脾气血两虚证

【答案】A

【解析】小建中汤的功用:温中补虚,和里缓急。主治:中焦虚寒,肝脾不和证。

5.既能温中补虚,和里缓急,又可以调和阴阳,柔肝理脾的方剂是

A.理中丸

B.小建中汤

C.逍遥散

D.大建中汤

E.吴茱萸汤

【答案】B

6.下列哪项不是小建中汤的组成药物

A.芍药

B.桂枝

C.炙甘草

D.黄芪

E.生姜

【答案】D

【解析】小建中汤的组成药物:芍药、桂枝、炙甘草、生姜、大枣、胶饴。

7.吴茱萸汤中吴茱萸的作用是

A.温胃暖肝,降逆止呕

B.温中补虚,和胃止呕

C.疏肝解郁,和胃止呕

D.温肾暖肝,祛痰化饮

E.温中补虚,和里缓急

【答案】A

8.不属于理中丸主治的是

A.脾胃虚寒

B.阳虚失血

C.中阳不足胸痹

D.脾气虚寒多涎唾

E.肾寒上逆证

【答案】E

9.患者,男,58岁。食后泛泛欲呕,胸满脘痛,巅顶头痛,手足厥寒,大便泄泻,烦躁欲死,舌淡,脉沉细。治疗应选用的方剂是

A.大建中汤

B.小建中汤

C.川芎茶调散

D.吴茱萸汤

E.理中丸

【答案】D

(10~11题共用备选答案)

A.温中祛寒,补气健脾

B.温中补虚,和里缓急

C.温中补虚,缓急止痛

D.温中补虚,降逆止呕

E.温中补虚,散寒止痛

10.大建中汤的功用是

【答案】C

11.吴茱萸汤的功用是

【答案】D

第三节 回阳救逆

1.四逆汤与四逆散二方组成中均含有的药物是

A.柴胡

B.芍药

C.甘草

D.枳实

E.干姜

【答案】C

【解析】四逆汤的组成是炙甘草、干姜、生附子。四逆散的组成是炙甘草、枳实、柴胡、芍药。

2.治疗心肾阳虚寒厥证的代表方剂是

A.四逆汤

B.四逆散

C.真武汤

D.当归四逆汤

E.理中丸

【答案】A

3.四逆汤和理中丸组成中均含有的药物是

A.附子

B.人参

C.桂枝

D.干姜

E.白术

【答案】D

第四节 温经散寒

四逆汤与当归四逆汤二方组成中均含有的药物是

A.当归

B.附子

C.桂枝

D.干姜

E.甘草

【答案】E

第八章 表里双解剂

第一节 概述

（略）

第二节 解表清里

1.葛根黄芩黄连汤的功用是

A.清热燥湿，调气和血

B.疏风解表，泻热通便

C.解表清里

D.解表化湿，理气和中

E.宣畅气机，清利湿热

【答案】C

2.葛根黄芩黄连汤的主治证候不包括

A.身热下利

B.胸脘烦热

C.喘而汗出

D.口干作渴

E.往来寒热

【答案】E

【解析】葛根黄芩黄连汤的主治证候：身热，下利臭秽，胸脘烦热，口干作渴，或喘而汗出，舌红苔黄，脉数或促。

3.大柴胡汤与葛根芩连汤组成的药物中均有

A.黄芩

B.黄连

C.生姜

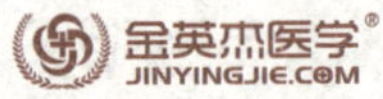

D.大枣

E.芍药

【答案】A

4.葛根芩连汤中配伍黄芩的意义

A.清泄肺热

B.清热燥湿,厚肠止利

C.清热泻火

D.和解清热,以除少阳之邪

E.清泄胆热

【答案】B

【解析】葛根芩连汤以苦寒之黄连、黄芩为臣,清热燥湿,厚肠止利。

第三节 解表攻里

1.大柴胡汤主治的病证

A.风热壅盛,表里俱实

B.外感表邪,化热入里

C.少阳病

D.少阳阳明合病

E.肝脾不和证

【答案】D

【解析】大柴胡汤的主治证候:少阳阳明合病。往来寒热,胸胁苦满,呕不止,郁郁微烦,心下满痛或心下痞硬,大便不解,舌苔黄,脉弦数有力。

2.下列除哪项外,均是防风通圣散主治病证的临床表现

A.憎寒壮热

B.头目昏眩

C.目赤睛痛

D.大便秘结

E.郁郁微烦

【答案】E

3.防风通圣散的功用是

A.和解少阳,内泻热结

B.解表清里

C.疏风清热,透疹止痒

D.辛凉疏表,清肺平喘

E.疏风解表,泻热通便

【答案】E

4.往来寒热,胸胁苦满,呕不止,郁郁微烦,心下痞硬,大便不解,舌苔黄,脉弦数有力。治宜选方

A.大柴胡汤

B.小柴胡汤

C.龙胆泻肝汤

D.半夏泻心汤

E.葛根黄芩黄连汤

【答案】A

【解析】大柴胡汤功用:和解少阳,内泻热结。主治:少阳阳明合病。往来寒热,胸胁苦满,呕不止,郁郁微烦,心下痞硬,或心下满痛,大便不解或协热下利,舌苔黄,脉弦数有力。

(5~6题共用备选答案)

A.内泻热结

B.活血祛瘀

C.和解清热

D.泻火除湿

E.缓急止痛

5.大柴胡汤中配伍大黄的主要意义是

【答案】A

6.大柴胡汤中配伍芍药的主要意义是

【答案】E

第九章 补益剂

第一节 概述

（略）

第二节 补气

1.气阴不足，症见体倦气短，口渴多汗，舌燥咽干，脉虚细者，治宜选用

A.生脉散

B.清暑益气汤

C.百合固金汤

D.竹叶石膏汤

E.麦门冬汤

【答案】A

【解析】生脉散主治温热、暑热，耗气 伤阴证，症见体倦气短，口渴多汗，舌燥咽干，脉虚细。

2.参苓白术散的主治病证

A.阳虚水泛证

B.脾胃气虚证

C.脾虚湿盛证

D.肺肾气虚证

E.寒湿困脾证

【答案】C

【解析】参苓白术散的主治证候：脾虚湿盛证。饮食不化，胸脘痞闷，肠鸣泄泻，四肢乏力，形体消瘦，面色萎黄，舌淡苔白腻，脉虚缓。

3.参苓白术散中除人参、茯苓、白术、甘草和桔梗外，还具有的药物是

A.黄芪、当归、陈皮、升麻、柴胡

B.莲子肉、薏苡仁、砂仁、白扁豆、山药

C.黄芪、当归、陈皮、白扁豆、山药

D.莲子肉、薏苡仁、砂仁、当归、陈皮

E.黄芪、当归、砂仁、白扁豆、山药

【答案】B

4.参苓白术散中具有芳香醒脾之功的药物是

A.桔梗

B.砂仁

C.木香

D.佩兰

E.厚朴

【答案】B

5.升麻、柴胡在补中益气汤中的配伍意义是

A.升举下陷清阳

B.解表退热

C.解表升阳

D.疏肝解郁

E.调和肝脾

【答案】A

【解析】升麻、柴胡在补中益气汤的配伍意义：轻清升散，协助诸益气药以升提下陷之中气。

6.补中益气汤功用是

A.补脾益胃，升阳举陷

B.健脾益气，养胃和中

C.健脾养胃，渗湿和中

D.补中益气，升阳举陷

E.益气健脾，渗湿止泻

【答案】D

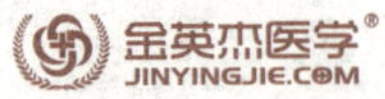

7.四君子汤证的病机是

A.脾肾阳虚,水湿内停

B.脾胃虚弱,湿自内生

C.脾胃气虚,运化乏力

D.脾胃气虚,饮食停滞

E.脾胃虚弱,中气下陷

【答案】C

8.以下何方中配伍桔梗引药入肺

A.补中益气汤

B.参苓白术散

C.归脾汤

D.炙甘草汤

E.银翘散

【答案】B

9.玉屏风散的主治病证是

A.表虚自汗证

B.气阴两虚证

C.阴虚盗汗证

D.自汗盗汗证

E.肺脾气虚

【答案】A

【解析】玉屏风散的主治证候:表虚自汗。汗出恶风,面色萎白,舌淡苔薄白,脉浮虚。亦治虚人腠理不固,易感风邪。

10.患者,男,60 岁。汗多神疲,体倦乏力,气短懒言,咽干口渴,舌干红少苔,脉虚数,证属久咳伤肺,气阴两伤。治疗应首选的方剂是

A.天王补心丹

B.竹叶石膏汤

C.酸枣仁汤

D.生脉散

E.朱砂安神丸

【答案】D

11.下列各项,不属于补中益气汤组成的药物是

A.黄芪

B.当归

C.柴胡

D.白术

E.茯苓

【答案】E

第三节　补血

1.当归补血汤主治证候中可见的临床表现是

A.寒热往来

B.夜热早凉

C.身热不扬

D.憎寒壮热

E.肌热面赤

【答案】E

【解析】当归补血汤的主治证候:血虚阳浮发热证。肌热面红,烦渴欲饮,脉洪大而虚,重按无力;亦治妇人经期、产后血虚发热头痛;或疮疡溃后,久不愈合者。

2.当归补血汤中黄芪和当归用量比例是

A.1∶3

B.3∶1

C.1∶5

D.5∶1

E.6∶1

【答案】D

3.归脾汤中配伍茯神意在

A.利水消肿

B.健脾渗湿

C.宁心安神

D.渗湿止泻

E.涤痰除饮

【答案】C

【解析】归脾汤中用茯苓宁心安神，使血足而神有所舍，血旺而气有所依。

4.归脾汤除益气健脾、补血外，还具有的功用是

A.养心

B.渗湿

C.温胃

D.止泻

E.温阳

【答案】A

5.患者，女，38岁。月经来潮，量多、色淡，肌热面赤，烦渴欲饮，脉洪大而虚。治疗应选用的方剂是

A.归脾汤

B.四物汤

C.当归补血汤

D.八珍汤

E.白虎汤

【答案】C

（6~7题共用备选答案）

A.四物汤

B.归脾汤

C.炙甘草汤

D.补中益气汤

E.当归补血汤

6.以“补血而不滞血，行血而不伤血”为配伍特点的方剂是

【答案】A

7.以“心脾同治，重在补脾”为配伍特点的方剂是

【答案】B

第四节 气血双补

1.炙甘草汤的功用是

A.益气滋阴，复脉定悸

B.益气健脾，养阴润肺

C.益气补血，健脾养心

D.补血调经，复脉定悸

E.健脾益气，复脉定悸

【答案】A

2.炙甘草汤中用量最大的药味

A.炙甘草

B.阿胶

C.生地黄

D.桂枝

E.人参

【答案】C

3.炙甘草汤中桂枝、生姜并用的意义主要是

A.温阳化气

B.解表散寒

C.温中祛寒

D.通阳复脉

E.温中散寒

【答案】D

【解析】炙甘草汤的配伍意义：桂枝、生姜辛行温通，温心阳，通血脉，使气血流畅以助脉气续接，并防诸厚味滋补之品滋腻太过。

4.患者面色萎黄，头晕眼花，四肢倦怠，气短懒言，心悸怔忡，饮食减少，舌淡苔白，脉细弱。治疗应首选的方剂是

A.四物汤

B.归脾汤

C.当归补血汤

D.四君子汤

E.八珍汤

【答案】E

5.患者，男，20岁。脉结代，心动悸，虚羸少气，舌光少苔。治疗应选用的方剂是

A.天王补心丹
B.炙甘草汤
C.归脾汤
D.生脉散
E.朱砂安神丸
【答案】B

第五节 补阴

1.六味地黄丸和大补阴丸两方组成中均不含有的药物是
A.泽泻、茯苓
B.知母、黄柏
C.生地黄、怀牛膝
D.牡丹皮、山茱萸
E.炙龟板、熟地黄
【答案】C

2.属于六味地黄丸中"三补"的药物是
A.熟地、山萸肉、丹皮
B.熟地、山药、泽泻
C.熟地、山萸肉、山药
D.茯苓、泽泻、丹皮
E.山药、山萸肉、丹皮
【答案】C

3.大补阴丸中既能填精补阴,又能制约黄柏苦燥的药物是
A.熟地黄
B.龟板
C.知母
D.猪脊髓
E.山萸肉
【答案】D

4.以滋阴疏肝为主要功用的方剂是
A.柴胡疏肝散
B.左金丸
C.玉女煎
D.一贯煎
E.芍药汤
【答案】D

5.大补阴丸的组成中含有的药物是
A.黄精
B.黄芩
C.黄连
D.黄柏
E.黄芪
【答案】D

6.左归丸在补阴之品中配伍补阳药的意义是
A.培本清源
B.温补元阳
C.阴中求阳
D.阳中求阴
E.壮水济火
【答案】D

7.治疗肝肾阴虚,肝气郁滞证的方剂是
A.暖肝煎
B.逍遥散
C.六味地黄丸
D.四逆散
E.一贯煎
【答案】E

第六节 补阳

1.肾气丸中配伍少量桂枝、附子的主要用意是
A.温肾暖脾,以助阳气
B.温肾助阳,散寒通脉
C.温补肾阳,少火生气
D.温补脾阳,化气行水

E.回阳救逆，补火助阳

【答案】C

2.右归丸的功用是

A.滋阴补肾，填精益髓

B.温补肾阳，填精益髓

C.滋肾阴，补肾阳

D.补肾填精，健脾和胃

E.补肾助阳，化生肾气

【答案】B

3.患者，女，46岁。口渴，小便频数，下半身常有冷感，腰痛脚软，舌淡胖苔薄白，脉沉弦。治疗应选用的方剂是

A.右归丸

B.真武汤

C.玉液汤

D.肾气丸

E.左归丸

【答案】D

第七节　阴阳双补

1.地黄饮子的组成药物中含有的是

A.生地黄

B.桂枝

C.天门冬

D.吴茱萸

E.薄荷

【答案】E

2.下列哪项不是地黄饮子所治喑痱证的临床表现

A.舌强不能言

B.足废不能用

C.口干不欲饮

D.脉沉弦有力

E.足冷面赤

【答案】D

【解析】地黄饮子的主治证候：下元虚衰，痰浊上泛之喑痱证。舌强不能言，足废不能用，口干不欲饮，足冷面赤，脉沉细弱。

3.右归丸和地黄饮子的主证病机均涉及

A.气血两虚

B.气阴不足

C.肾阳不足

D.阴虚火旺

E.阴虚血燥

【答案】C

第十章　固涩剂

第一节　概述

（略）

第二节　固表止汗

1.玉屏风散与牡蛎散相同的功用是

A.固表

B.涩肠

C.止遗

D.固冲

E.补肾

【答案】A

2.牡蛎散中功专收敛止汗的药物是

A.煅牡蛎

B.麻黄根

C.生黄芪

D.小麦

E.白术

【答案】B

【解析】牡蛎散中的麻黄根甘平，功专收敛止汗，“能引诸药外至卫分而固腠理”，为佐药。

第三节　敛肺止咳

1.九仙散的组成药物中含有

A.乌药、生枳壳

B.知母、密蒙花

C.人参、桑白皮

D.山药、五倍子

E.诃子、炙黄芪

【答案】C

2.九仙散的主治证候

A.久咳肺虚证

B.上实下虚喘咳证

C.风寒外束，痰热内蕴证

D.心肾两虚的尿频遗尿

E.久泻久痢，脾肾虚寒

【答案】A

【解析】九仙散主治久咳肺虚证；苏子降气汤主治上实下虚喘咳证；定喘汤主治风寒外束，痰热内蕴证；天台乌药散主治肝经气滞寒凝证；柴胡疏肝散主治肝气郁滞证。

第四节　涩肠固脱

1.真人养脏汤的组成药物中不含有

A.人参、甘草

B.当归、白术

C.木香、诃子

D.阿胶、桔梗

E.罂粟壳

【答案】D

2.含有罂粟壳的方剂是

A.止嗽散

B.真人养脏汤

C.固冲汤

D.金锁固精丸

E.四神丸

【答案】B

【解析】真人养脏汤的组成药物：诃子、罂粟壳、人参、白术、炙甘草、木香、当归、白芍药、肉豆蔻、肉桂。

3.四神丸与真人养脏汤的组成药物中均含有的药物是

A.诃子

B.肉桂

C.补骨脂

D.人参

E.肉豆蔻

【答案】E

4.患者症见五更泄泻，不思饮食，食不消化，或久泻不愈，腹痛喜温，腰酸肢冷，神疲乏力，舌淡，苔薄白，脉沉迟无力。治疗应首选的方剂是

A.四神丸

B.参苓白术散

C.桃花汤

D.真人养脏汤

E.金匮肾气丸

【答案】A

第五节 涩精止遗

1.桑螵蛸散的组成药物中不含有的是
A.龙骨
B.远志
C.人参
D.当归
E.鳖甲
【答案】E

2.桑螵蛸散服用方法
A.白酒
B.荆芥汤
C.米汤
D.人参汤
E.盐水汤
【答案】D

第六节 固崩止带

1.主治肾虚湿热带下的首选方剂是
A.二妙散
B.易黄汤
C.完带汤
D.参苓白术散
E.固冲汤
【答案】B

2.固经丸的功用是
A.健脾温阳,养血止血
B.补益脾肾,清热祛湿
C.固冲摄血,益气健脾
D.清热解毒,固经止血
E.滋阴清热,固经止血
【答案】E

3.血崩或月经过多,色淡质稀,心悸气短,腰膝酸软,舌质淡,舌淡,脉微弱。治疗应首选的方剂是
A.桂枝汤
B.牡蛎散
C.固冲汤
D.当归六黄汤
E.补中益气汤
【答案】C
【解析】固冲汤的主治证候:脾肾亏虚,冲脉不固证。猝然血崩或月经过多,或漏下不止,色淡质稀,头晕肢冷,心悸气短,神疲乏力,腰膝酸软,舌淡,脉微弱。

4.固冲汤和归脾汤均具有的治疗作用是
A.益气健脾
B.养血安神
C.养血调经
D.滋阴清热
E.益气升阳
【答案】A

5.固冲汤的功用是
A.固冲摄血,固肾涩精
B.调补心肾,固精止遗
C.固冲摄血,益气健脾
D.滋阴清热,固经止血
E.补益脾肾,收涩止带
【答案】C

6.体现益气摄血法的代表方剂是
A.当归补血汤
B.固冲汤
C.八珍汤
D.补中益气汤
E.桑螵蛸散
【答案】B

7.以下除何药外,均属固经丸的组成
A.黄芩

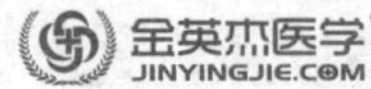

B.白芍
C.龟板
D.黄柏
E.木香
【答案】E

第十一章　安神剂

第一节　概述

（略）

第二节　重镇安神

1.朱砂安神丸的功用是
A.养心安神，清热养血
B.滋阴清热，重镇安神
C.滋阴清热，养血安神
D.补肾宁心，益智安神
E.镇心安神，清热养血
【答案】E

2.朱砂安神丸组成中不含有的药物是
A.黄连
B.丹参
C.朱砂
D.生地黄
E.当归
【答案】B

3.朱砂安神丸中泻火除烦的药物是
A.生地黄
B.黄连
C.当归
D.竹叶
E.炙甘草
【答案】B

4.患者症见失眠多梦，惊悸怔忡，心烦神乱，胸中懊恼，舌尖红，脉细数。治疗应首选的方剂是
A.朱砂安神丸
B.导赤散
C.归脾汤
D.天王补心丹
E.酸枣仁汤
【答案】A

第三节　滋养安神

1.对天王补心丹的组成药物“三参”描述正确的是
A.人参、玄参、丹参
B.党参、元参、沙参
C.洋参、丹参、党参
D.人参、洋参、玄参
E.太子参、沙参、玄参
【答案】A

2.酸枣仁汤主治证候的病因病机是
A.心脾两虚，气血不足
B.心阳偏亢，心肾不交
C.阴虚血少，神志不安
D.肝血不足，虚热内扰
E.心火亢盛，阴血不足
【答案】D
【解析】酸枣仁汤主治的失眠属于肝血不

足，虚热内扰，血不养心而致，失眠者常伴有心悸盗汗、头目眩晕、咽干口燥、脉细弦等症状。

3.酸枣仁汤中用于宁心安神的药物是

A.远志

B.茯苓

C.琥珀

D.石菖蒲

E.茯神木

【答案】B

4.天王补心丹中配伍茯苓意在

A.宁心

B.健脾

C.消痰

D.渗湿

E.利水

【答案】A

【解析】天王补心丹主治证候因忧思太过，耗伤阴血，使心肾两亏，阴虚血少，虚火内扰所致，治宜滋阴清热、养血安神。茯苓甘、淡、平，归心脾肾经，可利水渗湿、健脾、宁心，用于此处配伍主要是养心安神之用。

5.酸枣仁汤组成中含有的药物

A.龙眼肉、远志

B.川芎、柏子仁

C.茯苓、朱砂

D.知母、川芎

E.甘草、石菖蒲

【答案】D

6.症见心悸怔忡，虚烦失眠，神疲健忘，手足心热，口舌生疮，大便干结，舌红少苔，脉细数。治宜选用的方剂是

A.酸枣仁汤

B.朱砂安神丸

C.温胆汤

D.归脾汤

E.天王补心丹

【答案】E

7.患者心悸不安，头目眩晕，虚烦不眠，咽干口燥，脉弦而细。治疗应首选的方剂是

A.桑螵蛸散

B.朱砂安神丸

C.归脾汤

D.酸枣仁汤

E.天王补心丹

【答案】D

第十二章　开窍剂

第一节　概述

（略）

第二节　凉开

1.安宫牛黄丸的功用是

A.清热解毒，豁痰开窍

B.清热开窍，化浊解毒

C.清热解毒，开窍醒神

D.清热开窍，息风止痉

E.温通开窍，行气止痛

【答案】A

2.具有清热开窍、息风止痉功用的方剂是

A.安宫牛黄丸

B.紫雪

C.至宝丹

D.苏合香丸

E.羚角钩藤汤

【答案】B

3.具有清热开窍、化浊解毒功用的方剂是

A.安宫牛黄丸

B.紫雪散

C.至宝丹

D.苏合香丸

E.羚角钩藤汤

【答案】C

4.下列哪项不属于安宫牛黄丸的辨证要点

A.高热烦躁

B.神昏谵语

C.斑疹吐衄

D.舌红或绛

E.舌蹇肢厥

【答案】C

【解析】安宫牛黄丸的主治证候:邪热内陷心包证。高热烦躁,神昏谵语,舌謇肢厥,舌红或绛,脉数有力。亦治中风昏迷,小儿惊厥属邪热内闭者。

第三节 温开

1.苏合香丸的主治病证是

A.胸痹属中焦虚寒者

B.寒闭证

C.热闭证

D.痰热内闭心包证

E.暑秽

【答案】B

【解析】苏合香丸的主治证候:寒闭证。突然昏倒,牙关紧闭,不省人事,苔白,脉迟。亦治寒凝气滞,心腹卒痛,及痰厥等。

2.苏合香丸的功用是

A.清热解毒,豁痰开窍

B.清热开窍,化浊解毒

C.清热解毒,开窍醒神

D.清热开窍,息风止痉

E.温通开窍,行气止痛

【答案】E

第十三章 理气剂

第一节 概述

(略)

第二节 行气

1.越鞠丸中行气解郁,以治气郁的主要药物是

A.川芎

B.苍术

C.香附

D.栀子

E.神曲

【答案】C

2.下列各项中，除哪项外均属半夏厚朴汤主治证的临床表现

A.胸膈满闷

B.咳吐不出

C.吞咽不下

D.脉弦细数

E.咽中如有物阻

【答案】D

3.越鞠丸所治的“六郁”证不包括

A.湿郁

B.火郁

C.寒郁

D.痰郁

E.食郁

【答案】C

【解析】越鞠丸的主治证候：（气、血、痰、火、湿、食）六郁证。胸膈痞闷，脘腹胀痛，嗳腐吞酸，恶心呕吐，饮食不消。

4.天台乌药散的主治症状不包括

A.睾丸偏坠胀痛

B.小肠疝气

C.少腹控引睾丸而痛

D.少腹疼痛

E.胸痛彻背，喘息咳唾

【答案】E

【解析】天台乌药散的主治证候：肝经气滞寒凝证。小肠疝气，少腹痛引睾丸而痛，偏坠肿胀，或少腹疼痛，苔白，脉弦。

（5~6题共用备选答案）

A.寒湿气滞证

B.小肠疝气

C.胸痹

D.肝气郁滞证

E.郁证

5.柴胡疏肝散的适应证

【答案】D

6.瓜蒌薤白白酒汤的适应证

【答案】C

第三节　降气

1.旋覆代赭汤中用量最重的药物是

A.旋覆花

B.代赭石

C.人参

D.半夏

E.生姜

【答案】E

【解析】旋覆代赭汤的配伍意义：旋覆花、代赭石用量比例为3∶1；生姜用量最重为五两。

2.具有降逆化痰、益气和胃功用的方剂是

A.苏子降气汤

B.半夏泻心汤

C.旋覆代赭汤

D.二陈汤

E.定喘汤

【答案】C

3.下列各项中，不属于苏子降气汤组成药物的是

A.前胡、甘草

B.生姜、苏叶

C.杏仁、白前

D.半夏、厚朴

E.当归、肉桂

【答案】C

【解析】苏子降气汤的组成是紫苏子、半夏、川当归、炙甘草、前胡、厚朴、肉桂、生姜、枣子、苏叶。

4.白果在定喘汤中的作用是

A.散寒平喘

B.敛肺定喘

C.清泻肺热

D.止咳化痰

E.降气平喘

【答案】B

5.旋覆花与代赭石在旋覆代赭汤中的比例是

A.7∶1

B.1∶5

C.1∶3

D.3∶1

E.5∶1

【答案】D

6.定喘汤组成中含有的药物是

A.苏叶、半夏、杏仁

B.苏子、半夏、甘草

C.苏叶、半夏、生姜

D.苏子、厚朴、杏仁

E.苏子、前胡、半夏

【答案】B

第十四章　理血剂

配套名师精讲课程

第一节　概述

（略）

第二节　活血祛瘀

1.下列何药不是生化汤的组成药物

A.桃仁

B.川芎

C.桂枝

D.全当归

E.炙甘草

【答案】C

2.补阳还五汤中重用黄芪的意义是

A.补气升阳

B.补气生血

C.益气固表

D.补气行血

E.益气托毒外出

【答案】D

【解析】补阳还五汤的配伍意义：生黄芪大补脾胃之气以资化源，意在气旺则血行，瘀去则络通。

3.生化汤药物组成中用量最大的药物是

A.全当归

B.川芎

C.桃仁

D.炮姜

E.炙甘草

【答案】A

4.柴胡在复元活血汤中的配伍意义不包括

A.散邪透热

B.疏利肝胆

C.行气止痛

D.引药入肝

E.升清降浊

【答案】A

5.下列哪项是补阳还五汤主治证候的临床表现

A.小便不利

B.小便频数

C.大便秘结

D.大便溏薄

E.二便不利

【答案】B

6.具有缓消癥块功用的方剂是

A.复元活血汤

B.桃核承气汤

C.血府逐瘀汤

D.桂枝茯苓丸

E.失笑散

【答案】D

7.下列药物组成中,含有地龙的方剂是

A.血府逐瘀汤

B.补阳还五汤

C.桃核承气汤

D.温经汤

E.复元活血汤

【答案】B

8.温经汤的功用是

A.温经散寒,活血祛瘀

B.温经散寒,养血祛瘀

C.温经止痛,养血祛瘀

D.活血化瘀,缓消癥块

E.活血祛瘀,散结止痛

【答案】B

【解析】温经汤的功用是温经散寒,养血祛瘀。

9.组成药物中含有桂枝、吴茱萸的方剂是

A.生化汤

B.温经汤

C.血府逐瘀汤

D.复元活血汤

E.补阳还五汤

【答案】B

(10~11题共用备选答案)

A.冲任虚寒,瘀血阻滞证

B.瘀阻胞宫证

C.产后血虚寒凝,瘀血阻滞证

D.气滞血瘀证

E.寒凝气滞、脉络痹阻证

10.温经汤的主治证候是

【答案】A

11.生化汤的主治证候是

【答案】C

(12~13题共用备选答案)

A.川芎、赤芍、当归、桃仁、红花、柴胡

B.川芎、赤芍、当归、桃仁、红花、黄芪

C.川芎、赤芍、当归、桃仁、红花、穿山甲

D.川芎、赤芍、当归、桃仁、红花、瓜蒌根

E.川芎、赤芍、当归、桃仁、红花、大黄

12.血府逐瘀汤的组成中含有的药物是

【答案】A

13.补阳还五汤的组成中含有的药物是

【答案】B

(14~15题共用备选答案)

A.温经汤

B.血府逐瘀汤

C.复元活血汤

D.补阳还五汤

E.桃核承气汤

14.主治胸中瘀血证的方剂是

【答案】B

15.主治下焦蓄血证的方剂是

【答案】E

(16~17题共用备选答案)

A.温经汤

B.生化汤

C.失笑散

D.补阳还五汤

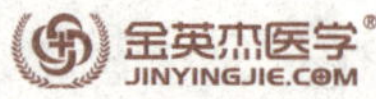

E.桂枝茯苓丸

16.具有活血祛瘀、散结止痛功用的方剂是

【答案】C

17.具有活血化瘀、消散癥块功用的方剂是

【答案】E

第三节　止血

1.咳血方主治证候的病机是

A.肝火犯肺，灼伤肺络

B.脾阳不足，统血失常

C.阴虚火旺，损伤肺络

D.血热妄行，损伤肺络

E.心脾两虚，气不摄血

【答案】A

2.咳血方与小蓟饮子中均含有的药物是

A.山栀子

B.青黛

C.甘草

D.生地黄

E.滑石

【答案】A

3.黄土汤的组成药物中含有

A.熟地黄、人参、干姜、附子

B.生地黄、当归、炮姜、附子

C.熟附子、干姜、黄芪、人参

D.干地黄、阿胶、附子、黄芩

E.熟地黄、芍药、附子、干姜

【答案】D

【解析】黄土汤的组成是甘草、干地黄、白术、炮附子、阿胶、黄芩、灶心黄土。

4.黄土汤的功用是

A.温阳健脾，补气摄血

B.补气养血，收涩止血

C.温阳健脾，益气止血

D.温阳健脾，养血止血

E.温中祛寒，补气健脾

【答案】D

5.患者咳嗽痰稠带血，咯吐不爽，心烦易怒，胸胁作痛，颊赤，便秘，舌红苔黄，脉弦数。治疗应首选的方剂是

A.十灰散

B.泻白散

C.咳血方

D.贝母瓜蒌散

E.百合固金汤

【答案】C

6.患者症见大便前出血，有时便后出血，大便中带血，血色时鲜红时晦暗，舌红苔黄，脉数。治疗应首选的方剂是

A.黄土汤

B.小蓟饮子

C.槐花散

D.十灰散

E.归脾汤

【答案】C

第十五章　治风剂

第一节　概述

（略）

第二节 疏散外风

1.川芎茶调散中偏于治太阳经头痛的药物是

A.防风

B.细辛

C.白芷

D.川芎

E.羌活

【答案】E

2.川芎茶调散的组成药物中含有

A.独活

B.羌活

C.苍术

D.当归

E.蝉蜕

【答案】B

【解析】川芎茶调散的组成是川芎、荆芥、白芷、羌活、炙甘草、细辛、防风、薄荷叶、清茶。

3.消风散的君药是

A.荆芥、防风、蝉蜕、牛蒡子

B.当归、胡麻仁、生地黄

C.石膏、知母、苍术

D.苦参、苍术、木通

E.荆芥、防风、苦参、苍术

【答案】A

【解析】消风散主治风疹、湿疹。方中荆芥、防风、蝉蜕、牛蒡子,疏风散邪,疏风止痒,使风邪从肌肤外透,共为君药。

4.牵正散的药物组成是

A.荆芥、防风、附子

B.全蝎、蜈蚣、地龙

C.蜈蚣、天麻、地龙

D.蝉蜕、苍术、牛蒡子

E.白附子、白僵蚕、全蝎

【答案】E

5.具有祛风除湿、化痰通络、活血止痛功用的方剂是

A.小活络丹

B.独活寄生汤

C.大秦艽汤

D.牵正散

E.川芎茶调散

【答案】A

6.患者皮肤疹出色红,遍身斑点,全身瘙痒,抓破后渗出津水,舌苔微黄,脉浮数。治疗应首选的方剂是

A.清营汤

B.犀角地黄汤

C.防风通圣散

D.甘露消毒丹

E.消风散

【答案】E

7.患者头痛,时有偏头痛,时有巅顶作痛,目眩鼻塞,微恶风发热,舌苔薄白,脉浮。治疗宜首选的方剂是

A.桂枝汤

B.麻黄汤

C.天麻钩藤饮

D.九味羌活汤

E.川芎茶调散

【答案】E

第三节 平息内风

1.羚角钩藤汤的组成药物中不包括

A.霜桑叶

B.淡竹茹

C.茯神木

D.石决明

E.滁菊花

【答案】D

【解析】羚角钩藤汤的组成是羚角片、霜桑叶、京川贝、鲜生地、双钩藤、滁菊花、茯神木、生白芍、生甘草、竹茹。

2.具有凉肝息风、增液舒筋作用的方剂是

A.镇肝息风汤

B.天麻钩藤饮

C.龙胆泻肝汤

D.补阳还五汤

E.羚角钩膝汤

【答案】E

3.天麻钩藤饮的组成药物中含有

A.生龙骨

B.生牡蛎

C.川牛膝

D.生龟板

E.怀牛膝

【答案】C

【解析】天麻钩藤饮的组成是天麻、钩藤、石决明、山栀、黄芩、川牛膝、杜仲、益母草、桑寄生、夜交藤、朱茯神。

4.镇肝息风汤的君药是

A.怀牛膝

B.生赭石

C.生龟板

D.生牡蛎

E.白芍

【答案】A

5.大定风珠的功用是

A.滋阴息风

B.平肝息风

C.滋阴潜阳

D.祛风止痉

E.清热息风

【答案】A

6.患者,男,47岁。头痛眩晕,失眠多梦,口苦面红,舌红苔微黄,脉弦数。治宜选用

A.羚角钩藤汤

B.龙胆泻肝汤

C.镇肝息风汤

D.天麻钩藤饮

E.朱砂安神丸

【答案】D

7.症见头目眩晕,目胀耳鸣,脑部热痛,面色如醉,心中烦热,肢体渐觉不利,口眼㖞斜,脉弦长有力。治疗宜首选的方剂是

A.镇肝息风汤

B.天麻钩藤饮

C.补阳还五汤

D.牵正散

E.龙胆泻肝汤

【答案】A

第十六章　治燥剂

第一节　概述

(略)

第二节 轻宣外燥

1.清燥救肺汤原方配伍用量最大的药物是

A.石膏

B.麦冬

C.人参

D.阿胶

E.桑叶

【答案】E

【解析】本方所治乃温燥伤肺之重证。方中重用桑叶为君药,桑叶质轻性寒,轻宣肺燥,透邪外出。

2.桑杏汤的主治证候中有

A.咽喉肿痛

B.痰稠色黄

C.干咳无痰

D.气喘短气

E.咳嗽痰稀

【答案】C

【解析】桑杏汤的主治证候:外感温燥证。身热不甚,口渴,咽干鼻燥,干咳无痰或痰少而黏,舌红,苔薄白而干,脉浮数而右脉大者。

3.杏苏散的主治证候中有

A.痰少而黏

B.咳嗽痰稀

C.气逆而喘

D.咳嗽声嘶

E.痰中带血

【答案】B

4.清燥救肺汤与桑杏汤方中共有的药物是

A.杏仁、桑叶

B.桔梗、枳壳

C.沙参、麦冬

D.杏仁、桔梗

E.杏仁、枇杷叶

【答案】A

5.患者身热头痛,干咳无痰,气逆而喘,鼻燥咽干,心烦口渴,舌干少苔,脉虚大而数。治疗应首选的方剂是

A.杏苏散

B.清燥救肺汤

C.百合固金汤

D.桑杏汤

E.麦门冬汤

【答案】B

6.百合固金汤的主治病证是

A.肝肾两虚,虚火上炎证

B.肺肾阴虚,虚火上炎证

C.心肾阴虚,虚火上炎证

D.肺胃阴虚,虚火上炎证

E.心肺阴虚,虚火上炎证

【答案】B

【解析】百合固金汤的主治证候:肺肾阴亏,虚火上炎证。咳嗽气喘,痰中带血,咽喉燥痛,头晕目眩,午后潮热,舌红少苔,脉细数。

(7~8题共用备选答案)

A.桑杏汤

B.杏苏散

C.养阴清肺汤

D.百合固金汤

E.清燥救肺汤

7.功能清宣温燥、润肺止咳的方剂是

【答案】A

8.功能清肺润燥、益气养阴的方剂是

【答案】E

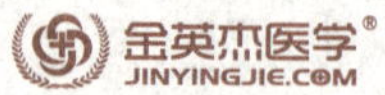

第三节　滋阴润燥

1.麦门冬汤中配伍粳米、大枣、甘草的意义有

A.佐金平木

B.培土生金

C.扶土抑木

D.滋水涵木

E.益火补土

【答案】B

2.与玉液汤主治症状不符的是

A.口渴欲饮

B.小便短少

C.饮不解渴

D.气短神疲

E.脉细无力

【答案】B

3.患者症见温热病，咽干口渴，大便秘结，下后二三日，又复便秘，脉沉无力。治疗应首选的方剂是

A.济川煎

B.增液汤

C.麻子仁丸

D.调胃承气汤

E.增液承气汤

【答案】B

第十七章　祛湿剂

第一节　概述

（略）

第二节　燥湿和胃

1.平胃散的功用是

A.燥湿运脾，和中益气

B.燥湿运脾，行气和胃

C.行气化湿，和胃止呕

D.化湿和胃，理气健脾

E.解表化湿，理气和中

【答案】B

2.下列除哪项外均是平胃散的组成药物

A.苍术、厚朴

B.陈皮、甘草

C.苍术、陈皮

D.甘草、茯苓

E.甘草、厚朴

【答案】D

3.藿香正气散主治证的病机是

A.外感风寒，内伤湿滞

B.脾虚食停，生湿化热

C.脾虚停湿，郁而化热

D.外感风寒，内有痰饮

E.外感暑热，内有郁滞

【答案】A

第三节　清热祛湿

1.下列哪项不是八正散的主治证候

A.脉弦细而濡

B.尿频尿急

C.溺时涩痛,淋沥不畅

D.口燥咽干

E.小腹急满

【答案】A

【解析】八正散的主治证候:湿热淋证。尿频尿急,溺时涩痛,淋沥不畅,尿色混赤,甚则癃闭不通,小腹急满,口燥咽干,舌苔黄腻,脉滑数。

2.三仁汤中的"三仁"指的药物是

A.杏仁、桃仁、郁李仁

B.火麻仁、杏仁、桃仁

C.杏仁、豆蔻仁、薏苡仁

D.桃仁、冬瓜仁、薏苡仁

E.松子仁、柏子仁、胡麻仁

【答案】C

3.茵陈蒿汤的组成药物是

A.栀子、茵陈、黄柏

B.茵陈、炮姜、附子

C.茵陈、滑石、黄芩

D.茵陈、麦芽、川楝子

E.栀子、茵陈、大黄

【答案】E

4.组成药物中含有菖蒲、半夏的方剂是

A.三仁汤

B.九仙散

C.连朴饮

D.桑螵蛸散

E.甘露消毒丹

【答案】C

第四节　利水渗湿

1.猪苓汤与五苓散二方的组成药物中均含有

A.白术、茯苓

B.泽泻、猪苓

C.滑石、甘草

D.茯苓、桂枝

E.滑石、阿胶

【答案】B

【解析】猪苓汤的组成是猪苓、茯苓、泽泻、阿胶、滑石。五苓散的组成是猪苓、泽泻、白术、茯苓、桂枝。

2.组成药物中不含有甘草的方剂是

A.蒿芩清胆汤

B.小蓟饮子

C.猪苓汤

D.平胃散

E.八正散

【答案】C

3.防己黄芪汤中黄芪的主要作用是

A.补气升阳

B.固表止汗

C.祛风利水

D.实卫御风

E.托毒生肌

【答案】C

【解析】防己黄芪汤中,黄芪配防己共为君药,防己祛风行水,黄芪益气固表,兼可利水,两者相合,祛风除湿而不伤正,益气固表而不恋邪,使风湿俱去,表虚得固。

(4~5题共用备选答案)

A.猪苓汤

B.五苓散

C.防己黄芪汤

D.实脾散

E.真武汤

4.患者小便涩痛,时尿中带血,发热,口渴欲饮,心烦不寐。治疗应首选的方剂是

【答案】A

5.患者头痛微热,烦渴欲饮,水入即吐,小便不利,舌苔白,脉浮。治疗应首选的方剂是

【答案】B

第五节　温化寒湿

1.实脾散与真武汤共有的药物是

A.附子、干姜、茯苓、白术

B.附子、干姜、茯苓、甘草

C.附子、生姜、白芍、白术

D.附子、木姜、茯苓、甘草

E.附子、生姜、茯苓、白术

【答案】E

2.实脾散的功用是

A.温阳化饮,健脾利水

B.益气祛风,健脾利水

C.利水渗湿,温阳化气

D.利水渗湿,养阴清热

E.温阳健脾,行气利水

【答案】E

【解析】实脾散温阳健脾,行气利水。主治脾肾阳虚,水气内停之阴水。

3.患者症见面浮肢肿,小便不利,四肢沉重疼痛,腰以下为甚,畏寒肢冷,腹痛,下利,舌淡胖,苔白滑,脉沉细。治疗应首选的方剂是

A.猪苓汤

B.真武汤

C.实脾散

D.防己黄芪汤

E.五苓散

【答案】B

4.患者,男,25 岁。心悸反复发作 2 年余,现见胸胁支满,目眩心悸,短气而咳,舌苔白滑,脉弦滑。治疗应首选的方剂是

A.五苓散

B.炙甘草汤

C.防己黄芪汤

D.苓桂术甘汤

E.三仁汤

【答案】D

第六节　祛湿化浊

1.白术与苍术并用的方剂是

A.健脾丸

B.完带汤

C.参苓白术散

D.藿香正气散

E.九味羌活汤

【答案】B

2.萆薢分清饮的功用是

A.温肾助阳,渗湿止泻

B.温肾助阳,行气利水

C.温肾利湿,分清化浊

D.温补脾肾,利水消肿

E.温暖下元,壮阳缩尿

【答案】C

第七节　祛风胜湿

1.具有祛风湿,止痹痛,益肝肾,补气血功用的方剂是

A.九味羌活汤

B.独活寄生汤

C.羌活胜湿汤

D.肾气丸

E.真武汤

【答案】B

【解析】九味羌活汤的功用是发汗祛湿，兼清里热；独活寄生汤的功用是祛风湿，止痹痛，益肝肾，补气血；羌活胜湿汤的功用是祛风，胜湿，止痛；肾气丸的功用是补肾助阳，化生肾气。真武汤的功用温阳利水。

2.独活寄生汤的组成中不含有下列哪组药物

A.独活、杜仲

B.牛膝、细辛

C.茯苓、肉桂

D.白术、羌活

E.当归、芍药

【答案】D

【解析】独活寄生汤的组成药物：独活、桑寄生、防风、细辛、秦艽、川芎、杜仲、牛膝、肉桂心、人参、茯苓、甘草、当归、芍药、干地黄。

3.羌活胜湿汤的组成药物中不包括

A.川芎

B.防风

C.白芷

D.藁本

E.蔓荆子

【答案】C

4.患者肩背痛不可回顾，头痛身重，腰脊疼痛，舌苔白，脉浮。治疗应选用的方剂是

A.独活寄生汤

B.当归拈痛汤

C.小活络丹

D.羌活胜湿汤

E.九味羌活汤

【答案】D

第十八章　祛痰剂

第一节　概述

（略）

第二节　燥湿化痰

1.温胆汤组成中含有的药物是

A.瓜蒌、杏仁

B.贝母、瓜蒌

C.枳实、竹茹

D.白术、天麻

E.干姜、细辛

【答案】C

2.二陈汤原方注明煎煮时加乌梅一个，其用意是

A.收敛肺气，以助排痰之力

B.生津润燥，以防燥散伤正

C.收敛肺气，以防燥散伤正

D.润肺止咳，以增止咳之效

E.敛肺涩肠，以防肺气下泄

【答案】C

【解析】少佐乌梅收敛肺气，与半夏、橘红相伍，散中兼收，防其燥散伤正。

3.温胆汤主治证候的病机是

A.火热犯肺，灼津为痰

B.邪热内陷，痰热结胸

C.脾湿生痰，风痰上扰

D.脾失健运，湿聚成痰

E.胆胃不和，痰热内扰

【答案】E

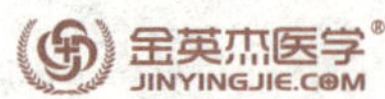

4.二陈汤的功用是
A.燥湿化痰,理气和中
B.理气化痰,清胆和胃
C.化痰息风,健脾祛湿
D.清热化痰,宽胸散结
E.温肺化痰,降气消食
【答案】A
【解析】二陈汤的功用是燥湿化痰,理气和中;温胆汤的功用是理气化痰,和胃利胆;清气化痰丸的功用是清热化痰,理气止咳;贝母瓜蒌散的功用是润肺清热,理气化痰;三子养亲汤的功用是温肺化痰,降气消食。

第三节　清热化痰

1.清气化痰丸的功用是
A.清热化痰,宽胸散结
B.清热化痰,理气止咳
C.和解少阳,清热化痰
D.理气化痰,清胆和胃
E.润肺清热,理气化痰
【答案】B
2.症见胸脘痞闷,按之则痛,咳痰黄稠,舌苔黄腻,脉滑数。治宜选用
A.小陷胸汤
B.清气化痰丸
C.二陈汤
D.温胆汤
E.贝母瓜蒌散
【答案】A
【解析】胸脘痞闷,按之则痛,或咳痰黄稠,舌苔黄腻,脉滑数者,属于痰热互结证,宜选用小陷胸汤。清气化痰丸主治痰热咳嗽;二陈汤主治湿痰证;温胆汤主治胆郁痰扰证;贝母瓜蒌散主治燥痰咳嗽。

第四节　润燥化痰

1.贝母瓜蒌散的组成药物中不包括
A.天花粉
B.胆南星
C.茯苓
D.橘红
E.桔梗
【答案】B
2.患者咳嗽,痰稠而黏,咯痰不爽,咽喉干燥,苔白而干。治疗应首选的方剂是
A.止嗽散
B.杏苏散
C.二陈汤
D.贝母瓜蒌散
E.麦门冬汤
【答案】D
【解析】贝母瓜蒌散的主治证候:燥痰咳嗽。咳嗽呛急,咯痰不爽,涩而难出,咽喉干燥哽痛,苔白而干。
3.贝母瓜蒌散的功用是
A.化痰息风,健脾祛湿
B.清肺化痰,逐瘀排脓
C.理气化痰,清胆和胃
D.清热化痰,平肝息风
E.润肺清热,理气化痰
【答案】E
4.贝母瓜蒌散中配伍天花粉的主要用意是
A.清热生津润燥
B.散结消瘀续伤
C.涤痰散结宽胸
D.清热生津止渴
E.清热化痰止咳
【答案】A

第五节 温化寒痰

1.苓甘五味姜辛汤的功用是
A.化痰息风
B.温肺化饮
C.利水消痰
D.燥湿化痰
E.温肺止咳
【答案】B
2.苓甘五味姜辛汤组成中含有的姜是
A.生姜
B.炮姜
C.干姜
D.高良姜
E.烧生姜
【答案】C
3.三子养亲汤主治
A.痰壅气逆食滞证
B.热痰咳嗽证
C.燥痰咳嗽证
D.风痰上扰证
E.湿热食滞证
【答案】A

第六节 化痰息风

1.应用半夏白术天麻汤的辨证要点是
A.眩晕耳鸣,舌苔白滑,脉弦滑
B.咳嗽痰多,食少胸痞,舌苔白腻,脉滑
C.眩晕头痛,舌苔白腻,脉弦滑
D.心烦不寐,苔白腻,脉弦滑
E.癫狂惊悸,大便干燥,苔黄厚腻,脉滑数
【答案】C
【解析】半夏白术天麻汤化痰息风,健脾祛湿。主治风痰上扰证,临床以眩晕头痛,胸膈痞闷,恶心呕吐,舌苔白腻,脉弦滑等为辨证要点。
2.半夏白术天麻汤中的君药是
A.半夏、白术
B.天麻、茯苓
C.白术、天麻
D.半夏、天麻
E.橘红、半夏
【答案】D

第十九章 消食剂

第一节 概述

(略)

第二节 消食化滞

1.保和丸中不含有的药物是
A.山楂
B.麦芽
C.神曲

D.莱菔子

E.连翘

【答案】B

2.枳实导滞丸的组成药物不包括

A.枳实、大黄

B.黄芩、黄连

C.白术、神曲

D.茯苓、泽泻

E.木香、槟榔

【答案】E

3.保和丸不宜用于

A.饮食停滞的胃脘痛

B.饮食停滞的泄泻

C.饮食停滞的恶心呕吐

D.脾虚食滞的脘痞不食

E.饮食不节的嗳腐厌食

【答案】D

4.患者脘腹痞满胀痛，嗳腐吞酸，泄泻，舌苔厚腻，脉沉实。治疗应选用的方剂是

A.枳实导滞丸

B.保和丸

C.四君子汤

D.参苓白术散

E.健脾丸

【答案】B

第三节　健脾消食

1.下列各项中，除哪项外均是健脾丸的组成药物

A.白术、木香

B.黄连、甘草

C.神曲、陈皮

D.半夏、黄芪

E.人参、白茯苓

【答案】D

2.患者脾胃虚弱，饮食内停，食少难消，脘腹痞闷，大便溏薄，舌苔腻微黄，脉虚弱。治疗应首选的方剂是

A.枳实导滞丸

B.健脾丸

C.保和丸

D.四君子汤

E.参苓白术散

【答案】B

【解析】健脾丸的主治证候：脾虚食积证。食少难消，脘腹痞闷，大便溏薄，倦怠乏力，苔腻微黄，脉虚弱。

第二十章　驱虫剂

1.乌梅丸中不具有的药物是

A.蜀椒、细辛

B.黄连、黄柏

C.炮姜、肉桂

D.当归、人参

E.炮附子

【答案】C

【解析】乌梅丸中的组成是乌梅、蜀椒、细辛、黄连、黄柏、炮附子、干姜、桂枝、当归、人参、蜜

2.寒热错杂所致的久泻久痢，宜选用

A.芍药汤

B.葛根芩连汤

C.真人养脏汤

D.乌梅丸

E.四神丸

【答案】D

【解析】芍药汤主治湿热壅滞肠道之湿热痢疾；真人养脏汤主治久泻久痢，脾肾虚寒证；葛根芩连汤主治表证未解，邪热入里；四神丸主治脾肾阳之肾泻；乌梅丸主治寒热错杂所致的久泻久利。

第二十一章 治痈疡剂

第一节 概述

（略）

第二节 散结消痈

1.大黄牡丹汤组成的药物中除大黄、牡丹皮外，还具有的药物是

A.连翘、贝母、炙甘草

B.桃仁、芒硝、冬瓜子

C.桃仁、红花、苦杏仁

D.赤芍、连翘、金银花

E.连翘、甘草、金银花

【答案】B

2.下列不属于仙方活命饮组成的药物是

A.当归、防风、天花粉

B.甘草、白芷、穿山甲

C.贝母、乳香、没药

D.连翘、荆芥、木香

E.防风、甘草、皂角刺

【答案】D

3.阳和汤组成的药物中，除麻黄、白芥子外，还具有的药物是

A.熟地、鹿角霜、炮姜、桂枝、甘草

B.熟地、鹿角胶、炮姜炭、肉桂、甘草

C.熟地、龟板胶、干姜、肉桂、川芎

D.生地、真阿胶、姜炭、桂枝、细辛

E.熟地、鹿角胶、炮姜、细辛、甘草

【答案】B

4.下列不属于苇茎汤组成的药物是

A.苇茎

B.薏苡仁

C.桃仁

D.瓜瓣

E.杏仁

【答案】E

5.仙方活命饮的功用是

A.消肿溃坚，活血止痛

B.清热解毒，消肿排脓

C.泻热破瘀，散结消肿

D.清热化痰，逐瘀排脓

E.清热解毒，凉血止痢

【答案】A

6.阳和汤的主治病证中不包括

A.贴骨疽

B.鹤膝风

C.瘘躄

D.流注

E.痰核

【答案】C

【解析】阳和汤主治：阴疽。如贴骨疽、脱疽、流注、痰核、鹤膝风等，患处漫肿无头，皮色不变，酸痛无热，口中不渴，舌淡苔白，脉沉细或迟细。

7.大黄牡丹汤的功用是

A.消肿溃坚，活血止痛

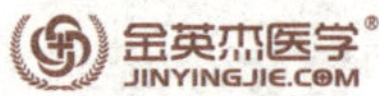

B.清热解毒,消肿排脓

C.泻热破瘀,散结消肿

D.泻热破瘀,消肿排脓

E.清热解毒,凉血止痢

【答案】C

8.大黄在大黄牡丹汤中的配伍意义是

A.清热泻火,导热下行

B.清泻瘀热,分利二便

C.荡涤肠胃,泄热泻结

D.泻热逐瘀,涤荡湿热

E.通肠泄热,以下代清

【答案】D

【解析】方中以苦寒攻下之大黄为君,泻热逐瘀,涤荡肠中湿热瘀毒。

9.苇茎汤的主治病证是

A.肠痈

B.肺痈

C.乳痈

D.流注

E.痰核

【答案】B

【解析】苇茎汤主治:肺痈,热毒壅滞,痰瘀互结证。身有微热,咳嗽痰多,甚则咳吐腥臭脓血,胸中隐隐作痛,舌红苔黄腻,脉滑数。

10.仙方活命饮的主治为

A.气分热盛证

B.热入营分证

C.三焦火毒证

D.热入血分证

E.阳证痈疡肿毒初起

【答案】E

【解析】仙方活命饮的主治证候:阳证痈疡肿毒初起。红肿焮痛,或身热凛寒,苔薄白或黄,脉数有力。

11.下列哪个方中的药物组成含有白芷

A.黄连解毒汤

B.普济消毒饮

C.仙方活命饮

D.凉膈散

E.龙胆泻肝汤

【答案】C

12.下列哪味药不属于苇茎汤的组成

A.鱼腥草

B.桃仁

C.瓜瓣

D.薏苡仁

E.苇茎

【答案】A

【解析】苇茎汤的组成:苇茎、薏苡仁、瓜瓣、桃仁。

第六篇

中医内科学

第一章　肺系病证

配套名师精讲课程

第一节　感冒

1.导致感冒的主因是

A.风邪

B.寒邪

C.暑邪

D.燥邪

E.湿邪

【答案】A

2.时行感冒与感冒风热证的区别点，关键是在于

A.恶寒的轻与重

B.发热的轻与重

C.咽喉肿痛与否

D.有无传染性

E.脉数与否

【答案】D

【解析】时行感冒病情较重，发病急，全身症状显著，可以发生传变，化热入里，继发或合并它病，具有广泛的传染性、流行性。而感冒发热一般不高或不发热，病势轻，不传变，服解表药后，多能汗出热退，脉静身凉，病程短，预后良好。

3.治疗阴虚感冒，宜选用的方剂是

A.参苏饮

B.加减葳蕤汤

C.再造散

D.右归丸

E.麻黄附子细辛汤

【答案】B

4.暑湿感冒，若湿困卫表，肢体酸重疼痛较甚，治疗应加用的药物是

A.金银花、连翘、鲜荷叶

B.黄连、山栀、黄芩、青蒿

C.豆蔻、藿香、佩兰

D.玉竹、甘草、大枣

E.葱白、桔梗、白薇

【答案】C

5.下列哪一项不是风寒感冒和风热感冒的辨证依据

A.恶寒、发热的轻重

B.渴与不渴

C.舌苔黄与白

D.脉浮与不浮

E.咽喉红肿疼痛与否

【答案】D

6.感冒的治疗原则是

A.辛温发汗

B.辛凉清解

C.清暑解表

D.解表达邪

E.调和营卫

【答案】D

7.患者,男,48岁。见恶寒重,发热轻,面色㿠白,四肢欠温,语音低微,舌质淡胖,脉沉细无力。治疗应首选的方剂是

A.新加香薷饮

B.葱白七味饮

C.参苏饮

D.再造散

E.加减葳蕤汤

【答案】D

8.患者,男,48岁。症见恶寒重,发热轻,无汗,头痛,鼻塞声重,时流清涕,咳嗽吐白痰,口不渴,舌苔薄白,脉浮紧。其辨证是

A.暑温伤表

B.气虚感冒

C.风寒束表

D.风寒夹湿

E.表寒里热

【答案】C

9.患者,男,64岁。近一月来寒热持续不解,恶寒较甚,发热无汗,身楚倦怠,咳嗽,咯痰无力,舌淡苔白,脉浮无力。治疗应首选的方剂是

A.新加香薷饮

B.葱白七味饮

C.参苏饮

D.再造散

E.加减葳蕤汤

【答案】C

10.患者,女,23岁。身热恶风,汗出不畅,咳嗽,咯吐黄黏痰,咽喉肿痛,口渴,舌苔微黄,脉浮数。治疗应首选的方剂是

A.荆防达表汤

B.香薷饮

C.加减葳蕤汤

D.银翘散

E.止嗽散

【答案】D

【解析】身热恶风,汗出不畅,咯吐黄黏痰,咽喉肿痛,口渴,舌苔微黄,脉浮数是风热感冒之象,治疗选择银翘散。

11.患者,男,87岁。平素体弱消瘦,近日外感,出现身热,微恶风,少汗,头晕,心烦,口干咽痛,舌红少苔,脉细数。其证候是

A.风寒感冒

B.风热感冒

C.阴虚感冒

D.暑湿感冒

E.气虚感冒

【答案】C

12.患者,女,23岁。身热,微恶风,汗少,肢体酸重,头昏重胀痛,咳嗽痰黏,鼻流浊涕,心烦,口渴,舌苔黄腻,脉濡数。治疗应首选的方剂是

A.银翘散

B.桑菊饮

C.新加香薷饮

D.桑白皮汤

E.藿香正气散

【答案】C

13.患者,男,35岁。恶寒重,发热轻,无汗,头痛,肢体疼痛,鼻塞声重,时流清涕,喉痒,舌苔薄白而润,脉浮。其治法是

A.益气解表

B.辛温解表

C.调和营卫

D.散寒止痛

E.发汗解肌

【答案】B

14.患者,男,43 岁。身热,微恶风,汗少,头昏重胀而痛,心烦口渴,胸闷恶心,小便短赤,舌苔薄黄腻,脉濡数。此患者应诊断为

A.风寒感冒

B.风热感冒

C.暑湿感冒

D.时行感冒

E.体虚感冒

【答案】C

(15~16 题共用备选答案)

A.恶寒重,发热轻

B.口渴喜冷饮

C.肢体酸重,头昏

D.脉浮无力

E.舌红少苔

15.暑湿感冒可见

【答案】C

16.风寒感冒可见

【答案】A

第二节　咳嗽

1.治疗咳嗽,除以治肺为主外,还应注意治

A.肝、脾、肾

B.心、肝、肾

C.心、脾、肾

D.心、肝、脾

E.肝、胃、肾

【答案】A

2.外感咳嗽与内伤咳嗽的鉴别要点,下列哪项无意义

A.病程的长短

B.起病的缓急

C.咳嗽的多少

D.疾病的新久

E.属实属虚

【答案】C

【解析】外感咳嗽,多为新病,起病急,病程短,常伴恶寒、发热、头痛等肺卫表证。内伤咳嗽,多为久病,常反复发作,病程长,可伴它脏见症。

3.患者,男,25 岁。近日干咳少痰或无痰,咽干鼻燥,兼有恶寒发热,头痛无汗,舌苔薄白而干。应首选的方剂是

A.桑杏汤

B.桑菊饮

C.杏苏散

D.三拗汤合止嗽散

E.清金化痰汤

【答案】C

4.在咳嗽初起的治疗阶段,最易"闭门留寇"的是下列哪类药

A.苦寒药

B.温补药

C.收涩药

D.镇咳药

E.通下药

【答案】C

5.咳嗽的基本病机是

A.风寒袭肺,肺气失宣

B.风热犯肺,肺失清肃

C.痰热壅肺,肺失肃降

D.肝郁化火,上逆侮肺

E.邪犯于肺,肺气上逆

【答案】E

6.治疗内伤咳嗽之肝火犯肺证,宜选用的方剂是

A.清金化痰汤

B.龙胆泻肝汤

C.黛蛤散合黄芩泻白散

D.桑菊饮

E.桑杏汤

【答案】C

【解析】咳嗽肝火犯肺的咳嗽治宜清肺泄肝,顺气降火,代表方是黛蛤散合黄芩泻白散加减。

7.患者,男,32岁。咳嗽气粗,咯大量白色黏痰,胸胁胀满而痛,面赤身热,口干欲饮,**舌苔黄厚腻,舌质红,脉数**。治疗应首选的方剂是

A.桑杏汤

B.桑菊饮

C.清金化痰汤

D.竹叶石膏汤

E.黛蛤散

【答案】C

8.患者,女,70岁。形体肥胖,嗜食肥甘,咳嗽反复,咳声重浊,痰多稠厚,胸闷纳呆,**身重肢倦,苔白腻**。其治法是

A.燥湿化痰,理气止咳

B.清热化痰肃肺

C.清肝泻火

D.滋阴清热,调脾止咳

E.补肺益气,止咳化痰

【答案】A

9.患者,男,65岁。咳嗽20余年,近半年来以干咳为主,伴口干咽燥,声音嘶哑,潮热,盗汗,面色潮红,舌红少津,脉细数。**曾做全面检查排除肺结核**、肺肿瘤。其诊断是

A.肺痨之气阴耗伤证

B.肺痨之阴虚火旺证

C.肺痨之肺阴亏损证

D.肺痨之阴阳两虚证

E.咳嗽之肺阴亏耗证

【答案】E

10.患者,女,56岁。干咳,少痰色白,声哑,口咽干燥,神疲形瘦,**舌红少苔,脉细数**。其治法是

A.清肺润燥,化痰止咳

B.疏风清肺,润燥止咳

C.滋阴清热,润肺止咳

D.养阴清肺,化痰止咳

E.清热化痰,平肝降火

【答案】C

【解析】患者干咳少痰,声哑,口咽干燥,神疲,形瘦,舌红少苔,脉细数,是肺阴亏耗证,治法宜滋阴清热,润肺止咳。

11.患者,男,18岁。咳嗽,喉燥咽痛,**咯黄稠痰**,咳时汗出,口渴身热,舌苔薄黄,**脉浮数**。其治法是

A.疏风散寒,宣肺止咳

B.健脾燥湿,化痰止咳

C.清肺化痰,肃肺降气

D.疏风清热,宣肺止咳

E.疏风清热,化痰止咳

【答案】D

12.患者,男,32岁。咳嗽气粗,咯大量白黏痰,胸胁胀满而痛,面赤身热,口干欲饮,**舌苔黄厚腻,舌质红,脉数**。其治法是

A.清肺平肝降火

B.清热肃肺,豁痰止咳

C.疏风清肺润燥

D.健脾燥湿化痰

E.温化痰湿宣肺

【答案】B

13.患者,女,47岁。反复咳嗽7年,咳声重浊,痰色白,量多质稠,胸闷,脘痞,食少,体倦,**苔白腻,脉濡滑**。治疗应首选的方剂是

A.二陈平胃散

B.导痰汤

C.大青龙汤

D.麻杏石甘汤

E.清金化痰汤

【答案】A

【解析】患者反复咳嗽7年，咳声重浊，痰色白量多质稠，见有胸闷，脘痞，体倦，苔白腻脉濡滑，是痰湿蕴肺证，治疗用二陈平胃散合三子养亲汤加减。

（14~15题共用备选答案）

A.疏风清热，润燥止咳

B.疏风散寒，宣肺止咳

C.清肝泻肺，化痰止咳

D.清热肃肺，化痰止咳

E.滋阴润肺，化痰止咳

14.咳嗽声重，气急，咽痒，咳痰稀薄色白，常伴鼻塞，流清涕，头痛，肢体酸楚，或见恶寒发热，无汗等表证，舌苔薄白，脉浮或浮紧。其治法是

【答案】B

15.喉痒干咳，无痰或痰少而黏连成丝，咳痰不爽，咽喉干痛，唇鼻干燥，口干，常伴鼻塞，头痛，微寒，身热，苔薄黄或薄白，脉浮。其治法是

【答案】A

（16~18题共用备选答案）

A.痰中带血、质浊、有腥臭味

B.痰多、色黄、质稠

C.痰黏腻或稠厚

D.脓血相兼浊痰、有腥臭味

E.痰少、质黏、夹有血丝

16.咳嗽肺阴亏耗证，其痰的特点是

【答案】E

17.咳嗽痰热郁肺证，其痰的特点是

【答案】B

18.咳嗽痰湿蕴肺证，其痰的特点是

【答案】C

第三节　哮病

1.哮病发作期的主要病机是

A.外邪侵袭，肺失宣降

B.肺失宣肃，肺气上逆

C.痰气搏结，气道被阻

D.邪袭于肺，肺气不利

E.肺脏虚弱，气失所主

【答案】C

【解析】发作期“伏痰”遇诱因引触，痰随气升，气因痰阻，痰气搏结，壅塞气道，故痰鸣如吼，气息喘促。故发作期的病机主要是痰气搏结，气道被阻，其他选项也是一些病因，但非病机。

2.患者，男性，68岁。反复发作气急痰鸣10年余。喉中痰涎壅盛，声如拽锯，喘急胸满，但坐不得卧，咳痰黏腻难出，或为白色泡沫样痰，无明显寒热倾向，面色青暗，发作前自觉鼻、咽、眼、耳发痒，舌苔厚浊，脉滑实。治疗应选用的方剂是

A.小青龙汤

B.射干麻黄汤

C.三子养亲汤

D.苏子降气汤

E.定喘汤

【答案】C

3.下列哪项对哮与喘鉴别诊断无意义

A.有无宿根

B.喉中有无哮鸣声

C.哮必兼喘

D.喘未必兼哮

E.呼吸急促

【答案】E

【解析】哮病和喘证都有呼吸急促、困难的表现。哮必兼喘,但喘未必兼哮。哮指声响言,喉中哮鸣有声,是一种反复发作的独立性疾病;喘指气息言,为呼吸气促困难,是多种肺系急慢性疾病的一个症状。

4.冷哮咳痰的特点是

A.脓臭痰

B.痰稠黄胶黏

C.痰稀薄多沫,咯吐不爽

D.咳痰色黄或白,黏浊稠厚

E.痰黄白相兼

【答案】C

5.治疗哮病之冷哮证,宜首选的方剂是

A.甘姜苓术汤

B.华盖散

C.射干麻黄汤

D.二陈平胃汤

E.半夏厚朴汤

【答案】C

6.哮病缓解期表现为肺脾气虚证候者,宜选用的方剂是

A.左归饮

B.六君子汤

C.六味地黄丸

D.补中益气汤

E.金匮肾气丸

【答案】B

7.哮病缓解期表现为肺肾两虚证候者,宜选用的方剂是

A.生脉地黄汤合金水六君煎

B.补中益气汤

C.玉屏风散

D.金匮肾气丸

E.平喘固本汤

【答案】A

8.哮病发作时以邪实为主,辨证时当分清

A.气血

B.虚实

C.阴阳

D.表里

E.寒热

【答案】E

9.患者呼吸气促,喉中哮鸣有声,胸闷如窒,口不渴,形寒肢冷,面色晦暗,舌苔白滑,脉弦紧。治疗应首选的方剂是

A.二陈汤

B.麻黄汤

C.定喘汤

D.射干麻黄汤

E.平喘固本汤

【答案】D

【解析】患者喉中哮鸣有声,胸闷如窒,口不渴,形寒肢冷,辨证为冷哮证,治法:宣肺散寒,化痰平喘。代表方:射干麻黄汤或小青龙汤加减。

10.患者,男,21 岁。反复发作气急痰鸣 10 年余,半小时前因外出感寒后,又出现喉中痰鸣如吼,喘而气粗息涌,咳痰色黄,黏浊稠厚,咯吐不利,口苦,口渴喜饮,汗出,身热,舌苔黄腻,质红,脉滑数。其诊断是

A.哮病发作期寒包热哮证

B.喘证表寒肺热证

C.哮病发作期热哮证

D.哮病发作期风痰哮证

E.喘证痰热郁肺证

【答案】C

11.患者,女,47 岁。有哮喘反复发作史。气短声低,自汗,怕风,常易感冒,倦怠无力,食少便溏,舌质淡,苔白,脉细弱。病情平稳后,其治疗方剂是

A.补中益气汤

B.参苓白术散

C.枳术丸

D.玉屏风散

E.六君子汤

【答案】E

(12~13题共用备选答案)

A.射干麻黄汤

B.定喘汤

C.小青龙加石膏汤

D.三子养亲汤

E.平喘固本汤

12.治疗风痰哮证,应首选的方剂是

【答案】D

13.治疗寒包热哮证,应首选的方剂是

【答案】C

(14~15题共用备选答案)

A.温肺散寒,化痰平喘

B.清热宣肺,化痰定喘

C.祛风涤痰,降气平喘

D.补肺纳肾,降气化痰

E.健脾益气,补土生金

14.哮病冷哮证的治法宜选用

【答案】A

15.哮病热哮证的治法宜选用

【答案】B

16.下列关于哮病的各项叙述中,错误的是

A.呈反复发作,常为突然发作,平时可一如常人

B.发作时,喉中有明显哮鸣声,呼吸困难,可于数分钟或数小时后缓解

C.可见鼻痒、喷嚏、咳嗽、胸闷等先兆症状

D.与先天禀赋有关,全体家族都有哮病史

E.常因气候突变、环境因素、饮食不当、情志失调等诱发

【答案】D

17.下列关于哮病预防调护各项叙述中,错误的是

A.注意保暖,避免寒冷刺激而诱发

B.适当锻炼,提高抗病能力

C.饮食清淡,忌肥甘油腻辛辣,避免海膻发物

D.发作时可服玉屏风散、肾气丸等,以调护正气

E.避免烟尘异味,劳逸适当

【答案】D

【解析】哮病发作的病因:外邪侵袭(故A、E正确),饮食不当(故C正确),体虚病后(故B正确)。发作期治疗原则发时治标。而且需要辨证,不能盲目用药。

第四节　喘证

1.患者出现呼吸困难,甚至张口抬肩,鼻翼扇动,不能平卧称为

A.喘证

B.哮病

C.上气

D.短气

E.下气

【答案】A

2.喘证的发病机制主要在

A.肺气虚

B.肺脾气虚

C.肺肾出纳失常

D.脾肾亏虚

E.肾不纳气

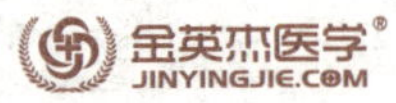

【答案】C

3.除下列哪项外，均为喘证的特征

A.呼吸困难

B.张口抬肩

C.胸部膨满

D.鼻翼扇动

E.不能平卧

【答案】C

4.喘证，喘息持续不已，并伴有紫绀，心悸，浮肿，脉结代时的病位在

A.心

B.肺

C.脾

D.肾

E.肝

【答案】A

【解析】肺虚者劳作后气短不足以息，喘息较轻，常伴有面白，自汗，易感冒；肾虚者静息时亦有气喘，动则更甚，伴有面色苍白，颧红，怯冷，腰酸膝软；心气、心阳衰弱时，喘息持续不已，伴有紫绀，心悸，浮肿，脉结代。

5.治疗喘证之风寒壅肺证，应首选的方剂是

A.射干麻黄汤

B.麻黄汤合华盖散

C.麻杏石甘汤

D.小青龙汤

E.以上均不是

【答案】B

6.下列哪项不符合喘证之痰热郁肺证的特征

A.喘促气涌

B.痰白稀薄

C.胸中烦闷

D.身热有汗

E.渴喜冷饮

【答案】B

7.正虚喘脱证的病机为

A.心气欲竭，脾肾阳衰

B.心气欲竭，肺肾阳衰

C.肾气欲竭，心肺阳衰

D.肺气欲竭，肝肾阳衰

E.肺气欲竭，心肾阳衰

【答案】E

8.喘脱危象，宜急服

A.回阳急救汤

B.苏子降气汤

C.参附汤送服黑锡丹

D.控涎丹

E.紫金丹

【答案】C

9.治疗喘证之痰热郁肺证，应首选的方剂是

A.桑白皮汤

B.麻杏石甘汤

C.苏子降气汤

D.三子养亲汤

E.泻白散

【答案】A

【解析】痰热郁肺宜清热化痰，喘证宜降气平喘，桑白皮汤既可清泻肺热，又可降气化痰。

10.患者，男，70岁。喘促气短，声低气怯，咳声低弱，咳痰稀白，自汗畏风，舌淡红，苔薄白，脉弱无力。其治疗应首选的方剂是

A.三子养亲汤合二陈汤

B.生脉散合补肺汤

C.七味都气丸合生脉散

D.参蛤散合金匮肾气丸

E.苏子降气汤合二陈汤

【答案】B

【解析】虚喘之肺气虚耗证，治宜益气补

肺,用生脉散合补肺汤。

11.患者喘促日久,动则喘甚,呼多吸少,气不得续,汗出肢冷,跗肿,面青唇紫,舌淡苔白,脉沉弱。其治疗应首选的方剂是

A.平喘固本汤合补肺汤

B.金匮肾气丸合参蛤散

C.参附汤合黑锡丹

D.生脉散合补肺汤

E.生脉地黄汤合金水六君煎

【答案】B

12.患者,男,28岁。喘逆上气,息粗鼻扇,咳而不爽,痰吐稠黏,形寒身热,身痛无汗,口渴,苔薄黄,舌质红,脉浮数。其治疗应首选的方剂是

A.麻黄汤

B.小青龙汤

C.麻杏石甘汤

D.桑白皮汤

E.三子养亲汤

【答案】C

13.患者,女,63岁。久喘之人,出现喘促短气,气怯声低,喉有鼾声,咳声低弱,痰吐稀薄,自汗畏风,舌淡脉弱。其治法是

A.补肺益气

B.补肾健脾

C.补脾益肺

D.益气健脾

E.益气固表

【答案】A

(14~15题共用备选答案)

A.解表清里,化痰平喘

B.清热化痰,宣肺平喘

C.开郁降气平喘

D.扶阳固脱,镇摄肾气

E.补肾纳气,宣肺平喘

14.喘证之肺气郁痹证的治法宜选用

【答案】C

15.喘证之正虚喘脱证的治法宜选用

【答案】D

【解析】喘证之肺气郁痹证的治法宜开郁降气平喘;正虚喘脱证的治法宜扶阳固脱,震慑肾气。

(16~17题共用备选答案)

A.风寒壅肺证

B.表寒肺热证

C.痰热郁肺证

D.痰浊阻肺证

E.肺气郁闭证

16.喘息咳逆,呼吸急促,胸部胀闷,痰多稀薄而带泡沫,色白质黏,常有头痛,恶寒,或有发热,口不渴,无汗,苔薄白而滑,脉浮紧。其证候是

【答案】A

17.喘而胸满闷塞,甚则胸盈仰息,咳嗽,痰多黏腻色白,咯吐不利,兼有呕恶,食少,口黏不渴,舌苔白腻,脉象滑或濡。其证候是

【答案】D

18.下列各项,不属实喘主症的是

A.呼吸深长

B.吸入为快

C.气粗声高

D.痰鸣咳嗽

E.脉数有力

【答案】B

【解析】实喘者呼吸深长有余,呼出为快,气粗声高,伴有痰鸣咳嗽,脉数有力,病势多急。

19.下列关于喘证治疗的各项叙述中,错误的是

A.实喘以祛邪利气为主

B.虚喘以培补摄纳为主

C.实喘可采用温化宣肺、清化肃肺、化痰

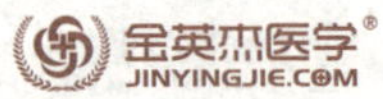

理气的方法

D.虚喘或补肺，或健脾，或益肾

E.实喘难治，虚喘易疗

【答案】E

【解析】实喘代表实证，病程短，虚喘代表虚证，病程长，治疗原则不同，并不代表治疗难易。

第五节　肺痈

1.肺痈之溃脓期的主要病理是

A.风邪伤表，内壅于肺

B.热毒壅肺，热壅血瘀

C.热毒炽盛，血败肉腐

D.阴伤气耗，邪去正虚

E.邪气入里，正邪相争

【答案】C

2.肺痈成痈期的病机是

A.风热外袭，卫表不和，邪热壅肺，肺失清肃

B.邪毒渐去，肺体损伤，阴伤气耗，肺失清肃

C.热毒蕴肺，蒸液成痰，热壅血瘀，蕴酿成痈

D.热壅血瘀，血败肉腐，痈肿内溃，脓液外泄

E.邪热蕴肺，蒸液成痰，痰热壅滞，肺失清肃

【答案】C

3.下列哪项不是溃脓期的主症

A.胸中烦满疼痛

B.时时振寒

C.咳吐腥臭脓血痰

D.身热面赤

E.烦渴喜饮

【答案】B

4.治疗肺痈溃脓期，宜首选的方剂是

A.银翘散

B.千金苇茎汤

C.如金解毒散

D.加味桔梗汤

E.黄连解毒汤

【答案】D

【解析】肺痈溃脓期需排脓解毒，方用加味桔梗汤加减。

5.肺痈溃脓期的主要特征有

A.咳吐大量脓痰

B.痰如米粥或痰血相兼

C.胸中烦满而痛

D.舌苔黄腻，舌质红

E.以上都是

【答案】E

6.下列各项，不属于肺痈逆证表现的是

A.脉象缓滑

B.气喘鼻扇

C.爪甲青紫带弯

D.音嘎无力

E.饮食少进

【答案】A

【解析】脓血排泄不畅，臭味如败卵，腥臭异常，气喘鼻扇，胸痛不减，坐卧不安，声音嘎哑，身热不退，饮食少进，身热不退，颧红，爪甲青紫带弯，精神疲乏，脉短涩或弦急，病势为逆证。

7.肺痈溃脓期的最佳治法是

A.清热解毒，凉血止血

B.清热解毒，化瘀消痈

C.清热解毒，宣肺化痰

D.辛凉解表，清肺化痰

E.清热解毒，排脓消痈

【答案】E

8.肺痈初期的治法是

A.疏风散热,清肺化痰

B.清热解毒,化瘀消痈

C.清热养阴,益气补肺

D.清肺解毒,化瘀消痈

E.清热解毒,排脓消痈

【答案】A

9.治疗肺痈初期宜选用方剂是

A.千金苇茎汤

B.桑菊饮

C.银翘散

D.加味桔梗汤

E.沙参清肺汤

【答案】C

10.肺痈恢复期的病机是

A.痰热与瘀血壅阻肺络,肉腐血败

B.热壅血瘀,蕴酿成痈

C.风热犯表,内郁于肺

D.邪去正虚,阴伤气耗

E.痰热阻肺,肺气上逆

【答案】D

11.患者,男,28 岁。发热恶寒,咳嗽,咯白黏痰,痰量由少渐多,胸痛剧烈,呼吸不利,苔薄黄,脉浮滑数。此证诊为

A.风热咳嗽

B.痰热咳嗽

C.肺痈成痈期

D.肺痈初期

E.肺痈恢复期

【答案】D

12.患者,男,32 岁。素日嗜酒,外出着凉后,始见时时振寒,发热,继而壮热汗出,烦躁不宁,咳嗽气急,咳吐腥臭浊痰、胸满作痛,口干苦,便秘,舌红,苔黄腻,脉滑数。治疗应首选的方剂是

A.沙参清肺汤或桔梗杏仁煎

B.千金苇茎汤合如金解毒散

C.桑白皮汤

D.加味泻白散

E.加味桔梗汤

【答案】B

13.肺痈患者,咳吐大量脓血痰,气味腥臭异常,舌红,苔黄腻,脉滑数。其病期是

A.初期

B.成痈期

C.溃脓期

D.恢复期

E.慢性期

【答案】C

【解析】肺痈分初期、成脓期、溃脓期、恢复期。溃脓期的特点是咳吐大量脓血痰,气味腥臭异常。

14.肺痈的特征性临床表现中,错误的是

A.咳嗽

B.胸痛

C.发热

D.咳吐腥臭脓痰

E.咯铁锈色痰

【答案】E

【解析】临床以咳嗽、胸痛、发热、咯吐腥臭浊痰,甚则脓血相兼为主要特征。

15.肺痈患者,溃脓期,若气虚不能托脓,气短,自汗,脓出不爽者,应加入的药物是

A.丹皮、山栀、藕节、白茅根

B.沙参、麦冬

C.生黄芪

D.桔梗白散

E.以上均不正确

【答案】C

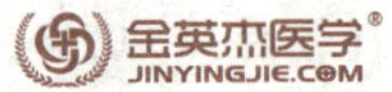

第六节　肺痨

1.肺痨,肺阴亏损证,若咳嗽频而痰少质黏者,应加入

A.阿胶、仙鹤草、白茅根

B.银柴胡、青蒿、胡黄连、地骨皮

C.秦艽、白薇、鳖甲

D.川贝母、甜杏仁

E.桑皮、花粉、知母、海蛤粉

【答案】D

2.肺痨的病理性质基本以下列哪项为主

A.阴虚

B.气阴两虚

C.肺肾两虚

D.阴阳两虚

E.阴虚肺燥

【答案】A

3.肺痨发病的主要关键是

A.痨虫传染

B.正气虚弱

C.与肺痨患者有密切接触

D.内伤久病

E.营养不良

【答案】B

4.肺痨的四大主症是

A.咳嗽、胸痛、发热、汗出

B.咳嗽、咯血、潮热、盗汗

C.咳嗽、消瘦、低热、自汗

D.咳嗽、神疲、心悸、盗汗

E.干咳、气促、潮热、胸痛

【答案】B

5.肺痨的治疗原则是

A.滋阴润肺、止咳平喘

B.补虚培元、抗痨杀虫

C.补肾润肺、养阴清热

D.滋阴温阳、抗痨杀虫

E.甘温除热、抗痨平喘

【答案】B

6.肺痨的外在致病因素是

A.燥邪

B.痨虫

C.痰浊

D.瘀血

E.水饮

【答案】B

7.患者,男,58 岁。干咳,咳声短促,咯少量黏痰,胸部闷痛隐隐,午后自觉手足心热,口干咽燥,舌红苔薄,脉细数。治疗应选用的方剂是

A.沙参麦冬饮

B.月华丸

C.三子养亲汤

D.养阴清肺汤

E.大补阴丸

【答案】B

8.患者,女,30 岁。咯血反复发作一个月,血色鲜红,咳呛气急,痰少质黏色黄,午后潮热,五心烦热,盗汗,口干多饮,颧红,消瘦,舌红少津,苔薄黄,脉细数。治疗应选用的方剂是

A.百合固金汤合秦艽鳖甲散

B.月华丸

C.保真汤

D.补天大造丸

E.补肺汤

【答案】A

【解析】综合上述病案辨证为肺痨之虚火灼肺证,治法:滋阴降火。代表方:百合固金汤合秦艽鳖甲散加减。

9.患者咳嗽无力,气短声低,咳痰清稀色

白，形体虚弱，形寒畏冷，自汗，喘息气短，面浮肢肿，饮食少进，大便溏薄，颧红，舌淡胖有齿痕，脉细弱而数。治疗应选用的方剂是

A.百合固金汤

B.补肺阿胶汤

C.保真汤

D.月华丸

E.人参养荣丸

【答案】C

10.下列各项，对于鉴别肺痨与虚劳最有意义

A.病情轻重

B.有无传染性

C.有无五脏虚损

D.病程长短及预后

E.有无发热

【答案】B

11.患者，男，41岁。咳嗽1月，咳声短促，咯少量血丝痰，胸部隐隐闷痛，午后自觉手足心热，盗汗，口干咽燥。近期曾有与肺痨病人接触史。舌苔薄白，舌边尖红，脉细数。其诊断是

A.肺痨之肺阴亏损证

B.肺痨之虚火灼肺证

C.肺痨之气阴耗伤证

D.虚劳之肺阴虚证

E.咳嗽之肺阴亏虚证

【答案】A

第七节 肺胀

1.肺胀的发病基础是

A.肺虚

B.脾虚

C.肾虚

D.肺脾两虚

E.肺肾两虚

【答案】A

2.下列除哪一项外均是肺胀病常见的病位

A.肝

B.心

C.脾

D.肺

E.肾

【答案】A

3.肺胀的病理性质为

A.虚证

B.实证

C.虚实夹杂

D.寒热错杂

E.本虚标实

【答案】E

4.肺胀早期的主要病理因素是

A.血瘀

B.水饮

C.痰浊

D.痰瘀

E.气滞

【答案】C

5.肺胀的基本病机是

A.肺气郁闭，不能敛降

B.肺气胀满，不能敛降

C.肺失宣肃，肺气上逆

D.肺肾两虚，肾不纳气

E.肺脾气虚，转输失常

【答案】B

【解析】肺胀的基本病机为久病肺虚，或外邪侵袭，而致痰饮瘀血，结于肺间，肺气胀满，不能敛降。

6.肺胀发病的主要病理因素是

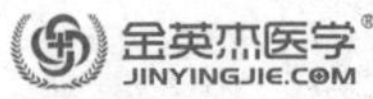

A.气滞、血瘀、水饮

B.气滞、水饮、痰浊

C.痰浊、水饮、血瘀

D.痰浊、寒邪、血瘀

E.风邪、痰浊、水饮

【答案】C

【解析】肺胀的病理因素主要为痰浊、水饮与血瘀互为影响。

7.肺胀之痰浊壅肺证的治法是

A.化痰降气,健脾益肺

B.宣肺化痰,止咳定喘

C.宣肺定喘,健脾益气

D.健脾化痰,宣肺定喘

E.健脾化痰,补土生金

【答案】A

8.治疗肺胀之阳虚水泛证首选的方剂是

A.苏子降气汤合三子养亲汤

B.越婢加半夏汤

C.桑白皮汤

D.真武汤合五苓散

E.平喘固本汤合补肺汤

【答案】D

9.患者,女,58岁。胸部膨满,喘咳不能平卧,心悸,喘咳,咯痰清稀,面浮,下肢浮肿,甚则一身悉肿,腹部胀满有水,脘痞,纳差,尿少,怕冷,面唇青紫,苔白滑,舌胖质黯,脉沉细。治疗应选用的方剂是

A.苏子降气汤

B.三子养亲汤

C.越婢加半夏汤

D.真武汤合五苓散

E.真武汤合葶苈大枣泻肺汤

【答案】D

【解析】咯痰清稀,怕冷,面唇青紫,是阳虚之象,面浮,下肢浮肿,甚则一身悉肿,腹部胀满有水,是阳虚水泛证,治宜温肾健脾,化饮利水,方用真武汤合五苓散加减。

10.肺胀患者,咳逆喘息气粗,胸满,烦躁,目胀睛突,痰黄黏稠难咯,微恶寒,有汗不多,口渴欲饮,溲赤,便干,舌边尖红,苔黄腻,脉数。治疗应选用的方剂是

A.越婢加半夏汤

B.真武汤合五苓散

C.平喘固本汤合补肺汤

D.苏子降气汤

E.三子养亲汤

【答案】A

11.患者,女,70岁。久患肺病,反复发作,本次旧疾又发,呼吸浅短难续,咳声低怯,胸满短气,张口抬肩,倚息不能平卧,咳嗽,痰白如泡沫,咯吐不利,舌淡暗,脉沉细无力。诊断为肺胀,其证候是

A.痰瘀阻肺

B.肺肾气虚

C.外寒内饮

D.脾肾阳衰

E.心肾阳衰

【答案】B

【解析】肺肾气虚的特点是久病反复,呼吸浅短难续,张口抬肩,倚息不能平卧,咳声低怯,咯吐不利,需与阳虚相鉴别,本证无明显的阳虚水盛浮肿、畏寒肢冷之象。

12.肺胀患者,咳嗽,痰白,胸闷,心慌,形寒汗出,腰膝酸软,尿有余沥,舌淡,脉沉细数无力。治疗应选用的方剂是

A.越婢加半夏汤

B.真武汤加五苓散

C.实脾饮

D.苏子降气汤

E.平喘固本汤合补肺汤

【答案】E

第八节 肺痿

1.肺痿的病位在肺，但与哪些脏腑的关系最为密切

A.肝、脾、肾

B.心、肝、肾

C.脾、胃、肝

D.脾、胃、肾

E.肝、胃、肾

【答案】D

【解析】肺痿的病位在肺，但与脾、胃、肾等脏密切相关。

2.治疗肺痿之虚寒证，宜选用的方剂是

A.麻黄升麻汤

B.甘草干姜汤

C.清燥救肺汤

D.七味都气丸

E.麦门冬汤

【答案】B

3.患者症见咳吐浊唾涎沫，其质较黏稠，咳痰带血，口渴咽干，午后潮热，皮毛干枯，舌红而干，脉虚数。治疗代表方剂是

A.麦门冬汤合清燥救肺汤加减

B.甘草干姜汤或生姜甘草汤加减

C.平喘固本汤合补肺汤加减

D.麻黄升麻汤加减

E.七味都气丸合柴胡疏肝散加减

【答案】A

【解析】肺痿之虚热证的主症：咳吐浊唾涎沫，其质较黏稠，或咳痰带血，咳声不扬，甚则音哑，气息喘促，口渴咽干，午后潮热，皮毛干枯，舌红而干，脉虚数。治宜滋阴清热，润肺生津，方用麦门冬汤合清燥救肺汤加减。

（4～5题共用备选答案）

A.滋阴清热，润肺生津

B.温肺益气

C.寒热平调，清温并用

D.养阴清肺，清热化痰

E.补肺益肾，固本补虚

4.肺痿之虚热证的治法是

【答案】A

5.肺痿之虚寒证的治法是

【答案】B

第二章 心系病证

配套名师精讲课程

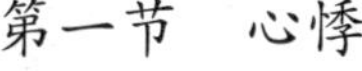

第一节 心悸

1.怔忡发病，多由下列哪项所致

A.情绪因素

B.久病体虚，心脏受损

C.外感六淫

D.阴虚火旺

E.气血两虚

【答案】B

2.患者，心悸，善惊易恐，坐卧不安，舌苔薄白，脉象虚弦，属于下列何种证候

A.心血不足

B.心虚胆怯

C.饮邪上犯

D.心阴不足

E.心阳衰弱

【答案】B

3.下列关于惊悸和怔忡叙述不正确的是

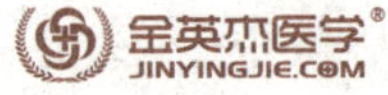

A.怔忡每由内因引起,惊悸常由外因而成

B.惊悸日久可发展为怔忡

C.怔忡常自觉心中惕惕,病来虽渐,但全身情况较差

D.怔忡患者,又易受外惊所扰,使动悸加重

E.惊悸以虚证为多,发则悸跃不能自控

【答案】E

4.心悸之心虚胆怯证的治法为

A.镇惊定志,养心安神

B.补血养心,益气安神

C.滋阴清火,养心安神

D.温补心阳,安神定悸

E.振奋心阳,宁心安神

【答案】A

【解析】心悸心虚胆怯证表现为心悸不宁,善惊易恐,坐卧不安,不寐多梦而易惊醒,恶闻声响,治宜镇惊定志,养心安神。

5.心悸之心血不足证的治法为

A.镇惊定志,养心安神

B.补血养心,益气安神

C.滋阴清火,养心安神

D.温补心阳,安神定悸

E.振奋心阳,宁心安神

【答案】B

6.治疗心悸之痰火扰心证,宜首选的方剂是

A.安神定志丸

B.归脾汤

C.天王补心丹合朱砂安神丸

D.桂枝甘草龙骨牡蛎汤合参附汤

E.黄连温胆汤

【答案】E

7.治疗心悸之心血不足证,宜首选的方剂是

A.安神定志丸

B.归脾汤

C.天王补心丹合朱砂安神丸

D.桂枝甘草龙骨牡蛎汤合参附汤

E.黄连温胆汤

【答案】B

【解析】归脾汤气血双补,可以起到补血养心,益气安神的作用,可以治疗心悸心血不足证。

8.治疗心悸之水饮凌心证,宜首选的方剂是

A.葶苈大枣泻肺汤

B.五皮饮

C.天王补心丹合朱砂安神丸

D.桂枝甘草龙骨牡蛎汤合参附汤

E.苓桂术甘汤

【答案】E

9.患者,男,57岁。形体肥胖,一周来心悸善惊,烦躁痰多,食少泛恶,舌苔黄腻,脉象滑数。其证候是

A.水饮凌心

B.痰火扰心

C.心阳不振

D.阴虚火旺

E.心胆虚怯

【答案】B

【解析】患者形体肥胖,痰多,食少泛恶,是有痰湿为患,又有烦躁、舌苔黄腻,为有火热之象,故为痰火扰心证。

10.患者,男,70岁。两日来心中悸动不安,头眩,畏寒肢冷,下肢浮肿,渴不欲饮,恶心吐涎,舌质淡胖苔水滑,脉弦。其治法是

A.健脾化湿,安神定悸

B.温补心阳,安神定悸

C.补血养心,益气安神

D.振奋心阳,化气行水

E.清热化痰,以安心神

【答案】D

11.患者,男,61岁。去年曾患有"急性广泛前壁心肌梗死",近日心悸不安,胸闷气短,四肢发凉,面色苍白,舌淡苔白,脉象沉弱。其治法是

A.温阳行水

B.补血养心

C.滋阴补肾

D.温补心阳

E.健脾益气

【答案】D

【解析】患者四肢发凉,面色苍白,舌淡苔白,脉象沉弱,是心阳不振证,治宜温补心阳,安神定悸。

12.患者,女性,65岁。有风湿性关节炎病史,现心悸不安,胸闷不舒,心痛时作,舌质紫暗,脉涩。其治疗应选用

A.朱砂安神丸

B.桃红四物汤

C.通窍活血汤

D.桃仁红花煎

E.酸枣仁汤

【答案】D

13.患者,男,52岁。两年来心中悸动不安,胸闷气短,动则尤甚,面色苍白,形寒肢冷,舌淡苔白,脉沉细无力。其诊断是

A.眩晕痰浊上蒙证

B.心悸水饮凌心证

C.眩晕气血亏虚证

D.心悸心阳不振证

E.眩晕肾精不足证

【答案】D

(14~15题共用备选答案)

A.安神定志丸

B.黄连温胆汤

C.天王补心丹合朱砂安神丸

D.桂枝甘草龙骨牡蛎汤合参附汤

E.归脾汤

14.治疗心悸之心虚胆怯证,宜首选的方剂是

【答案】A

15.治疗心悸之心阳不振证,宜首选的方剂是

【答案】D

(16~17题共用备选答案)

A.天王补心丹合朱砂安神丸

B.桂枝甘草龙骨牡蛎汤合参附汤

C.真武汤

D.黄连温胆汤

E.桃仁红花煎

16.治疗心悸之阴虚火旺证,宜首选的方剂是

【答案】A

17.治疗心悸之瘀阻心脉证,宜首选的方剂是

【答案】E

18.下列选项中,属于心悸病因的是

A.跌仆损伤

B.感受外邪

C.疫毒侵袭

D.先天遗传

E.久病入络

【答案】B

19.下列选项中,不属于心悸诊断依据的是

A.自觉心中悸动不安,心搏异常

B.呈阵发性或持续不解

C.伴有胸闷不舒,易激动

D.伴有上下冲逆,发自少腹

E.劳倦、饱食等因素可诱发

【答案】D

【解析】奔豚发自少腹,上冲胸咽。

第二节 胸痹

1.胸痹重证,阴寒极盛者,其治法是

A.散寒化痰通络

B.理气通阳化瘀

C.芳香理气止痛

D.益气温通散寒

E.回阳救逆固脱

【答案】D

2.胸痹的主要病机是

A.胸阳不振

B.气滞血瘀

C.心脉痹阻

D.气虚血瘀

E.痰浊闭阻

【答案】C

3.痰浊壅塞型胸痹心痛的主症,下列哪项是错误的

A.胸闷重而心痛轻

B.肥胖体沉

C.痰多气短

D.遇阴雨天易发或加重

E.痛有定处,如刺如绞

【答案】E

4.治疗心肾阴虚所致的胸痹,宜选用的方剂是

A.枳实薤白桂枝汤合当归四逆汤

B.柴胡疏肝散

C.冠心苏合丸

D.血府逐瘀汤

E.天王补心丹合炙甘草汤

【答案】E

5.下列哪项不是胸痹标实的病机

A.血瘀

B.痰浊

C.寒凝

D.风水

E.气滞

【答案】D

6.患者胸闷重而心痛,痰多气短,肢体沉重,形体肥胖,体倦乏力,纳呆便溏,舌体胖大,苔白滑,脉滑,其治法是

A.温补阳气,振奋心阳

B.疏肝理气,活血通络

C.通阳泄浊,豁痰宣痹

D.辛温散寒,宣通心阳

E.益气养阴,活血通脉

【答案】C

【解析】胸闷重而心痛,痰多气短,肢体沉重,形体肥胖,诊断为胸痹之痰浊闭阻证,其治法是通阳泄浊,豁痰宣痹。

7.患者,男,70 岁。左胸闷痛 4 年,近来伴气短喘促,咳嗽,痰多黏腻色白,苔白腻,脉滑。最佳治疗方剂是

A.瓜蒌薤白半夏汤

B.枳实薤白桂枝汤

C.半夏白术天麻汤

D.血府逐瘀汤

E.柴胡疏肝散

【答案】A

8.患者,女,56 岁。有“冠心病”病史半年,昨日与邻居发生口角后即自觉心痛阵作,痛无定处,脘腹胀闷,嗳气较舒,苔白,脉细弦。治疗应选用的方剂是

A.柴胡疏肝散

B.血府逐瘀汤

C.当归四逆散

D.甘麦大枣汤

E.瓜蒌薤白半夏汤

【答案】A

9.患者,男,72 岁。胸闷痛反复发作 3 年,近日加重,现胸闷如窒,气短喘促,肢体沉重,头晕沉如裹,咯白痰,苔腻,脉沉滑。其证候是

A.寒凝心脉

B.痰浊闭阻

C.气滞心胸

D.痰热中阻

E.心脾两虚

【答案】B

【解析】患者胸闷如窒,气短喘促,肢体沉重,头晕沉如裹,咯白痰,苔腻,脉沉滑,是痰浊闭阻之象。

10.患者,男,75 岁。心悸而痛,胸闷气短,动则更甚,自汗,面色白,神倦怯寒,四肢欠温,舌质淡胖,边有齿痕,苔白腻,脉沉细而迟。其证候是

A.气阴两虚

B.阴寒凝滞

C.痰浊闭阻

D.心阳欲脱

E.心肾阳虚

【答案】E

(11~12 题共用备选答案)

A.心胸绞痛,得寒加重

B.痛有定处,如刺如绞

C.痛无定处,时欲太息

D.心胸灼痛,时作时止

E.心悸祛寒,四肢不温

11.心血瘀阻型胸痹的特点是

【答案】B

12.气滞心胸型胸痹的特点是

【答案】C

(13~14 题共用备选答案)

A.疏肝理气,活血通络

B.滋阴清火,养心和络

C.温经散寒,活血通痹

D.补养心气,鼓动心脉

E.补益阳气,温振心阳

13.患者心胸疼痛时作,或见憋闷,心悸怔忡,五心烦热,腰酸膝软,舌红少津,苔薄,脉细数。其治法是

【答案】B

【解析】患者心胸疼痛时作,伴有五心烦热,腰酸膝软,舌红少津,是心肾阴虚之证,治疗需滋阴清火,养心和络。

14.患者心胸满闷不适,隐痛阵发,痛无定处,时欲叹息,遇情志不遂时诱发或加重,嗳气则舒,苔薄腻,脉细弦。其治法是

【答案】A

【解析】患者心胸满闷不适,痛无定处,时欲叹息,遇情志不遂时诱发或加重,是肝郁气滞之象,治宜疏肝理气,活血通络。

15.胸痹的病位在

A.肺

B.肝

C.心

D.肾

E.脾

【答案】C

16.下列选项中,属于胸痹主症的是

A.胸部闷痛甚则胸痛彻背,休息或用药后可缓解

B.自觉心中悸动不安,心搏异常

C.咳嗽,胸痛,脓血痰

D.胸胁胀痛,持续不解,多伴有咳唾

E.心下有气攻冲作痛

【答案】A

【解析】胸痹以胸部闷痛为主症,患者多见膻中或心前区憋闷疼痛,甚则痛彻左肩背、

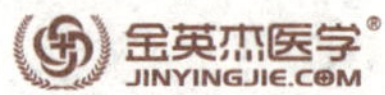

咽喉、胃脘部、左上臂内侧等部位，呈反复发作性，一般持续几秒到几十分钟，休息或用药后缓解。

第三节 心衰

1.下列各项，不符合心衰气虚血瘀证临床表现的是

A.胸闷气短

B.动则加重

C.神疲乏力

D.舌质暗淡

E.脉微欲绝

【答案】E

2.患者，女，75岁。5年前诊为心衰病，现胸闷气短，心悸，动则加剧，神疲乏力，口干，五心烦热，两颧潮红，入夜尤甚。舌暗红少苔，脉细数无力。治疗应选用的方剂是

A.生脉散合血府逐瘀汤

B.少腹逐瘀汤

C.四逆汤合人参汤

D.保元汤合四逆汤

E.参附龙骨牡蛎汤

【答案】A

3.患者，男，63岁。心悸，喘脱不得卧，面浮肢肿，尿少，神疲乏力，畏寒肢冷，腹胀，便溏，口唇发绀，胸部刺痛，颈脉显露，舌淡胖有齿痕，脉沉细。治疗应选用的方剂是

A.真武汤合五苓散

B.四逆汤合人参汤

C.瓜蒌薤白白酒汤

D.真武汤合葶苈大枣泻肺汤

E.桂枝汤合参附汤

【答案】D

第四节 不寐

1.不寐的治疗原则为

A.益气养血，补益肝肾

B.清热化痰，安神定志

C.补虚泻实，调整阴阳

D.先治其标，后治其本

E.补虚扶正，充髓养脑

【答案】C

2.治疗不寐之肝火扰心证，宜选用的方剂是

A.黄连阿胶汤

B.礞石滚痰丸

C.半夏秫米汤

D.朱砂安神丸

E.龙胆泻肝汤

【答案】E

【解析】不寐之肝火扰心证，治疗应当疏肝泻火，镇心安神，代表方剂是龙胆泻肝汤。

3.产后虚烦不寐，体瘦面白或老人夜寐早醒而无虚烦证，治疗应选用的方剂是

A.黄连阿胶汤

B.半夏秫米汤

C.归脾汤

D.安神定志丸

E.六味地黄丸

【答案】C

4.不寐的基本病机主要是

A.阴盛阳衰，阴阳失交

B.阳盛阴衰，阴阳失交

C.心神失养，心肾不交

D.心胆气虚，阴阳失交

E.心脾两虚，阳不入阴

【答案】B

【解析】不寐的病位主要在心，与肝脾肾有关。基本病机为阳盛阴衰，阴阳失交。

5.患者，女，30岁。症见入寐困难1个月，多梦，胸闷胁胀，急躁易怒，伴头昏头胀，口干口苦，小便短赤，**舌红苔黄，脉弦数**。治疗应选用的方剂是

A.泻心汤

B.滋水清肝饮

C.礞石滚痰丸

D.当归龙荟丸

E.龙胆泻肝汤

【答案】E

6.患者，女，46岁。近半年来精神紧张，经常失眠，伴心烦，**心悸不安**，头晕，耳鸣，健忘，**腰膝酸软，五心烦热**，口干咽燥，手足心热，舌质红，脉细数。其证候是

A.心胆气虚

B.心肾不交

C.肝火扰心

D.心火偏亢

E.痰热扰心

【答案】B

【解析】患者心烦，心悸不安，头晕，耳鸣，健忘，口干咽燥，手足心热，舌质红，脉细数，是心肾阴虚，心肾不交之证。

7.患者，女，17岁。晚上经常难以入眠，或多梦易醒，伴**心悸健忘**，四肢倦怠，饮食乏味，**面色少华**，舌质淡，脉细弱。其证候是

A.心胆气虚

B.心脾两虚

C.阴虚火旺

D.忧郁伤神

E.痰气郁结

【答案】B

8.患者，男，60岁。因失眠多梦2周就诊。现夜难入眠，头重如裹，胸脘满闷，心烦口苦，头晕目眩，痰多质黏，大便不爽，**舌红苔黄腻，脉滑**。其治法是

A.疏肝泻热，佐以安神

B.补养心脾，以生气血

C.清化痰热，和中安神

D.化痰理气，宁心安神

E.滋阴降火，养心安神

【答案】C

【解析】患者头重如裹，胸脘满闷，头晕目眩，痰多质黏，大便不爽，再加心烦口苦，舌红苔黄腻，是痰热互结，内扰心神之象，治宜化痰清热，和中安神。

（9~10题共用备选答案）

A.安神定志丸

B.半夏秫米汤

C.龙胆泻肝汤

D.保和丸

E.天王补心丸

9.虚烦不寐，**触事易惊**，终日惕惕，胆怯心悸，舌淡，脉弦细。治疗应选用的方剂是

【答案】A

10.不寐多梦，甚则彻夜不眠，急躁易怒，目赤耳鸣，口干而苦，便秘溲赤，**舌红苔黄，脉弦数**。治疗应选用的方剂是

【答案】C

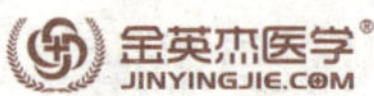

第三章 脑系病证

第一节 头痛

1.少阳经头痛的部位是

A.在前额部,连及目系

B.在前额部及眉棱骨处

C.在头之两侧,并连及耳部

D.在巅顶部位,或连于目系

E.多在头后部,下连于项

【答案】C

【解析】头为诸阳之会,手足三阳经循头面,厥阴经亦上会于巅顶,由于受邪之脏腑经络不同,头痛之部位亦不同。大抵太阳头痛,在头后部,下连于项;阳明头痛,在前额部及眉棱骨等处;少阳头痛,在头之两侧,并连及于耳;厥阴头痛则在巅顶部位,或连目系。

2.头痛的辨证要点中,首要是辨

A.脏腑经络

B.寒热缓急

C.外感内伤

D.虚实缓急

E.寒热虚实

【答案】C

3.内伤头痛的主要病位在

A.肝、脾、胃

B.肝、心、脾

C.肝、脾、肾

D.心、肝、肾

E.胆、肝、脾

【答案】C

4.少阳头痛,治疗应选用下列哪组"引经药"

A.柴胡、黄芩、川芎

B.吴茱萸、藁本

C.羌活、蔓荆子、川芎

D.葛根、白芷、知母

E.川芎、吴茱萸

【答案】A

5.患者,女,38 岁。头痛如裹,身体困重酸楚,恶寒而身热不扬,舌苔白滑,脉濡。治疗应首选的方剂是

A.羌活胜湿汤

B.独活寄生汤

C.加味香薷饮

D.加味二妙散

E.藿朴夏苓汤

【答案】A

6.患者头痛而晕,心悸不宁,神疲乏力,面色无华,舌淡苔薄白,脉细弱。治疗应首选的方剂是

A.半夏白术天麻汤

B.加味四物汤

C.大定风珠

D.大补元煎

E.六君子汤

【答案】B

7.患者,女,50 岁。头痛昏蒙,胸脘满闷,呕吐痰涎,舌苔白腻,脉弦滑。治疗应首选的方剂是

A.羌活胜湿汤

B.半夏白术天麻汤

C.川芎茶调散

D.半夏厚朴汤

E.苓桂术甘汤

【答案】B

【解析】患者头痛昏蒙,胸脘满闷,呕吐痰涎,舌苔白腻,是痰浊蒙蔽清窍所引起的头痛,治疗要用半夏白术天麻汤健脾燥湿,化痰降逆。

8.患者,男,45 岁。头痛经久不愈,痛处固定不移,刺痛,舌质紫黯,脉涩。治疗应首选的方剂是

A.川芎茶调散

B.芎芷石膏汤

C.龙胆泻肝汤

D.通窍活血汤

E.天麻钩藤饮

【答案】D

9.患者,女,21 岁。近日气候骤冷,调摄不慎,出现恶风畏寒,头痛时作,痛连项背,遇风尤剧,不渴,苔薄白,脉浮。其证候是

A.风湿头痛

B.风寒头痛

C.风热头痛

D.肝阳头痛

E.痰浊头痛

【答案】B

10.头痛患者,疼痛日久,其痛如锥刺,固定不移,舌质紫黯,脉细涩。其证候是

A.肝阳

B.痰浊

C.血虚

D.肾虚

E.瘀血

【答案】E

11.头痛且空,眩晕耳鸣,寐少梦多,神疲乏力,舌红苔少,脉细弱。其证候是

A.血虚头痛

B.阴虚头痛

C.肾虚头痛

D.气虚头痛

E.肝阳头痛

【答案】C

12.患者,男,35 岁。头痛连及项背,恶风畏寒,口不渴,舌苔薄白,脉浮紧。治疗应首选的方剂是

A.瓜蒌桂枝汤

B.川芎茶调散

C.葛根汤

D.防风汤

E.增液汤

【答案】B

【解析】头痛连及项背,恶风畏寒,口不渴,舌苔薄白,脉浮紧,辨证为风寒头痛,治宜疏风散寒,用川芎茶调散。

13.患者,男,18 岁。近日天气炎热,起居不慎,而出现头痛而胀,甚则头痛如裂,发热恶风,面红目赤,口渴欲饮,便秘溲黄,舌质红,苔黄,脉浮数。治疗宜选用的方剂是

A.川芎茶调散

B.芎芷石膏汤

C.羌活胜湿汤

D.天麻钩藤饮

E.银翘散

【答案】B

14.头痛的病理因素有

A.痰湿、风火、血瘀

B.风毒、水湿、气滞

C.血瘀、寒湿、气滞

D.风火、水湿、气滞

E.湿浊、气滞、血瘀

【答案】A

第二节 眩晕

1.眩晕的病理因素有

A.湿、火、痰、虚

B.寒、火、虚、瘀

C.风、火、痰、瘀

D.痰、火、虚、瘀

E.气、虚、痰、瘀

【答案】C

2.眩晕的病位在于

A.肝

B.心

C.肾

D.脾

E.头脑

【答案】E

3.眩晕的病机,除下列哪项以外皆是

A.肝阳上亢

B.气血亏虚

C.肾精不足

D.痰浊中阻

E.外邪阻窍

【答案】E

4.与眩晕发病关系密切的脏腑是

A.肺、脾、肾

B.心、肝、肾

C.肺、心、肾

D.肝、脾、肾

E.胃、肝、脾

【答案】D

5.治疗眩晕之肝阳上亢证,宜选用的方剂是

A.天麻钩藤饮

B.半夏白术天麻汤

C.镇肝息风汤

D.补阳还五汤

E.地黄饮子

【答案】A

【解析】治疗眩晕之肝阳上亢证,平肝潜阳,清火息风。方用天麻钩藤饮加减。

6.下列哪项不是眩晕之肝阳上亢证的主症特点

A.头痛

B.面赤

C.急躁

D.肢麻

E.乏力

【答案】E

7.治疗气血亏虚型眩晕,宜选用的方剂是

A.炙甘草汤

B.归脾汤

C.加味四物汤

D.当归补血汤

E.人参养荣汤

【答案】B

8.患者,男,50岁。眩晕欲仆,头摇而痛,项强肢颤,腰膝酸软,舌红苔薄白,脉弦数。其病机是

A.肝阳上亢

B.肝肾阴虚

C.肝郁化火

D.阴虚风动

E.肝血不足

【答案】A

9.患者眩晕,动则加剧,劳则即发,面色淡白,唇甲不华,心悸少寐,神疲懒言,饮食减少,舌质淡,脉细弱。其治法是

A.健脾益气,益肾温中

B.温补脾肾,通络宁心

C.健脾益肾,活血化瘀

D.补益肝肾,化瘀通络

E.补养气血,调养心脾

【答案】E

【解析】患者眩晕,动则加剧,劳则即发,神疲懒言,是一派气虚之象;面色淡白,唇甲不华,心悸少寐,是血虚之象;饮食减少,舌质淡,脉细弱,提示脾运化不足,治宜补养气血,调养心脾。

10.患者眩晕耳鸣,头胀痛,每因烦劳或恼怒而增剧,急躁易怒,少寐多梦,舌红苔黄,脉弦数。治疗应首选的方剂是

A.柴胡疏肝散

B.当归芍药散

C.天麻钩藤饮

D.丹栀逍遥散

E.黄连温胆汤

【答案】C

【解析】患者眩晕耳鸣,头胀痛,每因烦劳或恼怒而增剧,急躁易怒,是肝阳上亢引起的眩晕,治宜平肝潜阳,清火息风,方用天麻钩藤饮加减。

11.患者,男,56 岁。眩晕而见精神萎靡,少寐多梦,健忘,腰膝酸软,遗精耳鸣,五心烦热,舌质红,脉弦细数。治疗应首选的方剂是

A.天麻钩藤饮

B.归脾汤

C.左归丸

D.右归丸

E.八味肾气丸

【答案】C

12.患者,男,50 岁。眩晕,头重如蒙,胸闷恶心,食少多寐,舌苔白腻,脉滑。治疗应首选的方剂是

A.黄连温胆汤

B.天麻钩藤饮

C.黄连上清丸

D.半夏白术天麻汤

E.半夏厚朴汤

【答案】D

13.眩晕的辨证中,应首辨的要点是

A.病变脏腑

B.寒热虚实

C.标本虚实

D.虚实缓急

E.外感内伤

【答案】A

14.患者眩晕,动则加剧,劳累即发,面色淡白,神疲乏力,倦怠懒言,唇甲不华,发色不泽,心悸少寐,纳少腹胀,舌淡苔薄白,脉细弱。其证属于

A.痰浊中阻

B.肝阳上亢

C.瘀血阻窍

D.气血亏虚

E.阴虚阳亢

【答案】D

15.下列关于眩晕主症特点的叙述中,错误的是

A.眩是指眼花或眼前发黑

B.晕是指头晕甚或感觉自身或外界景物旋转

C.轻者闭目即止,重者如坐车船,旋转不定,不能站立

D.突然昏仆,不省人事,四肢厥冷

E.可伴有恶心、呕吐、汗出,甚则昏倒等症状

【答案】D

16.患者,男,72 岁。5 年来时感眼前发黑,周围景物旋转,甚至无法站立,精神萎靡,腰酸膝软,两目干涩,耳鸣如蝉,舌红少苔,脉细数。其病证诊断是

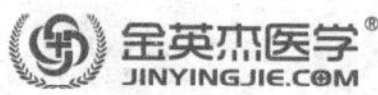

A.中风中经络之阴虚风动证

B.眩晕气血亏虚证

C.中风肝肾亏虚证

D.眩晕肾精不足证

E.厥证之血厥

【答案】D

第三节　中风

1.中风的病理因素是

A.气血逆乱

B.风火痰瘀

C.心肝火旺

D.肝阳上亢

E.肝肾阴虚

【答案】B

2.下列除哪项外,均是中风闭证的特点

A.牙关紧闭

B.口噤不开

C.两手握固

D.肢体强痉

E.鼻鼾息微

【答案】E

【解析】中风之闭证属实,因邪气内闭清窍所致,症见神志昏迷、牙关紧闭、口噤不开、两手握固、肢体强痉等。鼻鼾息微属于中风之脱证的特点。

3.下列哪项不属于辨别阳闭、阴闭二证的主要根据

A.颜面潮红与面白唇暗

B.躁动不安与静而不烦

C.舌苔白腻与舌苔黄腻

D.脉沉滑缓与脉弦滑数

E.肢体软瘫与肢体强痉

【答案】E

4.中风病与口僻的鉴别要点是

A.有无口眼歪斜

B.有无言语不清

C.有无口角流涎

D.有无肢体瘫痪

E.有无脉弦滑数

【答案】D

【解析】口僻:俗称吊线风,主要症状是口眼歪斜,口僻之口眼歪斜,常伴耳后疼痛,而无半身不遂或神志障碍等表现,多因正气不足,风邪入于脉络,气血痹阻所致,不同年龄均可罹患。

5.中风病的中经络与中脏腑的主要区别在于

A.有无后遗症

B.有无神志改变

C.有无肢体瘫痪

D.有无口眼歪斜

E.有无语言不利

【答案】B

6.患者平素头晕头痛,耳鸣目眩,突然口眼歪斜,舌强语謇,舌质红苔黄,脉弦。其证属于

A.中经络之风痰入络

B.中经络之风阳上扰

C.中经络之阴虚风动

D.风痰瘀阻

E.痰浊瘀闭

【答案】B

【解析】平素头晕头痛,耳鸣目眩,少寐多梦,突然发生口眼歪斜,舌强语謇,或手足重滞,甚则半身不遂等症。舌质红苔黄,脉弦细数,肝火偏旺,阳亢化风,横窜络脉是中经络之风阳上扰证。

7.治疗中风中脏腑之阴闭证,宜选用的方剂是

A.局方至宝丹

B.参附汤

C.涤痰汤

D.镇肝息风汤

E.补阳还五汤

【答案】C

8.治疗中风恢复期之气虚络瘀证,宜选用的方剂是

A.天麻钩藤饮

B.半夏白术天麻汤

C.镇肝息风汤

D.补阳还五汤

E.局方至宝丹

【答案】D

【解析】中风后遗症半身不遂,气虚络瘀证,治宜益气养血,化瘀通络,方用补阳还五汤加减。

9.治疗中风恢复期之风痰瘀阻证,宜选用的方剂是

A.局方至宝丹

B.血府逐瘀汤

C.镇肝息风汤

D.地黄饮子

E.解语丹

【答案】E

10.治疗中风中经络之风阳上扰证,宜选用的方剂是

A.补阳还五汤

B.血府逐瘀汤

C.天麻钩藤饮

D.地黄饮子

E.牵正散

【答案】C

11.治疗中风中经络之阴虚风动证,宜选用的方剂是

A.大秦艽汤

B.补阳还五汤

C.镇肝熄风汤

D.真方白丸子

E.地黄饮子

【答案】C

12.治疗中风中脏腑之阳闭证,宜选用的方剂是

A.真方白丸子

B.羚羊角汤合安宫牛黄丸

C.涤痰汤合苏合香丸

D.补阳还五汤

E.牵正散

【答案】B

13.治疗中风中脏腑之脱证,宜选用的方剂是

A.清金化痰汤

B.涤痰汤合苏合香丸

C.桃仁承气汤

D.参附汤合生脉散

E.地黄饮子

【答案】D

14.患者平时头痛耳鸣,腰酸,突然发生口眼歪斜,语言不利,口角流涎,手足抽搐,半身不遂,舌质红,苔腻,脉弦细数。其证候是

A.阴虚风动证

B.风阳上扰证

C.风痰入络证

D.痰浊瘀闭证

E.痰火瘀闭证

【答案】A

【解析】平时头痛耳鸣,腰酸,突然发生口眼歪斜,舌质红,苔腻,脉弦细数,肝肾阴虚,风阳内动,风痰瘀阻经络,诊断为中风中经络之阴虚风动证。

(15~16题共用备选答案)

A.真方白丸子

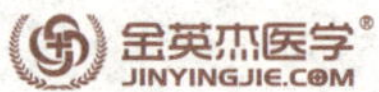

B.半夏白术天麻汤

C.镇肝息风汤

D.补阳还五汤

E.地黄饮子

15.治疗中风中经络，**风痰瘀阻证**，应首选

【答案】B

16.治疗眩晕**痰浊上蒙**，应首选

【答案】B

17.中风的**基本病机是**

A.阴阳失调，神机逆乱

B.阴阳失调，气血逆乱，上犯于脑

C.脑髓空虚，清窍失养

D.痰火上逆，扰动清窍

E.外邪阻滞经络，脑窍失养

【答案】B

【解析】中风病位在心脑，与肝、肾密切相关。基本病机为阴阳失调，气血逆乱，上犯于脑。病理因素主要为风、火、痰、瘀。其病理性质多属本虚标实，上盛下虚。

18.下列各项，属于**中风先兆症状**的是

A.鼻痒、喷嚏、胸闷

B.高热、寒战

C.眩晕、胸闷

D.头痛、恶心呕吐、眼球震颤

E.头晕、头痛、一侧肢体麻木

【答案】E

【解析】中风具有突然昏仆，不省人事，半身不遂，偏身麻木，口眼㖞斜，言语謇涩等特定的临床表现。轻症仅见眩晕、偏身麻木、口眼㖞斜、半身不遂等。

19.下列各项，属于中风与痉证**鉴别要点**的是

A.发作时有无神志昏迷

B.发作时有无四肢抽搐

C.神昏与抽搐出现的前后

D.发作时有无四肢厥冷

E.发作时有无口吐白沫

【答案】C

【解析】痉证以四肢抽搐、项背强直，甚至角弓反张为主症，发病时也可伴有神昏，但痉证患者之神昏多出现在抽搐之后，而中风患者多在起病时即有神昏，而后可以出现抽搐。

第四节　癫狂

1.癫狂病**病理因素**以下列哪项为主

A.风、痰、火、瘀

B.寒、痰、火、瘀

C.血、痰、火、瘀

D.湿、痰、火、瘀

E.气、痰、火、瘀

【答案】E

【解析】癫狂病的病理因素以气、痰、火、瘀为主，四者有因果兼夹的关系，且多以气郁为先。

2.下列哪项**不是**癫证的治法

A.舒肝理气

B.化痰开窍

C.涤痰泻火

D.补养心脾

E.养血安神

【答案】C

3.下列哪项**不是**狂证的治法

A.镇心祛痰

B.清肝泻火

C.滋阴降火

D.养心健脾

E.育阴潜阳

【答案】D

4.下列各项,与癫狂发病无关的病因病机是

A.阴阳失调

B.情志抑郁

C.痰气上扰

D.禀赋不足

E.外感风寒

【答案】E

5.下列关于癫证、狂证病机的叙述中,正确的是

A.癫为痰火上扰,神明失主

B.狂为痰气郁结,蒙蔽神机

C.狂证为痰气郁而化火,可转化为癫证

D.癫证日久,郁火宣泄而痰气留结,又可转化狂证

E.阴阳失调,神机逆乱是病机的关键

【答案】E

6.治疗癫证之痰气郁结证,宜选用的方剂是

A.癫狂梦醒汤

B.二阴煎合琥珀养心丹

C.逍遥散合顺气导痰汤

D.柴胡疏肝散

E.生铁落饮

【答案】C

【解析】癫证之痰气郁结证,肝气郁滞,脾失健运,痰郁气结,蒙蔽神窍。治法:理气解郁,化痰醒神。代表方:逍遥散合顺气导痰汤加减。

7.治疗狂证之火盛伤阴证的治法是

A.活血化瘀,涤痰镇静

B.安神定志,祛痰降火

C.降火豁痰,安神宁心

D.镇心涤痰,泻肝清火

E.育阴潜阳,交通心肾

【答案】E

8.患者,女,40岁。精神抑郁,表情淡漠,神志痴呆,语无伦次,不思饮食,舌苔腻,脉弦滑。其治法是

A.疏肝理气,活血化瘀

B.清肝泻火,解郁和胃

C.理气解郁,化痰醒神

D.理气活血,宁心定志

E.顺气化痰,清肝泄热

【答案】C

(9~10题共用备选答案)

A.癫证

B.狂证

C.痫病

D.痉证

E.中风

9.患者喧扰不宁,躁妄打骂,动而多怒。其诊断是

【答案】B

10.患者沉默痴呆,语无伦次,静而多喜。其诊断是

【答案】A

(11~12题共用备选答案)

A.生铁落饮

B.当归龙荟丸

C.柴胡疏肝散

D.丹栀逍遥散

E.养心汤合越鞠丸

11.狂证属于痰火扰神证,治疗应首选的方剂是

【答案】A

12.癫证属于心脾两虚证,治疗应首选的方剂是

【答案】E

13.患者,女,35岁。平素精神比较抑郁,对事物没有兴趣。近日沉默痴呆,时时太息,喃喃自语,不思饮食,舌红苔白腻,脉弦滑。

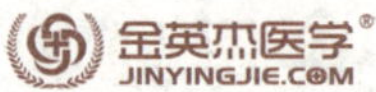

其治疗首选的方剂是

A.生铁落饮

B.逍遥散合顺气导痰汤

C.朱砂安神丸

D.癫狂梦醒汤

E.白金丸

【答案】B

14.患者,女,29岁。一年前因家庭变故而沉默寡言,时而喃喃自语。近日神思恍惚,心悸易惊,肢体困乏,饮食锐减,言语无序,舌淡,苔薄白,脉沉细无力。此病证的证机概要为

A.气郁痰结,血气凝滞,瘀热互结,神窍被塞

B.心肾失调,阴虚火旺,神明受扰

C.五志化火,痰随火升,痰热上扰清窍,神明昏乱

D.肝气郁滞,脾失健运,痰郁气结,蒙蔽神窍

E.癫证日久,脾失健运,生化乏源,心神失养

【答案】E

第五节 痫病

1.痫病的发生,以下列何项最为重要

A.脏腑失调

B.气机逆乱

C.气滞血瘀

D.痰邪作祟

E.风阳内动

【答案】D

2.风痰闭阻之痫病的治法是

A.涤痰息风,开窍定痫

B.清肝泻火,化痰开窍

C.涤痰开窍,化瘀通络

D.息风开窍,化痰定志

E.化痰通络,镇心安神

【答案】A

3.痫病与中风的主要鉴别点是

A.患者的年龄

B.发病时有无四肢厥冷

C.神昏时间的长短

D.醒后有无后遗症

E.发病时有无牙关紧闭

【答案】D

4.痫病之心肾亏虚证,应首选的方剂是

A.大补元煎

B.六君子汤

C.左归丸合天王补心丹

D.河车大造丸

E.甘麦大枣汤

【答案】C

5.痫病的常见病因不包括

A.先天遗传

B.七情失调

C.饮食失节

D.脑部外伤

E.外感寒邪

【答案】E

6.治疗痫病之风痰闭阻证的代表方为

A.天麻钩藤饮

B.滚痰丸

C.顺气导痰汤

D.定痫丸

E.二陈汤

【答案】D

7.治疗痫病之瘀阻脑络证的代表方为

A.天麻钩藤饮

B.血府逐瘀汤

C.复元活血汤

D.少腹逐瘀汤

E.通窍活血汤

【答案】E

8.治疗痫病之痰火扰神证的代表方为

A.六君子汤合归脾汤

B.血府逐瘀汤

C.龙胆泻肝汤合涤痰汤

D.少腹逐瘀汤

E.左归丸合天王补心丹

【答案】C

9.治疗痫病之瘀阻脑络证的治法为

A.理气化痰,活血化瘀

B.行气解郁,化瘀通络

C.活血化瘀,息风通络

D.活血化瘀,开窍醒神

E.理气化痰,醒脑通窍

【答案】C

10.患者,女,28岁。平日情绪急躁,心烦失眠,口苦而干,便秘,突发昏仆抽搐,尖叫吐涎,牙关紧闭,舌红苔黄腻,脉弦滑数。治疗应选用的方剂是

A.定痫丸

B.六君子汤

C.大补元煎

D.甘麦大枣汤

E.龙胆泻肝汤合涤痰汤

【答案】E

11.患者,男,16岁。煤气中毒1月后,突发昏仆,肢体抽搐,口吐涎沫,约5分钟后神志转清,自述疲乏,舌苔白腻,脉象弦滑。此时的中医诊断为

A.厥证

B.痫病

C.中风

D.痉证

E.郁证

【答案】B

【解析】痫病是一种发作性神志异常的病证。临床以突然意识丧失,发则仆倒,不省人事,强直抽搐,口吐涎沫,双目上视或口中怪叫为特征。移时苏醒,一如常人。

12.患者,男,33岁。有痫病病史近10年。平素性急易怒,心烦失眠,夜梦纷纭,发则昏不知人,四肢抽动,喉中痰鸣,口吐涎沫,舌红,苔黄腻,脉弦滑数。应辨证为

A.风痰闭阻

B.心火扰动

C.痰火扰神

D.气逆痰阻

E.湿热阻滞

【答案】C

13.患者,女,40岁。有痫病病史16年。近1年来,痫病发作日益频繁,自觉发作后神疲乏力,平素头晕目眩,心悸,失眠多梦,面色苍白,体瘦纳呆,大便溏薄,舌苔腻,脉沉而弱。该病例中医治法当为

A.补益气血,健脾宁心

B.补益心肾,健脾化痰

C.健脾补肾,健脑宁神

D.平肝健脾,补肾宁神

E.平肝息风,健脾补肾

【答案】A

14.痫病涉及的脏腑为

A.肝、脾、肺、肾

B.肺、脾、心、肾

C.肝、肺、心、肾

D.肝、脾、心、肾

E.肝、心、脾、肺

【答案】D

15.下列各项中,属于痫病临床特征的是

A.多发生于老年,有家族史

B.两目上视,四肢抽搐,口吐涎沫

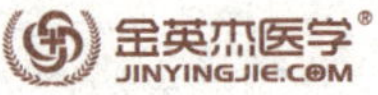

C.典型发作时突然昏仆,半身不遂,口眼㖞斜

D.突然发作,毫无征兆

E.面色苍白,四肢厥冷

【答案】B

【解析】痫病典型发作时突然昏倒,不省人事,两目上视,项背强直,四肢抽搐,口吐涎沫,或有异常叫声,或仅有突然呆木,两眼瞪视,呼之不应,或头部下垂,腹软无力,面色苍白等。

第六节 痴呆

1.痴呆的基本病机为

A.心气虚衰,心血不足

B.肾精亏损,痰蒙清窍

C.气机不畅,血行瘀滞

D.以虚为本,虚实夹杂

E.髓海不足,神机失用

【答案】E

2.痴呆的病位在

A.肝

B.心

C.脑

D.脾

E.肾

【答案】C

3.痴呆与健忘的鉴别关键是痴呆有

A.记忆力减退

B.遇事善忘

C.善忘前事

D.语无伦次

E.智能低下

【答案】E

【解析】健忘是以记忆力减退、遇事善忘为主症的一种病证。而痴呆则以神情呆滞,或神志恍惚,告知不晓为主要表现。其不知前事或问事不知等表现,与健忘之“善忘前事”有根本区别。痴呆根本不晓前事,而健忘则晓其事却易忘,且健忘不伴有智能减退、神情呆钝。

4.由于髓减脑消,神机失用而致的以呆傻愚笨为主要临床表现的神志疾病是

A.郁病

B.癫病

C.狐惑

D.痴呆

E.健忘

【答案】D

5.脾肾两虚型痴呆的治法是

A.补肾健脾,益气生精

B.健脾化浊,豁痰开窍

C.活血化瘀,开窍醒脑

D.补肾益髓,填精养神

E.益气养血,清心宣窍

【答案】A

6.治疗痴呆之脾肾两虚证,宜首选的方剂是

A.还少丹

B.通窍活血汤

C.涤痰汤

D.七福饮

E.导痰汤

【答案】A

7.患者,男,58岁。神志痴呆,表情淡漠,举止失常,面色晦滞,胸闷泛恶,舌苔白腻,脉滑。其病机是

A.痰浊蒙窍

B.痰火扰心

C.心血瘀阻

D.肾精亏虚

E.心脾两虚

【答案】A

【解析】患者神志痴呆,胸闷泛恶,舌苔白腻,脉滑,为痰湿之表现。痰浊上蒙,清窍被阻,其病机是痰浊蒙窍。

8.患者,男,75岁。表情迟钝,言语不利,善忘,易惊恐,伴肌肤甲错,口干不欲饮,双目晦暗,**舌质暗,有瘀点瘀斑,脉细涩**。其治法是

A.补肾健脾,益气生精

B.豁痰开窍,健脾化浊

C.活血化瘀,开窍醒脑

D.补肾益髓,填精养神

E.疏肝理气,理气活血

【答案】C

9.患者,男,70岁。表情呆钝,智力衰退,哭笑无常,喃喃自语,伴不思饮食,脘腹胀痛,痞满不适,口多涎沫,**头重如裹**,舌质淡,**苔白腻,脉滑**。治疗方药是

A.七福饮

B.还少丹

C.涤痰汤

D.通窍活血汤

E.六味地黄丸

【答案】C

10.下列选项中,属于**痴呆**病因的是

A.饮食不节

B.跌仆损伤

C.感受外邪

D.七情内伤

E.劳欲过度

【答案】D

11.患者,男,72岁。有健忘病史多年。如今计算力、定向力明显减退,神情呆钝,词不达意,头晕耳鸣,**腰酸骨软**,舌瘦色淡,苔薄白,脉沉细弱。其治疗首选的方剂是

A.还少丹

B.补阳还五汤

C.人参养荣汤

D.七福饮

E.养心汤

【答案】D

配套名师精讲课程

第四章　脾胃病证

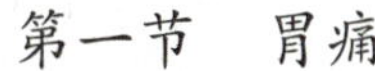

第一节　胃痛

1.胃痛发病的**关键**病机是

A.气虚

B.气怯

C.气陷

D.气滞

E.气逆

【答案】D

【解析】胃痛的基本病机为胃气阻滞,胃失和降,不通则痛。故发病的关键病机是气滞。

2.胃痛属**寒邪客胃者**,治法是

A.散寒止痛

B.消食导滞

C.疏肝理气

D.活血化瘀

E.温中健脾

【答案】A

3.**胃痛**的治疗,应以下列哪项为主

A.疏肝和胃止痛

B.调和脾胃止痛

C.理气和胃止痛

D.理气活血止痛

E.益气健脾止痛

【答案】C

4.胃痛的病机特点是

A.肝胃不和,胃气郁滞

B.胃气上逆,失于和降

C.胃气阻滞,胃失和降

D.肝郁化火,胃气郁滞

E.脾胃不和,气机郁滞

【答案】C

5.下列哪项不是脾胃虚寒型呕吐的症状

A.饮食稍不慎即呕吐

B.朝食暮吐

C.面色白

D.四肢不温

E.呕吐时作时止

【答案】B

6.胃痛的主要病变脏腑在胃,又与下列哪些脏腑关系最密切

A.肝、肾

B.肝、脾

C.胆、肾

D.脾、肾

E.心、肺

【答案】B

【解析】肝与胃是木土乘克的关系。脾与胃同居中焦,一脏一腑,互为表里,共主升降,故脾病多涉于胃,胃病亦可及于脾。

7.胃痛之湿热中阻证的特点是

A.隐痛

B.灼痛

C.胀痛

D.暴痛

E.刺痛

【答案】B

8.胃痛之瘀血停胃证的疼痛特点是

A.隐痛

B.灼痛

C.胀痛

D.暴痛

E.刺痛

【答案】E

【解析】胃痛初病在气,久病在血。在气者,有气滞、气虚之分,气滞者,多为胀痛,气虚者多为隐痛,在血者,痛如针刺,且痛有定处。

9.胃痛之胃阴亏耗证的治法是

A.滋养阴血,润燥生津

B.养阴益胃,调中消痞

C.养阴益胃,和中止痛

D.滋养胃阴,降逆止呕

E.温中健脾,和胃止痛

【答案】C

10.外邪犯胃的胃痛最为常见的病邪是

A.风邪

B.暑邪

C.寒邪

D.湿邪

E.热邪

【答案】C

11.下列哪一项不是胃阴亏耗型胃痛的主症特点

A.胃痛隐隐

B.口燥咽干

C.口不渴

D.舌红少苔

E.脉弦细

【答案】C

【解析】胃阴亏耗证的主症:胃脘隐隐灼痛,似饥而不欲食,口燥咽干,五心烦热,消瘦乏力,口渴思饮,大便干结,舌红少津,脉

细数。

12.患者,男,35岁。近3天因恼怒后出现胃脘胀痛,攻窜不定,嗳气频作,大便不畅,舌苔薄白,脉弦。此辨证属于

A.肝气犯胃

B.瘀血停胃

C.湿热中阻

D.饮食伤胃

E.寒邪客胃

【答案】A

13.患者,男,30岁。因饮酒饱食后,出现胃脘胀满疼痛,嗳腐吞酸,大便不通,舌苔厚腻,脉滑。治法宜用

A.疏肝理气,清热泻火

B.疏肝理气,理气活血

C.消食导滞,和胃止痛

D.疏散风寒,消食导滞

E.以上都不是

【答案】C

14.患者,女,53岁。胃脘疼痛日久,疼痛有定处而拒按,食后痛甚,舌质紫暗,脉涩。此时应辨证为

A.肝气犯胃

B.湿热中阻

C.瘀血停胃

D.饮食伤胃

E.脾胃虚寒

【答案】C

(15~16题共用备选答案)

A.健脾化湿

B.温中健脾

C.温中补肾

D.散寒止痛

E.散寒除湿

15.胃痛暴作,畏寒喜暖,脘腹得温则痛减,口不渴,喜热饮,舌苔薄白,脉弦紧。其治法是

【答案】D

16.胃痛隐隐,喜温喜按,空腹痛甚,得食痛减,泛吐清水,神疲乏力,大便溏薄,舌淡苔白,脉迟缓。其治法是

【答案】B

(17~18题共用备选答案)

A.柴胡疏肝散

B.清中汤

C.四君子汤

D.保和丸

E.黄芪建中汤

17.治疗肝气犯胃型胃痛

【答案】A

18.治疗湿热中阻型胃痛

【答案】B

(19~20题共用备选答案)

A.寒邪客胃证

B.饮食伤胃证

C.肝气犯胃证

D.湿热中阻证

E.瘀血停胃证

19.胃脘胀痛,痛连两胁,遇烦恼则痛作或痛甚,嗳气、矢气则痛舒,胸闷嗳气,喜长叹息,大便不畅,舌苔多薄白,脉弦。其证属于

【答案】C

【解析】胃痛之肝气犯胃证的主症:胃脘胀痛,痛连两胁,遇烦恼则痛作或痛甚,嗳气、矢气则痛舒,胸闷嗳气,喜长叹息,大便不畅,舌苔薄白,脉弦。

20.胃痛暴作,恶寒喜暖,得温痛减,遇寒加重,口淡不渴,或喜热饮,舌淡苔薄白,脉弦紧。其证属于

【答案】A

【解析】胃痛之寒邪客胃证的主症:胃痛暴作,恶寒喜暖,得温痛减,遇寒加重,口淡不

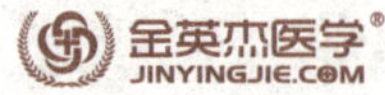

渴，或喜热饮，舌淡苔薄白，脉弦紧。

21.患者，女，50 岁。1 周前因情志不舒而出现胃脘胀痛，痛连两胁，嗳气、矢气则痛舒，胸闷嗳气，**喜长叹息**，大便不畅，舌苔薄白，**脉弦**。其诊断是

A.胃痛饮食伤胃证

B.胃痛脾胃虚寒证

C.胃痛肝气犯胃证

D.胁痛肝气郁滞证

E.胁痛肝络失养证

【答案】C

22.患者，男，45 岁。反复胃脘疼痛 10 年，近 2 天，胃脘疼痛，似刀割，痛有定处，按之痛甚，痛时持久，食后加剧，入夜尤甚，黑便，**舌质紫暗，脉涩**。其治疗应首选的方剂是

A.血府逐瘀汤

B.失笑散合丹参饮

C.桃核承气汤

D.身痛逐瘀汤

E.复元活血汤

【答案】B

第二节　胃痞

1.胃痞的基本**病位**在

A.脾

B.脾胃

C.胃

D.肝脾

E.肝胆

【答案】C

2.胃痞的**基本病机**为

A.三焦气化不利，脾胃升降失职

B.中焦气机不利，脾胃升降失职

C.肝气郁结，横逆犯脾

D.肝脾不和，运化无力

E.脾胃气虚，胃阴不足

【答案】B

3.**胃痞**以下列何项症状为主症

A.胃脘满闷

B.胃脘疼痛

C.胸脘痞闷

D.脘闷不舒

E.胸脘闷痛

【答案】A

4.与**胃痞**密切相关的**脏腑**包括

A.胃、心、脾

B.胃、脾、大肠

C.肝、脾、胃

D.肺、脾、肾

E.脾、胃、肾

【答案】C

【解析】胃痞的基本病位在胃，与肝、脾的关系密切。

5.胃痞之**痰湿中阻证**的代表方是

A.补中益气汤

B.二陈平胃汤

C.归脾汤

D.香砂六君子汤

E.益胃汤

【答案】B

6.**脾胃虚弱**，胃痞反复发作者，**治法是**

A.清热化湿，和胃消痞

B.理气宽胸，补泻并用

C.疏肝解郁，和胃消痞

D.补气健脾，升清降浊

E.和胃降气，消痞开结

【答案】D

7.下列哪一项**不是**胃痞的特点

A.自觉心下痞塞

B.胸膈胀满

C.触之无形,按之柔软

D.触之有形

E.压之无痛

【答案】D

【解析】胃痞是以自觉心下痞塞,胸膈胀满,触之无形,按之柔软,压之无痛为主要症状的病证。按部位胃痞可分为胸痞、心下痞等;心下痞即胃脘部。

8.患者,女,50 岁。反复腹胀 1 个月,现脘腹满闷,时轻时重,喜温喜按,纳呆便溏,神疲乏力,少气懒言,语声低微,舌质淡,苔薄白,脉细弱。治疗宜选用的方剂是

A.保和丸

B.益胃汤

C.二陈平胃汤

D.越鞠丸

E.补中益气汤

【答案】E

9.患者脘腹痞塞不舒,胸膈满闷,头晕目眩,身重困倦,呕恶纳呆,口淡不渴,苔白厚腻,脉沉滑。治疗宜选用的方剂是

A.保和丸

B.泻心汤

C.二陈平胃汤

D.越鞠丸

E.补中益气汤

【答案】C

【解析】患者脘腹痞塞不舒,胸膈满闷,头晕目眩,身重困倦,呕恶纳呆,痰浊阻滞,脾失健运,气机不和,辨证为痰湿中阻证,治法为:除湿化痰,理气和中。代表方:二陈平胃汤加减。

10.患者脘腹痞闷,胸胁胀痛,心烦易怒,善太息,呕恶嗳气,大便不爽,舌质淡红,苔薄白,脉弦。治疗的方剂是

A.益胃汤

B.保和丸

C.泻心汤合左金丸

D.越鞠丸合枳术丸

E.平胃散合逍遥丸

【答案】D

(11~12 题共用备选答案)

A.连朴饮

B.益胃汤

C.柴胡疏肝散

D.二陈平胃散

E.补中益气汤

11.治疗胃痞之脾胃虚弱证,宜选用的方剂是

【答案】E

12.治疗胃痞之胃阴不足证,宜选用的方剂是

【答案】B

第三节　呕吐

1.治疗肝气犯胃呕吐的主方是

A.四七汤

B.柴胡疏肝散

C.越鞠丸

D.启膈散

E.温胆汤

【答案】A

2.下列哪项不是引起呕吐的主要原因

A.外邪侵袭

B.湿邪困脾

C.饮食不节

D.情志失调

E.脾胃虚弱

【答案】B

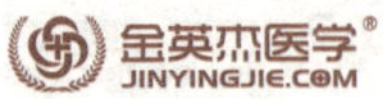

3.呕吐总的发病机理是

A.中焦气机不利,脾胃升降失职

B.胃气阻滞,胃失和降,不通则痛

C.胃失和降,膈间气机不利

D.胃失和降,胃气上逆

E.痰饮内停,中阳不振,胃气上逆

【答案】D

4.呕吐与呃逆在病理上主要相同点为

A.脾胃受损,湿浊中阻

B.胃失和降,气逆于上

C.痰饮内停,胃失和降

D.清浊相干,乱于胃肠

E.邪气壅滞,传导失司

【答案】B

5.下列哪项不是痰饮中阻证呕吐的特征

A.呕吐清水痰涎

B.脘闷不食

C.头眩心悸

D.胸胁疼痛

E.脉滑

【答案】D

6.呕吐的治疗原则是

A.健脾化湿

B.温养脾胃

C.补中益气

D.养阴和胃

E.和胃降逆

【答案】E

【解析】呕吐的基本病机为胃失和降,胃气上逆。治疗原则为和胃降逆。

7.呕吐吞酸,嗳气频繁,胸胁胀满,舌边红,苔薄腻,脉弦。治法宜用

A.消食化滞,和胃降逆

B.温中化饮,和胃降逆

C.疏肝理气,和胃降逆

D.温养脾胃,降逆止呕

E.清肝泻火,和胃止呕

【答案】C

8.治疗食滞内停型呕吐的最佳方剂为

A.小半夏加茯苓汤

B.理中汤

C.旋覆代赭汤

D.保和丸

E.平胃散

【答案】D

9.患者,女,35岁。昨晚不慎受凉,突然出现呕吐,吐胃内容物及清水,伴有恶寒发热,头身疼痛,无汗,口不渴,胸脘满闷,舌苔白腻,脉濡缓。应诊断为

A.呕吐脾胃虚寒证

B.呕吐饮食停滞证

C.呕吐痰饮内停证

D.呕吐外邪犯胃证

E.呕吐肝气犯胃证

【答案】D

10.患者,男,52岁。患胃疾多年,呕吐反复发作,时作干呕,口燥咽干,似饥而不欲食,舌红苔少,脉细数。治法是

A.舒肝和胃,降逆止呕

B.滋养胃阴,降逆止呕

C.温中健脾,和胃降逆

D.消食导滞,和胃降逆

E.清肝泻火,和胃止呕

【答案】B

11.患者,男,42岁。工人,午后突然出现呕吐,呕吐多为清水痰涎,胸闷脘胀,不思饮食,舌淡,苔白腻,脉滑。治疗宜选用的方剂是

A.香砂六君子汤

B.小半夏汤合苓桂术甘汤

C.四七汤

D.理中汤

E.温脾汤

【答案】B

12.患者，女，50岁。既往有胃病20余年。每次均因饮食不慎，出现呕吐，时作时止，倦怠乏力，口干不欲饮，四肢不温，大便溏薄，舌质淡，脉濡弱。治疗宜选用的方剂是

A.理中丸

B.小建中汤

C.补气运脾汤

D.黄芪建中汤

E.藿香正气散

【答案】A

【解析】因饮食不慎，出现呕吐，时作时止，倦怠乏力，口干不欲饮，四肢不温，大便溏薄，辨证为脾胃阳虚证，治宜温中健脾，和胃降逆，方用理中汤加减。

（13~14题共用备选答案）

A.疏邪解表，化浊和中

B.温中化饮，和胃降逆

C.疏肝理气，和胃降逆

D.健脾益气，和胃降逆

E.温中健脾，和胃降逆

13.痰饮内阻型呕吐的治法是

【答案】B

14.脾胃阳虚型呕吐的治法是

【答案】E

15.患者，男，55岁。反复呕吐1月，呕吐清水痰涎，脘闷不食，头眩心悸，舌苔白腻，脉滑。治疗应首选的方剂是

A.半夏白术天麻汤

B.平胃散合甘草干姜茯苓白术汤

C.实脾饮

D.小半夏汤合苓桂术甘汤

E.藿香正气散

【答案】D

16.患者，男，46岁。初起恶寒发热，咽痛，呕吐，腹泻，经治后，表虽解，腹泻已止，但呕吐反复发作，似饥而不欲食，口燥咽干，舌红少津，脉细数。其证候诊断是

A.脾胃气虚证

B.肝气犯胃证

C.痰饮内阻证

D.外邪犯胃证

E.胃阴不足证

【答案】E

第四节　噎膈

1.噎膈的临床特征是

A.呼吸困难

B.朝食暮吐，暮食朝吐

C.吞咽食物哽噎不顺

D.吐出黏液或白色泡沫黏痰

E.胸骨后不适

【答案】C

2.噎膈津亏热结证的治法是

A.降气化痰行瘀

B.温阳健脾补肾

C.活血理气化痰

D.破结理气行瘀

E.滋阴养血生津

【答案】E

3.噎膈与反胃的区别在于

A.有无胸骨后不适

B.有无反酸

C.有无腹痛

D.有无吞咽困难

E.有无恶心呕吐

【答案】D

4.治疗瘀血内结型噎膈的主方是

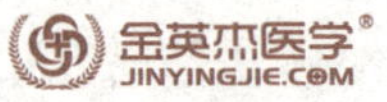

A.血府逐瘀汤

B.通瘀煎

C.身痛逐瘀汤

D.膈下逐瘀汤

E.通幽汤

【答案】E

5.噎膈的产生除了与食管、胃有关外,还与哪些脏腑有关

A.心、脾、肾

B.肝、脾、肾

C.肝、脾、肺

D.肺、脾、肾

E.心、肝、肺

【答案】B

6.噎膈的病机是

A.胃失和降,逆气动膈

B.胃气壅滞,气逆于中

C.肝气犯胃,肝胃不和

D.脾胃虚寒,胃中无火

E.痰瘀互结,食道狭窄

【答案】E

7.噎膈津亏热结型的舌质是

A.舌质偏红

B.舌质紫暗

C.舌质红绛

D.舌质红干

E.舌质淡红

【答案】D

8.治疗噎膈之痰气交阻证,宜选用的方剂是

A.启膈散

B.沙参麦冬汤

C.通幽汤

D.补气运脾汤

E.右归丸

【答案】A

【解析】噎膈痰气交阻证,治宜开郁化痰,润燥降气,方用启膈散加减。

9.患者,男,75岁。食入格柜不下,入而复出,甚则水饮难进,心烦口干,胃脘灼热,大便干结如羊屎,形体消瘦,皮肤干枯,小便短赤,舌质光红,干裂少津,脉细数。治疗宜选用的方剂是

A.启膈散

B.沙参麦冬汤

C.通幽汤

D.补气运脾汤

E.右归丸

【答案】B

10.患者吞咽梗阻,胸膈痞闷,情志舒畅时可稍减轻,口干咽燥,舌偏红,苔薄腻,脉弦滑。治疗宜选用的方剂是

A.通幽汤

B.涤痰汤

C.温胆汤

D.玉枢丹

E.启膈散

【答案】E

11.患者,男,60岁。饮食难下,下而复吐出,呕吐物如赤豆汁,胸膈疼痛,肌肤枯槁,形体消瘦,舌质紫暗,脉细涩。其证候是

A.痰气交阻

B.瘀血内结

C.津亏热结

D.气虚阳微

E.肝肾阴虚

【答案】B

【解析】瘀血内结,阻于食道或胃口,管腔狭窄甚至闭塞不通,故饮食难下,下而复吐出,胸膈疼痛。瘀热伤络,血渗脉外,故呕吐物如赤豆汁。长期饮食不入,瘀血内阻,故肌肤枯槁,形体消瘦,舌质紫暗,脉细涩。

（12~13 题共用备选答案）

A.反胃

B.噎膈

C.噫气

D.呃逆

E.梅核气

12.自觉咽中如物梗塞，吐之不出，吞之不下，但不妨碍进食的病证是

【答案】E

13.吞咽时哽咽不顺，饮食不下，或食入即吐的病证是

【答案】B

14.患者，男，66 岁。反复吞咽梗阻感 3 个月，现症：吞咽困难，胸膈痞满，情志舒畅时稍可减轻，情志抑郁时则加重，嗳气呃逆，呕吐痰涎，口干咽燥，大便艰涩，舌质红，苔薄腻，脉弦滑。其诊断是

A.呕吐肝气犯胃证

B.呕吐胃阴不足证

C.噎膈痰气交阻证

D.噎膈津亏热结证

E.噎膈瘀血内结证

【答案】C

15.患者，男，75 岁。吞咽困难 1 年，水饮不下，泛吐多量黏液白沫，面浮足肿，面色白，形寒气短，精神疲惫，腹胀，舌质淡，苔白，脉细弱。其证候诊断是

A.脾胃气虚证

B.痰气交阻证

C.津亏热结证

D.瘀血内结证

E.气虚阳微证

【答案】E

第五节　呃逆

1.呃逆病变的关键脏腑在

A.肝

B.胃

C.脾

D.肾

E.肺

【答案】B

2.呃逆的基本病机是

A.胃气上逆动膈

B.肺失宣肃

C.中焦气机不利

D.痰饮上泛

E.水湿内停

【答案】A

【解析】肺胃之气均以降为顺，两者相互影响，肺之宣肃影响胃气和降，且膈居肺胃之间，上述病因影响肺胃时，使胃失和降，膈间气机不利，逆气上冲于喉间，致呃逆作。

3.呃逆的临床特征描述不正确的是

A.喉间呃呃连声

B.声短而频，不能自制

C.气逆上冲

D.脘中不适

E.起病多较缓

【答案】E

4.呃逆的基本治法是

A.理气化瘀降逆

B.疏肝解郁降逆

C.和胃降逆止呃

D.健脾温中止呃

E.清热和胃止呃

【答案】C

5.呃声低长无力，气不得续，泛吐清水，脘腹不舒，喜温喜按，面色白，手足不温，食少

乏力,大便溏薄,舌质淡,苔薄白,脉细弱。治疗宜选用的方剂是

A.良附丸

B.丁香散

C.四磨饮子

D.理中丸

E.益胃汤

【答案】D

6.呃逆呃声沉缓有力,胸膈及胃脘不舒,得热则减,遇寒更甚,治疗宜选用的方剂是

A.竹叶石膏汤

B.丁香散

C.五磨饮子

D.理中丸

E.益胃汤

【答案】B

7.呃声洪亮,冲逆而出,烦躁口臭,渴喜冷饮,大便秘结,小便短赤,苔黄厚而干,脉滑数。治疗最佳选方为

A.麦门冬汤加柿蒂

B.竹叶石膏汤加柿蒂

C.丁香散加柿蒂

D.益胃汤加柿蒂

E.润肠丸加柿蒂

【答案】B

8.患者,女,65岁。呃声洪亮,冲逆而出,口臭烦渴,喜冷饮,小便短赤,大便秘结,舌苔黄,脉滑数。其治法是

A.清胃化痰止呃

B.清热化湿降逆

C.清热化瘀止呃

D.清胃平肝降逆

E.清降泄热止呃

【答案】E

【解析】患者呃声洪亮,冲逆而出,口臭烦渴,喜冷饮,小便短赤,大便秘结,辨证为胃火上逆证,治宜清胃泄热,降逆止呃。

9.患者,女,55岁。呃逆连声,每因情志不畅而诱发或加重,胸胁满闷,脘腹胀满,嗳气纳减,肠鸣矢气,苔薄白,脉弦。治疗宜选用的方剂是

A.竹叶石膏汤

B.丁香散

C.五磨饮子

D.理中丸

E.益胃汤

【答案】C

10.患者,男,70岁。呃声短促而不得续,口干咽燥,烦躁不安,不思饮食,或食后饱胀,大便干结,舌质红,苔少而干,脉细数。治法为

A.清胃化痰止呃

B.生津养胃,降逆止呃

C.温补脾胃,降逆止呃

D.清热和胃止呃

E.顺气解郁,和胃降逆

【答案】B

【解析】呃声短促而不得续,口干咽燥,烦躁不安,大便干结,辨证为胃阴不足证,治宜生津养胃,降逆止呃。

(11~12题共用备选答案)

A.胃火上冲

B.胃中寒冷

C.胃阴不足

D.肝气犯胃

E.气机郁滞

11.呃逆声怯,急促而不连续,口干舌燥,烦躁不安,舌红而干,脉细数。此证属

【答案】C

12.呃逆连声,胃脘连及胸胁胀闷,时有恶心,不思饮食,肠鸣矢气,舌苔薄,脉弦。此证属

【答案】E

13.患者,女,30岁。10分钟前进食冰淇淋后,出现呃逆,呃声沉缓有力,胸膈及胃脘不舒,得热则减,口淡不渴,舌苔白润,脉迟缓。其诊断是

A.呃逆胃寒气逆证

B.胃痛脾胃虚寒证

C.呃逆胃火上逆证

D.呃逆脾胃阳虚证

E.呃逆气机郁滞证

【答案】A

14.患者,男,45岁。呃声短促而不得续,口干咽燥,烦躁不安,不思饮食,大便干结,舌质红,苔少而干,脉细数。治疗应首选的方剂是

A.丁香散

B.五磨饮子

C.益胃汤

D.竹叶石膏汤

E.沙参麦冬汤

【答案】C

第六节　腹痛

1.下列哪项不是腹痛的病因

A.外感时邪

B.饮食不节

C.情志失调

D.素体阳虚

E.痰热素盛

【答案】E

2.腹痛拘急,遇寒痛甚,得温痛减,口淡不渴,形寒肢冷,小便清长,舌质淡,苔白腻,脉沉紧。宜选用的方剂是

A.通脉四逆汤

B.大建中汤

C.小建中汤

D.良附丸

E.桂枝汤

【答案】D

3.下列何者为寒性腹痛的疼痛特点

A.腹部胀痛,攻窜不定

B.腹痛绵绵,时作时止

C.腹部胀满,疼痛拒按

D.腹痛急暴,得温痛减

E.饥则痛甚,得食稍减

【答案】D

4.腹痛拒按,大便溏滞不爽,小便短赤,舌红苔黄腻,脉滑数。应辨证为

A.寒邪内阻

B.湿热壅滞

C.中虚脏寒

D.气滞血瘀

E.饮食积滞

【答案】B

【解析】腹痛拒按,大便溏滞不爽,小便短赤,舌红苔黄腻,脉滑数,为湿热内结,气机壅滞,腑气不通。应辨证为腹痛之湿热壅滞证。

5.寒邪内阻型腹痛的治法是

A.散寒温里,理气止痛

B.消食导滞,理气止痛

C.疏肝解郁,理气止痛

D.温中补虚,缓急止痛

E.泄热通腹,行气导滞

【答案】A

6.湿热壅滞,腹痛拒按,治法是

A.散寒温里,理气止痛

B.消食导滞,理气止痛

C.疏肝解郁,理气止痛

D.温中补虚,缓急止痛

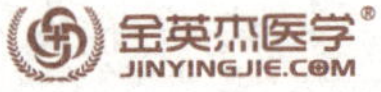

E.泄热通腑，行气导滞

【答案】E

7.治疗腹痛**饮食积滞证**，宜选用的方剂是

A.保和丸

B.越鞠丸

C.枳实导滞丸

D.枳术丸

E.木香顺气丸

【答案】C

8.腹痛发生的**基本病机**是

A.食滞肠胃，痞塞不通

B.外邪内传，阻塞气机

C.肝脾湿热，络脉不和

D.肝气郁结，胃失和降

E.脏腑气机阻滞，经脉痹阻

【答案】E

9.**湿热壅滞**型腹痛，治疗应首选的方剂是

A.小承气汤

B.枳实导滞丸

C.大承气汤

D.少腹逐瘀汤

E.大柴胡汤

【答案】C

10.患者，男，36岁。因天寒受风诱发腹痛，腹冷痛，得热稍减，小便清利，大便自可，舌苔白，**脉沉紧**。当选用的方剂为

A.黄芪建中汤

B.附子理中丸

C.良附丸合正气天香散

D.良附丸合香苏散

E.通脉四逆汤

【答案】C

【解析】患者因天寒受风诱发腹痛，腹冷痛，得热稍减，小便清利，寒邪凝滞，中阳被遏，脉络痹阻。辨证为寒邪内阻证，治以散寒温里，理气止痛为主，方选良附丸合正气天香散。

11.患者，男，40岁。腹痛绵绵，时作时止，**喜温喜按**，形寒肢冷，大便溏薄，神疲气短，舌淡苔白，脉沉细。治法选用的方剂是

A.补中益气汤

B.理中汤

C.保和丸

D.小建中汤

E.四逆汤

【答案】D

12.患者，男，20岁。因暴饮暴食诱发腹痛，脘腹胀满，按之不舒，**嗳腐吞酸**，大便夹有不消化食物，苔厚腻，脉滑实。中医辨证为

A.饮食积滞

B.气滞食阻

C.寒积食阻

D.热结食滞

E.食滞痰阻

【答案】A

（13~14题共用备选答案）

A.柴胡疏肝散

B.逍遥散

C.血府逐瘀汤

D.木香顺气散

E.少腹逐瘀汤

13.**肝郁气滞型**腹痛，治疗应首选的方剂是

【答案】A

【解析】肝郁气滞型腹痛，治疗首选柴胡疏肝散，疏肝解郁，理气止痛。

14.**瘀血内停**型腹痛，治疗应首选的方剂是

【答案】E

第七节　泄泻

1.泄泻的病机关键是
A.暑湿与胃弱
B.寒湿与肝郁
C.湿盛与脾虚
D.风盛与肺虚
E.痰浊与血瘀
【答案】C

2.泄泻的主要病变在于
A.肺、脾、肾
B.肝、肺、肾
C.肝、脾、胃
D.脾、胃、大、小肠
E.肺、脾、大、小肠
【答案】D

3.治疗泄泻初起不宜
A.分利
B.消导
C.疏解
D.清化
E.固涩
【答案】E

4.下列各项,属于泄泻特点的是
A.里急后重
B.便下脓血
C.吐泻并作
D.便稀溏如水
E.便下米泔水
【答案】D

5.治疗泄泻之脾胃虚弱证,宜选用的方剂是
A.葛根芩连汤
B.参苓白术散
C.理中丸
D.补中益气汤
E.补气运脾汤
【答案】B

6.患者胸胁胀闷,嗳气食少,每因抑郁恼怒之时,发生腹痛泄泻,舌淡红,脉弦。其治法是
A.调理脾胃
B.疏肝理气
C.抑肝扶脾
D.泻肝和胃
E.疏肝和胃
【答案】C

7.患者泄泻清稀,甚则如水样,脘闷食少,腹痛肠鸣,舌质淡,苔白腻,脉濡缓。若兼外感风寒,则恶寒发热头痛,肢体酸痛,苔薄白,脉浮。治疗应选用的方剂是
A.葛根芩连汤
B.保和丸
C.藿香正气散
D.痛泻要方
E.参苓白术散
【答案】C
【解析】患者泄泻清稀,甚则如水样,兼有恶寒发热头痛,肢体酸痛的表证,为寒湿内盛证,治宜芳香化湿,解表散寒,方用藿香正气散加减。

8.患者,女,25岁。泄泻腹痛,泻下急迫,气味臭秽,肛门灼热,烦热口渴,小便短黄,舌质红,苔黄腻,脉滑数或濡数。治疗应选用的方剂是
A.葛根芩连汤
B.保和丸
C.藿香正气散
D.痛泻要方
E.参苓白术散

【答案】A

9.患者,男,50岁。腹痛肠鸣,泻下粪便,臭如败卵,泻后痛减,脘腹胀满,嗳腐酸臭,不思饮食,舌苔垢浊或厚腻,脉滑。其治法是

A.健脾益气,化湿止泻

B.温肾健脾,固涩止泻

C.抑肝扶脾

D.消食导滞,和中止泻

E.疏肝和胃

【答案】D

【解析】患者腹痛肠鸣,泻下粪便,臭如败卵,泻后痛减,脘腹胀满,嗳腐酸臭,不思饮食,为食滞肠胃证,治宜消食导滞,和中止泻。

10.患者,男,75岁。黎明之前脐腹作痛,肠鸣即泻,泻下完谷,泻后则安,形寒肢冷,腰膝酸软,舌淡苔白,脉沉细。治疗选用的方剂是

A.葛根芩连汤

B.保和丸

C.四神丸

D.痛泻要方

E.参苓白术散

【答案】C

11.患者,男,35岁。腹痛而泻,腹中雷鸣,攻窜作痛,矢气频作,每因抑郁恼怒,或情绪紧张之时而作,素有胸胁胀闷,嗳气食少,舌淡红,脉弦。治疗宜选用的方剂是

A.保和丸

B.藿香正气散

C.葛根芩连汤

D.痛泻要方

E.龙胆泻肝汤

【答案】D

12.患者,女,27岁。大便时溏时泻,水谷不化,稍进油腻之物,则大便次数增多,食少,脘腹胀闷,面黄,肢倦乏力,舌淡苔白,脉细弱。治疗宜选用的方剂是

A.四君子汤

B.大建中汤

C.参苓白术散

D.小建中汤

E.补气运脾汤

【答案】C

13.患者,女,40岁。昨日晚上贪凉饮冷,今日早上出现腹泻,泄泻清稀如水样,脘闷食少,腹痛肠鸣,头痛,肢体酸痛,舌苔白腻,脉濡缓。其诊断是

A.腹痛寒邪内阻证

B.胃痛脾胃虚寒证

C.泄泻寒湿内停证

D.腹痛中虚脏寒证

E.泄泻肾阳虚衰证

【答案】C

第八节　痢疾

1.寒湿痢的主症特点是

A.痢下赤白脓血,不甚臭秽

B.痢下鲜紫脓血

C.痢下白多赤少

D.痢下赤多白少

E.痢下脓血黏稠

【答案】C

【解析】寒湿痢主症:腹痛拘急,痢下赤白黏冻,白多赤少,或为纯白冻,里急后重,口淡乏味,脘胀腹满,头身困重,舌质或淡,舌苔白腻,脉濡缓。

2.下列哪项不是湿热痢的主症

A.小便短赤

B.里急后重

C.下痢赤白相杂

D.肛门灼热

E.神昏痉厥

【答案】E

3.痢疾的病位在

A.胃

B.肠

C.脾

D.肾

E.肝

【答案】B

4.下列哪项不是痢疾的主要病理变化

A.脾虚湿盛

B.湿热壅滞肠中

C.肠道传导失司

D.气血壅滞肠中

E.寒湿滞留肠中

【答案】A

5.疫毒痢的治法是

A.清热和中化湿

B.清热除湿调气

C.清热解毒凉血

D.清热化湿和中

E.温中燥湿调气

【答案】C

6.治疗痢疾之寒湿痢,宜选用的方剂是

A.参苓白术散

B.藿香正气散

C.不换金正气散

D.平胃散

E.正气天香散

【答案】C

7.患者起病急骤,腹痛剧烈,大便频频,痢下鲜紫脓血,伴有壮热口渴,头痛烦躁,恶心呕吐,舌红绛,苔黄燥,脉滑数。治疗宜选用的方剂是

A.芍药汤

B.白头翁汤

C.藿香正气丸

D.连理汤

E.黄连阿胶汤

【答案】B

8.患者,男,36岁。初秋患痢,症见下痢,赤多白少,高热,腹痛较甚,里急后重,口渴饮冷,舌红苔黄,脉滑数。此时辨证属于

A.疫毒痢

B.湿热痢

C.寒湿痢

D.噤口痢

E.阴虚痢

【答案】B

9.患者,男,56岁。痢下已月余不愈。现下痢稀薄,带有白冻,甚则滑脱不禁,腹部隐痛,口淡不渴,食少神疲,腰酸肢冷,舌质淡,苔薄白,脉沉细弱。其治法是

A.清热解毒,调气行血

B.清热除湿,凉血解毒

C.清热除湿,养阴和血

D.温补脾肾,收敛固涩

E.温中清肠,调气化滞

【答案】D

【解析】下痢稀薄,带有白冻,甚则滑脱不禁,腹部隐痛,口淡不渴,食少神疲,腰酸肢冷,是虚寒痢的特点,治宜温补脾肾,收敛固涩。

10.患者,男,35岁。下痢3个月余,痢下稀薄白冻,腹部隐痛,里急后重,食少神疲,四肢不温,舌淡,苔薄白,脉沉细。治疗宜选用的方剂是

A.桃花汤合真人养脏汤

B.驻车丸

C.芍药汤

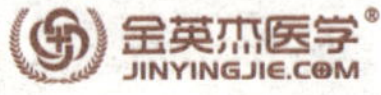

D.胃苓汤

E.白头翁汤

【答案】A

【解析】脾肾阳虚,故见上述症状,治宜温补脾肾,收涩固脱,方用桃花汤合真人养脏汤。

(11~12 题共用备选答案)

A.连理汤

B.半夏泻心汤

C.乌梅丸

D.左金丸

E.温脾汤

11.治疗休息痢,宜选用的方剂是

【答案】A

12.治疗休息痢日久,脾阳极虚,肠中寒积不化,遇寒即发者,宜选用的方剂是

【答案】E

(13~14 题共用备选答案)

A.葛根芩连汤

B.藿香正气散

C.芍药汤

D.柴胡疏肝散

E.痛泻要方

13.湿热痢初起兼有表证,若表邪未解而里热已盛,治疗宜用

【答案】A

14.泄泻之湿热伤中证的主方是

【答案】A

15.下列关于痢疾治疗原则的叙述中,错误的是

A.忌过早补涩

B.热痢清之,寒痢温之

C.分利小便

D.寒热交错者清温并用

E.初痢实则通之,久痢虚则补之

【答案】C

【解析】痢疾治疗禁忌:忌过早补涩,忌峻下攻伐,忌分利小便。

16.患者,男,10 岁。两天前因饮食不洁后出现痢下赤白脓血,黏稠如胶冻,腥臭,腹部疼痛,里急后重,肛门灼热,小便短赤,舌苔黄腻,脉滑数。其诊断是

A.泄泻湿热伤中证

B.疫毒痢

C.胃痛肝气犯胃证

D.湿热痢

E.泄泻食滞肠胃证

【答案】D

17.患者,女,14 岁。昨日骤然痢下鲜紫脓血,腹痛剧烈,后重感特著,壮热口渴,头痛烦躁,恶心呕吐,舌质红绛,舌苔黄燥,脉滑数。治疗应首选的方剂是

A.白芍汤

B.白头翁汤

C.驻车丸

D.葛根芩连汤

E.清中汤

【答案】B

第九节 便秘

1.下列哪项不是便秘的病因

A.饮食不节

B.情志失调

C.年老体虚

D.感受外邪

E.脾胃虚弱

【答案】E

2.便秘的基本病机是

A.肠胃不和

B.肝气郁结

C.湿热下注

D.肺失开合

E.大肠传导失常

【答案】E

3.热秘的主症特点是

A.大便干结,小便短赤

B.大便秘结,欲便不得

C.虽有便意,努挣乏力

D.大便艰涩,排除困难

E.大便不干,小便清长

【答案】A

【解析】热秘的主症:大便干结,腹胀腹痛,口干口臭,面红心烦或有身热,小便短赤,舌红苔黄燥,脉滑数。

4.气虚秘若气虚下陷,肛门坠胀者,可用补中益气汤合用

A.麻子仁丸

B.更衣丸

C.六磨汤

D.黄芪汤

E.大补元煎

【答案】D

【解析】气虚秘中气不足,升举无力,气虚下陷者,治宜益气润肠,方用补中益气汤合用黄芪汤加减。

5.患者大便并不干硬,虽有便意,但排便困难,用力努挣则汗出短气,便后乏力,面白神疲,肢倦懒言,舌淡苔白,脉弱。其治法是

A.润肠通便

B.温阳通便

C.养血润燥

D.益气润肠

E.温里散寒

【答案】D

【解析】患者大便并不干硬,但临厕努挣乏力,甚至汗出淋漓,神疲气怯,是气虚推动无力之象,故治宜益气润肠。

6.患者,男,28岁。平素体壮,食欲良好,大便偏干,近期因感冒初愈,大便干结加重,数日1行,伴有腹中胀满,面红烦热,口干口臭,唇焦色红,舌红苔黄,脉滑数。治疗应选用的方剂是

A.麻子仁丸

B.调胃承气汤

C.增液汤

D.润肠丸

E.六磨汤

【答案】A

7.患者,女,35岁。大便干结,如羊屎状,形体消瘦,头晕耳鸣,两颧红赤,心烦少眠,潮热盗汗,腰膝酸软,舌红少苔,脉细数。治疗应选用的方剂是

A.温脾汤

B.济川煎

C.增液汤

D.润肠丸

E.黄芪汤

【答案】C

8.患者,女,45岁。大便干,排出困难,小便清长,面色㿠白,四肢不温,腹中冷痛,或腰膝酸冷,舌淡苔白,脉沉迟。治疗应选用的方剂是

A.温脾汤

B.济川煎

C.增液汤

D.润肠丸

E.黄芪汤

【答案】B

(9~10题共用备选答案)

A.黄芪汤

B.济川煎

C.化肝煎

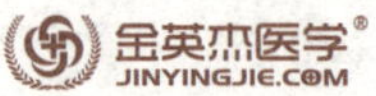

D.木香顺气散

E.六磨汤

9.阳虚型便秘,治疗应首选的方剂是

【答案】B

10.气秘型便秘,治疗应首选的方剂是

【答案】E

11.患者,男,75岁。反复便秘1年余,大便干,排出困难,小便清长,四肢不温,腹中冷痛,腰膝酸冷,舌淡苔白,脉沉迟。此病证的证机概要是

A.阳气虚衰,阴寒凝结

B.脾虚胃寒,失于温养

C.阴寒内盛,凝滞胃肠

D.寒凝胃脘,阳气被遏,气机阻滞

E.脾肺气虚,传送无力

【答案】A

第五章　肝胆病证

配套名师精讲课程

第一节　胁痛

1.胁痛虽有虚实之分,但其病变主要涉及

A.气与血

B.寒与热

C.肝与胆

D.肝与肺

E.阴与阳

【答案】C

2.下列哪项不属于胁痛的病理因素

A.肝气郁结

B.胃气上逆

C.瘀血凝滞

D.肝胆湿热

E.肝气郁滞

【答案】B

3.下列胁痛的病机哪一项是错误的

A.肝气郁结

B.肝气上逆

C.瘀血停着

D.肝胆湿热

E.肝阴不足

【答案】B

4.肝阴不足而致胁痛的发病机制是

A.肝络失养

B.肝络不和

C.气阻络痹

D.胁络不畅

E.瘀血阻络

【答案】A

5.胁痛的治疗原则是

A.疏肝利胆止痛

B.舒肝健胃止痛

C.疏肝活血止痛

D.疏肝和络止痛

E.活血化瘀止痛

【答案】D

【解析】胁痛的治疗原则:以疏肝和络止痛为基本治则。

6.胁肋胀痛,走窜不定,疼痛每因情志变化而增减。治疗应选用的方剂是

A.一贯煎

B.血府逐瘀汤

C.柴胡疏肝散

D.龙胆泻肝汤

E.天麻钩藤饮

【答案】C

【解析】胁肋胀痛，走窜不定，疼痛每因情志变化而增减，是肝郁气滞证，治疗需疏肝理气，用柴胡疏肝散加减。

7.患者，男，59岁。久患胁痛，悠悠不休，遇劳加重，头晕目眩，口干咽燥，舌红少苔，脉弦细。治疗宜选用的方剂是

A.柴胡疏肝散

B.逍遥散

C.杞菊地黄丸

D.一贯煎

E.二阴煎

【答案】D

8.患者，男，65岁。胁肋刺痛，痛有定处，痛处拒按，入夜痛甚，胁肋下或见有癥块，舌质紫暗，脉象沉涩。治疗应首选的方剂是

A.柴胡疏肝散

B.杞菊地黄丸

C.一贯煎

D.复元活血汤

E.逍遥散二阴煎

【答案】D

9.患者，女，60岁。胁肋灼热疼痛，触痛较甚，口苦口黏，胸闷纳呆，恶心呕吐，小便黄赤，大便不爽，兼有身热恶寒，身目发黄，舌红苔黄腻，脉弦滑数。治法为

A.疏肝理气

B.清热利湿

C.祛瘀通络

D.养阴柔肝

E.疏肝健脾

【答案】B

10.患者，男，70岁。胁肋重着，灼热疼痛，痛有定处，触痛明显。口苦口黏，胸闷纳呆，恶心呕吐，小便黄赤，大便不爽，舌红苔黄腻，脉弦滑数。治疗应首选的方剂是

A.柴胡疏肝散

B.六味地黄丸

C.一贯煎

D.复元活血汤

E.龙胆泻肝汤

【答案】E

（11～12题共用备选答案）

A.龙胆泻肝汤

B.柴胡疏肝散

C.血府逐瘀汤

D.一贯煎

E.茵陈蒿汤

11.治疗胁痛肝胆湿热证，宜选用的方剂是

【答案】A

12.治疗胁痛瘀血阻络证，宜选用的方剂是

【答案】C

【解析】胁痛瘀血阻络证主症：胁肋刺痛，痛有定处，痛处拒按，入夜痛甚，胁肋下或见有癥块，舌质紫暗，脉象沉涩。治宜祛瘀通络，方用血府逐瘀汤或复元活血汤加减。

13.下列各项，属于胁痛变证的是

A.血证

B.鼓胀

C.胃痛

D.眩晕

E.中风

【答案】B

【解析】胁痛变证包括黄疸、积聚、鼓胀。

14.患者，女，31岁。胁肋胀痛，走窜不定，疼痛每因情志变化而增减，嗳气则胀痛稍舒，胸闷腹胀，纳少口苦，舌苔薄白，脉弦。其诊断是

A.胁痛瘀血阻络证

B.胁痛肝郁气滞证

C.胁痛肝胆湿热证

D.胸痹气滞心胸证

E.痰饮病悬饮证

【答案】B

第二节 黄疸

1.黄疸的主要病位应除外下列哪一项

A.胃

B.肝

C.胆

D.肾

E.脾

【答案】D

2.黄疸形成的关键病理因素是

A.热邪

B.寒邪

C.疫毒

D.瘀血

E.湿邪

【答案】E

3.黄疸之胆腑郁热证的治法是

A.温中化湿,健脾和胃

B.调和肝脾,理气助运

C.利湿化浊运脾

D.疏肝泄热,利胆退黄

E.健脾养血,利湿退黄

【答案】D

【解析】黄疸胆腑郁热证的治法:疏肝泄热,利胆退黄。

4.下列各项,不属于黄疸辨证要点的是

A.辨阳黄阴黄

B.辨阳黄湿热轻重

C.辨阴黄之病因

D.辨黄疸之部位

E.辨黄疸病势轻重

【答案】D

【解析】黄疸的辨证要点:黄疸的辨证,应以阴阳为纲,阳黄以湿热疫毒为主,其中有热重于湿,湿重于热,胆腑郁热与疫毒炽盛的不同;阴黄以脾虚寒湿为主,注意有无血瘀。临证应根据黄疸的色泽,结合病史、症状,区别阳黄与阴黄。

5.患者身目俱黄,黄色晦暗,纳谷减少,神疲畏寒,大便不实,口淡不渴,舌淡苔腻,脉濡缓。其证候是

A.阴黄寒湿阻遏证

B.急黄疫毒炽盛证

C.阴黄脾虚湿滞证

D.阳黄热重于湿证

E.阳黄湿重于热证

【答案】A

6.患者,男,29岁。平素身体壮实,3天前出现纳食不佳,厌食油腻,神疲乏力,发热口渴,随后身目俱黄,黄色鲜明,腹部胀满,口苦,恶心欲吐,大便秘结,小便短少黄赤,舌质红苔黄腻,脉弦数。治疗选用的方剂是

A.茵陈蒿汤

B.茵陈五苓散

C.茵陈术附汤

D.甘露消毒丹

E.黄连解毒汤

【答案】A

【解析】患者身目俱黄,黄色鲜明,此为阳黄;又腹部胀满,口苦,恶心欲吐,大便秘结,小便短少黄赤,舌质红苔黄腻,脉弦数,辨证为热重于湿证,治宜清热通腑,利湿退黄,方用茵陈蒿汤。

7.急黄神昏舌绛者,其治法是

A.清热利湿,佐以泻下

B.利湿化浊,佐以清热

C.清热解毒，凉营开窍

D.健脾和胃，温化寒湿

E.解毒清热利湿

【答案】C

8.下列哪项不属于阳黄与阴黄的鉴别要点

A.小便黄与不黄

B.病程较长与较短

C.黄疸鲜明与晦暗

D.热证与寒证

E.虚证与实证

【答案】A

9.下列哪项不是黄疸之疫毒炽盛证的特点

A.发病急骤

B.疸色晦暗

C.皮肤瘙痒

D.神昏谵语

E.舌质红绛

【答案】B

（10~11题共用备选答案）

A.黄疸之热重于湿证

B.黄疸之湿重于热证

C.黄疸之胆腑郁热证

D.黄疸之疫毒炽盛证

E.黄疸之寒湿阻遏证

10.茵陈术附汤适用于

【答案】E

11.大柴胡汤适用于

【答案】C

（12~13题共用备选答案）

A.茵陈蒿汤

B.茵陈术附汤

C.茵陈五苓散

D.犀角散

E.逍遥散

12.治疗阳黄热重于湿的主方为

【答案】A

13.治疗阳黄湿重于热的主方为

【答案】C

14.患者，女，21岁。3天来身目俱黄，黄色鲜明，发热口渴，腹部胀闷，口干而苦，小便黄赤，舌苔黄腻，脉弦数。其诊断是

A.黄疸（阳黄）湿重于热证

B.黄疸（阳黄）热重于湿证

C.黄疸（阳黄）疫毒炽盛证

D.黄疸（阳黄）胆腑郁热证

E.黄疸（阴黄）脾虚湿滞证

【答案】B

15.患者，女，48岁。5年来目睛及肌肤发黄反复出现，黄色晦暗不泽，肢软乏力，大便溏薄，舌质淡苔薄，脉濡细。治疗此病证首选的方剂是

A.黄芪建中汤

B.归芍六君子汤

C.茵陈术附汤

D.逍遥散合鳖甲煎丸

E.茵陈四苓散

【答案】A

第三节　积证

1.积证是指结块出现在

A.身体任何部位

B.颈部

C.胸腔内

D.腹腔内

E.腹壁上

【答案】D

2.积证的病位主要在

A.心、肺

B.肺、肾

C.肝、脾

D.肝、肾

E.脾、肾

【答案】C

3.积证的基本病机是

A.痰凝、血瘀

B.气机阻滞,瘀血内结

C.痰饮内停

D.痰气交阻

E.气滞、痰凝、血瘀

【答案】B

4.积证与鼓胀的鉴别点是

A.有无结块可扪及

B.有无腹痛

C.有无嗳气、腹胀

D.有无腹水

E.有无腹部胀大

【答案】D

5.积证初、中、末三个阶段的治疗原则分别是

A.理气、活血、补肝肾

B.消散、消补兼施、养正除积

C.化痰、祛瘀、扶正

D.活血、祛瘀、补脾肾

E.活血、祛瘀、养血

【答案】B

【解析】积证治疗宜分初、中、末三个阶段:初期属于邪实,应消散;中期邪实正虚,应消补兼施;后期以正虚为主,应养正除积。

第四节 聚证

1.下列各选项不属于聚证的是

A.聚证腹内结块痛有定处

B.病因为情志失调、食滞痰阻

C.基本病机是气机阻滞

D.病位主要在肝、脾

E.其病理因素有气滞、寒湿、痰浊、食滞、虫积等,但主要以气滞为主

【答案】A

2.聚证结块的形成病因不包括

A.气滞

B.湿热

C.情志失调

D.食积

E.痰阻

【答案】B

【解析】聚证结块的形成病因为气滞、食积、痰阻、燥屎等内结所致。

3.聚证病在气分,治疗应

A.行气利水

B.理气化痰,导滞散结

C.疏肝理气,行气消聚

D.化饮消癥

E.活血利水

【答案】C

4.治疗聚证肝气郁结证首选的方剂是

A.小承气汤

B.四逆散

C.平胃散

D.六磨汤

E.逍遥散

【答案】E

第五节　鼓胀

1.鼓胀的病位主要在于

A.脾、胃、肾

B.肺、脾、肾

C.肝、脾、肾

D.脾、肾、膀胱

E.肺、心、肾

【答案】C

2.下列哪项不是鼓胀后期的常见并发症

A.吐血

B.齿衄

C.昏迷

D.水肿

E.中风

【答案】E

3.鼓胀的病机是

A.气滞血瘀

B.气滞血瘀水停

C.气滞湿阻血瘀

D.气滞痰凝血瘀

E.气虚饮停血瘀

【答案】B

4.哪一项不属于水肿与鼓胀的鉴别要点

A.肿胀部位

B.肿胀的先后顺序

C.肿处皮肤的色泽

D.小便通利与否

E.腹壁青筋有无暴露

【答案】D

【解析】鼓胀与水肿的鉴别:鼓胀主要为肝、脾、肾受损,气血水互结于腹中。以腹部胀大为主,四肢肿不甚明显。晚期方伴肢体浮肿,每兼见面色青晦,面颈部有血痣赤缕,胁下癥积坚硬,腹皮青筋显露等。水肿主要为肺、脾、肾功能失调,水湿泛溢肌肤。其浮肿多从眼睑开始,继则延及头面及肢体,或下肢先肿,后及全身,水肿较甚者亦可伴见腹水。

5.治疗水湿困脾型鼓胀的主方是

A.胃苓汤

B.舟车丸

C.实脾饮

D.附子理中丸

E.六味地黄丸

【答案】C

6.治疗阴虚水停型鼓胀的主方是

A.调营饮

B.中满分消丸

C.实脾饮

D.附子理苓汤

E.六味地黄丸

【答案】E

7.鼓胀患者,腹胀以上腹为重,按之不坚,胁下胀满,食少嗳气,食后胀甚,尿少,舌苔白腻,脉沉弦。其证候是

A.气滞湿阻

B.脾肾阳虚

C.寒湿困脾

D.湿热蕴积

E.肝脾血瘀

【答案】A

【解析】鼓胀患者腹胀以上腹为重,按之不坚,胁下胀满,嗳气,食后胀甚,是气滞湿阻证。

8.患者腹大坚满,脉络怒张,胁腹刺痛,面色暗黑,面颈胸臂有血痣,手掌有赤痕,大便色黑,舌质紫暗有紫斑,脉细涩。治疗选用的方剂是

A.实脾饮

B.调营饮

C.膈下逐瘀汤

D.少腹逐瘀汤

E.血府逐瘀汤

【答案】B

【解析】患者脉络怒张，胁腹刺痛，面色暗黑，面颈胸臂有血痣，是瘀结水留证，治宜活血化瘀，行气利水，方用调营饮加减。

9.患者腹大胀满，按之如囊裹水，胸脘胀闷，得热稍舒，精神困倦，怯寒懒动，大便稀溏，小便短少，舌苔白腻，脉缓。治疗选用的方剂是

A.胃苓汤

B.实脾饮

C.调营饮

D.柴胡疏肝散

E.中满分消丸

【答案】B

10.患者，女，38岁。素有黄疸反复发作史12年。现症：腹大坚满，脘腹胀急，烦热口苦，渴不欲饮，小便赤涩，大便秘结，舌边尖红，苔黄腻，脉象弦数。其诊断是

A.鼓胀病水湿困脾证

B.鼓胀病水热蕴结证

C.鼓胀病阳虚水盛证

D.黄疸（阳黄）湿重于热证

E.黄疸（阴黄）脾虚湿滞证

【答案】B

11.患者，女，46岁。1年来腹大胀满，形似蛙腹，朝宽暮急，面色苍黄，脘闷纳呆，肢冷浮肿，小便短少不利，舌淡胖，苔淡白，脉沉细无力。治疗此病证首选的方剂是

A.实脾饮

B.调营饮

C.茵陈术附汤

D.柴胡疏肝散合胃苓汤

E.附子理苓汤

【答案】E

第六节　瘿病

1.瘿病的病因不包括

A.饮食失宜

B.情志内伤

C.感受外邪

D.水土失宜

E.体质因素

【答案】C

2.瘿病的基本病机是

A.气滞、痰凝、血瘀

B.气滞、水饮

C.瘀血、痰热、阴虚

D.阴虚、瘀血

E.瘀血、痰饮

【答案】A

【解析】瘿病的基本病机是气滞、痰凝、血瘀壅结颈前。

3.患者，女，38岁。颈前喉结两旁结块肿大，质软不痛，颈部觉胀，胸闷，喜太息，病情常随情志波动，苔薄白，脉弦。其证机概要为

A.气郁化火，壅结颈前

B.痰气交阻，血脉瘀滞，搏结成瘿

C.气机郁滞，痰浊壅阻，凝结颈前

D.气火内结日久，心肝之阴耗伤

E.寒凝血滞，凝结颈前

【答案】C

【解析】本题病证为瘿病气郁痰阻证，治法为理气舒郁、化痰消瘿，方剂用四海舒郁丸加减，证机概要为气机郁滞，痰浊壅阻，凝结颈前。

第七节 疟疾

1.疟疾的主要病因是

A.感受风温之邪

B.感受风寒之邪

C.感受湿热之邪

D.感受疟邪

E.感受风寒湿之邪

【答案】D

2.疟疾的治疗原则是

A.和解少阳

B.清热解毒

C.辟秽解瘴

D.祛邪截疟

E.祛痰消滞

【答案】D

【解析】疟疾治疗的基本原则:疟疾的治疗以祛邪截疟为基本治则。温疟兼清,寒疟兼温,瘴疟宜解毒除瘴,劳疟则以扶正为主,佐以截疟。如属于疟母,又当祛瘀化痰软坚。

3.正疟的治法是

A.祛邪截疟,和解表里

B.清热解表,和解祛邪

C.益气养血,扶正祛邪

D.解毒除瘴,芳化湿浊

E.解毒除瘴,清热保津

【答案】A

【解析】正疟的治法:祛邪截疟,和解表里。

4.疟疾患者,发作时热多寒少,汗出不畅,头痛,骨节酸痛,口渴引饮,便秘,溲赤,舌红苔黄,脉弦数。其治法是

A.和解表里,温阳达邪

B.祛邪截疟,和解表里

C.解毒除瘴,清热保津

D.益气养血,扶正祛邪

E.清热解表,和解祛邪

【答案】E

【解析】温疟的主症:患者发作时热多寒少,骨节酸痛,口渴引饮,便秘,溲赤。治宜清热解表,和解祛邪。

5.患者,男,35岁。疟疾发作多日不愈,寒热时作,倦怠乏力,食少,形体消瘦,遇劳则发,舌质淡,苔白,脉细无力。治宜以何方

A.十全大补汤

B.何人饮

C.清瘴汤

D.截疟七宝饮

E.八珍汤

【答案】B

(6~7题共用备选答案)

A.柴胡截疟饮

B.白虎加桂枝汤

C.柴胡桂枝干姜汤

D.加味不换金正气散

E.何人饮

6.治疗正疟,宜选用的方剂是

【答案】A

7.治疗劳疟,宜选用的方剂是

【答案】E

第六章 肾系病证

第一节 水肿

1.下列哪项不是阳水的特点

A.多挟风邪

B.起病急,病程短

C.皮肤光亮而薄

D.按之凹陷难复

E.头面先肿

【答案】D

2.水肿的病位为

A.肺、脾、肾

B.肝、脾、肾

C.肝、肺、肾

D.心、肝、肾

E.脾、心、肾

【答案】A

3.水肿的基本病机不包括

A.肺失通调

B.脾失转输

C.肾失开合

D.三焦气化不利

E.膀胱气化不利

【答案】E

4.阳水辨证属于风水相搏者,其最佳选方是

A.麻黄汤

B.五苓散

C.五皮饮

D.越婢加术汤

E.麻黄连翘赤小豆汤

【答案】D

【解析】阳水辨证属于风水相搏者,治宜疏风清热,宣肺行水,方用越婢加术汤加减。

5.阳水之水湿浸渍证的治法是

A.化湿清热利水

B.化湿利水,补脾益气

C.运脾化湿,通阳利水

D.益气健脾,行气运湿

E.温运脾阳,以利水湿

【答案】C

6.患者身肿,腰以下为甚,按之凹陷不易恢复,面色萎黄,神倦肢冷,小便短少,脘腹胀闷。治疗选用的方剂是

A.黄芪建中汤

B.实脾饮

C.黄芪汤

D.真武汤

E.越婢汤

【答案】B

7.患者,女,45岁。水肿1月,从下肢开始,水肿渐延及全身,皮肤绷紧光亮,胸脘痞闷,烦热口渴,小便短赤,大便不爽,每日1行,不成形,舌红苔黄腻,脉濡数。治法应为

A.健脾化湿,通阳利水

B.散风清热,宣肺行水

C.宣肺解毒,利湿消肿

D.温补脾肾,利水消肿

E.分利湿热

【答案】E

8.患者,男,26岁。初起恶寒发热,咽痛,眼睑浮肿,小便不利,经治后,表虽解,但肿势未退,身重困倦,胸闷,纳呆、泛恶,苔白腻,脉沉缓。最佳选方是

A.越婢加术汤

B.猪苓汤

C.五皮饮合胃苓汤

D.苓桂术甘汤

E.防己黄芪汤

【答案】C

第二节 淋证

1.鉴别淋证与癃闭的关键点在于

A.有无小便短赤灼热

B.有无排尿困难

C.有无小便浑浊

D.有无排尿疼痛

E.有无小便量少

【答案】D

【解析】淋证与癃闭:二者都有小便量少,排尿困难之症状,但淋证尿频而尿痛,且每日排尿总量多为正常。癃闭则无尿痛,每日排尿量少于正常,严重时甚至无尿。但癃闭复感湿热,常可并发淋证,而淋证日久不愈,亦可发展成癃闭。

2.淋证的病位在

A.膀胱、肾

B.肝、肾

C.肺、肾

D.心、肾

E.肝、脾

【答案】A

3.下列关于石淋的各项叙述中,错误的是

A.小便排出砂石为主症

B.排尿时突然中断,尿道窘迫疼痛

C.突发一侧腰腹绞痛,疼痛难忍,痛引少腹

D.结石大,阻塞尿路者,用金钱草煎汤代茶

E.治疗以清热利湿、排石通淋为主

【答案】D

4.治疗膏淋辨证属于实者选方为

A.程氏萆薢分清饮

B.右归丸

C.无比山药丸

D.左归丸

E.膏淋汤

【答案】A

【解析】膏淋的主症:小便混浊乳白或如米泔,上有浮油,置之沉淀,或伴有絮状凝块物,或混有血液、血块。尿道热涩疼痛,尿时阻塞不畅。口干,苔黄腻、舌质红,脉濡数。治宜清热利湿,分清泄浊,方用程氏萆薢分清饮加减。

5.热淋实证,治疗最佳选方是

A.八正散

B.知柏地黄丸

C.导赤散

D.茜根散

E.二至丸

【答案】A

6.治疗淋证之气淋,宜选用的方剂是

A.石韦散

B.通关散

C.沉香散

D.妙香散

E.八正散

【答案】C

7.以小腹胀满疼痛,小便涩滞,淋沥不尽为特征的病证是

A.热淋

B.血淋

C.石淋

D.气淋

E.劳淋

【答案】D

8.患者起病急骤，小便赤热，溲时灼痛，伴有发热，腰痛拒按为特征的病证是

A.热淋

B.血淋

C.石淋

D.气淋

E.劳淋

【答案】A

9.小蓟饮子可用于治疗

A.气淋

B.血淋

C.劳淋

D.膏淋

E.热淋

【答案】B

【解析】小蓟饮子清热通淋，凉血止血，可以治疗湿热下注，蕴结膀胱，迫血妄行的血淋。

10.下列各项，不属淋证病因的是

A.外感湿热

B.饮食不节

C.情志内伤

D.禀赋不足

E.瘀浊内停

【答案】E

11.血淋与尿血的主要鉴别在于

A.小便血色是鲜红还是紫暗

B.小便量的多少

C.小便有无混浊

D.小便是否通畅

E.小便时有无疼痛

【答案】E

【解析】血淋与尿血的鉴别：血淋与尿血都有小便出血，尿色红赤，甚至溺出纯血等症状。其鉴别的要点是有无尿痛，尿血多无疼痛之感，虽也间有轻微的胀痛或热痛，但终不若血淋的小便滴沥而疼痛难忍，故一般以痛者为血淋，不痛者为尿血。

（12~13题共用备选答案）

A.小便点滴短少

B.小便混浊如米泔水

C.小便时尿道刺痛有血

D.小便点滴不通

E.小便有血

12.膏淋的主症特点是

【答案】B

13.血淋的主症特点是

【答案】C

14.患者，男，41岁。急性发病，发病半日，尿道窘迫疼痛，少腹拘急，腰部绞痛，大便秘结，曾发作两次排尿突然中断，舌质红，苔黄腻，脉弦紧数。治法应为

A.利气疏导

B.清热利湿

C.泄热通腑

D.清热利湿，通淋排石

E.清热利湿，舒筋止痛

【答案】D

【解析】患者尿道窘迫疼痛，少腹拘急，腰部绞痛，发作两次排尿突然中断，此为石淋的特征，治宜清热利湿，通淋排石。

15.患者，男，45岁。小便不甚赤涩，溺痛不甚，但淋沥不尽，时作时止，遇劳即发，腰酸膝软，神疲乏力，舌淡，脉细弱，其最佳选方应为

A.无比山药丸

B.补中益气汤

C.知柏地黄丸

D.膏淋汤

E.七味都气丸

【答案】A

16.患者,女,45岁。反复尿频急、刺痛伴肉眼血尿2年余,目前尿色淡红,尿痛涩滞不显著,腰膝酸软,神疲乏力。治疗应首选的方剂是

A.八正散

B.小蓟饮子

C.六味地黄丸

D.知柏地黄丸

E.无比山药丸

【答案】D

第三节 癃闭

1.下列哪一项不是癃闭的病理因素

A.血瘀

B.湿热

C.热毒

D.气滞

E.痰瘀

【答案】A

2.患者,男,60岁。发病3天,始见小便量少,点滴而出,近半日突然小便点滴不通,伴小腹胀满,口苦口黏,口干不欲饮,大便不爽,舌质红苔黄腻,脉弦数。治疗选用的方剂是

A.春泽汤

B.代抵当丸

C.沉香散加减

D.八正散

E.清肺饮

【答案】D

3.患者小便不畅,烦渴欲饮,咽干,呼吸短促,咳嗽,舌苔薄黄,脉数。其治法是

A.行欲散结,通利水道

B.疏调气机,通利小便

C.清泄肺热,通利水道

D.清热利湿,通利小便

E.升清降浊,化气利水

【答案】C

4.患者小便不畅,烦渴欲饮,咽干,呼吸急促,舌苔薄黄,脉数。治疗应首选的方剂是

A.八正散

B.导赤散

C.沉香散

D.代抵当丸

E.清肺饮

【答案】E

【解析】患者小便点滴不畅,烦渴欲饮,咽干咳嗽,是癃闭之肺热壅盛证,治宜清泻肺热,通利水道,方用清肺饮加减。

5.患者,男,60岁。因发热咳嗽,而出现小便不畅,点滴不爽,烦渴欲饮,呼吸急促,舌红苔薄白,脉数。其病机是

A.肾元亏虚

B.湿热蕴结

C.肺气不升

D.肺热壅盛

E.气机阻滞

【答案】D

6.患者,女,28岁。小便点滴不通,量极少而短赤灼热,小腹胀满,口苦口黏,大便不畅,舌质红,苔黄腻,脉数。治疗应首选的方剂是

A.八正散

B.导赤散

C.沉香散

D.代抵当丸

E.清肺饮

【答案】A

【解析】患者小便点滴不通,或量极少而短赤灼热,小腹胀满,口苦口黏,或口渴不欲饮,或大便不畅,舌质红,苔黄腻,脉数。属于癃闭之膀胱湿热证,治宜清利湿热,通利小便,方用八正散加减。

第四节　阳痿

1.阳痿的病因不包括

A.禀赋不足

B.劳伤久病

C.情志失调

D.饮食不节

E.外感风热

【答案】E

【解析】阳痿的病因包括禀赋不足、劳伤久病、情志失调、饮食不节、外感湿热。

2.阳痿涉及的脏腑主要有

A.肝、心、脾、肺

B.肺、肝、肾

C.肝、肾、心、脾

D.肺、肝、心

E.脾、肾

【答案】C

3.下列关于阳痿的叙述中错误的是

A.心脾血虚当调养气血,佐以温补开郁

B.本病有虚有实,亦有虚实夹杂证

C.实证者宜温阳养精,破气散结

D.虚实夹杂者需标本兼顾

E.常有房劳过度、惊悸、郁证等病史

【答案】C

4.阳痿湿热下注证的证机概要是

A.肝郁气滞,血行不畅,宗筋所聚无能

B.心脾两虚,气血乏源,宗筋失养

C.惊恐伤肾,肾精破散,心气逆乱,气血不达宗筋

D.湿热下注肝经,宗筋经络失畅

E.命门火衰,精气虚冷,宗筋失养

【答案】D

5.治疗阳痿肝郁不舒证的首选方剂是

A.加味逍遥丸

B.四逆散

C.柴胡疏肝散

D.一贯煎

E.天台乌药散

【答案】C

【解析】阳痿肝郁不舒证,证机概要为肝郁气滞、血行不畅、宗筋所聚无能,治法为疏肝解郁,代表方为柴胡疏肝散加减。

第七章　气血津液病证

配套名师精讲课程

第一节　郁证

1.郁证的形成常以何者为先

A.血郁

B.火郁

C.痰郁

D.食郁

E.气郁

【答案】E

2.郁证主要的病因是

A.情志内伤

B.感受外邪

C.饮食所伤

D.胃失和降

E.肝气上逆

【答案】A

【解析】郁证的常见病因有情志内伤、愤懑郁怒、忧愁思虑。

3.郁证的发生虽与五脏均有关,但主要受累之脏为

A.心、肝、肾

B.肝、心、脾

C.肺、心、肝

D.肺、脾、肾

E.心、肺、肾

【答案】B

【解析】郁证的基本病机是肝失疏泄、脾失健运、心失所养,脏腑阴阳气血失调,故主要受累之脏为肝、心、脾。

4.治疗郁证心肾阴虚证,应首选的方剂是

A.天王补心丹合六味地黄丸

B.安神定志丸合左归丸

C.丹栀逍遥散合朱砂安神丸

D.泻心汤合左归丸

E.龙胆泻肝汤合半夏厚朴汤

【答案】A

5.郁证之气郁化火证的最佳选用方剂是

A.知柏地黄丸

B.清金化痰汤

C.丹栀逍遥散

D.泻心汤

E.龙胆泻肝汤

【答案】C

6.患者,女,39岁。长期精神抑郁,症见多思善虑,心悸胆怯,少寐健忘,面色不华,头晕神疲,食欲不振,舌质淡,脉细弱。此病辨证属于

A.肝气郁结

B.气郁化火

C.阴虚火旺

D.心脾两虚

E.心神失养

【答案】D

【解析】患者多思善虑,心悸胆怯,少寐健忘,是心气虚表现,面色不华,头晕神疲,食欲不振,舌质淡脉细弱,则是脾气虚表现,故为心脾两虚之证。

7.患者,男,36岁。平素性格内向,近日情志不遂,精神抑郁,情绪不宁,善太息,胸胁胀痛,痛无定处,脘闷嗳气,腹胀纳呆,大便时软时干,苔薄腻,脉弦。其治法是

A.清泻肝火,解郁和胃

B.化痰利气解郁

C.疏肝解郁,理气畅中

D.健脾养心,益气补血

E.养心安神

【答案】C

8.患者,女,42岁。症见咽中不适,如有物梗阻,咯之不出,咽之不下,胸中窒闷,且兼胁痛,苔白腻,脉弦滑。治疗宜选用的方剂是

A.柴胡疏肝散

B.丹栀逍遥散合左金丸

C.半夏厚朴汤

D.甘麦大枣汤

E.平胃散

【答案】C

【解析】患者咽中不适,如有物梗阻,咯之不出,咽之不下,胸中窒闷,属于郁证之痰气郁结之梅核气,治宜行气开郁,化痰散结,方用半夏厚朴汤。

(9~10题共用备选答案)

A.柴胡疏肝散

B.丹栀逍遥散

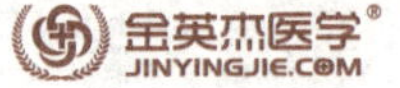

C.半夏厚朴汤

D.归脾汤

E.龙胆泻肝汤

9.郁证之痰气郁结证,治疗应选用的方剂是

【答案】C

10.郁证之心脾两虚证,治疗应选用的方剂是

【答案】D

11.下列关于"脏躁"的主症描述中,错误的是

A.精神恍惚

B.多疑易惊

C.悲忧善哭,喜怒无常

D.时时欠伸

E.咽中如有物,吞之不下,咯之不出

【答案】E

【解析】《金匮要略·妇人杂病脉证并治》"脏躁"表现为精神恍惚,心神不宁,多疑易惊,悲忧善哭,喜怒无常,或时时欠伸,或手舞足蹈,骂詈喊叫等,舌质淡,脉弦。此种证候多见于女性,常因精神刺激而诱发。咽中如有物,吞之不下,咯之不出是梅核气的主症。

12.患者,男,25岁。自觉情绪不宁,急躁易怒,胸胁胀满近2个月,伴口苦而干,头痛,目赤,耳鸣,嘈杂吞酸,大便秘结,舌质红,苔黄,脉弦数。治疗本病首选的方剂是

A.柴胡疏肝散

B.丹栀逍遥散

C.五磨饮子

D.半夏厚朴汤

E.甘麦大枣汤

【答案】B

第二节 血证

1.治疗咯血燥热伤肺证,选用的方剂是

A.桑菊饮

B.泻白散

C.桑杏汤

D.泻心汤

E.玉女煎

【答案】C

2.鼻衄,目眩耳鸣,烦躁易怒,两目红赤者,治疗应首选的方剂是

A.大柴胡汤

B.泻心汤

C.黛蛤散

D.龙胆泻肝汤

E.滋水清肝饮

【答案】D

3.鼻衄,或兼齿衄,血色鲜红,口渴喜饮,口臭便干,舌红,苔黄,脉数。其治法是

A.滋阴清火,凉血止血

B.滋阴润肺,凉血止血

C.清肺泄热,凉血止血

D.清热润肺,凉血止血

E.清胃泻火,凉血止血

【答案】E

4.吐血,色红或紫暗,口苦胁痛,心烦易怒,治疗应首选的方剂是

A.大柴胡汤

B.泻心汤

C.黛蛤散

D.龙胆泻肝汤

E.滋水清肝饮

【答案】D

5.便血鲜红,大便不畅或稀薄,或有腹痛,口苦,苔黄腻,脉濡数。治疗应选用的方剂是

A.连理汤

B.驻车丸

C.地榆散合槐角丸

D.香连丸

E.乌梅丸

【答案】C

【解析】诊断为便血之肠道湿热证,湿热蕴结,脉络受损,血溢肠道。治法为:清化湿热,凉血止血。代表方为:地榆散合槐角丸加减。

6.胃痛日久未愈,症见便血紫暗,甚则色黑,腹部隐痛,**喜热饮,便溏,面色萎黄**,神倦懒言,舌质淡,脉细弱。治疗应选用的方剂是

A.补中益气汤

B.黄芪建中汤

C.当归补血汤

D.黄土汤

E.理中汤

【答案】D

7.小便短赤带血,头晕耳鸣,神疲,**颧红潮热**,腰膝酸软,舌红,**脉细数**。其治法是

A.清热泻火,凉血止血

B.清热化湿,凉血止血

C.滋阴降火,凉血止血

D.清热利湿,化瘀止血

E.清热解毒,凉血止血

【答案】C

8.患者,女,23岁。小便黄赤灼热,尿血鲜红,心烦口渴,面赤口疮,夜寐不安,**舌质红,脉数**。治疗应首选的方剂是

A.小蓟饮子

B.十灰散

C.无比山药丸

D.归脾汤

E.知柏地黄丸

【答案】A

9.患者,女,67岁。喉痒咳嗽,痰中带血,**口干鼻燥**,或有身热,舌质红,少津,苔薄黄,脉数。治疗应首选的方剂是

A.泻白散合黛蛤散

B.十灰散

C.归脾汤

D.桑杏汤

E.桑菊饮

【答案】D

10.患者,男,32岁。皮肤出现青紫斑点5日,伴有鼻衄,口渴,便秘,**舌质红,苔黄,脉弦数**。治疗本病应首选的方剂是

A.泻白散

B.十灰散

C.茜根散

D.归脾汤

E.黄土汤

【答案】B

【解析】紫斑之血热妄行证的主症:皮肤出现青紫斑点或斑块,或伴有鼻衄、齿衄,便血、尿血,或有发热,口渴,便秘,舌质红,苔黄,脉弦数。治宜清热解毒,凉血止血,方用十灰散加减。

11.患者,男,68岁。久嗜辛辣之品,大便下血,色鲜红,便下不爽,伴有腹痛,肛门灼热,口苦,舌红,**苔黄厚腻,脉滑数**。该病中医辨证为

A.胃热壅盛

B.肠道湿热

C.胃肠积热

D.脾胃虚寒

E.脾胃湿热

【答案】B

12.患者**鼻燥衄血,口干咽燥**,兼有身热,恶风,头痛,咳嗽,痰少,舌质红,苔薄,脉数。治疗的方剂是

A.玉女煎

B.桑菊饮

C.桑杏汤

D.十灰散

E.泻心汤

【答案】B

13.患者,男,32岁。近3月咳嗽痰少,痰中带血,血色鲜红,两颧红赤,口干咽燥,潮热盗汗,舌质红,脉细数。治疗的方剂是

A.泻白散合黛蛤散

B.百合固金汤

C.月华丸

D.清骨散

E.秦艽鳖甲汤

【答案】B

【解析】患者痰中带血,血色鲜红,两颧红赤,口干咽燥,潮热盗汗,舌质红,脉细数,全是阴虚肺热之象,治宜滋阴润肺,宁络止血,方用百合固金汤加减。

(14~15题共用备选答案)

A.清胃散

B.沙参麦冬汤

C.玉女煎

D.桑菊饮

E.龙胆泻肝汤

14.治疗鼻衄之肝火上炎证的最佳选用的方剂是

【答案】E

【解析】鼻衄之肝火上炎证治宜清肝泻火,凉血止血,方用龙胆泻肝汤加减。

15.治疗鼻衄之胃热炽盛证的最佳选用的方剂是

【答案】C

【解析】鼻衄之胃热炽盛证治宜清胃泻火,凉血止血,方用玉女煎加减。

16.下列各项中,鼻衄涉及的病变脏腑是

A.肺、胃、肝

B.胃、肝、三焦

C.脾、胃、肝

D.脾、胃

E.胃、肝

【答案】A

17.患者,男,36岁。2日内数次便血,色红黏稠,大便不畅,腹痛,口苦,舌质红,苔黄腻,脉濡数。本证候的病机概要是

A.肝火横逆,胃络损伤

B.湿热蕴结,脉络受损,血溢肠道

C.中焦虚寒,统血无力,血溢胃肠

D.中气亏虚,气不摄血,血溢胃肠

E.风热内盛,灼伤血络,血溢胃肠

【答案】B

第三节 痰饮

1.广义痰饮不包括

A.痰饮

B.悬饮

C.水饮

D.溢饮

E.支饮

【答案】C

【解析】广义痰饮包括痰饮、悬饮、溢饮、支饮四类,是诸饮的总称。

2.指饮停胃肠之证的是

A.痰饮

B.悬饮

C.水饮

D.溢饮

E.支饮

【答案】A

【解析】狭义的痰饮是指饮停胃肠之证。

3.痰饮的治疗原则是

A.宣肺

B.健脾

C.温化

D.补肾

E.发汗

【答案】C

4.悬饮饮停胸胁者,首选的方剂是

A.十枣汤

B.小青龙汤

C.葶苈大枣泻肺汤

D.甘遂半夏汤

E.苓桂术甘汤

【答案】A

5.支饮的特点是

A.胃肠沥沥有声

B.胸胁饱满,咳唾引痛,喘促不能平卧

C.身体疼痛而沉重,甚则肢体浮肿

D.咳逆倚息,短气不得平卧,其形如肿

E.腹部胀大如鼓

【答案】D

6.患者胸胁支满,心下痞闷,胃中有振水音,脘腹喜温畏冷,背寒,呕吐清水痰涎,水入易吐,口渴不欲饮,心慌气短,头昏目眩,食少,形体逐渐消瘦,舌苔白滑,脉弦细而滑。其治法是

A.宣肺化饮

B.淡渗利水

C.温脾化饮

D.温化寒湿

E.逐水化饮

【答案】C

【解析】患者胃中有振水音,脘腹喜温畏冷,呕吐清水痰涎,属于脾阳虚弱证,治宜温脾化饮。

7.患者,女,68岁。3日前外感风寒后,自觉身体沉重而疼痛,甚则肢体浮肿,恶寒,无汗,伴咳喘,痰多白沫,胸闷,干呕,口不渴,苔白,脉弦紧。宜选用的方剂是

A.麻黄附子细辛汤

B.金匮肾气丸

C.小青龙汤

D.苓桂术甘汤

E.理中汤

【答案】C

第四节　消渴

1.消渴的病理变化主要是

A.肾阴亏损

B.胃热炽盛

C.肺热津伤

D.阴虚燥热

E.阴阳两虚

【答案】D

2.患者,尿量频多,混浊如脂膏,头晕耳鸣,口干唇燥,皮肤干燥,瘙痒,腰膝酸软,乏力,舌红苔少,脉细数。其证候是

A.肺热津伤证

B.胃热炽盛证

C.气阴亏虚证

D.阴阳两虚证

E.肾阴亏虚证

【答案】E

3.患者,男,60岁。有糖尿病病史15年。现症见小便频多,混浊如膏,夜尿尤多,伴有腰膝酸软,形寒畏冷,阳痿不举,双下肢轻度浮肿,舌淡有齿痕,苔白,脉沉细无力。该病诊断为

A.消渴病

B.膏淋

C.尿浊

D.虚劳

E.滑精

【答案】A

4.患者，男，40岁。**多食易饥**，口渴，尿多，形体消瘦，大便干燥，苔黄，脉滑实有力。该病诊断为

A.肺热津伤

B.肺热、气阴两伤

C.胃热、气阴两伤

D.胃热炽盛

E.胃热津伤

【答案】D

5.患者，女，45岁。因口渴多饮3月余来诊。**烦渴多饮**，尿频量多，**口干舌燥**，舌红，苔薄黄，脉洪数。中医治法应为

A.清热润肺，生津止渴

B.清胃泻火，生津止渴

C.滋养肺肾，泄热生津

D.清泻肺胃，益气生津

E.清泻肺胃，生津止渴

【答案】A

【解析】患者因口渴多饮3个月余，现烦渴多饮，尿频量多，口干舌燥，是肺热阴伤的消渴病之上消证，治宜清热润肺，生津止渴。

6.患者，女，46岁。近1月来尿频量多，混浊如脂膏，时或尿甜，**口干舌燥**，舌红，**脉沉细数**。治法宜用

A.清利湿热

B.清热化湿

C.滋阴固肾

D.健脾益肾

E.温阳健脾

【答案】C

7.患者，男，50岁。**多食易饥**，口渴，尿多，形体消瘦，苔黄，脉滑实有力。其证属于

A.上消肺热津伤证

B.中消胃热炽盛证

C.中消气阴亏虚证

D.下消肾阴亏虚证

E.下消阴阳两虚证

【答案】B

（8~9题共用备选答案）

A.消渴方

B.玉女煎

C.七味白术散

D.六味地黄丸

E.金匮肾气丸

8.消渴病，**口渴多饮**，**口舌干燥**，尿频量多，舌边尖红，苔薄黄，脉数。治宜选用的方剂是

【答案】A

9.消渴病，**多食易饥，口渴**，尿多，形体消瘦，苔黄，脉滑实有力。治宜选用的方剂是

【答案】B

10.患者，男，52岁。**口渴多饮2年**，目前自觉口舌干燥，尿频量多，烦热多汗，舌边尖红，苔薄黄，脉洪数。其证候诊断是

A.上消肺热津伤证

B.中消胃热炽盛证

C.中消气阴亏虚证

D.下消肾阴亏虚证

E.下消阴阳两虚证

【答案】A

11.患者，女，66岁。发现血糖升高10年，目前**多食易饥**，口渴，尿多，形体消瘦，大便干燥，苔黄，脉滑实有力。本证候的病机概要是

A.肺脏燥热，津液失布

B.胃火内炽，胃热消谷，耗伤津液

C.气阴不足，脾失健运

D.肾阴亏虚,肾失固摄

E.肾精不足,失于濡养

【答案】B

【解析】患者以多食易饥为主症,伴见大便干燥,诊断为中消胃热炽盛证。中消胃热炽盛证对应的病机即胃火内炽,胃热消谷,耗伤津液。

第五节　汗证

1.自汗、盗汗的病位主要在

A.少阳

B.肺卫

C.肝、脾

D.营血

E.气分

【答案】B

【解析】自汗、盗汗的病位主要在肺卫,与肝有关。

2.自汗盗汗属于虚证者的治疗原则是

A.温肾固涩

B.清利湿热

C.清肝泄热

D.化湿和营

E.调和营卫

【答案】E

3.邪热郁蒸型汗证特点为

A.汗出恶风

B.蒸蒸汗出

C.手足心汗出

D.头汗出

E.汗出畏寒

【答案】B

4.肺卫不固型自汗盗汗的治法是

A.养血补心

B.益气固表

C.调和营卫

D.滋阴降火

E.益气化湿

【答案】B

5.治疗心血不足型自汗的代表方为

A.玉屏风散

B.归脾汤

C.麻黄汤

D.麻黄附子细辛汤

E.当归六黄汤

【答案】B

6.患者,女,48岁。时常汗出,恶风,易于感冒,体倦乏力,周身酸楚,时寒时热,舌苔薄白,脉缓。其治法是

A.益气固表

B.调和营卫

C.滋阴降火

D.清肝泄热

E.益气化湿

【答案】A

7.治疗阴虚火旺型汗证的代表方为

A.龙胆泻肝汤

B.四妙丸

C.甘麦大枣汤

D.当归六黄汤

E.玉屏风散

【答案】D

8.下列哪项不属于自汗盗汗的病机

A.自汗多为气虚

B.盗汗多为阴虚

C.属于实证者多由肝火或外感风热所致

D.病理性质多属于虚证

E.自汗日久,阴液亏虚,易并发盗汗

【答案】C

【解析】自汗、盗汗的基本病机：一是肺气不足或营卫不和，卫外失司；二是阴虚火旺或邪热郁蒸，逼津外泄。病理性质多属于虚证，一般自汗多为气虚，盗汗多为阴虚。自汗日久，阴液亏虚，易并发盗汗。属于实证者，多由肝火或湿热郁蒸所致。

9.患者汗出恶风，微劳尤甚，易于感冒，体倦乏力，面色少华，舌苔薄白，脉细弱。治疗宜选用的方剂为

A.黄芪汤
B.补肺汤
C.玉屏风散
D.桂枝汤
E.补中益气汤

【答案】C

10.患者，女，36岁。潮热盗汗，虚烦少寐，五心烦热，口渴，月经不调，舌红少苔，脉细数。治宜

A.养心安神敛汗
B.清里泻热
C.滋阴降火
D.滋补肝肾
E.调和营卫

【答案】C

11.患者夜寐盗汗，五心烦热，两颧色红，口渴，舌红少苔，脉细数，治疗宜选用的方剂是

A.黄连阿胶汤
B.黄连温胆汤
C.当归六黄汤
D.养阴清肺汤
E.甘麦大枣汤

【答案】C

12.患者，男，48岁。白昼时时汗出近1年，动辄益甚者，心悸少寐，神疲气短，面色不华，舌质淡，脉细。此时的证候诊断是

A.肺卫不固证
B.心血不足证
C.阴虚火旺证
D.邪热郁蒸证
E.脾胃虚弱证

【答案】B

第六节　内伤发热

1.气虚发热的特点是

A.发热常在劳累后发作或加重
B.午后或夜间发热
C.热势随患者情绪变化而波动
D.发热欲近衣
E.骨蒸劳热

【答案】A

2.甘温除热治法的代表方剂是

A.大建中汤
B.小建中汤
C.黄芪建中汤
D.补中益气汤
E.人参养荣汤

【答案】D

3.下列哪项不属于内伤发热的诊断要点

A.起病缓慢，病程长
B.多为低热
C.有反复高热病史
D.自觉发热，体温并不高
E.有反复发热史

【答案】C

4.患者常在劳累之后低热，伴有头晕乏力，气短懒言，食少纳呆，大便溏薄，舌淡苔白，脉弱。其治法是

A.滋阴清热
B.活血化瘀

C.清肝泻热

D.甘温除热

E.益气养血

【答案】D

【解析】中气不足,阴火内生,热郁于内而现于外,故见发热,劳累后加重,伴有头晕乏力,气短懒言;脾失健运故食少纳呆,大便溏薄。证属气虚发热。李东垣提出甘温除热,用补中益气汤。阴虚用滋阴清热;血瘀用活血化瘀;肝郁用清肝泄热;血虚用益气养血。

5.瘀血阻滞,气血壅遏而导致的内伤发热,治疗宜选用的方剂是

A.通瘀煎

B.血府逐瘀汤

C.调营饮

D.通窍活血汤

E.桃红饮

【答案】B

6.自觉身体某处局部发热,且固定疼痛,按之有一肿块的治法应为

A.疏肝解郁,清肝解热

B.活血化瘀

C.益气健脾,甘温除热

D.益气养血

E.滋阴清热

【答案】B

7.患者低热,头晕眼花,心悸不宁,面白少华,唇甲淡白,舌质淡,脉细。其治法是

A.益气养血

B.益气健脾

C.滋阴清热

D.活血化瘀

E.疏肝清热

【答案】A

【解析】患者低热,头晕眼花,心悸不宁,面白少华,唇甲淡白,舌质淡,脉细,此为血虚所致,应益气养血,用归脾汤。

8.患者为青年女性,低热3个月,时觉身热心烦,热势随情绪好坏而起伏,平时急躁易怒,胸胁胀闷,两乳作胀,月经不调,口苦,脉弦略数。治疗选用的方剂是

A.柴芩温胆汤

B.龙胆泻肝汤

C.丹栀逍遥散

D.滋水清肝饮

E.血府逐瘀汤

【答案】C

9.患者,女,42岁。久病肌衄,头晕心悸,身疲乏力,低热,体温最高37.9℃,面色无华,甲爪色淡,舌淡,脉细弱。中医病机为

A.气血亏虚,外受风邪

B.血虚失养

C.气虚血脱

D.亡血气脱

E.血瘀致虚,气血亏虚

【答案】B

10.患者,男,36岁。病已年余,每于午后发热,手足心发热,伴有心烦失眠,多梦健忘,两颧红赤,口干咽燥,盗汗,大便干,小便黄,舌红少苔,脉细数。中医方剂可选用

A.清骨散

B.加减葳蕤汤

C.银翘散加味

D.百合固金汤

E.六味地黄丸

【答案】A

【解析】患者午后发热,手足心发热,伴有心烦失眠,多梦健忘,两颧红赤,口干咽燥,盗汗,大便干,小便黄,是阴虚发热,治疗宜滋阴清热。方剂用清骨散加减。

11.患者,女,40岁。夜间发热,自觉身体或躯干有固定痛处或肿块,口燥咽干,但不欲

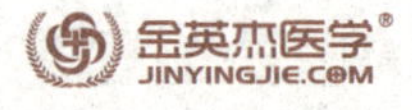

多饮,肢体疼痛,面色萎黄,舌有瘀点,脉弦。辨证应属于

A.阴虚发热证

B.气虚发热证

C.血虚发热证

D.血瘀发热证

E.气郁发热证

【答案】D

【解析】患者自觉身体某些部位发热,口燥咽干不欲多饮,肢体疼痛,舌有瘀点,是血瘀发热之象。

(12~13 题共用备选答案)

A.血府逐瘀汤

B.黄连温胆汤

C.补中益气汤

D.金匮肾气丸

E.丹栀逍遥散

12.治疗气郁发热证,宜选用的方剂是

【答案】E

13.治疗气虚发热证,宜选用的方剂是

【答案】C

14.患者,女性,50 岁。自觉午后发热近 2 个月,口燥咽干,但不多饮,肢体有固定痛处,面色晦暗,舌质青紫,有瘀点,脉涩。本证候的病机概要是

A.血行瘀滞,瘀热内生

B.痰瘀互结,壅遏化热

C.气郁日久,化火生热

D.痰湿内蕴,郁而化热

E.阴虚阳盛,虚火内炽

【答案】A

第七节 虚劳

1.虚劳的病损部位主要在五脏,最为重要的是

A.心、脾

B.肝、脾

C.脾、肾

D.肝、肾

E.心、肾

【答案】C

2.虚劳的治疗原则是

A.滋阴

B.益气

C.补益

D.扶正

E.养血

【答案】C

【解析】虚劳的治疗以补益为基本原则,应重视补益脾肾在治疗虚劳中的作用。

3.虚劳和肺痨的鉴别中,最有意义的是

A.有无咳血

B.有无午后低热

C.有无盗汗

D.有无消瘦

E.有无传染性

【答案】E

4.患者,女,50 岁。短气自汗,声音低怯,时寒时热,平素易于感冒,面色白,舌质淡,脉弱。其证候是

A.肺气虚

B.脾气虚

C.肺阴虚

D.脾阳虚

E.肾阳虚

【答案】A

【解析】患者短气自汗,声音低怯,平素易于感冒,是肺气虚的表现。

5.患者,男,20 岁。心悸,时有气短,动则

尤甚,伴神疲体倦,自汗,舌质淡,脉细弱。治疗宜选用的方剂是

A.补肺汤

B.七福饮

C.加味四君子汤

D.大补元煎

E.金匮肾气丸

【答案】B

6.患者,男,80岁。饮食减少,食后胃脘不舒,倦怠乏力,大便溏薄,面色萎黄,舌淡苔薄,脉弱。治疗宜选用的方剂是

A.补肺汤

B.七福饮

C.加味四君子汤

D.大补元煎

E.金匮肾气丸

【答案】C

7.虚劳患者,口干唇燥,不思饮食,大便燥结,甚则干呕,呃逆,面色潮红,舌红干少苔,脉细数。其证候是

A.肺阴虚

B.脾胃阴虚

C.肝阴虚

D.肾阴虚

E.心阴虚

【答案】B

8.血虚证的治疗中,以补血养肝为治法的代表方剂是

A.天王补心丹

B.附子理中汤

C.保元汤

D.四物汤

E.右归丸

【答案】D

9.下列各项,关于虚劳逆证叙述错误的是

A.形神衰惫,肉脱骨痿

B.不思饮食,泄泻不止

C.舌质淡胖无华

D.有热而治之能解

E.脉象急促细弦或浮大无根

【答案】D

【解析】形神衰惫,肉脱骨痿,不思饮食,泄泻不止,喘急气促,发热难解,声哑息微,或内有实邪而不任攻,或诸虚并集而不受补,舌质淡胖无华或光红如镜,脉象急促细弦或浮大无根,为虚劳的逆证表现,其预后不良。

(10~11题共用备选答案)

A.左归丸

B.右归丸

C.七福饮

D.附子理中丸

E.养心汤

10.肾阳虚之虚劳,治疗选用的方剂是

【答案】B

11.心血虚之虚劳,治疗选用的方剂是

【答案】E

12.患者,女,40岁。平素多病,自觉头晕、目眩加重半月,胁痛,肢体麻木,筋脉拘急,闭经,面色不华,唇、指甲色淡,肌肤枯糙,舌质淡红,苔少,脉细。本证候的病机概要是

A.肝肾阴虚,瘀血阻络

B.阴虚阳亢,上扰清空

C.肝血亏虚,筋脉失养

D.肝阳上亢,神窍闭阻

E.气虚血瘀,脉络失养

【答案】C

【解析】患者有平素多病的病史,以胁痛,肢体麻木,筋脉拘急,面色不华,唇甲色淡为主症,诊断为虚劳肝血虚证。对应的病机即肝血亏虚,筋脉失养。

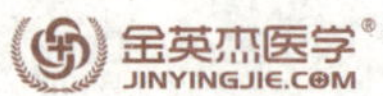

第八节 癌病

1.下列各项不属于癌病的基本病理变化的是

A.正气内虚

B.气滞

C.湿热毒

D.疫毒

E.痰结

【答案】D

【解析】癌病的形成虽有上述多种因素，但其基本病理变化为正气内虚，气滞、血瘀，痰结、湿热毒等相互纠结，日久积滞而成有形之肿块。

2.癌病的治疗原则是

A.滋阴温阳

B.扶正祛邪

C.益气养血

D.化瘀攻坚

E.补益脾肾

【答案】B

3.有关癌病的治疗原则错误的是

A.基本治疗原则为扶正祛邪，攻补兼施

B.扶正包括补气、养血、滋阴、温阳

C.治疗用药应大量、长期使用攻邪之品，以消散癌肿

D.祛邪包括理气、除湿、化痰、祛瘀、解毒、软坚散结等法

E.结合肿瘤病位及性质可配伍有抗肿瘤作用的中药

【答案】C

【解析】癌病的基本治疗原则为扶正祛邪，攻补兼施。扶正分别采用补气、养血、滋阴、温阳；祛邪采用理气、除湿、化痰、祛瘀、解毒、软坚散结等法，并结合所在病位及肿瘤性质，适当配伍有抗肿瘤作用的中药，综合治疗。

4.有关癌病的论述错误的是

A.癌病中晚期可出现相关特异性证候表现

B.癌病肿块表面光滑

C.病变局部可有坚硬、表面不平的肿块

D.不明原因发热及消瘦，并进行性加重，多为癌病诊断的主要参考依据

E.由于肿瘤部位不同而主症各异

【答案】B

【解析】癌病中晚期可出现相关特异性证候表现，由于肿瘤部位不同而主症各异。病变局部可有坚硬、表面不平的肿块，肿块进行性增大，或不明原因发热及消瘦，并进行性加重，多为癌病诊断的主要参考依据。

5.患者，男，65 岁。患前列腺癌 7 年。形体消瘦，面色无华，唇甲色淡，口干舌燥，头晕眼花，动辄汗出，纳呆食少，舌质红，脉细或细弱。其病机概要是

A.癌病日久，邪盛正虚，气阴两虚

B.癌病久延，气虚血亏

C.瘀血蓄结，壅阻气机

D.气机郁滞，痰瘀交阻

E.湿邪化热，湿热蕴毒

【答案】B

【解析】患者有前列腺癌病史，伴见面色无华，唇甲色淡，动辄汗出，纳呆食少，诊断为癌病气血双亏证。对应的病机即癌病久延，气虚血亏。

6.患者，男，64 岁。肺癌切除术后 3 年。时有发热，恶心，胸阻，口干口苦，心烦易怒，胁痛阵痛，舌质红，苔黄腻，脉弦滑。本病的治法是

A.行气活血，散瘀消结

B.清热利湿,解毒散结

C.活血化瘀,通络止痛

D.行气祛痰,解毒散结

E.益气养阴,活血止血

【答案】B

【解析】患者肺癌切除术后,伴见苔黄腻,脉弦滑,诊断为癌病湿热郁毒证。治法是证型的对应关系,湿热郁毒证对应的治法即清热利湿,解毒散结。

7.患者,男,78岁。肺癌半年。胸膈痞闷,善太息,神疲乏力,纳呆食少,便溏,咳嗽咳痰,痰质稠黏,黄白相兼,舌苔薄腻,质暗隐紫,脉弦。治疗本病首选的方剂是

A.十全大补汤

B.人参养荣汤

C.归脾汤

D.越鞠丸合化积丸

E.大补元煎

【答案】D

【解析】患者有肺癌病史,伴见善太息,舌苔薄腻,质暗隐紫,脉弦,诊断为癌病气郁痰瘀证。对应的方剂即越鞠丸合化积丸。

第九节　厥证

1.下列除哪项外,均是厥证的病因

A.情志内伤

B.体虚劳倦

C.亡血失津

D.饮食不节

E.感受暑热

【答案】E

2.厥证主要的治疗原则是

A.开窍、化痰

B.辟秽、醒神

C.顺气、解郁

D.醒神、回厥

E.回阳、救逆

【答案】D

3.治疗气厥虚证,宜选用的方剂是

A.安宫牛黄丸

B.补中益气汤

C.四味回阳饮

D.通关散合五磨饮子

E.导痰汤

【答案】C

4.厥证的基本病机是

A.气虚下陷,清阳不升

B.气机逆乱,升降乖戾

C.痰随气升,上蒙清窍

D.失血过多,气随血脱

E.气血凝滞,脉络瘀阻

【答案】B

【解析】厥证是由阴阳失调,气机逆乱所引起,以突然昏倒,不省人事,四肢厥冷为主要表现的一种病证。厥证的病因可以有气虚下陷,清阳不升,痰随气升,上蒙清窍,失血过多,气随血脱,气血凝滞,脉络瘀阻,但是最终都引起气机逆乱,升降失常,阴阳之气不相顺接而致。

(5~6题共用备选答案)

A.气厥实证

B.气厥虚证

C.血厥实证

D.血厥虚证

E.痰厥

5.患者突然昏倒,不知人事,呼吸气粗,口噤握拳,舌苔薄白,脉伏。其证候是

【答案】A

6.患者突然眩晕昏仆,面色苍白,呼吸微弱,汗出肢冷,舌淡,脉沉细微。其证候是

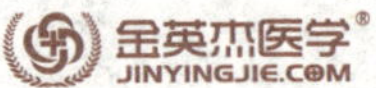

【答案】B

【解析】气厥只有气机逆乱，实证特点是口噤握拳，呼吸气粗，虚证特点是面白肢冷，呼吸微弱；血厥还有血菀于上，实证表现为面赤唇紫，头晕胀痛，虚证表现为口唇不华，四肢震颤。

（7~8 题共用备选答案）

A.导痰汤

B.四味回阳饮

C.通关散

D.羚角钩藤汤

E.独参汤

7.气厥实证常用治疗方剂为

【答案】C

8.血厥实证常用治疗方剂为

【答案】D

9.下列关于厥证描述中，错误的是

A.突然昏倒，不省人事

B.昏厥时间较长，甚至一厥不复

C.短时内苏醒，醒后无偏瘫

D.伴有号叫、抽搐、口吐涎沫、两目上视、小便失禁等

E.发病前或有精神刺激，或有大失血病史

【答案】D

【解析】厥证是以突然昏倒，不省人事，或伴有四肢逆冷为主要表现的一种急性病证。病情轻者，一般在短时内苏醒，醒后无偏瘫、失语及口眼㖞斜等后遗症。病情重者，昏厥时间较长，甚至一厥不复而导致死亡。D 选项是痫病的表现。

第八章　肢体经络病证

第一节　痹证

1.痹证日久，可由经络累及脏腑，其多见

A.肝痹

B.心痹

C.肺痹

D.肾痹

E.脾痹

【答案】B

2.引起痛痹最主要的外邪是

A.风邪

B.寒邪

C.湿邪

D.热邪

E.燥邪

【答案】B

3.治疗着痹的代表方是

A.三仁汤

B.薏苡仁汤

C.宣痹汤

D.四妙散

E.二妙散

【答案】B

【解析】关节酸痛、重着、漫肿者为着痹，属于湿邪盛；治疗要除湿通络，祛风散寒，方用薏苡仁汤加减。

4.痹证痛痹的主症特点是

A.肢体关节疼痛，游走不定

B.肢体关节疼痛，遇寒加重

C.肢体关节疼痛，重浊酸楚

D.肢体关节疼痛，灼热红肿

E.肢体关节疼痛，僵硬变形

【答案】B

5.下列各项，属于行痹主症特点的是

A.疼痛游走不定

B.痛势较剧,痛有定处

C.关节酸痛、重着、漫肿

D.关节肿胀局限,见皮下结节

E.关节肿胀僵硬,疼痛不移

【答案】A

6.治疗痹证之痰瘀痹阻证,宜选用的方剂是

A.双合汤

B.独活寄生汤

C.左归丸

D.乌头汤

E.白虎加桂枝汤

【答案】A

7.患者肢体关节疼痛较剧,痛有定处,得热痛减,遇寒痛增,疼痛局部皮色不红,触之不热,舌苔薄白,脉弦紧。治疗选用的方剂是

A.独活寄生汤

B.蠲痹汤

C.薏苡仁汤

D.乌头汤

E.白虎加桂枝汤

【答案】D

8.患者,男,40岁。3个月前受凉后出现四肢关节疼痛,游走不定,关节屈伸不利,起病之初曾有恶风、发热,舌淡红,苔薄白,脉浮紧。治疗选用的方剂是

A.乌头汤

B.薏苡仁汤

C.地黄饮子

D.防风汤

E.白虎加桂枝汤

【答案】D

【解析】患者四肢关节疼痛,游走不定,关节屈伸不利,是行痹的特点,属于风邪盛,治疗要祛风通络,散寒除湿,用防风汤加减。

9.患者,女,56岁。多个关节游走性疼痛,活动不便,局部灼热红肿,痛不可触,得冷则舒,有皮下结节,发热、恶风、口渴、烦躁不安,舌质红,舌苔黄,脉浮数。治疗应选用的方剂是

A.防风汤

B.蠲痹汤

C.薏苡仁汤

D.地黄饮子

E.白虎加桂枝汤

【答案】E

(10~11题共用备选答案)

A.防风汤

B.乌头汤

C.薏苡仁汤

D.蠲痹汤

E.双合汤

10.痛痹的代表方剂宜选用

【答案】B

11.行痹的代表方剂宜选用

【答案】A

(12~13题共用备选答案)

A.补血荣筋丸

B.双合汤

C.犀黄丸

D.蠲痹汤

E.宣痹汤

12.痹证痰瘀痹阻证的代表方剂宜选用

【答案】B

13.风湿热痹的代表方剂宜选用

【答案】E

【解析】痹证属于痰瘀痹阻型需要化痰行瘀,蠲痹通络,用双合汤加减;风湿热痹要清热通络,祛风除湿,用白虎加桂枝汤合宣痹汤加减。

14.痹证日久出现关节周围结节、关节肿

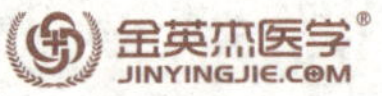

大畸形的病机是

A.气血不足

B.肝肾亏虚

C.瘀血痰浊痹阻经络

D.寒湿留滞经脉

E.湿热壅滞经脉

【答案】C

【解析】痹证日久,气血运行不畅日甚,痰浊瘀血阻痹经络,深入骨髓,可出现皮肤瘀斑、关节周围结节、关节肿大畸形、屈伸不利等症。

15.患者,女,21岁。1周来双侧肩、肘、膝关节游走性疼痛,局部灼热红肿,痛不可触,得冷则舒,有皮下结节,伴有发热、恶风、汗出、口渴,舌质红,舌苔黄腻,脉滑数。其诊断是

A.痹证的行痹

B.痹证的着痹

C.痹证的痛痹

D.痹证的风湿热痹

E.痹证痰瘀痹阻证

【答案】D

【解析】患者以双侧肩、肘、膝关节疼痛为主症,伴见局部灼热红肿,诊断为痹证的风湿热痹。

第二节 痿证

1.下列各项,不属于痿证病机的是

A.感受瘟毒

B.湿热浸淫

C.久病房劳

D.跌仆瘀阻

E.情志所伤

【答案】E

2.痿证的病理因素主要是

A.风、湿

B.湿、热

C.燥、热

D.寒、湿

E.痰、瘀

【答案】B

3.下列哪项不是痿证之脾胃虚弱证的主症

A.起病较急

B.肢体软弱无力

C.神疲肢倦

D.少气懒言

E.面色淡白或萎黄无华

【答案】A

【解析】痿证脾胃虚弱证,主症包括起病缓慢,肢体软弱无力逐渐加重,神疲肢倦,肌肉萎缩,少气懒言,纳呆便溏,面色白或萎黄无华。舌淡苔薄白,脉细弱。

4.痿证见手足痿弱,形体瘦削,肌肤甲错者为瘀血久留,治疗可选用的方剂是

A.补阳还五汤

B.圣愈汤合补阳还五汤

C.虎潜丸

D.桃红四物汤

E.六味地黄丸

【答案】B

【解析】痿证脉络瘀阻证,肌肤甲错,形体消瘦,手足痿弱,为瘀血久留,可用圣愈汤合补阳还五汤加减。

5.痿证,由肺热伤津而致者,其典型的舌苔、脉象为

A.舌质红、苔黄腻,脉濡数

B.舌质红、苔黄、脉细数

C.舌质淡红、苔薄白、脉细无力

D.舌质淡红、苔少、脉细数

E.以上都不是

【答案】B

6.患者,男,35岁。病起发热,热后突然出现肢体软弱无力,肌肉瘦削,皮肤干燥,心烦口渴,咳呛少痰,咽干不利。治疗该证的代表方为

A.桑杏汤

B.六味地黄丸

C.虎潜丸

D.加味二妙散

E.清燥救肺汤

【答案】E

【解析】患者肢体软弱无力,肌肉瘦削,皮肤干燥,心烦口渴,咳呛少痰,咽干不利者肺热津伤证,治疗要清热润燥,养阴生津,用清燥救肺汤加减。

7.患者,女,60岁。肢体困重,痿软无力,尤以下肢为甚,兼见微肿,手足麻木,扪及微热,喜凉恶热,小便赤涩热痛,舌质红,舌苔黄腻,脉濡数。治疗该证的代表方为

A.三仁汤

B.茵陈蒿汤

C.加味二妙散

D.胃苓汤

E.藿香正气散

【答案】C

8.患者,女,58岁。半年前始觉下肢乏力,渐致不能下地,腰膝酸软,头晕耳鸣,口舌干燥,舌红少苔,脉细数。应选何方治疗

A.左归饮

B.左归丸

C.大补阴丸

D.知柏地黄丸

E.虎潜丸

【答案】E

9.患者肢体痿软,身体困重,足胫热气上腾,发热,胸脘痞闷,舌苔黄腻,脉滑数。其治法是

A.清热润燥,养肺生津

B.清热利湿,通利经脉

C.泻南补北,滋阴清热

D.补益肝肾,清热滋阴

E.补益脾气,健运升清

【答案】B

(10~11题共用备选答案)

A.益胃汤

B.三仁汤

C.清燥救肺汤

D.虎潜丸

E.加味二妙散

10.痿证肺热津伤证的代表方是

【答案】C

11.痿证肝肾亏损证的代表方是

【答案】D

12.《内经》提出的"治痿者独取阳明"是指

A.益气、养血、活血

B.补肾精、清心火

C.补脾胃、清胃火、祛湿热

D.益气、养血、通络

E.补肝肾、强筋骨

【答案】C

【解析】《内经》提出"治痿者独取阳明",是指从补脾胃、清胃火、祛湿热以调养五脏的一种重要措施。

13.患者,男,75岁。双侧肢体软弱无力逐渐加重1年,肌肉萎缩,神疲肢倦,少气懒言,纳呆便溏,舌淡,苔薄白,脉细弱。其诊断是

A.痿证湿热浸淫证

B.痿证脾胃虚弱证

C.痿证肝肾亏损证

D.中风肝肾亏虚证

E.中风风痰瘀阻证

【答案】B

第三节　颤证

1.颤证病位在

A.血脉

B.经络

C.筋脉

D.肝肾

E.皮部

【答案】C

2.颤证与哪些脏腑有关

A.肝、肾、脾

B.心、肝、肾

C.肺、肝、肾

D.肺、心、肾

E.心、肝、脾

【答案】A

3.患者,男,72岁。肢体颤动粗大,程度较重,不能自制,眩晕耳鸣,面赤烦躁,易激动,心情紧张时颤动加重,伴有肢体麻木,口苦而干,语言迟缓不清,流涎,尿赤,大便干,舌质红,苔黄,脉弦。治疗应选用的方剂是

A.导痰汤合羚角钩藤汤加减

B.虎潜丸

C.人参养荣汤加减

D.龟鹿二仙膏合大定风珠加减

E.天麻钩藤饮合镇肝息风汤加减

【答案】E

【解析】患者为风阳内动证,郁怒伤肝,肝郁化火生风,风阳侵扰筋脉。治宜镇肝息风,舒筋止颤,用天麻钩藤饮合镇肝息风汤加减。

4.治疗颤证之阳气虚衰证,宜选用的方剂是

A.补阳还五汤

B.地黄饮子

C.人参养荣汤

D.大定风珠

E.附子理中丸

【答案】B

5.患者,男,62岁。神呆,头摇肢颤,持物不稳,腰膝酸软,失眠心烦,头晕,耳鸣,善忘,舌质红绛无苔,脉象细数。治疗应选用的方剂是

A.导痰汤合羚角钩藤汤

B.地黄饮子

C.天麻钩藤饮合镇肝息风汤

D.龟鹿二仙膏合大定风珠

E.附子理中丸

【答案】D

第四节　腰痛

1.腰痛病位在腰府,与肾脏及下列哪些经脉密切相关

A.肝经、任、督、冲、带脉

B.脾经、任、督、冲、带脉

C.膀胱经、任、督、冲、带脉

D.胆经、任、督、冲、带脉

E.脾经、任、督、冲、带脉

【答案】C

2.下列哪项不是腰痛的主要病因

A.感受寒湿

B.感受湿热

C.劳倦过度

D.情志内伤

E.跌打损伤

【答案】D

3.腰痛辨证,首先应辨别

A.在气在血

B.在经在络

C.在腑在脏

D.表里寒热虚实

E.阴证阳证

【答案】D

4.治疗湿热腰痛,宜选用的方剂是

A.甘姜苓术汤

B.四妙丸

C.加味二妙散

D.薏苡仁汤

E.乌头汤

【答案】B

【解析】湿热腰痛,湿热壅遏,经气不畅,筋脉失舒。治法:清热利湿,舒筋止痛。代表方:四妙丸加减。

5.治疗寒湿腰痛首选的方剂是

A.四妙丸

B.二妙丸

C.乌头汤

D.独活寄生汤

E.甘姜苓术汤

【答案】E

6.治疗瘀血腰痛,宜选用的方剂是

A.四妙丸

B.甘姜苓术汤

C.身痛逐瘀汤

D.薏苡仁汤

E.左归丸

【答案】C

7.腰痛患者,腰部冷痛重着,转侧不利,静卧痛不减,遇阴雨天疼痛加重,舌苔白腻,脉沉缓。其证候是

A.寒湿

B.风寒

C.瘀血

D.湿热

E.肾虚

【答案】A

8.腰痛患者,腰部冷痛,缠绵不愈,局部发凉,喜温喜按,遇劳更甚,卧则减轻,常反复发作,少腹拘急,面色白,肢冷畏寒,舌质淡,脉沉细无力。其证候是

A.瘀血

B.湿热

C.寒湿

D.肾阴虚

E.肾阳虚

【答案】E

9.患者腰部冷痛重着,转侧不利,每逢阴雨天加重,静卧时其痛不减,舌苔白腻,脉沉缓。其治法是

A.散寒行湿,温经通络

B.清热利湿,舒筋止痛

C.活血化瘀,理气止痛

D.温补肾阳,补虚止痛

E.滋补肾阴,补虚止痛

【答案】A

【解析】患者腰部冷痛重着,转侧不利,每逢阴雨天加重,舌苔白腻,脉沉缓,辨证为寒湿腰痛。寒湿闭阻,滞碍气血,经脉不利。治法为:散寒行湿,温经通络。

10.患者,男,27岁。一个月前摔倒在地,现腰痛如刺,痛有定处,痛处拒按,日轻夜重,不能转侧,舌质暗紫,有瘀斑,脉涩。其治法为

A.散寒行湿,温经通络

B.清热利湿,舒筋止痛

C.滋补肾阴,补虚止痛

D.温补肾阳,补虚止痛

E.活血化瘀,通络止痛

【答案】E

第七篇

中医外科学

第一章　中医外科疾病的病因病机

第一节　致病因素

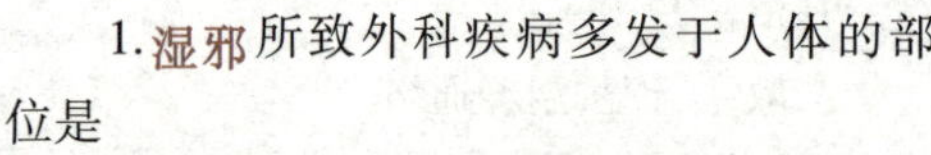

1.湿邪所致外科疾病多发于人体的部位是

A.上部

B.中部

C.胸部

D.背部

E.下部

【答案】E

【解析】湿邪的特点:湿性趋下,易袭阴位。故湿邪为病,多易伤及人体下部。

2.下列各项中属于病因特殊之毒的是

A.血虚

B.湿胜

C.烫伤

D.冻疮

E.狂犬毒

【答案】E

3.由感受特殊之毒而致病的特点是

A.一般发病迅速,有的可具有传染性

B.多侵犯人体上部

C.侵袭人体易致局部气血凝滞

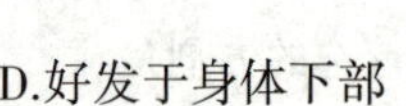

D.好发于身体下部

E.易伤人体阴液

【答案】A

【解析】感受特殊之毒致病:特殊之毒除虫毒、蛇毒、疯犬毒、药毒、食物毒外,尚有疫毒及未能找到明确致病原因的病邪。由毒而致病,一般发病迅速,有的可有传染性,患部焮红灼热、疼痛、瘙痒、麻木,伴发热、口渴、便秘等全身症状。

4.疫疔的致病因素属于

A.外感六淫邪毒

B.外来伤害

C.情志内伤

D.饮食不节

E.感受特殊之毒

【答案】E

【解析】疫疔是感受疫戾之毒而发病,疫戾之毒属于特殊之毒。

5.外科疾病的发生,最常见的是

A.风、湿

B.热、火

C.寒、湿
D.暑、火
E.风、热
【答案】B
6.下列各项属于外来伤害是
A.湿胜
B.风胜
C.食物毒
D.火焰毒
E.热胜
【答案】D

第二节　发病机理

1.下列哪项不是外科疾病的发病机理
A.邪正盛衰
B.气血凝滞
C.痰浊化生
D.经络阻塞
E.脏腑失和
【答案】C
2.外科疾病发生发展的根本原因是
A.经络阻塞
B.气血凝滞
C.脏腑失和
D.阴阳失调
E.邪正盛衰
【答案】D

第二章　中医外科疾病辨证

第一节　辨病

（略）

第二节　阴阳辨证

1.外科疾病辨证的总纲是
A.脏腑
B.经络
C.气血
D.阴阳
E.局部
【答案】D
2.阳证的皮肤颜色主要是
A.红赤
B.晦暗
C.青紫
D.苍白
E.皮色不变
【答案】A

第三节　部位辨证

（1~2题共用备选答案）
A.风温、风热
B.风寒、风湿
C.湿热、寒湿
D.气滞、血瘀
E.气郁、火郁
1.发于人体上部的疮疡，其病因多为
【答案】A

2.发于人体下部的疮疡,其病因多为

【答案】C

【解析】发于上部的疾病病因多为风温、风热;多发于头面、颈项、上肢。发于下部的疾病病因多为寒湿、湿热;多发于臀、前后阴、腿、胫、足。

第四节　经络辨证

1.外科疾病发于多气少血之经者,治疗时应注重

A.破血、补托

B.行气、滋养

C.行气、活血

D.温阳、散寒

E.清热、除湿

【答案】B

【解析】凡外疡发于多气少血之经,气多则结必甚,血少则收敛较难,故治疗时注重行气,注重滋养。

2.属于多血多气之经者为

A.手、足阳明经

B.手、足太阳经

C.手、足厥阴经

D.手、足少阳经

E.手、足太阴经

【答案】A

第五节　局部辨证

1.外科辨肿,"肿而皮肉重垂胀急,深则按之如烂棉不起,浅则光亮如水疱,破流黄水",其成因属

A.风

B.虚

C.火

D.湿

E.痰

【答案】D

2.外科辨肿,肿而不硬,皮色不泽,苍白或紫暗,皮肤清冷,其性质是

A.寒肿

B.气肿

C.血肿

D.痰肿

E.湿肿

【答案】A

3.辨溃疡,疮口有空腔或伴瘘管,疮面肉色不鲜,脓水清稀,并夹有败絮状物的属

A.疮痨性溃疡

B.麻风溃疡

C.梅毒溃疡

D.岩性溃疡

E.流痰溃疡

【答案】A

【解析】岩性溃疡,疮面多呈翻花如岩穴,有的在溃疡底部见有珍珠样结节,内有紫黑坏死组织,渗流血水。疮痨性溃疡,疮口有空腔或伴瘘管,疮面肉色不鲜,脓水清稀,并夹有败絮状物。附骨疽、流痰之溃疡,疮口呈凹陷形,常伴瘘管形成。麻风溃疡呈穿凿形,常可深及骨部。梅毒性溃疡,其边缘削直而如凿成或略微内凹,基底高低不平。

4.下列各项,不属于确认成脓方法的是

A.按触法

B.推拿法

C.穿刺法

D.透光法

E.点压法

【答案】B

5.化脓痛的特点是
A.游走性,痛无定处
B.阵发性,攻痛无常
C.隐隐作痛,皮色不变
D.痛无时止,如同鸡啄
E.持续性固定性胀痛
【答案】D
6.皮肉重垂胀急,深按凹陷的是
A.热肿
B.寒肿
C.风肿
D.气肿
E.湿肿
【答案】E
7.下列各项,不属"痒"病因的是
A.血瘀
B.热胜
C.湿胜
D.虫淫
E.风胜
【答案】A
【解析】痒是因风、湿、热、虫之邪客于皮肤肌表,引起皮肉间气血不和;或由于血虚风燥,肤失濡养而成。瘀血一般致疼致肿,不会引起痒的症状。
8.下列哪项不是外科局部辨证的主要内容
A.辨肿
B.辨痛
C.辨痒
D.辨脓
E.辨气血
【答案】E
【解析】外科局部辨证的主要内容:辨肿、辨肿块结节、辨痛、辨痒、辨脓、辨溃疡、辨出血。故E不属于。
9.痰肿的临床特点是
A.肿势高突,根盘收束
B.坚硬如石,皮色不变
C.肿势软如棉或硬如馒
D.皮紧内软,喜怒有变
E.皮肤漫肿,其色青紫
【答案】C
【解析】痰肿肿势软如棉,或硬如馒,大小不一,形态各异,无处不生,不红不热,皮色不变。见于瘰疬、脂瘤等。故答案选C。
(10~11题共用备选答案)
A.热
B.痰
C.风
D.气
E.虚
10.疼痛轻微,或隐隐作痛,皮色不变,压之酸痛。其痛的原因是
【答案】B
11.攻痛无常,时感抽掣,喜缓怒甚。痛的原因是
【答案】D

第三章 中医外科疾病治法

第一节 内治法

1.中医外科内治法的总则是
A.温、托、补
B.清、消、补
C.清、温、补

D.消、通、补

E.消、托、补

【答案】E

【解析】根据外科疾病发生发展过程，按照疮疡初起、成脓、溃后三个不同发展阶段，确立消、托、补三个外科疾病内治法的总的治疗原则。

2.肿疡毒势方盛，正气已虚，不能托毒外出者，内治方药宜选用的方剂是

A.透脓散

B.仙方活命饮

C.黄连解毒汤

D.托里消毒散

E.清肝解郁汤

【答案】D

【解析】邪气盛而正气虚，故应用补托法，托里消毒散为益气托毒之方。

3.中医外科内治法中，温阳托毒法的代表方是

A.透脓散

B.托里消毒散

C.神功内托散

D.右归丸

E.桂附八味丸

【答案】C

4.肿疡毒势方盛，正气未衰者，内治方药宜选用的方剂是

A.透脓散

B.仙方活命饮

C.黄连解毒汤

D.托里消毒散

E.清肝解郁汤

【答案】A

（5~6题共用备选答案）

A.犀角地黄汤

B.仙方活命饮

C.桃红四物汤

D.大黄蛰虫丸

E.清营汤

5.疮疡内治，活血化瘀之常用方剂是

【答案】C

6.疮疡内治，活血逐瘀之常用方剂是

【答案】D

第二节　外治法

1.用于溃疡腐肉已脱、脓水将尽的药物是

A.红灵丹

B.白降丹

C.七三丹

D.八宝丹

E.九黄丹

【答案】D

2.下列哪种药物是提脓祛腐药，但对升丹过敏者，仍可使用的是

A.九一丹

B.八二丹

C.黑虎丹

D.白降丹

E.以上都不是

【答案】C

3.下列关于切开法切开方向的叙述，错误的是

A.一般疮疡，宜循经直开，刀头向上

B.乳部宜以乳头为中心，放射形切开

C.面部脓肿沿皮肤纹理切开

D.手指脓肿，最好从正面切开，免伤屈伸功能

E.关节附近宜用横切口

【答案】D

【解析】一般疮疡宜循经直开,刀头向上,免伤血络;乳房部应以乳头为中心,放射形切开,免伤乳囊;面部脓肿应尽量沿皮肤的自然纹理切开;手指脓肿,应从侧方切开;关节区附近的脓肿,一般施行横切口,切口尽量避免损坏关节。

4.适用于急性阳证疮疡的是

A.砭镰法

B.切开法

C.挑治法

D.挂线法

E.结扎法

【答案】A

5.适用于乳漏疮口漏乳不止,脓腐已脱尽后的外治法是

A.腐蚀法

B.垫棉法

C.切开法

D.挂线法

E.结扎法

【答案】B

6.下列除哪项外,均适用于挑治法

A.内痔出血

B.肛裂

C.脱肛

D.疮痈

E.颈部多发性疖肿

【答案】D

7.太乙膏的功效是

A.清热消肿,散瘀化痰

B.活血祛腐,解毒止痛

C.消肿止痛,提脓祛腐

D.消肿清火,解毒生肌

E.温经和阳,祛风散寒

【答案】D

【解析】太乙膏性偏清凉,功能消肿清火,解毒生肌,可用于红肿热痛明显之阳证疮疡,为肿疡、溃疡的通用方。

8.性偏寒凉,能消肿、解毒、提脓、祛腐、止痛的药物是

A.咬头膏

B.金黄膏

C.千捶膏

D.冲和膏

E.以上都不是

【答案】C

9.疮疡的半阴半阳证,外用药物宜选用的药物是

A.冲和膏

B.太乙膏

C.阳和解凝膏

D.咬头膏

E.以上都不是

【答案】A

10.阳证疮疡外用药物宜首选的药物是

A.红油膏

B.冲和膏

C.金黄膏

D.疯油膏

E.以上都不是

【答案】C

11.下列哪种药物,适用于阴证疮疡

A.冲和膏

B.回阳玉龙膏

C.太乙膏

D.疯油膏

E.以上都不是

【答案】B

12.挂线法常用于治疗

A.内痔

B.脱肛

C.瘰疬

D.肛漏

E.以上都不是

【答案】D

13.具有腐蚀性的膏药是

A.千捶膏

B.太乙膏

C.咬头膏

D.阳和解凝膏

E.红油膏

【答案】C

14.下列各项中属于提脓祛腐药的是

A.九一丹

B.红灵丹

C.八宝丹

D.白降丹

E.金黄散

【答案】A

第四章 疮疡

第一节 疖

1.下列哪项不是疖病的临床特点

A.好发于项后发际部、臀部

B.好发于冬、春季节

C.好发于消渴患者

D.可发生于身体各处

E.此愈彼起,日久不愈,反复发作

【答案】B

【解析】疖是一种生于皮肤浅表的急性化脓性疾患,随处可生,小儿、青年多见木病多发于颈后发际、背部、臀部,但有因治疗或护理不当形成“蝼蛄疖”,或反复发作、日久不愈的“多发性疖病”,则不易治愈。消渴病患者或脾虚便溏患者,病久后气阴双亏,容易感染邪毒,而致多发性疖病。

2.疖的初起,除下列哪项,均可选用

A.千捶膏

B.三黄洗剂

C.金黄散

D.玉露散

E.以上都不是

【答案】E

3.下列蝼蛄疖的特点和治疗,正确的是

A.多发于成人头部

B.好发于夏季

C.坚硬根深

D.范围在 3~6 cm

E.治疗宜作十字形切开

【答案】E

【解析】蝼蛄疖宜作“十”字形剪开,如遇出血,可用棉垫加多头带缚扎以压迫止血。

4.局部红肿热痛,突起根浅,肿势局限,范围在3 cm左右,易脓、易溃、易敛之病是

A.痈

B.疔

C.疖

D.有头疽

E.无头疽

【答案】C

5.疖之暑热浸淫证的代表方剂是

A.参苓白术散

B.清暑益气汤

C.五味消毒饮

D.清暑汤

E.仙方活命饮

【答案】D

【解析】疖的暑热浸淫证治法：清暑化湿解毒，应用清暑汤。

6.结块范围约3 cm，突起根浅，中心有一脓头，出脓即愈的疾病是

A.疖病

B.无头疖

C.蝼蛄疖

D.有头疖

E.有头疽

【答案】D

【解析】有头疖的临床表现即为皮肤上有一红色结块，范围约 3 cm 大小，突起根浅，中心有一脓头，出脓即愈。

7.疖之体虚毒恋，阴虚内热证的代表方剂是

A.普济消毒饮

B.托里消毒散

C.仙方活命饮合增液汤

D.五神丸合参苓白术散

E.托里定痛汤

【答案】C

8.患儿，男，4 岁。生疖于头顶皮肉较薄之处，引流不畅，头皮窜空，应诊断为

A.痈

B.附骨疽

C.有头疽

D.蝼蛄疖

E.多发性疖

【答案】D

【解析】蝼蛄疖：多发于儿童头部，疮大如梅李，相联三五枚，溃破脓出而不易愈合，日久头皮窜空，如蝼蛄窜空之状。

第二节　疔

1.下列疔疮，容易损筋伤骨的是

A.烂疔

B.红丝疔

C.颜面疔

D.疫疔

E.手足疔

【答案】E

【解析】疮形虽小，但根脚坚硬，有如钉丁之状，病情变化迅速，容易造成毒邪走散。发于颜面部的疔疮很容易走黄而有生命危险；发于手足部的疔疮则易损筋伤骨。

2.易发生内陷的疾病是

A.痈

B.瘰疬

C.流痰

D.有头疽

E.红丝疔

【答案】D

【解析】有头疽宜发生内陷，故名疽毒内陷。

3.蛇头疔溃脓期的治疗，应

A.沿甲旁 0.2 cm 挑开引流

B.在指掌面一侧做纵行切口，必要时可对口引流

C.在指掌面正中切开，务必引流通畅

D.在手指侧面做纵行切口，切口长度不得超过上下指关节面

E.沿掌横纹切开，切口应够大，保持引流通畅

【答案】B

【解析】本题考查手足部疔疮成脓期的切开引流要求，B 选项正确。

4.辨别蛇头疔成脓与否，用什么方法最为可行

A.痛剧而呈搏动性者

B.应指验脓法

C.穿刺验脓法

D.痛甚脉数者

E.透光验脓法

【答案】E

5.红丝疔用砭镰法后,可盖贴

A.金黄膏

B.玉露散

C.红油膏

D.生肌散

E.太乙膏掺红灵丹

【答案】E

6.红丝疔挑刺疗法的操作要点为

A.沿红线两头针刺出血

B.梅花针沿红线打刺,微微出血

C.用三棱针从中挑断红线,微微出血

D.按"B"选项方法,并加用神灯照法

E.用三棱针沿红线寸寸挑断,并令微微出血

【答案】E

【解析】考查砭镰法的操作方法,局部皮肤消毒后,以刀针沿红丝行走途径,寸寸挑断,微令出血。

7.蛇眼疔的发病部位是

A.手指指腹

B.手指顶端

C.手指末端

D.手指螺纹

E.手指甲缘

【答案】E

【解析】初起时多局限于指甲一侧边缘的近端处,轻微红肿疼痛。

8.颜面部疖和疔的鉴别要点是

A.脓的形质

B.皮肤颜色

C.根脚深浅

D.起病速度

E.发热程度

【答案】C

【解析】颜面部疖和疔的鉴别:疖好发于颜面部,但红肿范围不超过 3 cm,无明显根脚,一般无全身症状。疔肿势范围约 3~6 cm,但根深坚硬,状如钉丁。

9.患者,男,38 岁。左颧面部疔疮,根深坚硬,形如钉丁状,红肿灼痛,伴发热,恶寒,头痛等全身症状,舌红苔腻,脉滑数。其治法是

A.清热消肿

B.和营消肿

C.清热凉血

D.清热解毒

E.和营托毒

【答案】D

10.患者,女,50 岁。5 天前左足 3、4 趾缝足癣水疱溃破,局部红肿疼痛,并见红线一条向上走窜至小腿中段,边界清晰,伴有发热,左胯腹部淋巴结肿痛。其诊断是

A.流火

B.流注

C.青蛇毒

D.蛇串疮

E.红丝疔

【答案】E

【解析】本题考查红丝疔的诊断,其特点是先有手足疔疮或皮肤皮损,红肿热痛,继则患肢内侧皮肤出现红丝一条或数条,迅速向躯干方向走窜。

11.患者,男,27 岁。左眉上出现一坚硬肿块,约 3 cm×3 cm,中有一粟粒样脓头,坚硬根深。如钉丁之状,疼痛剧烈,左上眼睑肿胀明显。不能睁眼,伴发热头痛。其诊断是

A.痈

B.发

C.疖

D.疔疮

E.有头疽

【答案】D

12.患者,女,43岁。左手中指末节红肿10天,疼痛剧烈,呈跳痛,患指下垂时更为明显,局部不可碰触。透光验脓法提示有脓。切开排脓时应选择

A.沿甲旁挑开引流

B.在手指侧面作横形切口,以利引流

C.在手指背面作一切口,并拔除指甲

D.在指掌侧面作一纵形切口,必要时可贯穿指端到对侧

E.在手指掌侧面作一纵形切口,并延伸到下一关节,以利引流

【答案】D

13.患者手指生疮,整个患指红肿疼痛,并有以下特征:患指均匀肿胀,呈圆柱状;手指呈半屈曲状,作患指被动伸直运动时,引起剧烈疼痛;指腹有显著压痛。应诊断为

A.蛇头疔

B.蛇肚疔

D.托盘疔

C.沿爪疔

E.蛇背疔

【答案】B

【解析】蛇肚疔:发于指腹部,整个患指红肿疼痛,呈圆柱状,形似小红萝卜,关节轻度屈曲,不能伸展,若强行扳直,即觉剧痛。

(14~15题共用备选答案)

A.螺疔

B.托盘疔

C.蛇眼疔

D.蛀节疔

E.蛇肚疔

14.生于手掌部的疔疮称为

【答案】B

15.生于指腹部的疔疮称为

【答案】E

第三节　痈

1.下列各项中不属于痈的疾病是

A.颈痈

B.脐痈

C.腋痈

D.锁喉痈

E.委中毒

【答案】D

【解析】颈痈、脐痈、腋痈、委中毒均属于痈的范畴,而锁喉痈属于发的范畴。

2.痈气血两虚证治疗选用的方剂是

A.五味消毒饮

B.黄连解毒汤

C.仙方活命饮

D.托里消毒散

E.普济消毒饮

【答案】D

3患儿,5岁。颌下有肿块,形似鸡卵,皮肤焮红灼热,肿势高突,压痛明显,按之中软,有波动感,高热不退。其治法是

A.清热散风,化痰消肿

B.清热疏风,托里透脓

C.清热疏风,泻火解毒

D.清热疏风,利湿消肿

E.滋阴清热,托里透脓

【答案】A

4.患儿,男,5岁。右颌下肿痛3天,灼

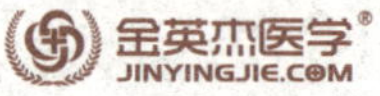

热,皮色微红,伴恶寒发热,纳呆,舌红苔薄黄,脉滑数。治疗应选方

A.牛蒡解肌汤

B.黄连解毒汤

C.仙方活命饮

D.托里消毒丹

E.四君子汤

【答案】A

5.患者,女,24 岁。患颈痈 1 周,溃腐 3 天,脓腐稠厚且多,不易脱落。外用掺药应首选

A.青黛散

B.八二丹

C.红灵丹

D.八宝丹

E.三石散

【答案】B

第四节 发

1.锁喉痈热盛肉腐证宜选用的方剂是

A.仙方活命饮

B.黄连解毒汤

C.银翘解毒丸

D.五味消毒饮

E.普济消毒饮

【答案】A

2.臀痈的特点是

A.位置浅、范围大、来势急、易腐溃、收口慢

B.位置深、范围小、来势急、易腐溃、收口慢

C.位置深、范围大、来势急、易腐溃、收口慢

D.位置深、范围大、来势急、难腐溃、收口慢

E.位置深、范围大、来势缓、易腐溃、收口慢

【答案】D

【解析】臀痈的特点:来势急,病位深,范围大,难于起发,成脓较快,但腐溃较难,收口亦慢。

3.结喉之处肿势散漫,坚硬灼痛,壮热口渴,吞咽困难的疾病是

A.颈痈

B.瘰疬

C.发颐

D.臀核

E.锁喉痈

【答案】E

4.患者,女,32 岁。左臀部出现硬结,红热不显,有触痛,步行不便,有患部肌肉注射史。应首先考虑的是

A.无头疽

B.有头疽

C.臀痈

D.痈

E.肉瘤

【答案】C

【解析】臀痈是发生于臀部肌肉丰厚处范围较大的急性化脓性疾病。由于肌肉注射引起者,俗称针毒结块。

第五节 有头疽

1.有头疽切开引流常作

A.对口引流

B.一字形切口

C.十字形切口

D.梭形切口

E.S 形切口

【答案】C

【解析】有头疽的外治方法。有头疽的酿脓期,若疮肿有波动感,采用手术扩创排毒,作“+”或“++”字形切开。

2.有头疽患者若伴有消渴病,最易出现的变证是

A.走黄

B.内陷

C.失荣

D.肺痈

E.颈痈

【答案】B

3.有头疽的好发部位是

A.臀部

B.面部

C.四肢部

D.项后背部

E.以上都不是

【答案】D

4.有头疽阴虚火炽证宜选方

A.四君子汤

B.竹叶黄芪汤

C.八珍汤合仙方活命饮

D.益胃汤

E.普济消毒饮

【答案】B

5.有头疽的病因病机哪项不正确

A.感受风温,湿热之毒

B.情志内伤,气郁化火

C.肾气亏损,火邪炽盛

D.膏粱厚味,湿热火毒

E.外感风温,风热夹痰

【答案】E

6.有头疽初起的局部症状是

A.粟粒样脓头

B.肿硬如钉丁

C.漫肿而无头

D.腐烂如莲蓬

E.腐烂大于尺

【答案】A

7.患者,男,25 岁。1 周前项后发际处突发一肿块,红肿热痛,根脚收束,迅速化脓脱腐,脓出黄稠。伴发热,口渴,尿赤。舌苔黄,脉数有力。其选方是

A.五味消毒散

B.活血散瘀汤和五神汤

C.黄连解毒汤合仙方活命饮

D.竹叶黄芩汤

E.普济消毒饮

【答案】C

8.患者,男,48 岁。背部生疮,初起肿块上有一粟粒样脓头,抓破后局部肿痛加剧,色红灼热,脓头相继增多,溃后如蜂窝状,伴有寒热头痛,纳呆,便秘,溲赤,舌质红,苔黄,脉弦数。其诊断是

A.疗

B.疖

C.有头疽

D.发

E.痈

【答案】C

9.患者,男,65 岁。患背部有头疽月余,局部疮形平塌,根盘散漫,疮色紫滞,溃后脓水稀少,伴有唇燥口干,便艰溲短,舌质红,脉细数。内治应首选的是的方剂是

A.仙方活命饮

B.竹叶黄芪汤

C.托里消毒散

D.知柏地黄汤

E.清骨散

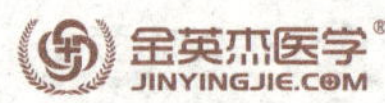

【答案】B

【解析】患背部有头疽月余，诊断为有头疽；溃后脓水稀少，伴有唇燥口干，诊断为阴虚火炽证；治法为滋阴生津，清热托毒；方药为竹叶黄芪汤加减。

10.患者，颈后疮形高肿，色红，多个脓头，焮热剧痛，舌红苔黄，脉洪大。治则应为

A.清热利湿，和营消肿

B.散风清热，化痰消肿

C.清热解毒，和营消肿

D.清热泻火，和营托毒

E.清热解毒

【答案】D

【解析】有头疽之火毒凝结证多见于壮年正实邪盛者。症见局部红肿高突，灼热疼痛，根脚收束，迅速化脓脱腐，脓出黄稠，伴发热、口渴、尿赤，舌苔黄，脉数有力。治法：清热泻火，和营托毒。代表方：黄连解毒汤合仙方活命饮加减。

第六节　流注

1.流注好发部位是

A.头面部

B.骨关节

C.四肢躯干的肌肉深部

D.项后部

E.手足部

【答案】C

2.流注的暑湿交阻证宜选方

A.黄连解毒汤合犀角地黄汤

B.活血散瘀汤

C.桃红四物汤合仙方活命饮

D.清暑汤

E.八珍汤

【答案】D

第七节　丹毒

1.下列哪项不是丹毒的临床特点

A.病起缓慢，恶寒发热

B.局部皮肤焮热肿胀，迅速扩大

C.局部皮肤忽然变赤

D.好发于小腿部

E.容易复发

【答案】A

【解析】丹毒的特点：病起突然，恶寒发热，局部皮肤突然变赤，色如丹涂脂染，焮热肿块。边界清楚，迅速扩大，数日内可逐渐痊愈，但容易复发。

2.丹毒的主要病因病机是

A.风温夹痰凝结经络

B.风温湿热蕴结肌肤

C.外邪侵犯，血分有热，郁于肌肤

D.经络阻塞，气血凝滞

E.暑湿热毒流注肌间

【答案】C

3.生于躯干的丹毒是

A.抱头火丹

B.内发丹毒

C.流火

D.无头疽

E.赤游丹毒

【答案】B

【解析】生于躯干部者，称内发丹毒；发于头面部者，称抱头火丹；发于小腿足部者，称流火；新生儿多生于臀部，称赤游丹毒。

(4~6题共用题干)

患者，男，50岁。右颜面部红肿疼痛伴

发热2天,皮色鲜红,色如涂丹,压之褪色,扪之灼手,边界清楚,触痛明显,大便2日未行。

4.其证型是
A.风热毒蕴证
B.肝脾湿火证
C.湿热毒蕴证
D.胎火蕴毒证
E.湿热下注证
【答案】A
5.其治法是
A.利湿清热解毒
B.凉血清热解毒
C.疏肝健脾祛湿
D.疏风清热解毒
E.清肝泻火利湿
【答案】D
6.治疗应首选的方剂是
A.萆薢渗湿汤加减
B.五味消毒饮加减
C.普济消毒饮加减
D.黄连解毒汤加减
E.犀角地黄汤加减
【答案】C
(7~8题共用备选答案)
A.内发丹毒
B.赤游风
C.流火
D.抱头火丹
E.蝼蛄疖
7.患者躯干部皮肤突然发红成片,色如丹涂的急性感染性疾病,称为
【答案】A
8.患者头面部皮肤焮红灼热,肿胀疼痛,甚则发生水疱,眼胞肿胀难睁的急性感染性疾病,称为
【答案】D
【解析】丹毒是患部皮肤突然发红成片、色如涂丹的急性感染性疾病。根据其发病部位的不同,丹毒有不同的病名,如生于躯干部的为内发丹毒,发于头面部的为抱头火丹,发于小腿足部的为流火,多生于新生儿臀部的为赤游丹毒。

第八节　走黄与内陷

1.疮疡三陷证中,火陷证的治法是
A.凉血清热解毒,养阴清心开窍
B.补益气血,清心安神开窍
C.温补脾肾,清心开窍
D.托毒透邪,养阴清心开窍
E.生津养胃,清心解毒
【答案】A
(2~3题共用备选答案)
A.痈
B.瘰疬
C.流痰
D.有头疽
E.红丝疔
2.易发生内陷的疾病是
【答案】D
3.可发生走黄的疾病是
【答案】E

配套名师精讲课程

第五章 乳房疾病

第一节 概述

1.正确的乳房检查方法是

A.以手掌放于乳房上轻轻按摩

B.四指并拢,用指腹平放于乳房上轻柔按摩

C.以食指先触到肿物,并仔细区别与周围组织的关系

D.以食指首先触摸是否有肿物存在,并注意是否活动

E.一手托起乳房,用另一手仔细触摸

【答案】B

【解析】先检查健侧乳房,再检查患侧,以便对比。将手指并拢平放乳房上轻轻按触,切勿用手指去抓捏,否则会将所抓捏的腺体组织错误地认为乳房肿块。以乳头为中心,将乳房分为四个象限,依次检查内上→外上→外下→内下。然后,再检查乳晕区,注意有无血性液体自乳头溢出,最后触摸腋窝、锁骨下及锁骨上区域淋巴结。

2.检查乳房的最佳时间是

A.经前

B.经后 3 天

C.经后 7~10 天

D.经后 2 周

E.经后 3 周

【答案】C

(3~4 题共用备选答案)

A.心

B.肾

C.脾

D.肝

E.胃

3.女子的乳头,属

【答案】D

4.男子的乳房,属

【答案】B

第二节 乳痈

1.哺乳期乳房疼痛有肿块,按之痛重。首先考虑的诊断是

A.乳癖

B.乳痈

C.乳癌

D.乳核

E.乳痨

【答案】B

2.治疗乳痈溃后肿痛渐消,但疮口脓水不断,脓汁清晰,应首选

A.透脓散

B.瓜蒌牛蒡汤

C.龙胆泻肝汤

D.四妙汤加味

E.托里消毒散

【答案】E

3.乳痈初期的最常用的方剂是

A.瓜蒌牛蒡汤加减

B.牛蒡解肌汤

C.透脓散加减

D.橘叶散加减

E.开郁散加减

【答案】A

4.患者,女,28岁。产后乳房胀痛,位于乳房外上方皮肤焮红,肿块形似鸡卵,压痛明显,按之中软,有波动感,伴壮热口渴。切开引流的部位及切口是

A.循乳络方向做放射状切口

B.乳晕旁弧形切口

C.脓肿处做任意切口

D.以乳头为中心的弧形切口

E.脓肿波动明显处做切口

【答案】A

【解析】一般采用与乳头方向呈放射状的切口,切口位置选择脓肿稍低的部位,切口长度与脓腔基底的大小一致,使引流通畅不致袋脓,但需避免手术损伤乳络形成乳瘘。因为乳腺每一腺叶有单独的腺管(乳管),呈放射状聚向乳头,并分别开口于乳头。

第三节　粉刺性乳痈

粉刺性乳痈的特点是

A.多在妊娠期发病

B.多在妊娠期和哺乳期发病

C.多在青春期发病

D.多在非哺乳期或非妊娠期发病

E.多在哺乳期发病

【答案】D

【解析】粉刺性乳痈即西医的“浆细胞性乳腺炎”,是一种以乳腺导管扩张,浆细胞浸润为病变基础的慢性非细菌性感染的乳腺化脓性疾病。

第四节　乳癖

1.乳癖的特点是

A.乳块肿痛,皮色微红,按后痛甚

B.乳块皮肉相连,溃破脓稀薄如痰

C.乳块形态不一,边界不清,质地不硬,活动度好

D.乳块质地较软,月经后缩小

E.肿块高低不平,质硬,推之不动

【答案】C

【解析】乳癖的特点:乳房肿块大小不等,形态不一,边界不清,质地不硬,活动度好。

为什么不选D项呢,因为D项乳块质地较软,月经后缩小,乳痛和肿块与月经周期及情志变化密切相关,并不能说明肿块就是月经后缩小。最佳选择题,所以优选C选项。

2.乳癖属乳腺何种类型疾病

A.乳腺炎症

B.乳腺肿瘤

C.乳腺恶性病变

D.乳腺增生病

E.以上都不是

【答案】D

【解析】乳癖是乳腺组织的既非炎症也非肿瘤的良性增生性疾病,相当于西医的乳腺增生病。

3.乳癖肝郁痰凝证首选的方剂为

A.逍遥蒌贝散

B.逍遥散

C.瓜蒌牛蒡汤

D.托里消毒散

E.二仙汤合四物汤

【答案】A

4.乳癖肿块好发于乳房哪个部位

A.内上象限

B.内下象限

C.外上象限

D.外下象限

E.乳晕周围

【答案】C

【解析】乳房肿块可发生于单侧或双侧，大多位于乳房的外上象限，也可见于其他象限。

5.患者，女，26 岁。月经前双侧乳房胀痛明显，检查时可触及双乳房肿块，大小不等，有条索状、结节型及片块状。月经后症状减轻。诊断为

A.乳核

B.乳岩

C.乳癖

D.乳痨

E.乳痈

【答案】C

【解析】乳癖以双乳房可触及肿块，大小不等，疼痛且与月经周期密切有关为特征。

6.乳癖的临床表现常随什么变化而变化

A.月经周期

B.饮食多少

C.运动强度

D.睡眠长短

E.季节变换

【答案】A

（7~9 题共用题干）

患者，女，40 岁。双乳肿胀疼痛，月经前加重，经后减轻。肿块大小不等，形态不一，伴乳头溢液，月经不调，腰酸乏力，舌淡苔白，脉弦细。

7.其证型是

A.痰瘀互结证

B.气滞血瘀证

C.冲任失调证

D.肝郁痰凝证

E.肝气郁结证

【答案】C

8.其治法是

A.滋补肝肾

B.疏肝解郁

C.固摄止带

D.调摄冲任

E.疏肝理脾

【答案】D

9.其首选方剂是

A.逍遥散

B.二仙汤合四物汤

C.瓜蒌牛蒡汤

D.托里消毒散

E.逍遥蒌贝散

【答案】B

第五节　乳核

1.乳核多发的年龄是

A.20~25 岁

B.25~45 岁

C.40~60 岁

D.25~30 岁

E.15~20 岁

【答案】A

（2~4 题共用题干）

患者，女，24 岁。患有乳腺纤维瘤，肿块较小，不红不热，不觉疼痛，推之可移动，伴胸闷叹息，舌红苔薄白，脉弦细。

2.其证型是

A.肝胃不和证

B.脾肾两虚证

C.肝郁脾虚证

D.肝气郁结证

E.血瘀痰凝证

【答案】D

3.其治法是

A.疏肝解郁,理气和中

B.调摄冲任

C.疏肝解郁,化痰散结

D.健脾和胃

E.调补气血,清热解毒

【答案】C

4.其方药是

A.消瘰丸

B.逍遥散

C.柴胡疏肝散

D.四逆散

E.小柴胡汤

【答案】B

第六节 乳岩

1.乳岩的特点是

A.乳块肿痛,皮色微红,按后痛甚

B.乳块皮肉相连,溃破脓稀薄

C.乳块呈卵圆形,表面光滑,推之活动

D.乳块质地较软,月经后缩小

E.肿块高低不平,质硬,推之不动

【答案】E

【解析】乳岩的特点:乳房部出现无痛、无热、皮色不变而质地坚硬的肿块,推之不移,表面不光滑,凹凸不平,或乳头溢血,晚期溃烂,凹如泛莲。

2.哺乳期患者,一侧乳房广泛坚韧肿硬,皮色紫红,皮肤呈橘皮样变,全身炎症反应不明显。应首先考虑为

A.乳岩

B.乳痨

C.乳痈

D.乳发

E.以上都不是

【答案】A

【解析】乳岩后期随着癌肿逐渐增大,产生不同程度疼痛,皮肤可成橘皮样水肿、变色。

(3~4题共用备选答案)

A.神效瓜蒌散合开郁散

B.二仙汤合开郁散

C.瓜蒌牛蒡汤

D.人参养荣汤

E.参苓白术散

3.治疗乳岩肝郁痰凝证,应首选的是的方剂是

【答案】A

4.治疗乳岩冲任失调证,应首选的是的方剂是

【答案】B

第六章 瘿

第一节 气瘿

1.诊断气瘿病的重要体征是

A.肿块的位置

B.有无压痛

C.有无震颤

D.是否呈弥漫性肿大

E.有无波动感

【答案】D

【解析】气瘿的特点:初起时无明显不适感,甲状腺呈弥漫性肿大,腺体表面较平坦,质软不痛,皮色如常,腺体随吞咽动作而上下移动。

2.气瘿的内治法是

A.疏肝解郁,化痰软坚

B.化痰软坚,开郁行瘀

C.疏肝理气,解郁消肿

D.疏风清热,化痰散结

E.疏肝健脾,化痰散结

【答案】A

【解析】气瘿一般采用以疏肝解郁,化痰软坚的内治方法。

3.气瘿漫肿,随喜怒消长,伴急躁易怒,善太息。治疗应选方剂为

A.神效瓜蒌散

B.四海舒郁丸

C.瓜蒌牛蒡汤

D.海藻玉壶汤

E.柴胡疏肝散

【答案】B

【解析】从症状看,此为肝郁气滞证,治应疏肝解郁,化痰软坚,方用四海舒郁丸加减。

4.患者,女,19岁。半月前无意中发现颈部粗大,无异常不适,颈部呈弥漫性肿大,边缘不清,皮色不变,无触痛,并可扪及数个大小不等的结节,随吞咽动作而上下移动。具体诊断是

A.气瘿

B.石瘿

C.肉瘿

D.瘿痈

E.颈痈

【答案】A

第二节　肉瘿

1.以下哪项不是肉瘿的特点

A.如肉之团

B.发展缓慢

C.柔韧而圆

D.漫肿质软

E.喉结一侧或两侧结块

【答案】D

2.患者,女,38岁。喉结右侧可见3 cm×3 cm×3 cm肿物,如肉之团,表面光滑,质韧,无压痛,随吞咽上下移动。应首先考虑的是

A.气瘿

B.肉瘿

C.血瘿

D.石瘿

E.瘿痈

【答案】B

第三节　瘿痈

1.下列各项,不属于瘿痈特征的是

A.颈中两侧结块

B.皮色不变

C.微有灼热

D.疼痛牵引至耳后枕部

E.容易化脓

【答案】B

(2~4题共用题干)

颈前肿块初起皮色不变,红肿灼热,疼痛明显,伴恶寒发热,头痛,口渴咽干,苔薄黄。

2.其证型为

A.肝郁气滞

B.风热痰凝

C.血瘀化热

D.痰瘀内结

E.气滞痰凝

【答案】B

3.其治法为

A.清热燥湿散结

B.疏肝理气,化痰散结

C.疏风清热化痰

D.疏散风寒,化瘀散结

E.健脾疏肝,活血祛瘀

【答案】C

4.其方药为

A.牛蒡解肌汤

B.柴胡疏肝散

C.逍遥丸

D.普济消毒饮

E.黄连解毒汤

【答案】A

第四节　石瘿

1.石瘿的病因病理是

A.肝郁胃热,挟痰上壅,气血凝滞,郁滞结喉

B.情志内伤,肝脾气逆,气血湿痰,凝滞结喉

C.肝肾不足,肾火郁结,挟痰上攻,凝滞结喉

D.脾肾阳虚,脾虚不运,津液留聚,凝结颈部

E.肺脾两亏,津液不布,留聚成痰,凝结颈部

【答案】B

2.石瘿的特点是

A.坚硬如石,高低不平,推之不移

B.结喉两侧结块,色红灼热,疼痛肿胀

C.柔韧而圆,如肉团,随吞咽上下移动

D.弥漫性肿大,表面平坦,质软不痛

E.以上都正确

【答案】A

3.患者,女,48 岁。颈前肿物,生长迅速,质地较硬,轻度疼痛,表面不平,推之不动,声音嘶哑,随吞咽活动减弱,同位素扫描显示为冷结节。应首选的治疗措施是

A.中药外敷

B.中药内服

C.中药内服、外敷

D.内服、外敷、熏洗

E.手术治疗

【答案】E

【解析】石瘿一经确诊,宜早期施行根治性切除术。其他的都是其术后或术前的辅助疗法,或者保守治疗。

4.患者,女,52 岁。肉瘿病史 3 年。近来颈前肿块突然增大,质地坚硬如石,推之不动。应首先考虑的是

A.失荣

B.瘰疬

C.瘿痈

D.气瘿

E.石瘿

【答案】E

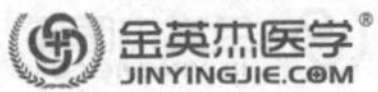

第七章 瘤、岩

第一节 脂瘤

1.中医所说的脂瘤相当于西医的

A.体表肿物

B.恶性肿瘤

C.皮脂腺囊肿

D.体内肿瘤

E.内脏肿瘤

【答案】C

2.下列关于脂瘤叙述错误的是

A.好发于青春期

B.多发于汗腺、皮脂腺丰富的部位

C.最有效的治疗方法是手术切除

D.痰湿化热型脂瘤可服用龙胆泻肝汤

E.脂瘤肿块不规则,边界不清楚

【答案】E

3.患者,男,48岁。肩背皮肤浅层肿块,与皮肤粘连,瘤体表面中心有黑色粗大毛孔,挤压时有臭脂浆溢出。其诊断是

A.脂瘤

B.肉瘤

C.流痰

D.血瘤

E.筋瘤

【答案】A

第二节 血瘤

1.下列哪一项不是血瘤的特点

A.边界不清

B.触之如海绵状

C.柔软而局限

D.色泽鲜红或暗紫

E.盘曲如蚯蚓状

【答案】E

2.中医的血瘤心肾火毒证的选方是

A.芩连二母丸合凉血地黄汤

B.丹栀逍遥散合清肝芦荟丸

C.瓜蒌牛蒡汤

D.海藻玉壶汤

E.顺气归脾丸

【答案】A

3.患者,男,45岁。左上臂内侧有一肿块,呈半球形,暗红色,质地柔软,状如海绵,压之可缩小。应首先考虑的是

A.气瘤

B.筋瘤

C.脂瘤

D.血瘤

E.肉瘤

【答案】D

第三节 肉瘤

1.发于皮里膜外,有脂肪过度增生而形成的良性肿瘤是

A.血瘤

B.肉瘤

C.脂瘤

D.脂肪肉瘤

E.失荣

【答案】B

【解析】肉瘤是发于皮里膜外，由脂肪组织过度增生而形成的良性肿瘤。

2.肉瘤相当于西医学的

A.粉瘤

B.骨骼肌肉瘤

C.脂肪瘤

D.纤维肉瘤

E.平滑肌肉瘤

【答案】C

3.患者，男，46 岁。背部皮下肿块，无疼痛，生长缓慢，呈扁平分叶状，质软活动，界线清楚，皮色如常，与皮肤无粘连。其诊断是

A.脂瘤

B.骨瘤

C.肉瘤

D.气瘤

E.血瘤

【答案】C

第四节　失荣

1.失荣初期的治法是

A.益气养荣，疏肝散结

B.调补气血，化痰散结

C.理气解郁，化痰散结

D.益气养阴，疏肝解郁

E.养血柔肝，化痰散结

【答案】C

2.失荣辨证属于瘀毒化热证者，正确的治法为

A.益气养荣，疏肝散结

B.益气养血，解毒化瘀

C.疏肝解郁，活血散结

D.清热解毒，化痰散瘀

E.温阳散寒，化痰散结

【答案】D

3.中医的失荣相当于西医所说的

A.体表肿物

B.脂肪瘤

C.颈部淋巴结转移癌

D.毛细血管瘤

E.海绵状血管瘤

【答案】C

4.下列哪项不是失荣的特点

A.质地坚硬

B.表面凹凸不平

C.多发于青少年

D.肿块联结成串

E.预后不良

【答案】C

第八章　皮肤及性传播疾病

第一节　概述

（略）

第二节　热疮

1.热疮的皮损特点是

A.呈带状分布的红斑上成簇的水疱

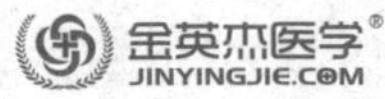

B.皮肤黏膜交界处成群的水疱

C.皮肤上浅在性脓疱和脓痂

D.瘙痒性风团，发无定处，骤起骤退

E.对称分布，多形损害，剧烈瘙痒

【答案】B

【解析】热疮是发热后或高热过程中在皮肤黏膜交界处所发生的急性疱疹性皮肤病，相当于西医的单纯疱疹。

2.热疮之阴虚内热证方选

A.辛夷清肺饮

B.龙胆泻肝汤

C.增液汤

D.八珍汤

E.四妙勇安汤

【答案】C

3.热疮之肺胃热盛证方选

A.辛夷清肺饮合竹叶石膏汤

B.龙胆泻肝汤

C.马齿苋合剂

D.消风散合当归饮子

E.四妙勇安汤

【答案】A

4.患者，男，68岁。因感冒伴发口唇成群小水疱，破溃后呈糜烂与结痂，自觉瘙痒，灼热。其治法是

A.内服黄连解毒汤

B.内服普济消毒饮

C.内服五味消毒饮

D.外搽青吹口散油膏

E.外搽白玉膏

【答案】D

第三节　蛇串疮

1.蛇串疮的皮损特点是

A.瘙痒性风团，发无定处，骤起骤退

B.皮肤黏膜交界处成群的水疱

C.皮肤上浅在性脓疱和脓痂

D.呈带状分布的红斑上成簇的水疱

E.对称分布，多形损害，剧烈瘙痒

【答案】D

【解析】蛇串疮是一种皮肤上出现成簇水疱，多呈带状分布，痛如火燎的急性疱疹性皮肤病，相当于西医的带状疱疹。

2.蛇串疮气滞血瘀证治疗以什么为主

A.本病一般不必内服药

B.清解余热

C.理气活血，通络止痛

D.扶正祛邪

E.以上均不是

【答案】C

3.治疗蛇串疮之脾虚湿蕴证用

A.龙胆泻肝汤

B.除湿胃苓汤

C.参苓白术散

D.柴胡疏肝散

E.萆薢渗湿汤

【答案】B

4.患者，男，60岁。腰胁部出现红色成簇丘疹、水疱3天，疼痛剧烈，舌红苔薄，脉弦数。应首先考虑的是

A.瘾疹

B.热疮

C.丹毒

D.药毒

E.蛇串疮

【答案】E

第四节 疣

（1~2题共用备选答案）

A.治瘊方

B.桃红四物汤

C.马齿苋合剂

D.龙胆泻肝汤

E.消风散

1.寻常疣风热血燥证的内治法，应选用

【答案】A

2.扁平疣瘀热互结证的内治法，应选用

【答案】B

第五节 癣

1.以下哪项不是白癣的特点

A.皮损为头皮部圆形或不规则的覆盖灰白色鳞屑的斑片

B.毛发干枯无光泽

C.可形成永久性脱发

D.病发易在距头皮 0.3~0.8 cm 处折断

E.病发根部有白色菌鞘包绕

【答案】C

【解析】本病青春期可自愈，脱发也能再生，不留疤痕。

2.下列各项中，有特殊鼠尿味的是

A.白秃疮

B.脚湿气

C.肥疮

D.体癣

E.花斑癣

【答案】C

3.以下哪项不是肥疮的特点

A.好发于儿童

B.皮损处有黄癣痂堆积

C.头发干燥，穿过皮损，易折断

D.皮损处可闻及鼠尿臭

E.皮损处头发不会形成永久性脱发

【答案】E

4.对于花斑癣，以下哪项说法不正确

A.常发于多汗体质青年

B.皮损好发于颈项、躯干

C.不会融合成片

D.好发于多汗部位

E.皮损为界清的圆形或不规则的无炎症性斑块

【答案】C

5.关于手足癣的特点，不正确的是

A.鹅掌风，多单侧发病，可波及双手

B.脚湿气主要发生于足底

C.脚湿气，以皮下水疱，趾间糜烂、流滋水、角化、脱屑、瘙痒为特征

D.鹅掌风，夏季起水疱病情加重，冬季则枯裂疼痛明显

E.手足癣包括鹅掌风和脚湿气

【答案】B

6.患者，男，38 岁。两手出现皮下小水疱，疱壁破裂，叠起白皮，中心已愈，四周续起疱疹。诊断为鹅掌风，外治应首选的药物是

A.雄黄膏

B.皮脂膏

C.疯油膏

D.青黛膏

E.复方土槿皮酊

【答案】E

7.患者，男，30 岁。两大腿内侧可见 3 枚钱币形红斑，边界清楚，中心消退，外围扩张，无明显疼痛，瘙痒感明显，多在夏季加重，入冬减轻。应首先考虑的是

A.圆癣

B.紫白癜风

C.白秃疮

D.鹅掌风

E.肥疮

【答案】A

8.患儿,男,9岁。头皮部初起丘疹色红,灰白色鳞屑成斑,毛发干枯,容易折断,易于拔落而不疼痛,已有年余,自觉瘙痒。其诊断是

A.肥疮

B.牛皮癣

C.白秃疮

D.白疕

E.圆癣

【答案】C

9.患者,女,44岁。右足第3及第4趾缝间潮湿,糜烂,覆以白皮,渗液较多,伴有剧烈瘙痒。诊断为糜烂型脚湿气,外治应首选的药物是

A.1号癣药水

B.复方土槿皮酊

C.青黛膏

D.雄黄膏

E.红油膏

【答案】D

第六节 白屑风

1.患者,女,23岁。面部、头部出油较多,近2天起皮疹,色红,覆有鳞屑、瘙痒、脱而复生、心烦、口渴、便干,舌红、苔黄、脉滑数。根据临床表现最有可能的诊断是

A.粉刺

B.风瘙痒

C.白屑风

D.白疕

E.风热疮

【答案】C

(2~4题共用题干)

患者头面部时常出油较多,近来皮疹色红、瘙痒、干燥、脱屑,受风加重,伴心烦、口渴、大便干结,舌红、苔黄、脉细数。

2.其证型为

A.气血不足证

B.脾虚湿盛证

C.风寒束表证

D.风热血燥证

E.肠胃湿热证

【答案】D

3.其治法为

A.祛风清热,养血润燥

B.健脾除湿,清热止痒

C.凉血息风,养阴护发

D.理气活血,祛瘀生发

E.清热化湿,活血化瘀

【答案】A

4.其方药为

A.参苓白术散

B.消风散合当归饮子

C.茵陈蒿汤

D.黄连解毒汤

E.化斑汤

【答案】B

第七节 油风

(1~3 题共用题干)

患者,男,27 岁。近半年头发斑块状脱落,脱落前有头痛,也多噩梦,烦热难眠,舌有瘀斑,舌苔薄,脉沉细。

1.其证型为

A.肝肾不足证

B.血热风燥证

C.脾肾两虚证

D.气滞血瘀证

E.气血两虚证

【答案】D

2.其治法为

A.补益脾肾

B.通窍活血,祛瘀生发

C.补益气血

D.滋补肝肾

E.凉血息风,养阴护发

【答案】B

3.治疗药应首选

A.通窍活血汤

B.八珍汤

C.七宝美髯丹

D.肥四物汤

E.六味地黄丸

【答案】A

第八节 黄水疮

(1~3 题共用题干)

患者四肢皮疹,初起为红斑、水疱,继而变为脓疱,脓疱密集,色黄,四周有红晕,破后糜烂面鲜红,附近伴臖核肿大,或有发热,多有口干、便干、小便黄等,舌红,苔黄腻,脉濡数或滑数。

1.其证型为

A.暑湿热蕴证

B.脾虚湿滞证

C.气血两虚证

D.气滞血瘀证

E.脾肾阳虚证

【答案】A

2.其中医治法为

A.健脾渗湿

B.清暑利湿解毒

C.清化湿热

D.疏风清热

E.清热解毒

【答案】B

3.其方药为

A.参苓白术散

B.理中丸

C.王氏清暑益气汤

D.清暑汤

E.藿香正气散

【答案】D

【解析】黄水疮之暑湿热蕴证的证候:皮疹多而脓疱密集,色黄,四周有红晕,破后糜烂面鲜红,附近伴臖核肿大;或有发热,多有口干、便干、小便黄等;舌红,苔黄腻,脉濡数或滑数。治法:清暑利湿解毒。

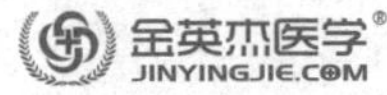

第九节　虫咬皮炎

（略）

第十节　疥疮

1.疥疮的皮损特点是

A.皮肤呈丘疹样风团，上有针头大的瘀点、丘疹或水疱

B.多见于皮肤薄嫩和皱褶处，夜间剧痒，在皮损处有灰白色或普通皮色的隧道

C.皮肤上浅在性脓疱和脓痂，有传染性和自体接种的特性

D.躯干部位皮肤瘙痒及血痂

E.对称分布，多形损害，剧烈瘙痒

【答案】B

【解析】本病皮损好发于皮肤薄嫩和皱褶处，皮疹为红色小丘疹、丘疱疹、隧道等。

2.下列对疥疮的治疗与预防描述正确的是

A.以清热利湿为主要治法

B.以内治法为主

C.可用10%的水杨酸软膏

D.要彻底消灭传染源

E.不用隔离治疗

【答案】D

第十一节　湿疮

湿疮湿热蕴肤证的治疗主方

A.龙胆泻肝汤合五味消毒饮

B.龙胆泻肝汤合萆薢渗湿汤

C.小儿化湿汤

D.当归饮子

E.四物消风饮

【答案】B

第十二节　接触性皮炎

1.接触性皮炎发病过程中最主要的特点是

A.皮损呈多样性

B.有明显的接触某物的病史

C.有一定的潜伏期

D.常见于暴露部位

E.自觉瘙痒剧烈

【答案】B

【解析】本病在发病前有明显的接触史，这是其主要特点，其余选项也为其特点。

2.接触性皮炎血虚风燥证的治法为

A.疏风清热止痒

B.清热祛湿，凉血解毒

C.养血润燥，祛风止痒

D.益气养阴清热

E.疏风解表止痒

【答案】C

（3~5题共用题干）

患者，男，54岁。5年前腰部因疼痛，外贴膏药后皮肤出现局限性红肿，后起水疱，伴瘙痒，自行治疗后皮损结痂，有色素沉着，5年中病情反复发作，皮损肥厚干燥，有鳞屑，瘙痒剧烈，舌淡红，苔薄，脉弦细数。

3.其证型是

A.血虚风燥证

B.湿热毒蕴证

C.风热蕴肤证

D.脾虚湿盛证

E.肾阴虚证

【答案】A

4.其治法是

A.清热祛湿,凉血解毒

B.养血润燥,祛风止痒

C.疏风清热止痒

D.解表散寒止痒

E.清热解毒,行气祛湿

【答案】B

5.其治疗方药是

A.黄连解毒汤加减

B.凉膈散加减

C.消风散合当归饮子加减

D.龙胆泻肝汤加减

E.化斑解毒汤合龙胆泻肝汤加减

【答案】C

第十三节　药毒

1.药毒是药物进入人体内所致的急性炎症反应,与其他疾病相比,其特点是

A.发病前有用药史,有一定的潜伏期,皮损呈多形性

B.发病前均有明显的接触某物质病史

C.皮损呈丘疹样风团,上有针尖大小的瘀点、丘疹或水疱,呈散在性分布

D.皮损主要表现为浅在性脓疱和脓痂,有接触传染和自体接种的特性

E.对称分布,多形损害,剧烈瘙痒,倾向湿润,反复发作,易转为慢性

【答案】A

2.药毒气阴两虚证的治疗方剂首选

A.萆薢渗湿汤

B.清营汤

C.增液汤合益胃汤

D.消风散

E.五神汤

【答案】C

第十四节　瘾疹

1.瘾疹的皮损特点是

A.呈带状分布的红斑上成簇的水疱

B.皮肤黏膜交界处成群的水疱

C.皮肤上浅在性脓疱和脓痂

D.瘙痒性风团,发无定处,骤起骤退,消退后不留任何痕迹

E.对称分布,多形损害,剧烈瘙痒

【答案】D

【解析】本病发病突然,皮损可发生于任何部位,出现形态不一、大小不等的红色或白色风团,一般迅速消退,不留痕迹。

2.下列哪项不是瘾疹的病因病机

A.禀性不耐,卫外不固,风邪乘虚侵袭

B.风寒、风热客于肌表

C.肠胃湿热郁于肌表

D.气血不足,虚风内生

E.风湿热邪浸淫肌肤

【答案】E

(3~5 题共用题干)

患者,男,13 岁。进食海虾后,全身发出瘙痒性风团,突然发生,并迅速消退,不留痕迹,皮团色白,遇寒则加剧,得冷则减轻,舌淡红薄薄白,脉浮紧。

3.其证型为

A.风热犯表证

B.风寒束表证

C.胃肠湿热证

D.血虚风燥证

E.气血两虚证

【答案】B

4.其治法为

A.疏风散寒止痒

B.疏风清热止痒

C.疏风解表,通腑泻热

D.养血祛风,润燥止痒

E.补益气血

【答案】A

5.治疗应首选的方剂是

A.桂枝汤

B.消风散

C.防风通圣散

D.麻黄桂枝各半汤

E.银翘散

【答案】D

第十五节　牛皮癣

1.牛皮癣的皮损特点是

A.瘙痒性风团,发无定处,骤起骤退,消退后不留任何痕迹

B.对称分布,多形损害,剧烈瘙痒

C.皮损呈圆形或多角形的扁平丘疹,常融合成片,极易形成苔癣样变

D.皮损为暗红、淡紫色或皮肤色多角形扁平丘疹,有蜡样光泽、网状纹

E.皮损基底淡红色,上覆银白色鳞屑,剥后有薄膜现象和点状出血

【答案】C

【解析】本病相当于西医的神经性皮炎,特点为皮损多呈圆形或多角形的扁平丘疹,常融合成片,剧烈瘙痒,搔抓后皮损肥厚,皮沟加深,皮嵴隆起,极易形成苔癣化。

2.治疗牛皮癣肝郁化火证,应首选

A.龙胆泻肝汤

B.当归饮子

C.桃红四物汤

D.竹叶石膏汤

E.消风散

【答案】A

第十六节　白疕

1.以下哪一项是白疕的皮损特点

A.红斑边界清楚,鳞屑多呈油腻状

B.椭圆形红斑,上覆较薄细碎鳞屑,长轴与皮纹走向一致

C.红斑上有银白色鳞屑,有薄膜及露水样出血点

D.与毛囊一致的角化性红丘疹及播散性淡红色鳞屑性斑片

E.色素减退性圆形或椭圆形的斑片

【答案】C

【解析】白疕相当于西医的银屑病,其特点是在红斑上有松散的银白色鳞屑,抓之有薄膜及露水珠样出血点。

2.患者,女,46岁。半年来头皮、四肢出现点滴状皮损,色鲜红,瘙痒,鳞屑增多,有筛状出血点,喜凉怕热,便干尿黄,舌红苔薄黄,脉弦滑。其证候是

A.血虚肝旺

B.火毒炽盛

C.湿热蕴积

D.血热内蕴

E.风热蕴肤

【答案】D

(3~5题共用题干)

患者,女,38岁。患白疕,发病较久,皮疹多呈斑片状,鳞屑较厚,颜色暗红,舌紫暗有瘀点,脉涩。

3.其证型为

A.火毒炽盛证

B.血热内蕴证

C.血虚风燥证

D.气血瘀滞证

E.湿毒蕴阻证

【答案】D

4.其治法是

A.清热泻火,凉血解毒

B.清利湿热,解毒通络

C.活血化瘀,解毒通络

D.养血滋阴,润肤息风

E.清热凉血,解毒消斑

【答案】C

5.其证型为

A.桃红四物汤

B.萆薢渗湿汤

C.清瘟败毒饮

D.犀角地黄汤

E.当归饮子

【答案】A

第十七节　淋病

1.下列各项,关于淋病叙述不正确的是

A.多有不洁性交史

B.误用污染之器具

C.不可间接传染

D.病原体为淋球菌

E.以上均正确

【答案】C

2.以下哪一项为淋病的临床特点

A.龟头红肿,包皮内有多量脓性分泌物

B.外生殖器有多个痛性溃疡,表面有脓性分泌物,尿道口红肿

C.尿道分泌物少,为黏液状

D.尿道口刺痛,尿道口排出脓性分泌物

E.外生殖器多为单个无痛性溃疡

【答案】D

【解析】本病患者在排尿开始时尿道外口刺痛或灼热痛,排尿后疼痛减轻。尿道口溢脓,开始为浆液性分泌物,以后逐渐出现黄色黏稠的脓性分泌物。

(3~4题共用备选答案)

A.清热利湿,解毒化浊

B.滋阴降火,利湿祛浊

C.养血润燥,息风止痒

D.祛风利湿,清热止痒

E.清热凉血,润肤息风

3.治疗淋病湿热毒蕴证的治法是

【答案】A

4.治疗淋病阴虚毒恋证的治法是

【答案】B

第十八节　梅毒

1.中医认为梅毒的病因病机为

A.淫秽疫毒与湿热、风邪杂合所致

B.湿热秽浊之邪侵及肝经、下注阴部

C.湿热秽浊由下焦前阴入侵,阻于膀胱及肝经

D.秽浊之毒酿生湿热,下注皮肤黏膜

E.下焦湿热导致膀胱功能失调,三焦水道通调不利

【答案】A

(2~4题共用题干)

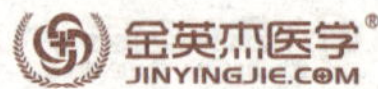

患者，男，28岁。外生殖器及肛门出现单个质坚韧丘疹，四周焮肿，腹股沟部有杏核样大、色白坚硬之肿块，伴口苦纳呆，尿短赤，大便秘结，舌苔黄腻，脉弦数。西医诊断为梅毒。

2.其证候是

A.肝经湿热

B.痰瘀互结

C.脾虚湿蕴

D.气血两虚

E.气阴两虚

【答案】A

3.其治法是

A.凉血解毒，泄热散瘀

B.清热利湿，解毒驱梅

C.活血解毒，通络止痛

D.滋补肝肾，填髓息风

E.养心补肾，祛瘀通阳

【答案】B

4.其方剂是

A.清营汤合桃红四物汤

B.五虎汤

C.龙胆泻肝汤

D.地黄饮子

E.苓桂术甘汤

【答案】C

(5~6题共用备选答案)

A.清营汤

B.龙胆泻肝汤

C.五虎汤

D.地黄饮子

E.苓桂术甘汤

5.治疗梅毒毒结筋骨证，首选

【答案】C

6.治疗梅毒心肾亏虚证，首选

【答案】E

第十九节　尖锐湿疣

1.下列哪一项为尖锐湿疣的中医病因病机

A.湿热秽浊由下焦前阴入侵，阻于膀胱及肝经

B.湿热秽浊之邪侵及肝经、下注阴部

C.风热毒邪搏于肌肤而生

D.秽浊之毒酿生湿热，下注皮肤黏膜

E.淫秽疫毒与湿热、风邪杂合所致

【答案】D

【解析】本病主要因性滥交或房事不洁，感受秽浊之毒，毒邪蕴聚，酿生湿热，湿热下注皮肤黏膜而产生赘生物。

(2~4题共用题干)

患者，男，37岁。患尖锐湿疣，外生殖器及肛门出现疣状赘生物，色灰，质软，表面秽浊潮湿，触之易出血，恶臭；伴小便黄不畅；苔黄腻，脉滑。

2.其证型为

A.脾虚水停证

B.脾肾阳虚证

C.湿毒下注证

D.湿热毒蕴证

E.脾虚湿盛证

【答案】C

3.其治法是

A.凉血解毒，泄热散瘀

B.利湿化浊，清热解毒

C.活血解毒，通络止痛

D.滋补肝肾，填髓息风

E.养心补肾，祛瘀通阳

【答案】B

4.应首选的方剂是

A.黄连解毒汤
B.萆薢化毒汤
C.龙胆泻肝汤
D.知柏地黄丸
E.土茯苓合剂
【答案】B

第九章　肛门直肠疾病

配套名师精讲课程

第一节　痔

1.治疗内痔之气滞血瘀证的方药是
A.凉血地黄汤
B.槐花散
C.脏连丸
D.止痛如神汤
E.补中益气汤
【答案】D
2.内痔的主要症状是
A.便血，疼痛
B.便血，有分泌物
C.便血，脱出
D.便血，肛门痒
E.便血，异物感
【答案】C
3.治疗内痔之湿热下注证的方药是
A.凉血地黄汤
B.槐花散
C.脏连丸
D.止痛如神汤
E.补中益气汤
【答案】C
【解析】内痔湿热下注证：肛内有肿物脱出，甚或嵌顿，肛门紧缩，坠胀疼痛，甚则肛门周缘有血栓，形成水肿，触之疼痛较明显；舌质暗红，苔白或黄，脉弦或涩。治法：清热利湿，祛风活血。用药：脏连丸。
4.内痔分期的主要依据是
A.便血多少与颜色
B.脱出情况
C.痔核大小
D.病程长短
E.疼痛程度
【答案】B
【解析】内痔Ⅰ期痔核较小，不脱出，以便血为主；Ⅱ期痔核较大，大便时可脱出肛外，便后自行回纳，便血或多或少。Ⅲ期痔核更大，大便时脱出肛外，不能自行回纳，须用手推或平卧、热敷后才能回纳，便血不多或不出血。故其主要分期依据为脱出情况。
5.患者，男，65岁。动则气急，欲便无力，排便时有肿物自肛门内脱出，严重时走路、咳嗽均有脱出，须手助复位，伴有少量出血，舌淡苔薄，脉细。其诊断是
A.Ⅰ期内痔
B.Ⅱ期内痔
C.Ⅲ期内痔
D.肛乳头肥大
E.炎性混合痔
【答案】C
6.患者，男，28岁。肛门部剧痛2天，肛缘可扪及肿物，表面色紫，触痛明显。应首选考虑的是
A.肛裂
B.肛旁皮下脓肿
C.血栓性外痔
D.肛管癌

E.内痔嵌顿

【答案】C

7.患者,女,42岁。肛门部肿物,异物感明显,时肿痛。经查诊断为静脉曲张性外痔。应首选的治疗措施是

A.注射法

B.枯痔法

C.结扎

D.切除法

E.外剥内扎法

【答案】D

(8~9题共用备选答案)

A.截石位3、7、11点

B.截石位3、9点

C.截石位6、12点

D.截石位1、8点

E.截石位4、10点

8.混合痔好发于肛门齿线下

【答案】A

9.内痔好发于肛门齿线上

【答案】A

第二节　息肉痔

1.下列疾病中,分为单发性和多发性两种,前者多见于儿童的疾病是

A.内痔

B.息肉痔

C.血栓性外痔

D.锁肛痔

E.肛隐窝炎

【答案】B

2.小儿低位带蒂息肉采用

A.注射疗法

B.挂线疗法

C.结扎法

D.切除法

E.枯痔法

【答案】C

第三节　肛隐窝炎

1.肛隐窝炎的并发症是

A.肛口肿胀

B.肛口疼痛

C.肛口出血

D.肛乳头炎

E.肛口潮湿

【答案】D

2.积极治疗对预防肛痈、肛漏有重要意义的疾病是

A.肛裂

B.内痔

C.外痔

D.肛隐窝炎

E.息肉痔

【答案】D

第四节　肛痈

关于一次切开挂线法治疗肛痈的适应证,错误的是

A.肛门旁皮下脓肿

B.坐骨直肠间隙脓肿

C.骨盆直肠间隙脓肿

D.直肠后间隙脓肿

E.马蹄形脓肿

【答案】A

第五节 肛漏

1.肛漏手术成败的关键在于

A.切除瘘管管壁

B.避免损伤内括约肌

C.正确找到内口并切开或切除

D.将外口及瘘管切除

E.以上都不是

【答案】C

【解析】肛漏以手术治疗为主,将瘘管全部切开,可使引流顺畅,所以找到内口并切开或切除很关键。

2.挂线疗法的适应证

A.高位单纯性肛瘘

B.高位复杂性肛瘘

C.有内外口的低位肛瘘,距肛门 4 cm 以内

D.瘘管病史少于 3 个月

E.以上都不是

【答案】C

(3~4 题共用备选答案)

A.疼痛、出血、便秘

B.流脓、疼痛、瘙痒

C.肛门坠胀、有异物感

D.肛周红、肿、热、痛

E.便下脓血、黏液,便意频数

3.肛漏的局部症状为

【答案】B

4.肛裂的局部症状多为

【答案】A

第六节 肛裂

1.肛管皮肤全层纵行裂开并形成感染性溃疡者称为

A.肛裂

B.皲裂

C.溃疡

D.痔

E.瘘

【答案】A

2.下列哪种疾病无脱垂症状

A.Ⅱ期内痔

B.肛裂

C.Ⅲ期内痔

D.息肉痔

E.脱肛

【答案】B

3.肛裂疼痛的特点是

A.周期性疼痛

B.持续性刺痛

C.搏动性跳痛

D.持续性钝痛

E.持续性胀痛

【答案】A

4.适用于不伴有结缔组织外痔、皮下瘘等的陈旧性肛裂的手术是

A.扩肛法

B.切开疗法

C.肛裂侧切术

D.纵切横缝法

E.挂线疗法

【答案】C

5.患者,男,30 岁。便干,便后出血并疼痛 1 周。检查:肛门外观可见截石位 6 点有

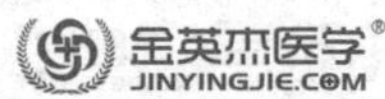

一梭形裂口通向肛内,创面不深,边缘整齐。其分类应是

A.内痔

B.外痔

C.肛窦炎

D.早期肛裂

E.陈旧性肛裂

【答案】D

【解析】早期肛裂:发病的时间较短,仅在肛管皮肤上有一个小的溃疡,创面颜色浅而色鲜红,边缘较整齐而有弹性。

第七节 脱肛

1.脱肛外治法的治疗原则是

A.熏洗、外敷

B.涂药、烙法

C.收敛、固涩

D.熨法、热烘

E.针灸、垫棉

【答案】A

2.脱肛之脾虚气陷证的治疗用

A.补中益气汤

B.四君子汤

C.芪参益气汤

D.归脾汤

E.萆薢渗湿汤

【答案】A

3.排便或增加腹压时,肛管直肠全层和部分乙状结肠脱出,长 13 cm,呈圆柱形,环状皱壁消失,色红,质软,常因括约肌松弛无力,以致肛门松弛。其脱肛的临床分度是

A.一度

B.二度

C.三度

D.四度

E.五度

【答案】C

【解析】一度脱垂为直肠黏膜脱出,长 3~5 cm,不易出血,便后可自行回纳;二度脱垂为直肠全层脱出,脱出物长 5~10 cm,触之较厚,有弹性,便后有时需用手回复;三度脱垂为直肠及部分乙状结肠脱出,长达 10 cm 以上,呈圆柱形,触之很厚,肛门松弛无力。

4.关于一度直肠脱垂的临床表现,下列哪项不正确

A.为直肠黏膜脱出,呈淡红色

B.脱出物长约 5~10 cm,呈圆锥状

C.触之柔软,无弹性

D.便后可自行回纳

E.不易出血

【答案】B

5.患者,女,36 岁。肛门部有物反复脱出近 10 年。检查:脱出物呈圆锥状,长约 9 cm。其诊断是

A.混合痔

B.内痔三期

C.一度直肠脱垂

D.二度直肠脱垂

E.三度直肠脱垂

【答案】D

第八节 锁肛痔

1.肛管直肠癌的早期症状除便血外,还可见

A.大便变形

B.腹胀肠鸣

C.脱出不纳

D.排便习惯改变

E.肛门潮湿

【答案】D

【解析】锁肛痔是指肛管直肠癌后期，肿块堵塞肛门，引起肛门狭窄，大便困难，犹如锁住肛门一样，故称锁肛痔。相当于西医的肛管直肠癌。其临床特点是便血、大便习惯改变、直肠肛管肿块。

2.下列各项，不属于锁肛痔排便习惯改变的是

A.排便次数增多

B.便秘

C.便血

D.便意频频

E.排便不尽感

【答案】C

3.患者，男，61 岁。1 个月来，大便次数由每日 1 次变为每日 2~3 次，并有下坠及排便不尽之感，便中带血，色暗红、量不多。初步诊断为直肠癌，为确诊，应做哪项简便而有意义的检查

A.结肠造影

B.肛门直肠指诊

C.革兰染色

D.结肠镜检查

E.病理切片

【答案】B

4.患者，男，52 岁。不明原因出现便血，肛门重坠，肛门指诊触及肠壁上有一硬结性肿块，推之不移，指套上有脓血黏液，应首先考虑

A.直肠息肉

B.直肠癌

C.直肠腺瘤

D.肛乳头肥大

E.直肠黏膜下脓肿

【答案】B

第十章　泌尿男性疾病

第一节　子痈

1.睾丸及附睾的急性化脓性感染称为

A.子痰

B.囊痈

C.子痈

D.脱囊

E.卵子瘟

【答案】C

（2~4 题共用题干）

患者，男，38 岁。患急性子痈2 天，无全身症状，副睾结节，轻微触痛，牵引少腹疼痛，舌有瘀斑，苔薄白，脉弦细。

2.其证型为

A.湿热下注证

B.气滞痰凝证

C.瘀血阻滞证

D.痰湿郁阻证

E.气血亏虚证

【答案】B

3.其治法为

A.清热解毒，活血祛瘀

B.清热利湿，解毒消肿

C.疏肝理气，化痰散结

D.疏肝理脾，解毒消肿

E.清热利湿，解毒活血

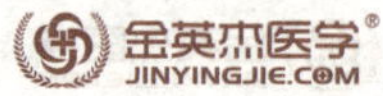

【答案】C

4.应首选方剂为

A.透脓散

B.滋阴除湿汤

C.萆薢化毒汤

D.龙胆泻肝汤

E.橘核丸

【答案】E

第二节 子痰

1.下列各项,不属于子痰溃后症状的是

A.脓液清稀如痰涎

B.脓液中夹有败絮状物

C.疮口凹陷

D.容易形成瘘管

E.疮口容易愈合

【答案】E

【解析】子痰是发生于附睾部的慢性化脓性疾病。溃破后脓液清稀,或带豆腐渣样絮状物,腥味较浓,易形成长期不愈合的阴囊部窦道。疮口凹陷,形成瘘管,愈合缓慢,或虽愈合,反复发作,全身虚热不退,病久不愈。

2.临床治疗子痰气血两虚证,常选用的方剂是

A.透脓散加减

B.橘核丸加减

C.十全大补汤加减

D.黄连解毒汤加减

E.滋阴除湿汤加减

【答案】C

第三节 阴茎痰核

1.阴茎海绵体发生纤维性硬结,中医称之为

A.子痈

B.子痰

C.肾岩

D.硬下疳

E.阴茎痰核

【答案】E

2.关于阴茎痰核的临床表现,以下哪一项是错误的

A.痰核生于阴茎腹侧

B.阴茎皮下有条索状或斑块样结节

C.一般不会溃破

D.勃起时阴茎弯曲疼痛

E.影响性生活

【答案】A

【解析】本病是指阴茎海绵体白膜发生纤维化硬结的一种疾病,相当于西医的阴茎硬结症。多见于中年人。阴茎背侧可触及硬结或条索状斑块,发展缓慢,从不破溃。阴茎勃起时有疼痛或弯曲变形,严重者可影响性交,甚至引起阳痿。

第四节 尿石症

1.关于上尿路结石的临床表现,下列哪项是错误的

A.疼痛

B.肉眼血尿

C.有时为镜下血尿

D.疼痛常向下腹部放射

E.结石越大,症状越明显

【答案】E

2.尿石症的主要病机是

A.湿热下注

B.气血瘀滞

C.肾虚膀胱有热

D.膀胱气化不利

E.阴虚湿阻

【答案】C

（3~5题共用题干）

尿石症患者小腹痛，尿流突然中断，尿频，尿急，尿痛，小便混赤，口干欲饮，舌红，苔黄腻，脉弦数。

3.其证候为

A.湿热蕴结证

B.气血瘀滞证

C.肾气不足证

D.脾虚湿滞证

E.气血两虚证

【答案】A

4.其治法为

A.理气活血，通淋排石

B.清热利湿，通淋排石

C.补肾益气，通淋排石

D.活血化瘀，通淋排石

E.补益气血，通淋排石

【答案】B

5.治疗应首选的方剂是

A.金铃子散

B.石韦散

C.化坚二陈汤

D.三金排石汤

E.济生肾气丸

【答案】D

第五节　精浊

1.精浊的病机是

A.肾虚、湿热、瘀滞

B.湿热、瘀滞、血热

C.肾虚、瘀滞、痰浊

D.肾虚、血热、瘀滞

E.肝郁、湿热、肾虚

【答案】A

2.治疗精浊肾阳虚损证，应首选的方剂是

A.金锁固精丸

B.济生肾气丸

C.真武汤

D.附桂八味丸

E.调元肾气丸

【答案】B

【解析】精浊肾阳虚损证，证候：多见于中年人，排尿淋漓，腰膝酸痛，阳痿早泄，形寒肢冷。舌淡胖，苔白，脉沉细。治法：补肾助阳。方药：济生肾气丸加减。

第六节　精癃

1.患者，男，55岁。进行性尿频、排尿困难1年。应首先考虑的疾病是

A.急性前列腺炎

B.膀胱结石

C.精癃

D.肾结石

E.尿道结石

【答案】C

2.患者，男，65岁。小便频数黄赤，尿道灼热涩痛，排尿不畅，小腹胀满，大便干燥，口苦口黏。舌暗红，苔黄腻，脉滑数。治疗应首选方剂为

A.金锁固精丸

B.济生肾气丸

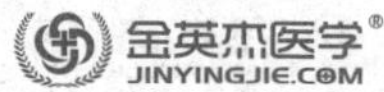

C.真武汤

D.附桂八味丸

E.八正散

【答案】E

第十一章 周围血管疾病

第一节 股肿

1.深静脉血栓形成的最大危险性是

A.水肿

B.肺栓塞

C.下肢坏死

D.患肢增粗

E.浅静脉扩张

【答案】B

2.患者,男,36岁。手术后1周突然出现右下肢疼痛肿胀,皮肤色泽发绀,皮温增高,浅静脉怒张,大腿内侧有明显压痛,并伴有低热。应首先考虑的是

A.脱疽

B.血栓性浅静脉炎

C.血栓性深静脉炎

D.动脉硬化闭塞症

E.糖尿病坏疽

【答案】C

(3~5题共用题干)

患者,女,28岁。产后1周突然出现左小腿肿胀,疼痛,皮温增高,浅静脉怒张,足背弯曲时腓肠肌疼痛明显,舌暗淡苔黄腻,脉弦滑。

3.其证候为

A.血脉瘀阻证

B.湿热下注证

C.气虚湿阻证

D.肝肾阴虚证

E.痰湿阻滞证

【答案】B

4.其治法为

A.活血化瘀,通络止痛

B.益气健脾,祛湿通络

C.清热利湿,活血化瘀

D.解毒活血,通络止痛

E.健脾祛湿,清热通络

【答案】C

5.其治疗应首选的方剂是

A.四妙勇安汤

B.清利通络汤

C.活血通脉汤

D.复元活血汤

E.活血散瘀汤

【答案】A

第二节 青蛇毒

1.患者下肢疼痛、肿胀、皮色红紫,活动后则甚,小腿部挤压刺痛,见条索状物,按之柔韧或似弓弦;舌有瘀点、瘀斑,脉沉细或沉涩。其治疗应首选的方剂是

A.活血通脉汤

B.活血散瘀汤

C.活血通脉汤

D.二妙散合茵陈赤豆汤

E.柴胡清肝汤或复元活血汤

【答案】D

2.青蛇毒患者下肢处遗有一条索状物,其色黄褐,按之如弓弦,可有按压疼痛,结节破溃易形成

A.筋瘤

B.股肿

C.臁疮

D.脱疽

E.丹毒

【答案】C

第三节 筋瘤

1.筋瘤相当于西医的

A.下肢静脉曲张

B.下肢慢性溃疡

C.血栓性深静脉炎

D.血栓闭塞性静脉炎

E.动脉硬化性闭塞症

【答案】A

2.患者,男,46 岁。左下肢青筋盘曲,状如蚯蚓,表面色青紫,患肢肿胀疼痛;舌有瘀点,脉细涩,治疗应首选方剂为

A.血府逐瘀汤

B.清利通络汤

C.活血通脉汤

D.复元活血汤

E.活血散瘀汤

【答案】E

第四节 臁疮

1.臁疮气虚血瘀的治法是

A.清热解毒,养阴活血

B.清热利湿,活血通络

C.活血化瘀,和营消肿

D.益气健脾,祛湿通络

E.益气活血,祛瘀生新

【答案】E

2.臁疮形成的主要原因是

A.长期站立负重

B.虫咬

C.局部皮肤破损

D.湿疹及过敏性皮炎

E.外伤

【答案】A

【解析】本病多由久站或过度负重而致小腿筋脉横解,青筋显露,瘀停脉络,久而化热,或小腿皮肤破损染毒,湿热下注而成,疮口经久不愈。

第五节 脱疽

1.脱疽的主要病因病理是

A.脾气不健,脾肾不足,寒湿侵袭,凝滞脉络

B.湿热蕴结,寒湿外侵,气血瘀滞,脉络滞塞

C.湿热下注,气血壅滞,经络阻隔,脉络瘀滞

D.肝肾不足,气血两亏,络脉闭阻,筋骨失养

E.情志郁结,气滞血瘀,脉络闭阻,筋脉失养

【答案】A

2.脱疽初起,患者足背动脉、股后动脉的脉象多表现为

A.弦数

B.洪大

C.结代

D.微弱

E.绝

【答案】D

【解析】脱疽是由四肢末端经脉闭阻不通引起的。初起时经脉尚未完全闭阻,但阳气微弱鼓动无力,其脉微弱。

(3~5题共用题干)

患者,男,38岁。患脱疽2年,目前左小腿足趾紫红,下垂时更甚,抬高则见苍白,足背毳毛脱落,皮肤、肌肉萎缩,趾甲变厚,趺阳脉搏动消失,患肢持久性静止痛,尤以夜间较甚,舌紫暗苔薄白,脉沉细。

3.其证型为

A.寒湿阻络证

B.血脉瘀阻证

C.湿热毒盛证

D.热毒伤阴证

E.气阴两虚证

【答案】B

4.其治法为

A.温阳散寒,活血通络

B.清热利湿,解毒活血

C.活血化瘀,通络止痛

D.清热解毒,养阴活血

E.益气养阴

【答案】C

5.治疗应首选

A.阳和汤

B.顾步汤

C.四妙勇安汤

D.桃红四物汤

E.独活寄生汤

【答案】D

6.治疗脱疽热毒伤阴证的治法是

A.温阳散寒,活血通络

B.活血化瘀,通络止痛

C.清热解毒,养阴活血

D.益气养阴,通络止痛

E.清热利湿,解毒活血

【答案】C

(7~8题共用备选答案)

A.阳和汤

B.桃红四物汤

C.顾步汤

D.人参养荣汤

E.附桂八味丸

7.治疗脱疽寒湿阻络证,应首选

【答案】A

8.治疗脱疽血脉瘀阻证,应首选

【答案】B

(9~10题共用备选答案)

A.寒湿阻络

B.血脉瘀阻

C.湿热毒盛

D.热毒伤阴

E.气阴两虚

9.脱疽表现为患肢暗红、紫红或青紫,下垂更甚,肌肉萎缩,趺阳脉搏动消失,患肢持久性疼痛,夜间尤甚。其证候是

【答案】B

10.脱疽表现为患肢暗红而肿,患肢如煮熟之红枣,渐变为紫黑色,呈浸淫蔓延,溃破腐烂,疼痛异常,彻夜不得安眠。其证候是

【答案】C

第十二章　其他外科疾病

第一节　冻疮

1. Ⅰ度冻疮是

A.红斑性冻疮

B.水疱性冻疮

C.腐蚀性冻疮

D.坏死性冻疮

E.全身性冻疮

【答案】A

2.下列关于严重冻疮复温措施中，错误的是

A.口服姜汤

B.温糖水

C.温茶水

D.冷水浴

E.将冻肢置于救护者怀中

【答案】D

第二节　烧伤

1.某患者半小时前被热气灼伤两前臂，现局部疼痛剧烈，有散在水疱，个别破溃，基底部呈均匀红色、潮湿。其诊断是

A.面积约为6%的浅Ⅱ度烧伤

B.面积约为4.5%的Ⅱ度烧伤

C.面积约为9%的Ⅲ度烧伤

D.面积约为9%的Ⅰ度烧伤

E.面积约为9%的深Ⅱ度烧伤

【答案】A

【解析】中国九分法，双上肢面积占18%。双前臂为6%，头面、颈部为9%；躯干前后包括外阴部为27%；双下肢包括臀部为46%。Ⅰ度烧伤有疼痛和烧灼感，伤及表皮角质、透明层、颗粒层。浅Ⅱ度烧伤有大小不一的水疱，伤及真皮层。深Ⅱ度烧伤局部肿胀，间或有小水疱，伤及真皮乳头层以下。Ⅲ度烧伤皮肤坏死，形成结痂，伤及全层皮肤，可深达肌肉，甚至骨骼、内脏器官。

2.小面积烧伤初期可用

A.清凉膏

B.红油膏

C.金黄膏

D.冲和膏

E.黄连膏

【答案】A

3.患者，男，18岁。左下肢被沸水烫伤，局部疼痛剧烈，遍布水疱，有部分破裂，可见基底部呈均匀红色。据此，确定其烧烫伤的深度是

A.轻度

B.Ⅰ度

C.浅Ⅱ度

D.深Ⅱ度

E.Ⅲ度

【答案】C

4.患儿，男，12岁。因烧伤面积较大，症见壮热烦渴，躁动不安，口干唇焦，呼吸气粗，鼻翼扇动，大便秘结，小便短赤，舌红苔黄糙，脉弦数。其证候是

A.火热伤津

B.阴伤阳脱

C.火毒内陷

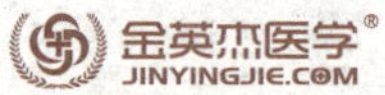

D.气血两虚

E.脾胃虚弱

【答案】C

5.五指并拢时，一只手掌的面积占全身体表面积的比例是

A.0.5%

B.1%

C.2%

D.5%

E.9%

【答案】B

【解析】手掌法伤员本人五指并拢时，一只手掌的面积占体表面积的1%。此法常用于小面积或散在烧伤的计算。

第三节 毒蛇咬伤

1.蛇毒属血循毒的毒蛇是

A.银环蛇

B.竹叶青蛇

C.金环蛇

D.海蛇

E.眼镜蛇

【答案】B

【解析】蝰蛇、竹叶青蛇、尖吻蝮蛇类蛇毒属于血循毒类；眼镜蛇蛇毒为混合毒类；海蛇蛇毒为神经毒类。

2.主要含混合毒的毒蛇是

A.竹叶青蛇

B.尖吻蝮蛇

C.眼镜王蛇

D.烙铁头蛇

E.银环蛇

【答案】C

3.下列各项，属神经毒类的毒蛇是

A.蝰蛇

B.竹叶青蛇

C.尖吻蝮蛇

D.海蛇

E.眼镜蛇

【答案】D

【解析】神经毒者有银环蛇、金环蛇、海蛇，血循毒者有蝰蛇、尖吻蝮蛇、竹叶青蛇和烙铁头蛇。混合毒者有眼镜蛇、眼镜王蛇和蝮蛇。

第四节 破伤风

1.破伤风肌肉强直性痉挛的顺序是

A.咀嚼肌、颈项肌、背腹肌、面肌、四肢肌群、膈肌、肋间肌

B.咀嚼肌、面肌、背腹肌、四肢肌群、膈肌、颈项肌、肋间肌

C.咀嚼肌、面肌、颈项肌、背腹肌、四肢肌群、膈肌、肋间肌

D.咀嚼肌、面肌、颈项肌、膈肌、背腹肌、四肢肌群、肋间肌

E.咀嚼肌、面肌、四肢肌群、颈项肌、背腹肌、膈肌、肋间肌

【答案】C

2.破伤风的潜伏期一般为

A.24小时

B.2~3天

C.4~14天

D.20~30天

E.2~6个月

【答案】C

3.破伤风发作期最先出现的症状是

A.苦笑面容

B.张口困难

C.颈项强直

D.角弓反张

E.手足抽搐

【答案】B

【解析】破伤风发作期典型的发作症状是全身或局部肌肉强直性痉挛和阵发性抽搐。肌肉强直性痉挛首先从头面部开始,进延展至躯干四肢,其顺序为咀嚼肌、面肌、颈项肌、背腹肌、四肢肌群、膈肌肋间肌,因此可知张口困难最先出现。

第五节　肠痈

1.确诊为急性阑尾炎的主要依据是

A.右侧腹痛,伴恶寒、发热

B.右下腹痛突然而剧烈,检查发现右侧囊性肿物

C.突发性右下腹绞痛,腹软,肾区叩痛

D.转移性右下腹疼痛,局限性右下腹压痛、拒按

E.阵发性右侧腹疼痛,伴恶心欲呕

【答案】D

【解析】本病初期腹痛多起于脐周或上腹部,数小时后,腹痛转移并固定在下腹部。病情发展,渐至化脓,则腹痛加剧,右下腹明显压痛,出现反跳痛。

(2~4 题共用题干)

患者,男,24 岁。转移性右下腹痛 6 小时,临床诊为肠痈。现除轻度腹痛外,尚有轻度发热,恶心纳呆,舌苔白腻,脉弦滑。

2.其证型是

A.瘀滞证

B.湿热证

C.热毒证

D.气虚证

E.阳虚证

【答案】A

3.其治法是

A.理气行瘀,疏化导滞

B.行气活血,通腑泄热

C.理气透脓,通腑泄热

D.行气祛瘀,通腑排脓

E.理气活血,通腑透脓

【答案】B

4.其选方是

A.复方大柴胡汤

B.大黄牡丹汤

C.大黄牡丹汤合透脓散

D.透脓散

E.大黄牡丹汤合红藤煎剂

【答案】E

第八篇

中医妇科学

第一章　绪论

1.我国现存的第一部产科专著是

A.《妇人大全良方》

B.《经效产宝》

C.《傅青主女科》

D.《邯郸遗稿》

E.《女科要旨》

【答案】B

【解析】《妇人大全良方》首先提出"妇人以血为本"的治疗观点,妇产科史上的划时代巨著。《傅青主女科》立眼于肝脾肾三脏。昝殷著《经效产宝》是我国现存理论和方药较完备的妇产科专著,是我国现存的第一部产科专著。《邯郸遗稿》提出天癸是促进人体生长发育和生殖的物质,命门之火是其主宰。《女科要旨》该术调经重脾胃。

2.首先提出"妇人以血为基本治疗"的观点,妇产科史上的划时代巨著是

A.《傅青主女科》

B.《女科要旨》

C.《经效产宝》

D.《妇人大全良方》

E.《邯郸遗稿》

【答案】D

3.《傅青主女科》治疗妇科病的侧重点是

A.强调阴阳相互作用

B.培补气血,调理脾胃

C.调理气血,补益脾胃

D.重视脾肾,倡命门学说

E.调经重脾胃

【答案】B

第二章　女性生殖器官

第一节　外生殖器

1.子门是指

A.外阴

B.阴道口

C.阴道

D.宫颈口

E.子宫

【答案】D

【解析】子门相当于子宫颈口,是防御外

邪入侵的第二道关口，排月经、分泌带液、娩出胎儿的通道。在这里还应注意不要与龙门，玉门、胞门等相混淆。龙门、玉门、胞门均指阴道口及处女膜，已婚未产者的阴道口称龙门；未婚者的处女膜称玉门；已婚已产者的阴道口称胞门。

2.下列各项不属于阴户的功能的是

A.是防御外邪入侵的第一道门户

B.是排月经、泌带下、排恶露之出口

C.是合阴阳之入口

D.娩出胎儿、胎盘之产门

E.排出月经的通道

【答案】E

第二节 内生殖器

1.阴道的功能是

A.娩出胎儿路径

B.排恶露之出口

C.防御外邪入侵的第一道门户

D.阴阳交合的入口

E.娩出胎儿、胎盘之产门

【答案】A

2.胞宫属“奇恒之腑”，具有藏和泻的双重功能，当月经间歇期或妊娠期时属于哪项生理功能

A.泻而不藏

B.藏而不泻

C.既藏又泻

D.藏泻交替

E.不藏不泻

【答案】B

3.下列各项不属于子宫的功能的是

A.产生月经

B.排出月经

C.孕育胎儿

D.分娩胎儿

E.抵御外邪

【答案】E

第三章 女性生殖生理

第一节 女性一生各期的生理特点

1.青春期开始的重要标志是

A.具有生育能力

B.第二性征发育

C.月经来潮

D.外生殖器官发育渐趋成熟

E.内生殖器官发育渐趋成熟

【答案】C

2.性成熟期是指

A.从出生后4周内

B.7~10岁

C.10~19岁

D.18岁左右开始

E.21岁左右开始

【答案】D

第二节 月经的生理

1.与妇科疾病关系最为密切的脏腑是

A.肾肝心

B.肾肝脾

C.肾肝肺

D.肾心脾

E.肾肺脾

【答案】B

2.受孕之初,按月行经而无损于胎儿的,称为

A.激经

B.试胎

C.堕胎

D.暗经

E.弄胎

【答案】A

(3~4题共用备选答案)

A.并月

B.季经

C.居经

D.暗经

E.激经

3.妇女终身不来潮而能受孕者,称为

【答案】D

4.身体无病,但月经定期2个月来潮1次,称为

【答案】A

5.正常情况下每月月经量约为

A.20 ml以下

B.20~60 ml

C.50~80 ml

D.80~100 ml

E.100 ml以上

【答案】B

【解析】女性正常月经量为20~60 ml。

第三节 带下生理

1.与阴液生成关系最密切的脏腑是

A.肾、脾

B.脾、胃

C.胃、肾

D.肝、肾

E.肺、肾

【答案】A

2.下列关于带下生理现象和作用的论述,错误的是

A.带下属津液

B.带下有周期性月节律

C.带下量随妊娠期增多

D.带下润泽胞宫、阴道

E.带下于经断后断绝

【答案】E

第四节 妊娠生理

1.妊娠的脉象是

A.脉弦

B.脉数

C.脉洪大

D.脉滑

E.脉濡

【答案】D

2.某产妇,末次月经的时间为2015.5.23,预产期为

A.2016.2.28

B.2016.2.29

C.2016.2.30

D.2016.3.1

E.2016.3.2

【答案】D

【解析】预产期的计算方法:以末次月经

的第一天算起，月数加9（或减3），日数加7（阴历则加14）。

3.典型的临产先兆有

A.骤然释重

B.腹痛

C.腰痛

D.尿频

E.见红

【答案】A

【解析】孕妇骤然释重为典型的临产先兆。妊娠末期胎头入盆后，孕妇骤然释重，呼吸变得轻松，但可能感到行走不便和尿频，称为“释重感”。

第五节 产褥生理

1.“产褥期”是指分娩结束后产妇逐渐恢复到孕前状态，约需几周时间

A.3～4周

B.6～8周

C.8～10周

D.10～12周

E.12～14周

【答案】B

（2～3共用备选答案）

A.1～2天

B.3～4天

C.7～10天

D.10天以上

E.2～3周

2.血性恶露约持续

【答案】B

3.浆液性恶露约持续

【答案】C

【解析】血性恶露约持续3～4天干净；浆液性恶露约持续7～10天干净。

第六节 哺乳生理

1.关于新产后和哺乳期的生理特点以下哪一项是不正确的

A.有恶露的排出，一月左右干净

B.有轻度发热、自汗等阴虚阳浮症状

C.产后30分钟即可开始喂乳

D.小腹轻微阵痛

E.生理性闭经

【答案】A

【解析】产褥期的生理特点有产后气血骤虚，因此新产后可有微热、多汗等阴虚阳浮的症状。产后数日内，子宫在复原过程中有阵缩，故小腹常有轻微阵痛。从子宫经阴道不断有余血浊液流出，称为“恶露”。恶露先是暗红色的血液，以后血液逐渐由深变浅，其量也由多变少，无臭味，一般3周内干净。顺产者，产后30分钟即可开始哺乳。哺乳时间以8个月为宜。哺乳期，气血上化为乳汁，一般无月经来潮，称为生理性闭经。

2.顺产的产妇，可以哺乳的时间是

A.产后30分钟

B.产后24小时

C.产后6小时

D.产后8小时

E.产后12小时

【答案】A

第四章 妇科疾病的病因病机

第一节 病因

1.下列哪些情志因素最易导致妇产科疾病

A.思、悲、恐

B.怒、忧、思

C.怒、思、悲

D.忧、思、悲

E.怒、思、恐

【答案】E

2.下列各项，易导致妇产科疾病发生的是

A.风、寒、湿

B.风、湿、热

C.寒、热、湿

D.寒、暑、热

E.寒、湿、燥

【答案】C

3.下列病症中，哪项与气虚，血失统摄有关

A.月经过少

B.滑胎

C.经行吐衄

D.月经过多

E.经间期出血

【答案】D

（4~5题共用备选答案）

A.寒热湿邪

B.情志因素

C.生活因素

D.体质因素

E.饮食因素

4.房劳多产在病因中归类为

【答案】C

5.先天肾气不足在病因中归类为

【答案】D

【解析】房劳多产属于生活因素；先天肾气不足属于体质因素。

第二节 病机

1.肝郁化热，火热之邪下扰冲任，可导致的妇科疾病是

A.经行吐衄

B.妊娠恶阻

C.月经先期

D.经行乳房胀痛

E.经间期出血

【答案】C

2.阴虚阳亢，阳化风动，肝火愈炽，风火相扇可致

A.子晕

B.妊娠身痒

C.闭经

D.子痫

E.盆腔炎

【答案】D

3.人是一个有机整体，脏腑是相生相克而互相影响的。与妇科关系最为密切的三个脏腑是

A.心、肝、肾

B.肺、脾、肾

D.心、脑、肾

C.脑、脾、肾

E.肝、脾、肾

【答案】E

【解析】人是一个有机的整体，脏腑是相生相克、互相影响的，与妇科关系最密切的肾、肝、脾之间更是难以分割，常出现肾虚肝郁、肝郁脾虚、肾脾两虚等复杂的病机，故应在错综复杂的正邪斗争中捕捉主要的病机并作动态的因果转化的观察。

第五章　妇科疾病的诊断与辨证

配套名师精讲课程

第一节　四诊

1.带下色黄，量多，质黏稠，其辨证是

A.血热证

B.脾虚证

C.肾虚证

D.湿热证

E.热毒证

【答案】D

2.月经将至或正值经期的脉象是

A.脉细无力

B.脉缓滑

C.脉细数

D.脉沉弱

E.脉显滑象

【答案】E

3.妊娠脾虚患者的面色是

A.面色萎黄

B.面色苍白

C.面色晦暗

D.面色淡白

E.面色赤红

【答案】A

第二节　辨证要点

1.产后病的病机特点是

A.阴虚阳亢

B.亡血伤津

C.多虚多瘀

D.阴虚阳浮

E.外感风寒

【答案】C

2.产后过劳可导致的妇科疾病是

A.产后血晕

B.产后发热

C.恶露不绝

D.产后腹痛

E.产后抑郁

【答案】C

3.患者孕前经行前后头痛，现孕后眩晕，烦躁易怒，头目胀痛，腰膝酸软，舌红，脉弦。证属

A.肝肾阴虚

B.肝郁气滞

C.肝郁化热

D.肝阳上亢

E.肝胃不和

【答案】D

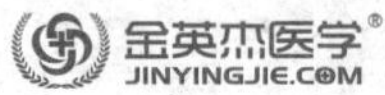

第六章 妇科疾病的治疗

第一节 常用内治法

1.健脾益气,温化水湿法的代表方剂是

A.白术散

B.龙胆泻肝汤

C.启宫丸

D.苍附导痰丸

E.半夏白术天麻汤

【答案】A

2.肝失条达,宜治以

A.疏肝解郁

B.疏肝清热

C.养血柔肝

D.清热利湿

E.健脾养血

【答案】A

3温补肾阳法的代表方剂是

A.归肾丸

B.肾气丸

C.寿胎丸

D.右归丸

E.左归丸

【答案】D

4.以加减苁蓉菟丝子丸为代表方剂的治法是

A.补肾滋肾

B.温补肾阳

C.滋肾益阴

D.补益肾气

E.补肾养肝

【答案】D

第二节 常用外治法

1.宫颈糜烂常用的外治法是

A.外阴冲洗

B.坐浴

C.阴道纳药

D.中药离子导入

E.宫腔注入

【答案】C

2.下列各项中不属于中药离子导入法治疗范围的是

A.子宫肌瘤

B.慢性盆腔炎

C.子宫内膜异位症

D.陈旧性宫外孕

E.外阴炎

【答案】A

【解析】中药离子导入是通过直流电场经皮肤黏膜导入。主要适用于慢性盆腔炎、输卵管阻塞、术后盆腔粘连等。

3.中药保留灌肠,药液一般应注意保留

A.10 分钟以上

B.15 分钟以上

C.20 分钟以上

D.25 分钟以上

E.30 分钟以上

【答案】E

4.适用于阴疮、阴痒、阴痛、外阴白色病变等的外治法是

A.阴道纳药

B.贴敷法

C.直肠导入

D.坐浴

E.中药离子导入

【答案】D

【解析】坐浴是将中药煎取汤液后先熏后坐浸，起到清热解毒、杀虫止痒、消肿止痛及软化局部组织的治疗作用，适用于阴疮、阴痒、阴痛、外阴白色病变等。

第三节 中医妇科急症治疗

1.下列哪项不属于急症治疗的范围

A.血崩证

B.急腹证

C.高热证

D.便秘证

E.厥脱证

【答案】D

2.妇科血崩证以阴道急剧而大量出血为主症，此时治疗的首要任务是

A.纠正贫血

B.止血

C.益气

D.补肾

E.预防感染

【答案】B

【解析】妇科血崩证的治疗以止血为首要任务。

第七章 月经病

第一节 概述

1.中年妇女调经重在

A.治肝

B.益气

C.养血

D.治肾

E.治脾

【答案】A

2.下列月经病的治疗，错误的是

A.重在治本调经

B.分清先病和后病

C.急则治标，缓则治本

D.顺应不同年龄阶段论治

E.多用辛温暖宫之品

【答案】E

3.下列各项，不属于月经病主要病因的是

A.寒热湿邪

B.房劳多产

C.内伤七情

D.营卫不调

E.体质因素

【答案】D

4.下列说法哪一项是不正确的

A.月经初潮约 14 岁

B.月经周期约 28 天

C.经血总量为 20~60 mL

D.经期为 3~7 天

E.经血无臭味，夹少量血块

【答案】E

【解析】月经的生理表现有：初潮年龄一般 13~15 岁，平均 14 岁，可早至 11 岁，迟至 16 岁。周期：一般为 28~30 天。量：20~60 mL。经期：3~7 天。暗红色，不稀不稠，不凝固，无血块，无特殊臭气。经期可伴有轻度小腹坠胀、腰酸乳胀，或稍有情绪不稳定，不影响生活和工作，经后自然消失。绝经年龄一般 45~55 岁，平均 49.5 岁。

第二节　月经先期

1.下列哪种情况可以诊断为月经先期

A.每次月经提前 5 天

B.每次月经提前 3 天

C.偶见 1 次月经提前 7 天以上

D.连续 3 次月经提前 7 天以上

E.连续 2 次月经提前 7 天以上

【答案】E

【解析】月经先期又称为“经期超前”“经行先期”“经早”“经水不及期”等。其主症是月经周期提前 7 天以上,甚至 10 余日一行,连续 2 个周期以上者称为“月经先期”。

2.经来先期,量多,色深红或紫红,质黏稠,伴心烦,面红口干,小便黄短,大便干结,舌质红,苔黄,脉滑数,应选用的方剂是

A.大补元煎

B.当归地黄饮

C.丹栀逍遥散

D.清经散

E.乌药汤

【答案】D

3.患者,女,23 岁。近半年来,月经 20 天一行,经量时多时少,色淡暗,质清稀,腰膝酸软,头晕耳鸣,小便频数,面部有暗斑,舌淡暗,苔白润,脉沉细,其证型是

A.肾虚证

B.肾气虚证

C.肾阴虚证

D.肾阳虚证

E.脾肾两虚证

【答案】B

4.患者,女,20 岁,未婚。近半年月经提前 8~10 天,量多、色淡、质稀,神疲肢倦,小腹空坠,舌淡,脉缓弱。诊断为月经先期。其证候是

A.阳虚

B.脾气虚

C.肾气虚

D.血虚

E.阴虚

【答案】B

5.患者,女,19 岁,未婚。月经提前,量少、色红、质黏稠,伴手足心热,两颧潮红,舌红少苔,脉细数。治疗应首选的方剂是

A.大补元煎

B.丹栀逍遥散

C.清经散

D.保阴煎

E.两地汤

【答案】E

6.治疗月经先期之肾气虚证,应首选的方剂是

A.清经散

B.补中益气汤

C.两地汤

D.固阴煎

E.丹栀逍遥散

【答案】D

7.月经提前,量多或少,经色深红,经行不畅,有血块,胸胁胀痛,乳房胀痛,口苦,治疗原则是

A.补肾养血调经

B.补血益气调经

C.理气行滞调经

D.扶阳祛寒调经

E.温经散寒调经

【答案】C

【解析】主症为月经提前，伴经色深红，经行不畅，有血块，胸胁胀痛，乳房胀痛，口苦，辨证为月经先期肝郁血热证，治宜疏肝清热，凉血调经。首选方剂是丹栀逍遥散。

（8~9 题共用备选答案）

A.气虚

B.血虚

C.血热

D.湿热

E.血瘀

8.患者，女，27 岁，已婚。月经周期提前，量多，色淡，质稀，神疲乏力，小腹空坠，纳少便溏。其证候是

【答案】A

9.患者，女，28 岁，已婚。产后恶露量多，过期不止，色深红，质稠黏而臭秽，口干咽燥，面色潮红。其证候是

【答案】C

第三节　月经后期

1.下列哪项不是月经后期虚寒证的主症

A.经期延后，量少色淡、质清稀

B.小腹空痛，心悸失眠

C.腰酸无力

D.小便清长，大便稀溏

E.脉沉迟或细弱无力

【答案】B

【解析】月经后期虚寒证的临床表现为月经延后，量少，色淡红，质清稀，小腹隐痛，喜暖喜按，腰酸无力，小便清长，大便稀溏，舌淡苔白，脉沉迟或细弱。小腹空痛，心悸失眠为月经后期血虚证的主症。

2.月经后期，量少，色黯红有块，胸胁、小腹胀痛者，舌质红，脉弦。应首选的方剂是

A.乌药汤

B.丹栀逍遥散

C.调肝汤

D.逍遥散

E.柴胡疏肝散

【答案】A

【解析】月经周期延后，量少，色黯红，胸胁、小腹胀痛，舌质红，脉弦，是属于月经后期气滞证，其代表方剂是乌药汤。

3.患者，女，35 岁，已婚。月经后期，40~50 天 1 行，量少、色淡红、质清稀，小腹隐隐作痛，头晕眼花，面色萎黄，舌质淡红，脉细弱。其证候是

A.血寒

B.血虚

C.肾虚

D.气滞

E.血瘀

【答案】B

4.患者，女，22 岁，未婚。经期延后，量少、色暗、有血块，腹痛喜热，畏寒，舌暗苔白，脉沉紧。其治法是

A.暖宫止痛调经

B.理气止痛调经

C.活血行气调经

D.扶阳祛寒调经

E.温经散寒调经

【答案】E

5.患者，女，22 岁，未婚。月经 2~3 个月一行，量少色淡，质清稀，时有小腹冷痛，喜热喜按，伴有面色少华，小便清长，便溏，腰酸乏力，四肢欠温，舌淡，苔白，脉沉迟。治疗应首选的方剂是

A.八珍益母丸

B.十全大补丸

C.温经汤《金匮》

D.大补元煎

E.肾气丸

【答案】C

（6~7 题共用备选答案）

A.色红，质黏稠

B.色淡，质黏稠

C.色暗淡，质清稀

D.色淡红，质清稀

E.色暗，有血块

6.月经后期虚寒证的经血特点是

【答案】D

7.月经后期实寒证的经血特点是

【答案】E

第四节 月经先后无定期

1.月经先后无定期的主要发病机制是

A.肝郁气滞，疏泄失调

B.肾气不足，封藏失职

C.脾气虚弱，统摄无权

D.湿热下注，任带不固

E.气血失调，血海蓄溢失常

【答案】E

2.患者月经先后无定期，经量或多或少，色紫红，有块，经行不畅，脘闷不舒，嗳气食少，苔薄，脉弦。治宜选用

A.逍遥散

B.丹栀逍遥散

C.固阴煎

D.定经汤

E.归脾汤

【答案】A

3.月经先后无定期，经来量少，色淡暗，质稀，头晕耳鸣，腰骶酸痛。治疗应首选的方剂是

A.固阴煎

B.六味地黄丸

C.大补元煎

D.左归丸

E.归肾丸

【答案】A

第五节 月经过多

1.月经过多常见的病因是

A.气虚、血热、肾虚

B.气虚、血热、血瘀

C.血热、血瘀、血虚

D.血热、肝郁、气虚

E.气虚、血瘀、气滞

【答案】B

2.患者月经过多，色淡红，质稀薄，神疲气短，面色白，舌淡，苔薄，脉细弱。其治法应为

A.健脾补肾固冲

B.补气摄血固冲

C.凉血清热固经

D.益气养心固冲

E.温阳益气固冲

【答案】B

【解析】月经过多气虚证。主要证候：经行量多，色淡红，质清稀；神疲肢倦，气短懒言，小腹空坠，面色白；舌淡，苔薄，脉细弱。治法：补气摄血固冲。方药：举元煎或安冲汤。

3.患者，女，30 岁，已婚。月经 25 天一行，经来量多，色深红，质稠，有血块，口渴心烦。治疗应首选的方剂是

A.安冲汤
B.保阴煎
C.两地汤
D.解毒四物汤
E.清热固经汤
【答案】B
(4~5题共用备选答案)
A.举元煎
B.大补元煎
C.保阴煎
D.固阴煎
E.失笑散
4.治疗月经过多气虚证，应首选的方剂是
【答案】A
5.治疗月经过多血瘀证，应首选的方剂是
【答案】E

第六节　月经过少

1.下列各项不属于月经过少常见证候的是
A.血瘀证
B.肾虚证
C.气滞证
D.血虚证
E.痰湿证
【答案】C
2.经期5天，周期28天，平素月经量较少，色暗淡质稀，腰膝酸软，头晕耳鸣，小腹冷，舌淡，脉沉弱。其诊断为
A.血瘀型经期延长
B.气滞血瘀型月经过少
C.血热型经期延长
D.肾虚型月经过少
E.虚热型经期延长
【答案】D
3.治疗月经过少之肾虚证，应首选的方剂是
A.归肾丸
B.大补元煎
C.滋血汤
D.小营煎
E.肾气丸
【答案】A
(4~5题共用备选答案)
A.滋血汤
B.归肾丸
C.桃红四物汤
D.乌药汤
E.苍附导痰丸
4.治疗月经过少之血瘀证，应首选的方剂是
【答案】C
5.治疗月经过少之痰湿证，应首选的方剂是
【答案】E
(6~8题共用题干)
患者，女，30岁，已婚。平素月经周期尚可，月经量素少、色暗质稀，2天即净，时常头晕眼花，耳鸣，精神不振，伴腰酸乏力，足跟痛，夜尿多，舌淡脉沉弱。
6.其诊断是
A.月经先后无定期
B.绝经前后诸证
C.月经后期
D.月经过多
E.月经过少
【答案】E
7.其中医治法是
A.益气养阴调经

B.活血化瘀调经

C.化瘀燥湿调经

D.补肾益精,养血调经

E.补脾益气,养血调经

【答案】D

8.治疗应首选的方剂是

A.二陈加芎归汤

B.滋血汤

C.归肾丸

D.桃红四物汤

E.苍附导痰丸

【答案】C

第七节 经期延长

1.治疗经期延长之虚热证,应首选的方剂是

A.两地汤

B.保阴煎

C.清经散

D.固阴煎

E.安冲汤

【答案】A

2.气虚型经期延长的治法是

A.健脾和胃,固冲调经

B.补气摄血,固冲调经

C.养阴清热,固冲调经

D.健脾除湿,固冲调经

E.温阳益气,固冲调经

【答案】B

3.患者,女,月经25~32天一行,经期10天,量多,色淡,质稀;肢倦神疲,气短懒言,面色白,小腹空坠,舌淡,苔薄,脉缓弱,其治疗首选方剂是

A.补中益气汤

B.归脾汤

C.大补元煎

D.举元煎

E.八珍汤

【答案】D

4.患者,女,38岁,已婚。近半年来,月经23~25天1行,月经量少、色红、质稠,持续12~14天,咽干,潮热,舌红少苔,脉细数。应首先考虑的是

A.经期延长

B.月经先期

C.月经量少

D.漏下

E.绝经前后诸证

【答案】A

【解析】经期延长的定义是月经周期基本正常,行经时间超过7天以上,甚或淋沥半月方净者。由题干近半年来月经23~25天1行,持续12~14天,可知周期正常,经期延长。

5.患者近一年来经行时间延长,9~11天方尽,量不多,色紫暗,有血块,伴有小腹疼痛拒按,舌暗,脉弦涩。应首选的方剂是

A.桃核承气汤

B.膈下逐瘀汤

C.温经汤(《金匮要略》)

D.丹参饮

E.桃红四物汤合失笑散

【答案】E

第八节 经间期出血

1.下列除哪项外均是经间期出血的证型

A.肾阴虚型

B.脾气虚型

C.血瘀型

D.湿热型

E.肾阳虚型

【答案】E

2.患者,女,36岁,已婚。两次月经中间,阴道少量出血,色鲜红,头晕腰酸,夜寐不宁,五心烦热,舌质红,苔薄,脉细数。其治法是

A.益气补肾,固冲止血

B.滋肾养阴,固冲止血

C.养阴清热,固冲止血

D.补肾养肝,固冲止血

E.益气养阴,凉血清热

【答案】B

【解析】两次月经中间,阴道少量出血判断为经间期出血,血色鲜红,头晕腰酸,夜寐不宁,五心烦热,舌质红,苔薄,脉细数,辨证为肾阴虚证。治法滋肾养阴,固冲止血。

3.经间期出血,量少,色紫黑,有小血块,少腹胀痛或刺痛,舌质暗,有瘀斑瘀点,脉细弦。治疗应首选的方剂是

A.知柏地黄汤

B.清肝止淋汤

C.血府逐瘀汤

D.解毒活血汤

E.逐瘀止血汤

【答案】E

(4~5题共用备选答案)

A.归脾汤

B.逐瘀止血汤

C.参苓白术散

D.清热固经汤

E.清肝止淋汤

4.治疗经间期出血之脾气虚证,应首选的方剂是

【答案】A

5.治疗经间期出血之湿热证,应首选的方剂是

【答案】E

6.患者,女,27岁,多次出现经间期出血,本次出血症见,血量稍多,色鲜红,质稍稠;腰膝酸软,夜寐不宁,五心烦热,便艰尿黄;舌体偏小质红,脉细数。治疗应首选的方剂是

A.二至丸

B.加减一阴煎

C.保阴煎

D.两地汤

E.固阴煎

【答案】B

第九节　崩漏

1.“治崩三法”是指

A.止血、固脱、调经

B.调经、固本、善后

C.补肾、扶脾、调肝

D.塞流、澄源、复旧

E.急则治其标,缓则治其本

【答案】D

2.崩漏的治疗,应本着的原则

A.治崩三法

B.急则治其标,缓则治其本

C.辨证论治

D.补气摄血

E.或补肾,或扶脾,或疏肝

【答案】B

3.崩漏的主要病机是

A.肾虚封藏失职

B.脾虚气不统血

C.血热迫血妄行

D.血瘀瘀阻冲任

E.冲任不固,不能制约经血

【答案】E

4.导致崩漏的常见病因病机是

A.肾虚、脾虚、血热、血瘀

B.肾虚、脾虚、血热、血寒

C.肾虚、脾虚、肝郁、血瘀

D.肾虚、脾虚、肝郁、血热

E.肾虚、脾虚、湿热、血瘀

【答案】A

【解析】崩漏的发病是肾-天癸-冲任-胞宫生殖轴的严重失调。其主要病机是冲任不固,不能制约经血,使子宫藏泻失常。导致崩漏的常见病因有脾虚、肾虚、血热和血瘀。

5.患者,女,35岁,已婚。患崩漏1年余,经血非时而至,经量甚多、色淡、质稀,面色苍白,气短懒言,大便不成形,舌淡苔薄白,脉沉弱。其证候是

A.肾阴虚

B.肾阳虚

C.脾虚

D.血瘀

E.血虚

【答案】C

6.患者,女,20岁,未婚。月经淋沥20日不止,色淡红,质清稀,面色晦暗,头晕耳鸣,腰腿酸软,倦怠乏力,舌淡暗,苔白润,脉沉弱。其证候是

A.肾阴虚

B.肾阳虚

C.肾气虚

D.血瘀

E.血虚

【答案】C

7.患者,女,45岁。月经不规律8个月,现阴道出血40天,量时多时少,近3天量极多、色淡、质稀,伴气短神疲,面浮肢肿,舌淡苔薄白,脉缓弱。治疗应首选的方剂是

A.举元煎

B.补中益气汤

C.固本止崩汤

D.清热固经汤

E.保阴煎

【答案】C

【解析】由题干月经不规律8个月,现阴道出血40天,量时多时少,辨病为崩漏。由近3天量极多、色淡、质稀,伴气短神疲,面浮肢肿,舌淡苔薄白,脉缓弱,辨证为脾虚证。

8.患者,女,33岁,已婚。经血非时而下,淋沥不净,色紫暗、有块,小腹胀痛,舌紫苔薄白,脉涩。治疗应首选的方剂是

A.圣愈汤

B.逐瘀止血汤

C.血府逐瘀汤

D.少腹逐瘀汤

E.膈下逐瘀汤

【答案】B

(9~11题共用答案)

患者经乱无期,时而出血量多,势急如端、时而淋漸、日久不净,色淡红,质清稀;面色晦暗,眼眶暗,小腹空坠,腰脊酸软;舌淡暗、苔白润、脉沉弱。

9.其证候是

A.血热证

B.肾气虚证

C.脾虚证

D.肝郁证

E.血瘀证

【答案】B

10.其治法是

A.益气健脾,止血调经

B.温肾益气,固冲止血

C.补肾滋阴,调经止崩

D.补肾益气,固冲止血

E.滋阴养肝，止血调经

【答案】D

11.治疗应首选的方剂

A.金匮肾气丸

B.右归丸

C.上下相资汤

D.滋阴固气汤

E.加减苁蓉菟丝子丸

【答案】E

第十节　闭经

1.闭经的治疗原则是

A.补而通之，泻而通之

B.理气活血，祛瘀通经

C.益气养血，以益冲任

D.补益肝肾，以养精血

E.补中有通，补而不腻

【答案】A

2.虚证闭经的主要病机为

A.脾胃虚弱，气血乏源

B.肾气不足，冲任虚弱

C.肝肾亏损，经血不足

D.脾肾阳虚，化源不足

E.精亏血少，冲任血海空虚

【答案】E

【解析】虚者，多因肾气不足，冲任虚弱；或肝肾亏损，精血不足；或脾胃虚弱，气血乏源；或阴虚血燥等，导致精亏血少，冲任血海空虚，源断其流，无血可下，而致闭经。

3.患者，33岁，已婚。2年来月经量逐渐减少，现闭经半年，带下量少，五心烦热，盗汗失眠，口干欲饮，舌红少苔，脉细数。其证候是

A.肝肾不足

B.气血虚弱

C.肾阳虚弱

D.脾气虚

E.阴虚血燥

【答案】E

4.患者，女，38岁，已婚。近几年形体渐胖，胸闷呕恶，倦怠乏力，月经停闭半年，平时带下量多色白，舌淡胖苔白腻，脉沉滑，尿妊娠试验阴性。治疗应首选的方剂是

A.血府逐瘀汤

B.苍附导痰丸

C.参苓白术散

D.开郁二陈汤

E.香砂六君子汤

【答案】B

第十一节　痛经

1.痛经的治疗，以下哪项为主

A.理气止痛

B.祛瘀止痛

C.温经散寒

D.益气养血止痛

E.调理冲任、子宫气血

【答案】E

【解析】痛经的病位在子宫、冲任，变化在气血，治疗以调理冲任、子宫气血为主。治法分两步：经期重在调血止痛以治标，及时控制、缓减疼痛；平时辨证求因而治本。

2.治疗痛经之湿热瘀阻证，应首选的方剂是

A.清热调血汤

B.龙胆泻肝汤

C.知柏地黄汤

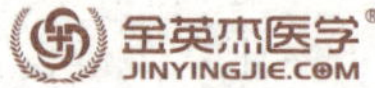

D.血府逐瘀汤

E.加味逍遥散

【答案】A

3.痛经之寒凝血瘀证的治法是

A.理气化瘀止痛

B.温经暖宫止痛

C.温经活血，调经止痛

D.温经散寒，化瘀止痛

E.温经化痰，利湿止痛

【答案】D

4.患者，女，27岁，未婚。近半年来常感小腹冷痛，经行腹痛加重，得热痛减，经行后错，月经量少，色暗有块，畏寒肢冷，面色青白，舌暗红，苔白，脉沉紧。其首选方剂是

A.温经散寒汤

B.膈下逐瘀汤

C.少腹逐瘀汤

D.温经汤(《金匮要略》)

E.温经汤(《妇人大全良方》)

【答案】C

5.患者，女，28岁，已婚。经前小腹疼痛拒按，有灼热感，平素少腹时隐痛，经来时疼痛加剧，低热，经色暗红，质黏，带下黄稠，溲黄，舌红苔黄腻，脉弦数。其治法是

A.理气活血，化瘀止痛

B.清热除湿，化瘀止痛

C.益气补血，化瘀止痛

D.养血柔肝，理气止痛

E.调和营卫，化瘀止痛

【答案】B

6.患者，女，28岁，已婚。每于经行小腹冷痛，得热痛减，月经量少，持续2~3天，色暗、质稀，腰腿酸软，舌淡苔白，脉沉细尺弱。其治法是

A.散寒除湿止痛

B.温经暖宫止痛

C.行气活血止痛

D.利湿活血止痛

E.益肾养肝止痛

【答案】B

7.患者，女，22岁。月经初潮年龄16岁，痛经6年，每于第1天出现小腹冷痛，喜温喜按，经量少、色暗淡，腰腿酸软，小便清长，舌苔白润，脉沉迟。治疗应首选的方剂是

A.温经汤(《妇人大全良方》)

B.圣愈汤

C.调肝汤

D.温经汤(《金匮要略》)

E.金匮肾气丸

【答案】D

(8~10题共用题干)

患者，女，28岁，已婚。近3月来每逢出现经前小腹灼热胀痛，拒按，时痛连腰骶，经来时疼痛加剧，经期9~10天，量偏多，经血色暗红，质稠有块，平素带下量多，色黄，小便黄赤，舌红，苔黄腻，脉滑数。

8.其证型是

A.肝郁血热证

B.阳盛血热证

C.湿热瘀阻证

D.瘀热互结证

E.湿热下注证

【答案】C

9.其治法是

A.清热除湿，化瘀止痛

B.清热解毒，行气止痛

C.活血化瘀，理气止痛

D.清热利湿，化瘀散结

E.清热利湿，解毒止痛

【答案】A

10.治疗应首选的方剂是

A.清经散

B.清热调血汤

C.清肝止淋汤

D.清肝引经汤

E.清热固经汤

【答案】B

第十二节 经行乳房胀痛

1.在下列各项中,属于经行乳房胀痛常见病因的是

A.气血虚弱

B.肝肾亏虚

C.阴虚血热

D.肾气亏损

E.湿热阻滞

【答案】B

【解析】常见的病因病机是肝气郁结,不通则痛,肝肾亏虚,不荣则痛;或肝肾亏虚,乳络失于濡养而痛;或者脾胃虚弱,运化失职,水湿聚而成痰,冲气夹痰湿阻络,乳络不畅,遂做乳房胀痛或痒痛。

2.经后乳房胀痛之肝肾亏虚证的治法

A.疏肝理气,和胃通络

B.滋肾养肝,和胃通络

C.健胃祛痰,活血止痛

D.疏肝解郁,行气止痛

E.疏肝理气,柔肝止痛

【答案】B

3.某女,月经7个月不行,乳房胀痛,精神抑郁,少腹胀痛拒按,烦躁易怒,舌紫黯,有瘀点,脉沉弦而涩。证属

A.气滞血瘀

B.肝气郁结

C.肝肾不足,肝失疏泄

D.痰瘀阻滞

E.气虚血瘀

【答案】B

4.经行乳房胀痛,根据其发病部位、发病时间等,与哪些脏腑关系最为密切

A.肝、胃、肾

B.肾、脾、胆

C.脑、肝、肾

D.心、肾、脑

E.肝、胆、脾

【答案】A

【解析】经行乳房胀痛,根据其发病部位、发病时间等,与肝、胃、肾关系密切。肝经循胁肋,过乳头;乳房为足阳明胃经循行之所;肝肾亏虚,乳络失于濡养而痛。

5.患者,女,32岁。经前乳房胀痛,痛不可触衣,经行不畅,月经量少色淡,平素带下量多,色白稠黏,胸闷痰多,食少纳呆,舌淡胖,苔白腻,脉缓滑。应首选方剂是

A.脾虚湿盛证

B.脾胃虚弱证

C.脾虚肝郁证

D.胃虚痰滞证

E.脾虚痰滞证

【答案】D

第十三节 经行头痛

1.肝火引起经行头痛的特点是

A.头晕,头部绵绵作痛

B.巅顶掣痛,头晕目眩

C.头痛剧烈,痛如锥刺

D.头部胀痛重着

E.头痛如裹,头晕目眩

【答案】B

2.下列各项属于经行头痛常见病因的是

A.气滞血瘀

B.阴虚血热

C.肝火上逆

D.肾气亏损

E.湿热阻滞

【答案】C

3.某已婚妇女,42 岁。每于经行及经后头晕头痛,巅顶尤重,烦躁失眠,月经量多。其分型论治是

A.肝火型,方宜羚角钩藤汤

B.肾虚型,方宜健固汤

C.血瘀型,方宜通窍活血汤

D.心脾两虚型,方宜归脾汤

E.血虚型,方宜八珍汤

【答案】A

4.患者,女,40 岁,已婚。近 3 年每于经行后出现大便溏泻;腰膝酸软,头晕耳鸣,畏寒肢冷;经色淡,质清稀,舌淡,苔白,脉沉迟。其诊断证型是

A.肾阳虚衰证

B.脾肾阳虚证

C.脾胃虚弱证

D.肾虚证

E.脾虚证

【答案】D

5.患者每逢经期头痛剧烈如针刺半年,伴小腹疼痛拒按,经色黯红有块,舌黯或有瘀点,脉弦涩。其治疗首选的方剂是

A.失笑散合四物汤

B.桃红四物汤

C.大黄虫丸

D.血府逐瘀汤

E.通窍活血汤

【答案】E

【解析】题干中每逢经前、经期头痛剧烈,痛如锥刺,经色紫黯有块舌黯或尖边有瘀点,脉弦涩属于头痛血瘀证,代表方剂通窍活血汤。

第十四节　经行感冒

1.导致经行感冒的常见病因有

A.风寒、风热、血瘀证

B.邪入少阳、太阳、阳明证

C.风寒、风热、邪入少阳证

D.气虚、气阴两虚、气血不足证

E.血瘀、血寒、血虚证

【答案】C

【解析】本病以感受风邪为主,夹寒则为风寒,夹热则为风热。多由素体气虚,卫阳不密,经行阴血下注于胞宫,体虚益甚,此时血室正开,腠理疏松,卫气不固,风邪乘虚侵袭;或素有伏邪,随月经周期反复乘虚而发。经后因气血渐复,则邪去表解而缓解。常见病因有风寒、风热、邪入少阳。

2.治疗经行感冒之风热证,应首选的方剂是

A.荆穗四物汤

B.九味羌活汤

C.小柴胡汤

D.桑菊饮

E.桑杏汤

【答案】D

3.治疗经行感冒之风寒证,应首选的方剂是

A.银翘散

B.桑菊饮

C.小柴胡汤

D.九味羌活汤

E.荆穗四物汤

【答案】E

4.患者每于经期即出现寒热往来,胸胁苦满,口苦咽干,心烦欲呕,头晕目眩,默默不欲饮食,舌红,苔薄白,脉弦。治疗应首选的方剂是

A.一贯煎

B.小柴胡汤

C.丹栀逍遥散

D.柴胡疏肝散

E.四逆散

【答案】B

第十五节　经行身痛

1.下列月经病中,除哪项外,均可由肝气郁结所致

A.经行身痛

B.经行吐衄

C.经行浮肿

D.经行乳房胀痛

E.经行头痛

【答案】A

2.哪一项不是血瘀型经行身痛的症状

A.经行腰膝关节疼痛

B.得热痛减,遇寒痛甚

C.腰膝酸软,夜尿频多

D.经量少,色黯红有血块

E.苔薄白,脉沉紧

【答案】C

【解析】经行身痛血瘀证。主要证候:经行时腰膝、肢体、关节疼痛,得热痛减,遇寒疼甚,月经推迟,经量少,色黯,或有血块;舌紫黯,或有瘀斑,苔薄白,脉沉紧。

3.患者,女,36岁,已婚。经行时肢体疼痛麻木,肢软无力,月经量少,色淡质薄,面色无华,舌淡,苔白,脉细弱。治疗应首选的方剂是

A.八珍汤

B.当归补血汤

C.血府逐瘀汤

D.趁痛丸

E.圣愈汤

【答案】B

第十六节　经行泄泻

1.经行泄泻主要责之于

A.肝脾虚弱

B.脾胃虚弱

C.脾肾虚弱

D.肝胃虚弱

E.肝肾虚弱

【答案】C

(2~3题共用备选答案)

A.补中益气汤

B.香砂六君子汤

C.人参养营汤

D.参苓白术散

E.健固汤合四神丸

2.治疗经行泄泻之脾虚证,应首选的方剂是

【答案】D

3.治疗经行泄泻之肾虚证,应首选的方剂是

【答案】E

4.患者,女,40岁,已婚。近3年每于经行后出现大便溏泻;腰膝酸软,头晕耳鸣,畏寒肢冷;经色淡,质清稀,舌淡,苔白,脉沉迟。

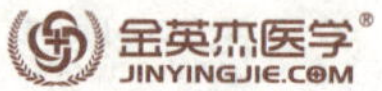

其诊断证型是

A.肾阳虚衰证

B.脾肾阳虚证

C.脾胃虚弱证

D.肾虚证

E.脾虚证

【答案】D

第十七节 经行浮肿

1.经行浮肿常见的病因是

A.气滞血瘀

B.肺脾气虚

C.痰湿阻滞

D.脾肾阳虚

E.风水相搏

【答案】D

2.脾肾阳虚型经行浮肿的临床表现,哪一项是错误的

A.经行面浮肢肿

B.脘闷胁胀,善叹息

C.大便溏薄,腹胀纳减

D.舌淡苔白腻

E.脉沉缓

【答案】B

【解析】经行浮肿脾肾阳虚证主要证候:经行面浮肢肿,按之没指,晨起头面肿甚,月经推迟,经行量多,色淡,质薄;腹胀纳减,腰膝酸软,大便溏薄;舌淡,苔白腻,脉沉缓,或濡细。

3.患者经行肢体肿胀,按之随手而起,经血色暗有块,脘闷胁胀,善叹息,舌紫暗,苔薄白,脉弦涩。治疗应首选的方剂是

A.四物汤

B.八物汤

C.八珍汤

D.失笑散

E.五苓散

【答案】B

第十八节 经行吐衄

1.治疗经行吐衄之肝经郁火证的方剂是

A.顺经汤

B.加味麦门冬汤

C.清肝引经汤

D.补中益气汤

E.龙胆泻肝汤

【答案】C

2.患者,女,35岁。月经周期正常,月经量少、色红、质稠,经期鼻衄,量不多,色暗红,伴手足心热,潮热颧红,舌红少苔,脉细数。其证候是

A.肝经郁火

B.阴虚内热

C.心肝火旺

D.阴虚阳亢

E.肺肾阴虚

【答案】E

3.患者经前或经期吐衄,量较多,色红,心烦易怒,两胁胀痛,尿黄便结,月经量少,甚或不行。治宜

A.清肝调经

B.滋阴养肺

C.疏肝理气

D.清热凉血

E.滋阴柔肝

【答案】A

【解析】经行吐衄肝经郁火证主要证候：经前或经期吐血、衄血，量较多，色鲜红，月经可提前、量少甚或不行；心烦易怒，或两胁胀痛，口苦咽干，头晕耳鸣，尿黄便结；舌红，苔黄，脉弦数。治法：清肝调经。方药：清肝引经汤。

第十九节　经行口糜

1.经行口糜证的病机是

A.肝火上炎

B.心胃火盛上炎

C.肝肾亏虚

D.热毒侵袭

E.肝阳上亢

【答案】B

2.经行口糜之阴虚火旺证，应首选的方剂是

A.凉膈散

B.玉女煎

C.沙参麦冬汤

D.知柏地黄汤

E.一贯煎

【答案】D

3.关于经行口糜的叙述，错误的是

A.每于经前或行经时，口舌糜烂

B.周期性反复发作

C.多为心、肺之火上炎所致

D.口舌、牙龈等处出现溃疡面

E.病灶随经净而自愈

【答案】C

【解析】舌为心之苗，口为胃之户，故经行口糜的病机多为心、胃之火上炎。

第二十节　经行风疹块

1.下列各项属于经行风疹块之血虚证临床表现的是

A.经行身发红色风团

B.感风遇热，其痒尤甚

C.月经提前，量多色红

D.面色不华，肌肤枯燥

E.舌红苔黄，脉浮数

【答案】D

【解析】经行风疹块血虚证主要证候：经行风疹频发，瘙痒难忍，入夜尤甚，月经多推迟，量少色淡，面色不华，肌肤枯燥，舌淡红，苔薄，脉虚数。

2.治疗经行风疹块之风热证，应首选的方剂是

A.消风散

B.当归饮子

C.大补元煎

D.人参养荣汤

E.补中益气汤

【答案】A

3.当归饮子治疗经行风疹块的适应证候的是

A.血虚证

B.风热证

C.痰燥证

D.阴虚证

E.血瘀证

【答案】A

第二十一节　经行发热

1.治疗经行之发热之血气虚弱证，应首选的方剂是

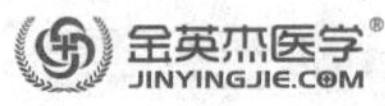

A.八珍汤

B.补中益气汤

C.蒿芩地丹四物汤

D.血府逐瘀汤

E.举元煎

【答案】B

2.经行发热的病因病机主要是

A.外感风寒

B.外感风热

C.外感邪毒

D.气血营卫失调

E.气血冲任失调

【答案】D

【解析】经行发热属内伤发热范畴,病因病机主要为气血营卫失调。

3.某女,已婚,34 岁。经期或经后,午后潮热,月经量少,色红,烦躁少寐,两颧红赤,舌红而干,脉细数。其辨证分型是

A.血气虚弱证

B.瘀热壅阻证

C.血瘀型

D.脾虚型

E.肝肾阴虚证

【答案】E

【解析】题干中经期或经后,午后潮热,月经量少,色红,辨证为经行发热。两颧红赤,五心烦热,烦躁少寐;舌红而干,脉细数,属于肝肾阴虚证。

4.患者,女,近两年来,每于经后发热,热势不扬,动则自汗出,月经量多,色淡质薄,神疲肢软,少气懒言,舌淡,苔白润,脉虚缓。其证型是

A.气血虚弱证

B.肝肾虚弱证

C.气阴虚弱证

D.血气虚弱证

E.瘀热壅阻证

【答案】D

第二十二节 经行情志异常

1.治疗经行情志异常之痰火上扰证,应首选的方剂是

A.生铁落饮加味

B.丹栀逍遥散加味

C.甘麦大枣汤加味

D.血府逐瘀汤

E.补中益气汤

【答案】A

2.经行情志异常之心血不足证的经血特点是

A.经色深红,质黏稠

B.月经量少,夹有血块

C.月经量少,色深红

D.月经量少,色淡

E.月经量多,色淡

【答案】D

【解析】心血不足的主要证候是经前或经期,精神恍惚,心神不宁,无故悲伤,心悸失眠,量少色淡,舌薄白,脉细。

3.关于经行情志异常的叙述,错误的是

A.发病时间为经行前后或经期

B.表现为烦躁易怒、悲伤啼哭、情志抑郁等

C.月经周期其他时间也可见精神、情绪异常

D.病因有心血不足、肝经郁热、痰火上扰

E.表现为彻夜不眠或狂躁不安

【答案】C

【解析】经行情志异常以经前情绪易于失控,无端悲伤、易怒,而月经周期的其他时间精神、情绪又完全正常为特点。

第二十三节 绝经前后诸证

1.绝经前后诸证的产生机制主要是

A.肝血不足,冲任亏虚

B.脾气虚弱,冲任失养

C.肾气虚衰,天癸渐竭

D.心肾不交,冲任失调

E.心脾血虚,冲任俱虚

【答案】C

【解析】妇女在绝经前后,肾气虚衰,天癸渐竭,冲任二脉虚衰,由于体质因素,肾虚天癸竭的过程加剧,难以较迅速地适应这一阶段,使阴阳失去平衡,脏腑气血不相协调,因而出现诸多证候。

2.绝经前后诸证之肾阴阳两虚证的治法是

A.温肾扶阳

B.填精益髓

C.阴阳双补

D.滋肾养血

E.健脾温肾

【答案】C

3.患者,女,49 岁。月经或前或后,烘热出汗,五心烦热,头晕耳鸣,腰酸乏力,失眠多梦,口燥咽干,舌红苔薄,脉细数。治疗应首选的方剂是

A.左归丸

B.内补丸

C.肾气丸

D.两地汤

E.二仙汤

【答案】A

4.患者,女,49 岁。月经紊乱,量多;经色鲜红,头晕健忘,腰膝乏力,心烦易惊,失眠,舌红,少苔,脉细数,治疗应首选的方剂是

A.左归丸

B.右归丸

C.二仙汤

D.交泰丸

E.天王补心丹

【答案】E

5.患者,女,50 岁,已婚。2019 年 3 月 9 日初诊。患者既往月经正常,近 2 年来月经紊乱,经行量多,色淡暗,末次月经:2019 年 2 月 20 日,经量如崩,至今未净,面色晦暗,精神萎靡,腰背冷痛,小便清长,夜尿频数,舌淡苔薄白,脉沉细弱。其诊断为

A.绝经期案后诸症,心肾不交证

B.绝经期案后诸症,肾阴虚证

C.绝经前后诸症,肾阳虚证

D.崩漏,肾阴虚证

E.崩漏,肾阳虚证

【答案】C

第二十四节 经断复来

1.治疗经断复来之湿热下注证,应首选的方剂是

A.安老汤

B.一阴煎

C.知柏地黄丸

D.萆薢渗湿汤

E.易黄汤

【答案】E

2.以下哪项情况属于经断复来

A.35 岁女性,停经 1 年,再次子宫出血

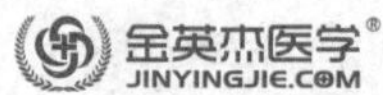

B.45 岁女性,停经 1 年,再次子宫出血

C.50 岁女性,停经半年,再次子宫出血

D.45 岁女性,停经 1 年,同房后宫颈出血

E.45 岁女性,停经半年,再次子宫出血

【答案】B

【解析】绝经期妇女月经停止 1 年及 1 年以上,又再次出现子宫出血,称为经断复来。

3.患者,50 岁。经断后 2 年,阴道出血,量少,色淡,质稀,气短懒言,神疲肢倦,食少腹胀,胸胁胀满,舌苔薄白,脉弦无力。其证候是

A.湿毒瘀结证

B.血热证

C.湿热下注证

D.肾阴虚证

E.脾虚肝郁证

【答案】E

第八章　带下病

第一节　概述

1.下列各项,不属于生理性带下的是

A.月经期前后带下量多

B.排卵期带下量多

C.妊娠期带下量多

D.绝经前后白带减少

E.带下黄绿色

【答案】E

【解析】在某些生理性情况下也可出现带下量增多或减少,如妇女在月经期前后、排卵期、妊娠期其带下量增多而无其他不适者,为生理性带下;绝经前后白带减少而无明显不适者,也为生理现象,均不作病论。

【答案】B

(2~3 题共用备选答案)

A.除湿为主

B.益气养血

C.滋补肝肾之阴精

D.疏肝养肝

E.调理冲任

2.带下过少的治疗原则重在

【答案】C

3.带下过多的治疗原则重在

【答案】A

第二节　带下过多

1.肾阳虚带下过多的主证哪一项是错误的

A.带下量多,质清稀如水,终日淋漓不断

B.腰酸如折,小腹冷感

C.小便频数清长,夜间尤甚,大便溏薄

D.畏寒肢冷,面色晦黯

E.烘热汗出,头晕耳鸣

【答案】E

【解析】带下过多肾阳虚证。主要证候:带下量多,绵绵不断,质清稀如水;腰酸如折,畏寒肢冷,小腹冷感,面色晦黯,小便清长,或夜尿多,大便溏薄;舌质淡,苔白润,脉沉迟。

2.带下过多的主要发病机制是

A.外感湿邪,损及任、带,约固无力

B.肾气不足,封藏失职,阴液滑脱而下

C.湿邪影响任、带,任脉不固,带脉失约

D.脾虚生湿,流注下焦,伤及任、带

E.肝经湿热,流注下焦,伤及任、带

【答案】C

3.内补丸用于下列何种带下

A.脾虚证

B.肾阳虚证

C.湿热下注证

D.阴虚夹湿证

E.热毒蕴结证

【答案】B

【解析】脾虚证应用完带汤以健脾益气,升阳除湿。肾阳虚证用内补丸以温肾培元,固涩止带。湿热下注证用止带方以清利湿热,佐以解毒杀虫。阴虚夹湿证用知柏地黄汤以滋肾益阴,清热利湿。热毒蕴结证用五味消毒饮加土茯苓、败酱草、鱼腥草和薏苡仁以清热解毒。

4.脾虚带下过多的治法是

A.健脾益气,固涩止带

B.健脾益气,清热止带

C.健脾益气,升阳除湿

D.健脾益气,清热利湿

E.健脾益气,除湿止带

【答案】C

5.患者,女,32岁,已婚。带下量多,五色杂下,质黏腻,臭秽难闻,小腹疼痛,烦热头晕,口苦咽干,小便短赤,大便秘结,舌红,苔滑腻,脉滑数。应首选的方剂是

A.五味消毒饮

B.完带汤

C.止带方

D.知柏地黄丸

E.萆薢渗湿汤

【答案】A

6.患者,女,46岁,已婚。近2周带下量多,色赤白相兼,质稠,有气味,阴部瘙痒,腰膝酸软,头晕耳鸣,舌红,苔黄腻,脉细数。其治法是

A.清热疏肝,利湿止带

B.滋肾养阴,清热利湿

C.清热解毒止带

D.健脾祛湿止带

E.清热凉血止带

【答案】B

7.患者,女,35岁,已婚。平素工作压力大,情绪较为急躁,且不注意饮食。1个月前出现带下量多,如豆腐渣样,色黄。现证:带下量多,色黄,质黏稠,有臭气,胸闷口腻,纳食较差,小腹作痛,阴痒,小便黄少,舌苔黄腻,脉滑数,其诊断证型是

A.清热利湿,疏风化浊

B.清热疏肝,利湿止带

C.清利湿热,佐以解毒杀虫

D.清热解毒,利湿止带

E.健脾祛湿,清热止带

【答案】C

(8~10题共用题干)

患者带下量多,色白,如豆渣状,阴部瘙痒;脘闷纳差,舌红,苔黄腻,脉滑数。

8.其证候是

A.肾阳虚证

B.阴虚夹湿证

C.肝经湿热下注

D.脾虚证

E.湿浊偏甚

【答案】E

9.其治法是

A.健脾益气,升阳除湿

B.温肾培元,固涩止带

C.清肝利湿,杀虫止带

D.清热利湿,疏风化浊

E.滋肾益阴,清热利湿

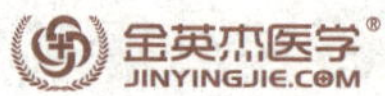

【答案】D

10.治疗应首选的方剂是

A.五味消毒饮

B.萆薢渗湿汤

C.知柏地黄汤

D.止带方

E.龙胆泻肝汤

【答案】B

第三节　带下过少

1.带下过少之肝肾亏损证的治法是

A.滋补肝肾，养精益血

B.滋阴补肾，调补冲任

C.滋肾养肝，补血益气

D.滋阴补肾，补益气血

E.滋阴养肝，疏肝理气

【答案】A

2.患者，女，25岁。带下过少，阴中干涩，头晕，心悸失眠，神疲乏力，经行腹痛，舌质暗淡，边有瘀斑，脉细涩。治疗应首选的方剂是

A.血府逐瘀汤

B.左归丸

C.少府逐瘀汤

D.小营煎

E.左归饮

【答案】D

3.患者，女，45岁。平素经行腹痛，经色紫暗，有血块，现证：带下过少，阴中干涩，阴痒；面色无华，头晕乏力，心悸，肌肤甲错，舌质暗，有瘀斑，脉细涩。其治法应是

A.滋阴养血，活血化瘀

B.益气生津，活血补血

C.补益气血，活血化瘀

D.补血益精，活血化瘀

E.补益肾精，活血化瘀

【答案】D

第九章　妊娠病

第一节　概述

1.除下列哪项外，均是妊娠禁药

A.峻下剂

B.破血剂

C.逐瘀剂

D.和血剂

E.有毒剂

【答案】D

2.下列哪项不属于，妊娠病常见发病机理

A.冲气上逆

B.瘀血内阻

C.阴血虚

D.气滞

E.脾肾虚

【答案】B

第二节　妊娠恶阻

1.妊娠恶阻的主要发病机制是

A.脾胃虚弱，化源不足

B.肝郁气滞，失于条达

C.痰湿内停，中焦受阻

D.重伤津液,胃阴不足

E.冲气上逆,胃失和降

【答案】E

2.妊娠恶阻之肝胃不和证的特点是

A.呕吐清涎

B.入食即吐

C.呕吐黏痰

D.呕吐酸水或苦水

E.呕吐血性分泌物

【答案】D

3.患者,女,26岁,已婚。停经2个月,尿妊娠试验阳性。恶心呕吐10天加重3天,食入即吐,口淡无味,时时呕吐清涎,倦怠嗜卧,舌淡苔白润,脉缓滑无力。其证候是

A.脾胃虚弱

B.痰湿中阻

C.肝胃不和

D.肝脾不和

E.气阴两伤

【答案】A

4.妊娠恶阻之脾胃虚弱证的治法是

A.理气和胃,降逆止呕

B.健脾和胃,降逆止呕

C.益气和胃,降逆止呕

D.清肝和胃,降逆止呕

E.柔肝养阴,和胃止呕

【答案】B

5.患者,女,25岁,已婚。停经3个月,尿妊娠试验阳性。恶心呕吐10天加重3天,食入即吐,呕吐痰涎,胸膈满闷,不思饮食,口中淡腻,头晕目眩,舌淡胖,苔白腻,脉滑。应选用的方剂是

A.香砂六君子汤

B.半夏白术天麻汤

C.橘皮竹茹汤

D.青竹茹汤

E.苏叶黄连汤

【答案】D

【解析】本题病证为妊娠恶阻痰滞证,治法为化痰除湿,降逆止呕。方药用青竹茹汤。

第三节　异位妊娠

1.哪一项是异位妊娠破裂时最主要的症状

A.停经史和早孕反应

B.不规则阴道出血

C.下腹一侧撕裂样剧痛

D.休克

E.急性贫血

【答案】C

2.下列各项,不属于异位妊娠未破损期临床表现的是

A.停经史及早孕反应

B.一侧下腹撕裂样疼痛

C.阴道出血淋沥

D.妇检可触及一侧附件有软性包块、压痛

E.妊娠试验阳性

【答案】B

3.下列各项,不属于宫外孕手术适应证的是

A.输卵管间质部妊娠

B.残角子宫妊娠

C.妊娠试验持续阳性,包块继续长大

D.输卵管破损时间较长,形成血肿包块

E.愿意同时施行绝育术者

【答案】D

【解析】宫外孕手术适应证有输卵管间质部妊娠、残角子宫妊娠、妊娠试验持续阳性,包块继续长大、愿意同时施行绝育术者、随诊

不可靠者、期待疗法或药物疗法禁忌证者。

4.患者,女,24岁,已婚。停经38天。突然下腹部疼痛剧烈,呈持续性,伴头晕乏力,甚则晕厥,尿妊娠试验(+)。检查方法是

A.腹腔穿刺

B.诊断性刮宫

C.后穹窿穿刺

D.二合诊检查

E.腹腔镜检查

【答案】C

5.异位妊娠未破损期的治疗方法为

A.益气固脱,活血祛瘀

B.活血化瘀,佐以益气

C.活血化瘀,消癥杀胚

D.行气活血,化瘀止痛

E.活血祛瘀,佐以止痛

【答案】C

6.患者,女,29岁,已婚。月经过期半个月,尿妊娠试验(+),左下腹隐痛,双合诊触及左侧附件有软性包块,压痛(+),B超提示:宫腔未见妊娠囊,左宫旁见一混合性包块,舌淡苔薄白,脉弦滑。现阶段处理首选的方法是

A.活血祛瘀消癥

B.立即手术治疗

C.活血化瘀,消癥杀胚

D.活血化瘀,促胎排出

E.止痛,养血安胎

【答案】C

【解析】异位妊娠已破损期包块型。主要证候:腹腔血肿包块形成,腹痛逐渐减轻,可有下腹坠胀或便意感,阴道出血渐停,脉细涩。治法:活血祛瘀消癥。方药:宫外孕Ⅱ号方。

第四节　胎漏、胎动不安

1.以下哪一项不是胎漏、胎动不安的常见病因病机

A.肾虚

B.肝郁

C.血热

D.血瘀

E.气血虚弱

【答案】B

【解析】胎漏、胎动不安的主要病机是冲任损伤、胎元不固。常见病因有:肾虚、血热、气血虚弱、血瘀。

2.患者,女,24岁,已婚。停经49天时诊为早孕,近3天少量阴道流血,尿妊娠试验(+),既往曾2次流产。其诊断是

A.妊娠腹痛

B.胎动不安

C.胎漏

D.堕胎

E.滑胎

【答案】C

3.胎漏、胎动不安之气血虚弱证的最佳治法是

A.补肾健脾,益气安胎

B.活血化瘀,补肾安胎

C.补血健脾,益气安胎

D.清热凉血,养血安胎

E.补气养血,固肾安胎

【答案】E

4.患者,女,32岁,已婚。孕后腰酸腹痛,胎动下坠,伴阴道少量出血,头晕耳鸣,小便频数,舌淡苔白,脉沉细滑。治疗应首选的方剂是

A.加味圣愈汤

B.胎元饮

C.举元煎

D.补肾安胎饮

E.寿胎丸

【答案】E

5.患者,女,27岁,已婚。妊娠70天,阴道下血,色淡红,小腹空坠作痛,腰膝酸软,面色白,心悸气短,神疲倦息,舌淡苔薄白,脉细弱。治疗应首选的方剂是

A.清经散

B.两地汤

C.寿胎丸

D.保阴煎

E.胎元饮

【答案】E

(6~7题共用备选答案)

A.胎元饮

B.寿胎丸

C.保阴煎

D.举元煎

E.归肾丸

6.治疗胎漏、胎动不安之血热证,应首选的方剂是

【答案】C

7.治疗胎漏、胎动不安之肾虚证,应首选的方剂是

【答案】B

8.患者,女,28岁,已婚。患者停经4个月,阴道少量出血伴小腹下坠1周。末次月经:2019年4月21日,停经后无明显不适,2个月前B超提示宫内早孕。现症:阴道少量出血,色淡黯,腰酸腹坠痛,头晕耳鸣,小便频数,夜尿多,舌淡苔白,脉沉滑尺弱其治法是

A.补气养血,固肾安胎

B.补益肝肾,固冲安胎

C.活血化瘀,补肾安胎

D.补肾健脾,益气安胎

E.补肾调经,养血安胎

【答案】D

(9~11题共用题干)

患者,女,28岁,已婚。妊娠10周。阴道少量出血,色淡质稀、腰酸,小腹空坠疼痛,神疲肢倦,面色少华,心悸气短,舌质淡,苔薄白,脉滑无力。

9.其证型是

A.肾虚证

B.湿热证

C.气血虚弱证

D.血瘀证

E.虚热证

【答案】C

10.其治法是

A.清热凉血,固冲止血

B.固肾安胎

C.补气养血,补肾安胎

D.滋阴清热,养血安胎

E.活血化瘀,补肾安胎

【答案】C

11.治疗应首选方剂为

A.寿胎丸

B.阿胶汤

C.保阴煎

D.胎元饮

E.桂枝茯苓丸

【答案】D

第五节 堕胎、小产

1.凡妊娠12~28周内,胎儿已形成而自然殒堕者,称为

A.滑胎

B.堕胎

C.小产

D.胎动不安

E.胎漏

【答案】C

2.堕胎、小产的治疗原则是

A.下胎益母

B.调养气血

C.治病与安胎并举

D.祛瘀下胎

E.活血祛瘀

【答案】A

3.治疗堕胎、小产之胎堕难留证，应首选的方剂是

A.胎元饮

B.保阴煎

C.脱花煎

D.滋肾育胎丸

E.少腹逐瘀汤

【答案】C

4.患者，女，26岁。停经40天自测尿HCG呈阳性，停经50余天突然阴道大量流血，夹有部分胚胎组织排出，腹痛加剧，面色苍白，呼吸短促，四肢厥冷，脉微细欲绝。治疗原则应是

A.祛瘀下胎

B.益气回阳固脱

C.活血祛瘀

D.补肾固冲止血

E.益气回阳，活血化瘀

【答案】B

【解析】该患者辨证属胎堕不全，阴血暴亡，气随血脱的危候，故应急以益气回阳固脱之法救治。同时，在抗休克、抗感染下清宫。

第六节　滑胎

1.堕胎、小产连续发生3次以上者，称为

A.胎动不安

B.暗产

C.滑胎

D.胎漏

E.先兆流产

【答案】C

2.滑胎之肾精亏虚证的治法是

A.补肾健脾，调理冲任

B.滋阴补肾，健脾安胎

C.温肾健脾，益气安胎

D.补肾填精，固冲安胎

E.补肾益气，养血安胎

【答案】D

3.治疗滑胎之血瘀证，应选择的方剂是

A.育阴汤

B.桂枝茯苓丸合寿胎丸

C.泰山磐石散

D.补肾固冲汤

E.肾气丸

【答案】B

4.患者，女，32岁，已婚。曾孕4次均自然流产。平日头晕眼花，心悸气短，现又妊娠32天，面色苍白，舌淡苔白，脉细弱。治疗应首选的方剂是

A.补肾固冲丸

B.补肾安胎饮

C.泰山磐石散

D.加味阿胶汤

E.补中益气汤

【答案】C

5.患者，女，35岁，已婚。妊娠68天。双膝酸软，夜尿频多，无腹痛，无阴道出血，以往有3次自然流产史，舌淡嫩，苔薄白，脉沉弱。

B超检查:宫内早孕,其他未见异常。治疗应首选的方剂是

A.胎元饮

B.寿胎丸

C.保阴煎

D.圣愈汤

E.补肾固冲丸

【答案】E

(6~7题共用备选答案)

A.治病与安胎并举

B.保胎治疗

C.下胎益母

D.补肾填精,固冲安胎

E.未孕前重防,已孕后重早治

6.滑胎的治疗原则

【答案】E

7.堕胎、小产的治疗原则

【答案】C

【解析】滑胎主要以滑胎者伴随的全身症状作为辨证依据。根据有关检查,排除男方因素或女方非药物所能奏效的因素,针对原因辨证施治。治疗滑胎应本着预防为主,防治结合的阶段性原则。堕胎、小产的治疗原则以下胎益母为主,若胎堕完全者应按产后处理,宜调养气血为主。

第七节 胎萎不长

1.胎萎不长的常见病因是

A.脾肾不足,气滞血瘀

B.气血虚弱,气滞血瘀

C.脾肾阳虚,气血虚弱

D.气血虚弱,脾肾不足

E.脾虚湿阻,肾阴亏损

【答案】D

【解析】气血不足以荣养其胎,而致胎儿生长迟缓,主要病因有气血虚弱、脾肾不足、血寒宫冷。

2.脾肾不足胎萎不长的首选的方剂是

A.归脾汤

B.举元煎

C.胎元饮

D.寿胎丸合四君子汤

E.长胎白术散

【答案】D

3.患者妊娠50天,阴道流血2天,逐渐曾多似月经量,色红有块,小腹坠胀疼痛,而色苍白,头晕目眩,舌质紫暗,脉滑。应首先考虑的诊断是

A.小产

B.堕胎

C.滑胎

D.异位妊娠

E.胎漏

【答案】B

第八节 子满

1.妊娠5~6月后,下列哪一项应诊断为子满

A.两脚浮肿,按之凹陷,小便短少

B.两脚浮肿,皮色不变,小便如常

C.自膝至脚肿,皮色不变,小便如常

D.腹大异常,胸膈满闷,甚则遍身俱肿,喘息不得卧者

E.头面遍身浮肿,皮薄而光亮,小便短少

【答案】D

【解析】妊娠5~6月后出现腹大异常,胸

膈满闷,甚则遍身俱肿,喘息不得卧者,称“子满”,又称“胎水肿满”。

2.子满的中医治法是

A.健脾利水,养血安胎

B.滋肾健脾,利水消肿

C.逐水消肿,养血安胎

D.温阳逐水,补益脾肾

E.疏肝理气,健脾利水

【答案】A

第九节 子肿

1.患者,女,27岁,已婚。妊娠5个月,先由脚肿渐及于腿,皮色不变,随按随起。其证候是

A.脾虚

B.气滞

C.肾虚

D.湿阻

E.血瘀

【答案】B

2.患者,女,29岁,已婚。妊娠8个半月,头晕胀痛,面目、肢体肿胀,但皮色不变,压痕不明显,舌苔薄腻,脉弦滑。治疗应首选的方剂是

A.镇肝息风汤

B.杞菊地黄丸

C.天仙藤散

D.羚角钩藤汤

E.半夏白术天麻汤

【答案】C

3.患者,女,28岁。妊娠数月,面浮肢肿,下肢尤甚,按之如泥,腰酸乏力,下肢逆冷,小便不利,舌淡,苔白润,脉沉迟。治疗应首选的方剂是

A.白术散

B.猪苓汤

C.茯苓导水汤

D.天仙藤散

E.真武汤

【答案】E

4.子肿之肾虚证的的治法是

A.健脾利水

B.健脾化湿,平肝潜阳

C.补肾温阳,化气行水

D.补肾健脾

E.理气行滞,除湿消肿

【答案】C

5.患者,女,22岁,已婚。妊娠6个半月,面目四肢浮肿,皮薄光亮,按之没指,纳呆便溏,舌质胖嫩,苔薄腻,脉滑。治疗应首选的方剂是

A.茯苓导水汤

B.真武汤

C.天仙藤散

D.猪苓汤

E.白术散

【答案】E

6.以下哪项不属于妊娠肿胀的范畴

A.子肿

B.子气

C.子满

D.皱脚

E.脆脚

【答案】C

第十节 子晕

1.脾虚肝旺证子晕的首选方剂是

A.杞菊地黄丸

B.半夏白术天麻汤

C.八珍汤

D.痛泻要方

E.参苓白术散

【答案】B

2.患者,女,28 岁。妊娠 34 周,自觉头晕头重,伴有目眩、胸闷泛恶、面目四肢浮肿、嗜睡眼花,苔白腻,脉弦滑。血压 140/90mmHg。最佳治法应是

A.疏肝健脾,平肝潜阳

B.健脾化湿,平肝潜阳

C.滋阴泻火,利湿消肿

D.平肝潜阳,健脾化痰

E.滋养肝肾,利湿化痰

【答案】B

【解析】子晕脾虚肝旺证的主要证候:妊娠中晚期,头晕、头重、目眩,胸闷心烦,呕逆泛恶,面浮肢肿,倦怠嗜睡,苔白腻,脉弦滑。治疗以健脾化湿、平肝潜阳为法,方选半夏白术天麻汤加钩藤、丹参。

第十一节 子痫

1.下列各项不属于子痫急症处理原则的是

A.解痉

B.合理扩容

C.镇静

D.适时终止妊娠

E.吸氧

【答案】E

【解析】一经确诊,应立即住院治疗,积极处理。治疗原则为解痉、降压、镇静、合理扩容,必要时利尿、适时中止妊娠,中西医配合抢救。

2.下列各项,不属于子痫临床表现的是

A.妊娠后期,忽然眩晕倒扑,昏不知人,两目上视,牙关紧闭

B.分娩时,忽然昏不知人,牙关紧闭

C.妊娠后期,突然出现昏迷不醒

D.妊娠后期,忽然出现头晕目眩

E.妊娠后期,忽然四肢抽搐,全身强直,须臾醒,醒复发

【答案】D

第十二节 妊娠小便淋痛

1.妊娠心火偏亢型子淋的治法是

A.清心泻火,润燥通淋

B.清热养阴,利尿通淋

C.清热利湿,养阴通淋

D.滋阴润肺,利尿通淋

E.交通心肾,清热利尿

【答案】A

2.患者,女,23 岁,已婚。孕期突然小便频数而急,艰涩不利,灼热刺痛,口干不欲饮,舌红苔黄腻,脉滑数。治疗应首选的方剂是

A.导赤散

B.知柏地黄汤

C.加味五苓散

D.清热通淋汤

E.龙胆泻肝汤

【答案】C

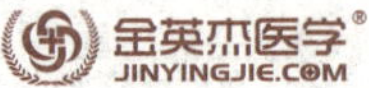

【解析】由题干孕期突然小便频数而急，艰涩不利，灼热刺痛，辨病为妊娠小便淋痛；由口干不欲饮，舌红苔黄腻，脉滑数，辨证为湿热下注证。方选加味五苓散。

3.患者，女，30 岁，已婚。怀孕 3 个月。近 3 天尿频、尿急、尿道灼热刺痛，两颧潮红，五心烦热，舌红苔薄黄，脉细滑数。治疗应首选的方剂是

A.五皮饮

B.加味五淋散

C.六味地黄汤

D.知柏地黄汤

E.导赤散

【答案】D

第十三节 妊娠小便不通

1.列各项，属妊娠小便不通古称的是

A.子烦

B.子满

C.子悬

D.转胞

E.子淋

【答案】D

2.治疗小便不通之气虚证，应首选的方剂是

A.举元煎

B.大补元煎

C.补中益气汤

D.益气导溺汤

E.人参归脾汤

【答案】D

3.治疗小便不通之肾虚证，应首选的方剂是

A.肾气丸

B.大补元煎

C.加减苁蓉菟丝子丸

D.益气导溺汤

E.右归丸

【答案】A

第十章 产后病

配套名师精讲课程

第一节 概述

1.产后病的病机特点是

A.亡血伤津

B.元气受阻

C.外感六淫或饮食房劳所伤

D.瘀血内阻

E.多虚多瘀

【答案】E

【解析】产后亡血伤津、元气受阻、瘀血内阻所形成的“多虚多瘀”的病机特点，是产后病发生的基础的内因。

2.产后三急是指

A.呕吐、泄泻、盗汗

B.高热、昏迷、自汗

C.心悸、气短、抽搐

D.尿闭、便难、冷汗

E.下血、腹痛、心悸

【答案】A

3.产后三病是指

A.呕吐、泄泻、盗汗

B.尿失禁、缺乳、大便难

C.血晕、发热、痉证

D.病痉、病郁冒、大便难

E.腹痛、恶露不下、发热

【答案】D

4.下列哪项是产后用药三禁

A.活血、通便、消导

B.活血、大汗、通便

C.清热、凉血、滋阴

D.祛寒、开郁、化瘀

E.大汗、峻下、利小便

【答案】E

第二节 产后血晕

下列各项,属产后血晕临床表现的是

A.产后头眩目瞀,郁闷不舒,呕不能食,大便反坚,但头汗出

B.产后突然头晕眼花,不能起坐,心烦不安

C.产后四肢抽搐,项背强直,角弓反张

D.产后神志不清,抽搐

E.产后头晕目眩、头面及四肢浮肿

【答案】B

第三节 产后发热

1.下列各项,不属于产后发热病因的是

A.感染邪毒

B.外感

C.血瘀

D.血虚

E.阳盛血热

【答案】E

2.患者,女,26岁。产后15天,高热寒战,热势不退,小腹疼痛拒按,恶露量多,色紫暗,气臭秽,心烦口渴,尿少色黄,大便燥结,舌红苔黄,脉数有力。其治法是

A.清热解毒,凉血化瘀

B.泄热逐瘀,化脓散结

C.养血祛风,疏解表邪

D.活血化瘀,和营退热

E.补血益气,和营退热

【答案】A

3.血虚产后发热的主要证候,下列哪项是错误的

A.低热不退

B.恶露量或多或少,色淡质稀

C.恶露下亦甚少,色紫黯,有块

D.小腹隐痛,喜按

E.舌质淡,脉细数

【答案】C

第四节 产后腹痛

1.产后腹痛气血两虚型治疗首选的方剂是

A.肠宁汤

B.八珍汤

C.当归建中汤

D.补中益气汤

E.人参养荣汤

【答案】A

【解析】产后腹痛气血两虚证的选方:肠宁汤。

2.生化汤不适用于

A.产后腹痛

B.恶露不绝

C.产后身痛

D.产后发热

E.产后小便淋痛

【答案】E

【解析】生化汤具有活血化瘀的功效，而产后小便淋痛的主要病机是膀胱气化失司，水道不通，故不适用。

3.患者，女，29岁，已婚。因分娩时受寒，产后小腹疼痛，拒按，恶露量少、行而不畅、色暗、有块，四肢不温，面色青白，脉沉紧。治疗应首选的方剂是

A.温经汤(《妇人大全良方》)

B.肠宁汤

C.温胞饮

D.生化汤

E.川楝汤

【答案】D

【解析】由题干分娩时受寒，产后小腹疼痛，辨病为产后身痛；由小腹疼痛，拒按，恶露量少、行而不畅、色暗、有块，四肢不温，面色青白，脉沉紧，辨证为瘀滞子宫证。方选生化汤。

4.患者，女，24岁，已婚。产后1周，小腹隐隐作痛，喜按，恶露量少、色淡，头晕耳鸣，舌淡红苔薄白，脉细弱。其证候是

A.气虚

B.肾虚

C.血虚

D.虚寒

E.脾肾两虚

【答案】C

5.治疗儿枕痛，应首选的方剂是

A.少腹逐瘀汤

B.温经汤

C.生化汤加味

D.肠宁汤

E.血府逐瘀汤

【答案】C

第五节　产后身痛

1.产后身痛之肾虚证的最佳选方是

A.人参养荣汤

B.养荣壮肾汤

C.黄芪桂枝五物汤

D.独活寄生汤

E.身痛逐瘀汤

【答案】B

(2~3题共用备选答案)

A.血瘀

B.风寒

C.肾虚

D.血虚

E.气虚

2.产后肢体关节疼痛，屈伸不利，痛无定处。其证候是

【答案】B

3.产后遍身关节酸楚，肢体麻木，头晕心悸。其证候是

【答案】D

第六节　产后恶露不绝

1.生化汤治疗血瘀寒凝，瘀阻胞宫而致的产后恶露淋沥不尽，常加用的药物是

A.桃仁、赤芍

B.红花、赤芍

C.蒲黄、五灵脂

D.蒲黄、益母草

E.黑荆芥、茜草

【答案】D

2.患者,女,27岁,已婚。产后恶露1个月未止,量多、色淡、无臭气,小腹空坠,神倦懒言,舌淡,脉细弱。治疗应首选的方剂是

A.举元煎

B.固本止崩汤

C.生化汤

D.八珍汤

E.补中益气汤

【答案】E

【解析】从题干产后恶露1个月不止,可确定为产后恶露不绝,从症状量多、色淡、无臭气,小腹空坠,神倦懒言,舌质淡,脉缓弱,可诊断为气虚证,方用补中益气汤。

3.患者,女,27岁,已婚。人流术后恶露持续20天未净,量较多,色紫红,质稠,有臭味,面色潮红,口燥咽干,舌质红,脉细数。其证候是

A.气虚

B.血虚

C.血热

D.湿热

E.阴虚

【答案】C

4.患者,女,27岁,已婚。产后恶露35天不止,量时多时少,色黯有块,小腹疼痛拒按,舌紫黯,边有瘀点,脉沉涩。治疗应首选的方剂是

A.生化汤

B.血府逐瘀汤

C.膈下逐瘀汤

D.少腹逐瘀汤

E.桃红四物汤

【答案】A

第七节 缺乳

1.患者,女,36岁,已婚。产后乳汁少甚或全无,乳汁稀薄,乳房柔软,无胀感,面色少华,倦怠乏力,舌淡苔薄白,脉细弱。治疗应首选的方剂是

A.下乳涌泉散

B.通乳丹

C.漏芦散

D.八珍汤

E.补中益气汤

【答案】B

2.患者,女,26岁。产后乳汁正常,与家人生气后,乳汁骤减,乳汁稠,乳房胀硬而痛,精神抑郁,胸胁胀痛,食欲减退,舌暗红,苔薄黄,脉弦数。治疗应首选的方剂是

A.通乳丹

B.下乳涌泉散

C.苍附导痰丸合漏芦散

D.逍遥散

E.龙胆泻肝汤

【答案】B

【解析】产后乳汁骤减属缺乳,乳房胀硬而痛,胸胁胀痛均为肝经郁滞表现,伴随症状、舌脉,属肝郁气滞证。治疗应首选下乳涌泉散。

第八节 产后抑郁

1.治疗产后抑郁之肝郁气结证,应首选的方剂是

A.归脾汤

B.逍遥散

C.当归补血汤

D.加味逍遥散

E.调经汤

【答案】B

2.治疗产后抑郁之瘀血内阻证,应首选的方剂是

A.归脾汤

B.逍遥散

C.当归补血汤

D.加味逍遥散

E.调经汤

【答案】E

第九节　产后小便不通

1.治疗产后小便不通之血瘀证,应首选的方剂是

A.济生肾气丸

B.加味四物汤

C.化阴煎

D.补中益气汤

E.沉香散

【答案】B

2.治疗产后小便不通之气虚证,应首选的方剂是

A.济生肾气丸

B.加味四物汤

C.化阴煎

D.补中益气汤

E.沉香散

【答案】D

3.治疗产后小便不通之肾虚证,应首选的方剂是

A.济生肾气丸

B.加味四物汤

C.化阴煎

D.补中益气汤

E.沉香散

【答案】A

第十节　产后小便淋痛

1.治疗产后小便淋痛之肝经郁热,应首选的方剂是

A.左归丸

B.加味四物汤

C.沉香散

D.化阴煎

E.龙胆泻肝汤

【答案】C

2.治疗产后小便淋痛之湿热蕴结证,应首选的方剂是

A.加味五淋散

B.加味四物汤

C.小蓟饮子

D.龙胆泻肝汤

E.沉香散

【答案】A

第十一章　妇科杂病

第一节　概述

(略)

第二节　癥瘕

1.下列哪项对癥瘕的描述是最恰当的

A.妇女下腹部胞中有结块，伴有或痛或胀或满甚或出血者，称为“癥瘕”

B.包块坚硬，推之不移，痛有定处者属瘕

C.积块不坚，推之可移，痛无定处者属癥

D.癥属于血病

E.瘕属于气病

【答案】A

【解析】妇女下腹部胞中有结块，伴有或痛或胀或满甚或出血者，称为“癥瘕”。包块坚硬，推之不移，痛有定处者属瘕。积块不坚，推之可移，痛无定处者属癥。癥属于气病，瘕属于血病。

2.下列各项当中，不属于癥瘕主要病因的是

A.气滞血瘀

B.肾虚血瘀

C.痰湿瘀结

D.湿热瘀阻

E.气虚血瘀

【答案】E

3.患者，女，45岁，已婚。下腹积块，固定难移，行经腹痛较剧烈，经色紫暗，婚久不孕，腰膝酸软，头痛耳鸣，舌暗，脉弦细。治疗应首选的方剂是

A.桂枝茯苓丸

B.大黄牡丹皮汤

C.少腹逐瘀汤

D.香棱丸

E.补肾祛瘀汤

【答案】E

（4~5题共用备选答案）

A.开郁二陈汤

B.苍附导痰丸

C.香棱丸

D.大黄牡丹汤

E.血府逐瘀汤

4.治疗癥瘕之痰湿瘀结证，应首选的方剂是

【答案】B

5.治疗癥瘕之气滞血瘀证，应首选的方剂是

【答案】C

第三节　盆腔炎

1.患者，女，25岁，已婚。有盆腔炎病史，下腹部疼痛结块，缠绵日久，痛连腰骶，经行加重，经血量多有块，带下量多，精神不振，纳少乏力，舌质紫暗有瘀点，苔白，脉弦涩无力。治疗应首选的方剂是

A.理冲汤

B.膈下逐瘀汤

C.少腹逐瘀汤

D.血府逐瘀汤

E.银甲丸

【答案】A

2.患者，女，25岁，已婚。近半年来常感小腹部隐痛，拒按，痛连腰骶，劳累时加重。带下量多，色黄，质黏稠，胸闷纳呆，口干便秘，小便黄赤，舌体胖大，色红，苔黄腻，脉滑数。治疗应首选的方剂是

A.膈下逐瘀汤

B.少腹逐瘀汤

C.银甲丸

D.理冲汤

E.止带方

【答案】C

【解析】由题干近半年来常感小腹部隐痛,拒按,痛连腰骶,辨病为盆腔炎,由带下量多,色黄,质黏稠,胸闷纳呆,口干便秘,小便黄赤,舌体胖大,色红,苔黄腻,脉滑数,辨证为湿热瘀结证。代表方剂是银甲丸或当归芍药散。

(3~4 题共用备选答案)

A.身热腹痛,恶寒或寒战

B.高热腹痛,下腹部疼痛拒按

C.下腹部胀满,疼痛拒按,寒热往来

D.下腹部隐痛,痛连腰骶,低热起伏

E.下腹部胀痛或刺痛,经行加重

3.急性盆腔炎热毒炽盛证的主要临床表现是

【答案】B

4.慢性盆腔炎气滞血瘀证的主要临床表现是

【答案】E

第四节　不孕症

1.瘀滞胞宫不孕症的最佳治法是

A.活血化瘀

B.逐瘀荡胞,调经助孕

C.养血活血

D.疏肝理气化瘀,调经助孕

E.补肾活血,调经助孕

【答案】B

2.患者,女,38 岁,结婚 3 年。夫妇同居未孕。月经先后不定期,经行乳房胀痛,善太息,舌淡红苔薄白,脉弦细。其证候是

A.肝肾阴虚

B.肝郁脾虚

C.肝阳上亢

D.肝气郁结

E.气滞血瘀

【答案】D

【解析】由题干结婚 3 年,夫妇同居未孕,辨病为不孕症;由经行乳房胀痛,善太息,舌淡红苔薄白,脉弦细,辨证为肝气郁结证。

3.患者,女,36 岁。婚久不孕,月经后期,量少,色鲜红,腰膝酸软,头晕耳鸣,五心烦热,舌质嫩红,少苔,脉细数。其治疗首选的方剂是

A.毓麟珠

B.养精种玉汤

C.温胞饮

D.开郁种玉汤

E.右归丸

【答案】B

4.患者,女,30 岁,已婚 3 年不孕。月经 2~3 个月一行,头晕耳鸣,腰酸腿软,畏寒肢冷,性欲淡漠,舌淡苔白,脉沉细尺弱。治疗应首选的方剂是

A.大补元煎

B.固阴煎

C.补肾固冲丸

D.毓麟珠

E.温胞饮

【答案】E

第五节　阴痒

1.阴痒肝经湿热证的首选的方剂是

A.知柏地黄汤

B.止带方

C.萆薢渗湿汤

D.托里消毒散

E.蛇床子汤

【答案】C

2.患者,女,56岁。阴部奇痒干涩7天,五心烦热,腰酸腿软,舌红少苔,脉细数无力。其治疗首选的方剂是

A.知柏地黄汤

B.保阴煎

C.两地汤

D.六味地黄丸

E.左归丸

【答案】A

【解析】由题干阴部奇痒干涩7天,辨病为阴痒;由五心烦热,腰酸腿软,舌红少苔,脉细数无力,辨证为肝肾阴虚证,代表方剂是知柏地黄丸。

第六节　阴疮

1.治疗热毒证阴疮的首选的方剂是

A.少腹逐瘀汤

B.阳和汤

C.阴蚀生疮方

D.龙胆泻肝汤

E.托里消毒散

【答案】D

2.关于阴疮,下列哪项是恰当的

A.妇女外阴结块肿痛,或溃烂成疮,黄水淋沥,称为“阴疮”,又称“阴蚀”

B.主要病机是热毒炽盛,侵蚀外阴肌肤所致

C.只要及时治疗,可在短期内治愈

D.其病因为热毒、寒湿、气滞

E.金黄散适用于阴疮已破溃者

【答案】A

第七节　阴挺

1.妇女阴中有物下坠,突出于阴道口外,应诊断为

A.阴蚀

B.阴茧

C.阴挺

D.阴疮

E.阴肿

【答案】C

2.下列各项,属于阴挺发病主要病机的是

A.胞络损伤

B.肾气虚损

C.肝肾两亏

D.湿热下注

E.产育过多

【答案】A

3.治疗阴挺之气虚证,应首选的方剂是

A.举元煎

B.大补元煎

C.补中益气汤

D.归脾汤

E.人参归脾汤

【答案】C

第十二章　计划生育

第一节　避孕

1.放置宫内节育器的适应证是

A.已婚育龄妇女,愿意选用而无禁忌证者

B.生殖器官炎症

C.宫颈口松弛

D.近3个月月经过多

E.月经频发或不规则阴道流血

【答案】A

2.下列各项,不属于放置宫内节育器禁忌证的是

A.滴虫性阴道炎

B.月经过多

C.重度痛经

D.宫颈口松

E.足月产后3个月

【答案】E

【解析】放置宫内节育器禁忌证有:①妊娠或妊娠可疑者。②人工流产、分娩或剖宫产后有妊娠组织物残留或感染可能者。③生殖道炎症。④生殖器官肿瘤、子宫畸形。⑤宫颈过松、重度陈旧性宫颈裂伤或子宫脱垂。⑥严重的全身性疾患。⑦月经过多。

3.避孕工具除避孕套、宫内节育器外,还有哪些

A.避孕药膏

B.阴道隔膜

C.避孕药物

D.阴道药环

E.皮下埋植

【答案】B

第二节　人工流产

1.下列各项,不属于人工流产并发症的是

A.人流术后休克

B.子宫穿孔

C.宫腔或颈管内口粘连

D.人流不全

E.人流术后感染

【答案】A

2.患者人流术后10天,间断阴道出血,近1天阴道出血大于月经量,夹有黑血块;B超示:宫腔内有组织残留。其诊断是

A.人流综合征

B.子宫穿孔

C.人流不全

D.宫腔或颈管内口粘连

E.人流术后感染

【答案】C

第三节　经腹输卵管结扎术

(略)

第十三章　女性生殖功能的调节与周期性变化

第一节　卵巢的功能及周期性变化

1.下述哪种激素能使阴道上皮细胞脱落、糖原沉积和阴道乳酸杆菌减少，酸性降低

A.促性腺激素释放激素

B.垂体促性腺激素

C.促甲状腺激素

D.雌激素

E.孕激素

【答案】E

2.若卵子未受精，黄体开始萎缩的时间是排卵后

A.4～5天

B.9～10天

C.11～12天

D.13～14天

E.15～16天

【答案】B

第二节　子宫内膜的周期性变化

1.患者，女，30岁。结婚5年未孕，月经周期无规律，子宫内膜出现下列哪种组织学表现时为有排卵

A.子宫内膜分泌期

B.子宫内膜萎缩期

C.子宫内膜增生期早期

D.子宫内膜增生期中期

E.子宫内膜增生期晚期

【答案】A

【解析】子宫内膜分泌期为月经周期的后半期。排卵后，卵巢内形成黄体，分泌雌激素与孕激素，能使子宫内膜继续增厚，腺体增大。分泌期也分早、中、晚三期。

（2～3题共用备选答案）

A.子宫内膜增生期早期

B.子宫内膜增生期中期

C.子宫内膜分泌期早期

D.子宫内膜分泌期中期

E.月经期

2.间质水肿明显，腺体数增多、增长，呈弯曲形，腺上皮细胞表现增生活跃，有分裂相的是

【答案】B

3.内膜腺体更长，弯曲更明显，腺体上皮细胞的核下开始出现含糖原的小泡，螺旋小动脉继续增生的是

【答案】C

【解析】子宫内膜分泌早期内膜腺体更长，弯曲更明显。腺上皮细胞的核下开始出现含糖元的小泡，间质水肿，螺旋小动脉继续增生。分泌中期内膜较前更厚并呈锯齿状。腺体内的分泌上皮细胞顶端胞膜破碎，细胞内的糖元溢入腺体，称为顶浆分泌。分泌晚期为月经来潮前期。

第三节　下丘脑-垂体-卵巢轴的相互关系

（略）

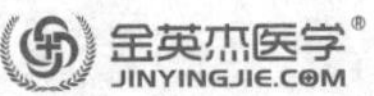

第十四章 妇产科特殊检查与常用诊断技术

第一节 妇科检查

下列哪一项检查是盆腔检查中最重要、最常用的方法

A.三合诊

B.直肠-腹部诊

C.双合诊

D.腹部 B 超

E.腹透

【答案】C

第二节 妇科特殊诊断技术

1.下列各项,不属于诊断性刮宫适应证的是

A.因宫腔残留组织或子宫内膜脱落不全导致长时间多量出血者

B.疑有子宫内膜结核者

C.月经失调需了解子宫内膜变化及其对性激素的反应者

D.子宫异常出血,需排除或证实子宫内膜癌、宫颈管癌者

E.急性或严重的全身疾病

【答案】E

2.诊断子宫内膜癌最常用的方法是

A.宫腔镜检查

B.阴道细胞学检查

C.诊断性刮宫+病理

D.B 超检查

E.CT 检查

【答案】C

第九篇

中医儿科学

第一章　儿科学基础

第一节　小儿年龄分期

1.从出生后至满 1 周岁,称为

A.新生儿期

B.婴儿期

C.学龄前期

D.幼儿期

E.学龄期

【答案】B

2.新生儿期是指从出生至

A.26 天

B.28 天

C.30 天

D.32 天

E.以上都不是

【答案】B

【解析】从出生后脐带结扎到出生后 28 天,称为新生儿期。

3.胎儿期体重增长快的阶段是

A.妊娠早期 4 周

B.妊娠早期 12 周

C.妊娠中期 10 周

D.妊娠中期 15 周

E.妊娠晚期 13 周

【答案】E

4.幼儿期是指

A.2 周岁

B.3 周岁

C.1~3 周岁

D.3~4 周岁

E.3~6 周岁

【答案】C

【解析】从 1 周岁至满 3 周岁,称为幼儿期。

第二节　小儿生长发育

1.4 周岁小儿的身长应为

A.90 cm

B.98 cm

C.103 cm

D.105 cm

E.110 cm

【答案】C

【解析】2 岁至 12 岁儿童的身高(长)可

以用以下公式计算:身高(cm)= 75+7×年龄。

2.小儿营养不良是指体重低于正常均值的

A.66%

B.70%

C.85%

D.95%

E.90%

【答案】C

3.6~24 个月正常小儿的乳牙数的推算公式是

A.月龄-4(或 6)

B.月龄-3(或 6)

C.月龄-2(或 6)

D.月龄-1(或 6)

E.月龄-5(或 6)

【答案】A

【解析】2 岁以内乳牙数=月龄-4(或 6)。

4.患儿,12 个月。体重10 kg,身长65 cm,前囟闭合,乳牙7 个,不会摆放积木。其中不正常的是

A.体重

B.身长

C.前囟

D.乳牙萌出

E.精细运动

【答案】B

【解析】出生时身长约为 50 cm。生后第一年身长增长最快,约 25 cm,其中前 3 个月约增长 12 cm。第二年身长增长速度减慢,约 10 cm。

5.随着小儿年龄的增加,其脉搏、血压变化规律是

A.脉搏增快、血压增高

B.脉搏增快、血压减低

C.脉搏减慢、血压增高

D.脉搏减慢、血压减低

E.脉搏、血压均无明显变化

【答案】C

6.患儿,4 岁。体重16 kg,身长93 cm。该患儿的生长发育状况为

A.体重正常,身长偏高

B.体重正常,身长偏低

C.体重偏高,身长正常

D.体重偏高,身长偏低

E.体重偏低,身长正常

【答案】B

7.前囟关闭的时间为出生后多少个月

A.2~4

B.4~6

C.6~12

D.12~18

E.18~24

【答案】D

【解析】前囟是指额骨和顶骨之间的菱形间隙,以囟门对边中点间的连线距离表示,出生时为 1.5~2 cm,至 12~18 个月闭合。

8.小儿出生时体重、身长、头围平均为

A.体重 2.5 kg,身长 48 cm,头围 32 cm

B.体重 3 kg,身长 48 cm,头围 30 cm

C.体重 3 kg,身长 50 cm,头围 34 cm

D.体重 4 kg,身长 52 cm,头围 36 cm

E.体重 4 kg,身长 50 cm,头围 34 cm

【答案】C

9.小儿会叫妈妈的时间一般是

A.6 个月

B.8 个月

C.10 个月

D.12 个月

E.18 个月

【答案】B

10.小儿细动作的发育,摆放积木的年

龄是

A.6 个月

B.8 个月

C.10 个月

D.12 个月

E.18 个月

【答案】E

11.婴儿出生后的前半年平均每月增长的体重是

A.0.3 kg

B.0.4 kg

C.0.5 kg

D.0.7 kg

E.0.8 kg

【答案】D

【解析】小儿出生后的前半年平均每月体重增长约 0.7 kg。

12.小儿1 岁时正常头围是

A.34 cm

B.38 cm

C.42 cm

D.46 cm

E.48 cm

【答案】D

【解析】小儿 1 周岁时头围约为 46 cm。

第三节　小儿生理、病因、病理特点

1.“脏腑娇嫩、形气未充”说明小儿为

A.纯阳之体

B.稚阳之体

C.稚阴之体

D.稚阴稚阳之体

E.盛阳之体

【答案】D

2.小儿为纯阳之体,伤于外邪以热性病证为多,其原因是六气易于化

A.寒

B.燥

C.火

D.湿

E.风

【答案】C

3.小儿发生强烈传染性疾病的病邪很多,其中最重要的是

A.风邪

B.湿热

C.燥邪

D.疫疠

E.风寒

【答案】D

4.下列各项属于小儿的病理特点的是

A.生机蓬勃

B.发育迅速

C.易趋康复

D.脏腑娇嫩

E.形气未充

【答案】C

5.“纯阳”学说是指小儿

A.发育迅速

B.脏腑娇嫩

C.有阳无阴

D.阳亢阴亏

E.形气未充

【答案】A

【解析】“纯”指小儿出生,未经太多外界因素影响,胎元之气尚未耗散;“阳”指以阳为用,即生机。“纯阳”学说高度概括了小儿在生长发育中生机旺盛,发育迅速,如旭日之初升的生理现象。

6.小儿易于为乳食所伤主要原因是

A.脾常不足

B.肝常有余

C.心常有余

D.先天因素

E.脏腑娇嫩

【答案】A

7.患儿,3岁。骤闻异声后,夜间啼哭一个月,每夜发作5分钟左右。其病因是

A.惊恐因素

B.意外因素

C.感受外邪

D.环境污染

E.胎产因素

【答案】A

8.患儿,7岁。平素嗜食肥甘厚腻,容易损伤的脏腑是

A.肝

B.心

C.脾

D.肺

E.肾

【答案】C

9.小儿易产生感冒、咳喘,原因主要是

A.脾常不足

B.肺脏娇嫩

C.肾常虚

D.稚阳未充

E.稚阴未长

【答案】B

【解析】小儿肺脏娇嫩,"肺常不足",肺气宣发肃降功能尚不完善,小儿冷暖也不知自调,一旦护养不当,易于感受外邪,导致肺的宣肃功能失常,则易患感冒、咳喘等病证。

10.小儿脏腑娇嫩,形气未充,突出表现这一特点的脏腑是

A.心、肝、脾

B.肝、脾、肾

C.肺、脾、肾

D.肝、脾、肺

E.心、肝、肺

【答案】C

11.小儿易见解颅、五迟、五软等病的原因是

A.脾胃不和

B.食滞伤中

C.肾常不足

D.脾常不足

E.肺常不足

【答案】C

第四节 儿科四诊特点

1.小儿面呈红色,证候多属

A.热

B.湿

C.燥

D.虚

E.实

【答案】A

2.小儿前囟及眼窝凹陷,皮肤干燥见于

A.阴伤液脱

B.营养不良

C.肾气亏虚

D.脾虚失运

E.气血亏虚

【答案】A

3.小儿斑秃的病因是

A.气血两虚

B.血虚血瘀

C.气阴两虚

D.阴伤液脱

E.肾精亏虚

【答案】B

4.小儿面呈苦笑貌是

A.发颐

B.面瘫

C.抽动障碍

D.惊风

E.破伤风

【答案】E

5.小儿“地图舌”是由于

A.肺气虚弱

B.脾阳亏虚

C.脾失健运

D.宿食内停

E.胃之气阴不足

【答案】E

【解析】舌苔花剥,状如地图,时隐时现,经久不愈,多为胃之气阴不足所致。

6.发热 3～4 天出疹,疹形细小,状如麻粒,口腔黏膜出现“麻疹黏膜斑”者,为

A.麻疹

B.奶麻

C.风痧

D.瘾疹

E.疱疹

【答案】A

7.呼吸窘迫,面青呛咳,常是

A.异物堵塞气道

B.肺气闭郁

C.肺蕴痰热

D.顿咳

E.急喉风

【答案】A

8.小儿咳声嘶哑如犬吠者,见于

A.咽炎

B.白喉

C.顿咳

D.百日咳

E.急惊风

【答案】B

【解析】咳声嘶哑如犬吠者,常见于白喉、急喉风。

9.小儿指纹色淡红,其病机是

A.外感风寒

B.邪热郁滞

C.内有虚寒

D.瘀热内结

E.瘀滞络闭

【答案】C

10.小儿大便稀薄,色黄秽臭的病因是

A.肠腑湿热

B.脾肾阳虚

C.内伤乳食

D.津伤内热

E.内有实热

【答案】A

11.患儿,3 岁。近 3 天来,夜间发热,腹壁手足心热,胸满不食,舌苔厚腻,其病机是

A.外感风热

B.湿热内蕴

C.阳明热盛

D.邪郁少阳

E.内伤乳食

【答案】E

12.不属于小儿基本脉象的是

A.浮脉

B.沉脉

C.迟脉

D.数脉

E.弦脉

【答案】E

13.患儿,2岁。脐周疼痛,按之痛减,并可触及条索状包块者,多为
A.蛔虫症
B.肠痈
C.胃脘痛
D.腹痛
E.肠结
【答案】A

14.小儿,四肢厥冷,唇舌红赤者,多属
A.真热假寒
B.真寒假热
C.内寒外热
D.内热外寒
E.寒热错杂
【答案】A

第五节 儿科辨证概要

1.小儿脾胃病变常见原因
A.纳气功能失常
B.乳食积滞
C.呼吸功能失常
D.疏泄功能失常
E.外邪易从口鼻皮毛侵入
【答案】B

2.下列不属于儿科常用辨证方法的是
A.脏腑辨证
B.八纲辨证
C.气血津液辨证
D.年龄辨证
E.卫气营血辨证
【答案】D

3.患儿,8岁。见咳嗽、气喘、大便秘结,属
A.肺、大肠病
B.脾、胃病
C.肝、胆病
D.心、小肠病
E.肾、膀胱病
【答案】A

4.患儿,4岁。见食欲不振、恶心呕吐、腹胀,属
A.肺、大肠病
B.脾、胃病
C.肝、胆病
D.心、小肠病
E.肾、膀胱病
【答案】B

第六节 儿科治法概要

1.幼儿服用中药汤剂的剂量是
A.成人量的1/6
B.成人量的1/3
C.成人量的1/2
D.成人量的2/3
E.成人量的3/4
【答案】C
【解析】中药汤剂可采用下列比例方药:新生儿用成人量的1/6,乳婴儿用成人量的1/3,幼儿用成人量的1/2,学龄期儿童用成人量的2/3或接近成人量。

2.下列不属于儿科内治用药原则的是
A.治疗及时审慎
B.重视先证而治
C.注意顾护脾胃
D.处方峻剂速攻
E.不可乱投补益
【答案】D

3.不属于儿科内治给药方法的是

A.直肠给药法

B.口服给药

C.热熨法

D.气雾吸入法

E.鼻饲给药

【答案】C

【解析】热熨法是将药炒热后，用布包裹以熨肌表的一种外治法。

4.下列除哪项外，均可用消食导滞法治疗

A.积滞

B.伤食

C.疳证

D.吐泻

E.痢疾

【答案】E

5.不属于培元补肾法治疗的疾病是

A.解颅

B.五迟

C.五软

D.哮喘

E.肺炎喘嗽

【答案】E

6.患儿，10岁。腹部刺痛1周，痛在中上腹部，痛处固定，按之痛剧，舌紫暗有瘀点，脉涩。其治法是

A.补脾健脾

B.调脾助运

C.活血化瘀

D.培元补肾

E.镇惊息风

【答案】C

7.在夏季三伏天，用延胡索、白芥子、甘遂、细辛研末，以生姜汁调成药饼，敷于肺俞、膏肓、百劳穴上，用于治疗的疾病是

A.感冒

B.热性哮喘

C.寒性哮喘

D.肺炎咳嗽

E.咳嗽

【答案】C

【解析】敷贴法是将药物制成软膏、药饼，或研粉撒于普通膏药上，敷贴于局部的一种外治法。在夏季三伏天，用延胡索、白芥子、甘遂、细辛研末，以生姜汁调成药饼，中心放少许丁香末，敷于肺俞、膏肓、百劳穴上，治疗寒性哮喘等。

8.下列各项不属于推拿疗法作用的是

A.神气安定

B.经络通畅

C.促进气血循行

D.凉血止血

E.脏腑调和

【答案】D

（9～10题共用备选答案）

A.培元补肾法

B.镇惊息风法

C.补脾健脾法

D.利水消肿法

E.调脾助运法

9.适用于小儿窍闭神昏，惊风痫证的治法是

【答案】B

10.适用于小儿水湿停聚，小便短少而水肿的治法是

【答案】D

第二章 儿童保健

第一节 胎儿期保健

1.下列各项不属于妊娠禁忌药的是

A.芫花

B.天南星

C.麝香

D.水蛭

E.白术

【答案】E

2.下列除哪项外都属于养胎护胎的主要内容

A.饮食调养

B.调适寒温

C.劳逸结合

D.避免外伤

E.按时进补

【答案】E

【解析】养胎护胎的主要内容包括:饮食调养、调适寒温、劳逸结合、精神内守、避免外伤、审慎方药。

第二节 婴儿期保健

1.母乳喂养应遵循的原则是

A.按时

B.按需

C.按量

D.按时按量

E.按时不按量

【答案】B

2.预防脐风最重要的措施是

A.孕妇勿感风邪

B.产妇勿感风邪

C.小儿生后避风

D.清洁断脐护脐

E.脐疮防其走黄

【答案】D

3.新生儿正常心率是

A.150~130次/分钟

B.140~120次/分钟

C.130~110次/分钟

D.120~100次/分钟

E.100~80次/分钟

【答案】B

4.小儿多长时间起应逐渐添加辅食

A.1~2个月

B.2~3个月

C.4~6个月

D.8~10个月

E.10~12个月

【答案】C

5.小儿断奶时间宜在

A.2~3个月

B.4~6个月

C.6~7个月

D.12个月

E.13~18个月

【答案】D

【解析】小儿4~6个月起应逐渐添加辅食,8~12个月时可以完全断乳。

6.新生儿在上腭中线和齿龈部位有散在黄白色、碎米粒样颗粒,称为

A.马牙

B.板牙

C.螳螂子

D.口疮

E.鹅口疮

【答案】A

第三章　新生儿疾病

第一节　胎怯

1.胎怯的病变脏腑主要是

A.脾、肾

B.心、肝

C.心、肾

D.心、脾

E.肝、肾

【答案】A

2.胎怯以出生低体重多见，即以体重低于多少为指标

A.1 500 g

B.1 800 g

C.2 000 g

D.2 500 g

E.3 000 g

【答案】D

3.胎怯的脾肾两虚证的治法是

A.益精充髓，补肾温阳

B.健脾益肾，温运脾阳

C.益精充髓，温运脾阳

D.健脾益肾，补肾温阳

E.健脾充髓，补肾温阳

【答案】B

4.治疗胎怯之肾精薄弱证首选方剂是

A.保元汤

B.归脾汤

C.金匮肾气丸

D.补肾地黄丸

E.六味地黄丸

【答案】D

【解析】肾精薄弱证的表现为体短形瘦，头大囟张，头发稀黄，耳壳软，哭声低微，肌肤不温，指甲软短，骨弱肢柔，或有先天性缺损畸形，指纹淡。治宜益精充髓，补肾温阳，方用补肾地黄丸加减。

5.患儿，出生3天。体短形瘦，头大囟张，头发稀黄，耳壳软，哭声低微，肌肤不温，指甲软短，骨弱肢柔，指纹淡。治法应是

A.健脾益肾，温运脾阳

B.温经散寒，活血通络

C.益精充髓，补肾温阳

D.益气温阳，通经活血

E.大补元气，温阳固脱

【答案】C

【解析】肾主胞胎，主骨，开窍于耳，其华在发，体短形瘦，头大囟张，头发稀黄，耳壳软，指甲软短，骨弱肢柔为肾精薄弱之象，故治法为益精充髓，补肾温阳。

6.患儿，出生5天。其母妊娠8个月早产。症见啼哭无力，皮肤干皱，肌肉瘠薄，四肢不温，吮乳乏力，呛乳溢乳，腹胀腹泻，指纹淡。治法应是

A.益精充髓，补肾温阳

B.健脾益肾，温运脾阳

C.温经散寒，活血通络

D.益气温阳，通经活血

E.大补元气，温阳固脱

【答案】B

【解析】肾为先天之本，脾为后天之本，脾

主肌肉四肢，开窍于口，则见啼哭无力、多卧少动、肌肉瘠薄、吮乳乏力、腹胀腹泻等脾肾两虚之象，故辨证为脾肾两虚证，治法为健脾益肾，温运脾阳。

第二节 硬肿症

1.以下除哪项外，均为硬肿症的病因

A.胎禀不足

B.阳气虚弱

C.保暖不当

D.复感寒邪

E.喂养不当

【答案】E

【解析】本病内因为先天禀赋不足，元阳不振；护养保暖不当，感受寒邪为外因。

2.对于硬肿症的临床表现描述错误的是

A.可见紧张性水肿

B.腋温-肛温差由正值变为负值

C.低体温，体温<35 ℃，严重者<30 ℃

D.硬肿为对称性，依次为双下肢、臀、面颊、两上肢、背、腹、胸部等

E.患儿不吃、不哭、少动，严重者可伴有休克、肺出血及多脏器功能衰竭

【答案】A

3.硬肿症的治疗原则是

A.行气化瘀消积

B.健脾益肾，温运脾阳

C.益精充髓，补肾温阳

D.大补元气，温阳固脱

E.温阳散寒，活血化瘀

【答案】E

4.患儿，生后3天。症见：全身冰冷，全身肌肤板硬而肿，气息微弱，僵卧少动，哭声低怯，吸吮困难，反应极差，皮肤暗红，少尿，面色苍白，唇舌色淡，指纹淡红不显。其证候是

A.寒凝血涩

B.阳气虚衰

C.脾肾虚衰

D.肺脾气虚

E.气滞血瘀

【答案】B

5.治疗硬肿症之寒凝血瘀证，应首选的方剂是

A.四逆汤

B.参附汤

C.金匮肾气丸

D.血府逐瘀汤

E.当归四逆汤

【答案】E

6.以温经散寒，活血通络为治法的是硬肿症的什么证型

A.寒凝血涩证

B.阳气虚衰证

C.气滞血瘀证

D.气血不足证

E.心阳虚脱证

【答案】A

7.患儿，出生后3天。症见体温<35℃，四肢发凉，肌肤硬肿，难以捏起，臀、小腿、面颊硬肿，色暗红、青紫，哭声较低，精神萎靡，反应尚可，气息微弱，指纹紫滞。其证候应是

A.阳气虚衰证

B.脾肾虚衰证

C.寒凝血涩证

D.肺脾气虚证

E.气滞血瘀证

【答案】C

【解析】寒凝则气滞血瘀，见肌肤硬肿，同时伴低体温、四肢发凉、气息微弱、指纹紫滞等寒象，故辨证为寒凝血涩证。

第三节　胎黄

1.胎黄的病变脏腑是

A.肝胆、脾胃

B.肝胆、心小肠

C.肾膀胱、脾胃

D.肺大肠、肝胆

E.心小肠、肾膀胱

【答案】A

2.下列病机中,不属于胎黄病机的是

A.脾胃湿热

B.寒湿内蕴

C.肺失通调

D.肝失疏泄

E.气滞血瘀

【答案】C

3.下列表现中,属于生理性黄疸的是

A.生后 24 小时出现黄疸

B.生后 2 周黄疸自行消失

C.黄疸消退后复现

D.黄疸持续 3 周以上

E.血清总胆红素 300 μmol/L

【答案】B

【解析】生理性黄疸:生理性胎黄大多在生后 2~3 天出现,4~6 天达高峰,足月儿在生后 2 周消退,早产儿持续时间较长为 3~4 周。黄疸较轻(足月儿血清总胆红素≤221 μmol/L,早产儿≤257 μmol/L)。除有轻微食欲不振外,一般无其他临床症状。

4.下列关于病理性黄疸叙述错误的是

A.在生后 24 小时内即出现黄疸

B.血清总胆红素每日上升幅度>85.5 μmol/L

C.足月儿血清总胆红素>221 μmol/L

D.黄疸持续时间足月儿>2 周,早产儿>4 周,消退后不会复现

E.常伴有不欲吮乳、口渴便秘、发热,或精神萎靡、肢凉纳呆,甚或右胁下痞块质硬,青筋显露等症状

【答案】D

5.患儿,生后 1 天。症见面目皮肤发黄,色泽鲜明如橘,哭声响亮,不欲吮乳,口渴唇干,大便秘结,小便深黄,舌质红,苔黄腻。其治法是

A.行气化瘀消积

B.温中化湿退黄

C.清热利湿退黄

D.平肝息风,利湿退黄

E.大补元气,温阳固脱

【答案】C

6.治疗寒湿阻滞型胎黄的基本法则是

A.利水渗湿

B.化瘀消积

C.清热利湿

D.温中化湿

E.疏肝利胆

【答案】D

7.患儿,生后 1 天,面目皮肤发黄,颜色逐渐加深,晦暗无华,右胁下痞块质硬,肚腹膨胀,青筋显露,或见瘀斑、衄血,唇色暗红,舌见瘀点,苔黄。首选方剂为

A.血府逐瘀汤

B.茵陈蒿汤

C.茵陈理中汤

D.膈下逐淤汤

E.少腹逐瘀汤

【答案】A

8.患儿,出生 6 周。症见面目皮肤发黄,

色泽晦暗,持久不退,精神萎靡,四肢欠温,纳呆,大便溏薄色灰白,小便短少,舌质淡,苔白腻。其证候应是

A.寒湿阻滞证

B.胎黄虚脱证

C.胎黄动风证

D.气滞血瘀证

E.湿热郁蒸证

【答案】A

【解析】湿从寒化,寒为阴邪,寒湿阻滞则见面目皮肤发黄,色泽晦暗,持久不退,同时伴有精神萎靡、四肢欠温、大便溏薄色灰白、舌质淡、苔白腻等虚寒之象,故辨证为寒湿阻滞证。

第四章 肺系病证

配套名师精讲课程

第一节 感冒

1.小儿感冒的病机关键为

A.卫表失和,肺气失宣

B.卫表失和,肺气上逆

C.神气怯弱,肝气未盛

D.肺常不足,气机不利

E.神气怯弱,卫阳被遏

【答案】A

2.小儿感冒的基本治疗原则是

A.疏风解表

B.解表散寒

C.清热解表

D.疏风散寒

E.辛温解表

【答案】A

3.治疗小儿风寒感冒的首选方剂是

A.麻黄汤

B.杏苏散

C.小青龙汤

D.新加香薷饮

E.荆防败毒散

【答案】E

4.小儿风热感冒与风寒感冒的鉴别要点有

A.恶风发热

B.恶寒发热

C.咽红肿痛

D.咳嗽不爽

E.咳嗽频作

【答案】C

【解析】风寒感冒恶寒重,发热轻,无汗,喷嚏,流清涕,咽不红,舌苔薄白;风热感冒发热重,有汗,鼻塞,流浊涕,咽红,舌苔薄黄。

5.小儿感冒后容易出现咳嗽加剧,喉间痰鸣的症状,其病机是

A.脾常不足

B.肺常不足

C.肝常有余

D.肾常不足

E.心常有余

【答案】B

6.患儿,9个月。发热,微汗,鼻塞流涕,咽红,夜间体温升高,又见惊惕啼叫,夜卧不安,舌质红,苔薄白,指纹浮紫。其诊断是

A.夜啼

B.感冒夹痰

C.感冒夹惊

D.急惊风

E.小儿暑温

【答案】C

【解析】由"发热,微汗,鼻塞流涕,咽红"可判断为感冒,而又由为"又见惊惕啼叫"即判断为夹惊。

7.治疗暑邪感冒的首选方剂是

A.银翘散

B.桑菊饮

C.清宁散

D.白虎汤

E.新加香薷饮

【答案】E

8.感冒夹滞证的治疗应该在疏风解表基础上加用的方剂是

A.镇惊丸

B.保和丸

C.二陈汤

D.桑菊饮

E.三拗汤

【答案】B

9.患儿,7岁。高热,恶寒,无汗或汗出热不解,起病急骤,全身症状重,头痛,心烦,目赤咽红,肌肉酸痛,腹痛,或有恶心、呕吐,舌红,舌苔黄,脉数。其治法是

A.辛温解表,疏风散寒

B.辛凉解表,疏风清热

C.清暑解表,化湿和中

D.辛温解表,宣肺化痰

E.清瘟解表消毒

【答案】E

10.小儿感冒病程中易出现睡卧不宁、惊惕抽风的症状,其病机是

A.脾常不足

B.肺常不足

C.肝常有余

D.肾常不足

E.心常有余

【答案】C

【解析】小儿感冒出现睡卧不宁、惊惕抽风的症状为感冒夹惊,与肝常有余和神气怯弱有关。

11.治疗时疫感冒应首选的方剂是

A.荆防败毒散

B.新加香薷饮

C.银翘散合黄连解毒汤

D.银翘散合清瘟败毒散

E.银翘散合普济消毒饮

【答案】E

第二节　乳蛾

1.乳蛾的治疗原则是

A.辛温解表,疏风散寒

B.疏风清热,利咽消肿

C.养阴清热,软坚利咽

D.清热解毒,利咽消肿

E.清热解毒,软坚散结

【答案】D

2.乳蛾肺胃阴虚证应首选的方剂是

A.银翘马勃散

B.牛蒡甘桔汤

C.养阴清肺汤

D.普济消毒饮

E.荆防败毒散

【答案】C

3.患儿,7岁。喉核赤肿,咽喉疼痛,吞咽不利,发热重,鼻塞流涕,头痛身痛,舌红,苔薄黄,脉浮数。其治法是

A.疏风清热,利咽消肿

B.清热解毒,利咽消肿

C.养阴润肺,软坚利咽

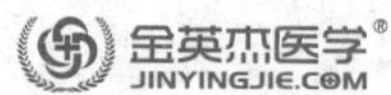

D.清热解毒，软解散结

E.利咽消肿，活血化瘀

【答案】A

4.患儿，5岁。高热不退，喉核赤肿，溃烂化脓，吞咽困难，口干口臭，大便干结，小便黄少，舌红，苔黄，脉数。应首选的方剂是

A.银翘马勃散

B.牛蒡甘桔汤

C.养阴清肺汤

D.普济消毒饮

E.荆防败毒散

【答案】B

5.患儿，4岁。喉核赤肿，咽喉疼痛，吞咽不利，发热重，鼻塞流涕，头痛身痛，舌红，苔薄黄，脉浮数。治疗宜首选的方剂是

A.银翘马勃散

B.牛蒡甘桔汤

C.养阴清肺汤

D.普济消毒饮

E.荆防败毒散

【答案】A

【解析】外感风热，搏结于咽喉，故见喉核赤肿，咽喉疼痛，吞咽不利，发热重，鼻塞流涕，头痛身痛。舌红，苔薄黄，脉浮数为风热在表之象。辨证为乳蛾风热搏结证，用银翘马勃散。

6.患儿，4岁。咽痛1周。症见喉核肿大暗红，咽干咽痒，日久不愈，干咳少痰，大便干结，小便黄少，舌质红，苔少，脉细数。其证候应是

A.风热搏结证

B.热毒炽盛证

C.肺胃阴虚证

D.脾胃积热证

E.肺胃蕴热证

【答案】C

【解析】热病后期，余邪留恋，肺胃津伤，故见喉核肿大暗红，咽干咽痒，日久不愈，干咳少痰，大便干结，小便黄少。舌质红，苔少，脉细数为阴虚内热之象。应辨证为肺胃阴虚证。

第三节　咳嗽

1.小儿咳嗽的基本病机是

A.肺失宣肃

B.脾虚生痰

C.肺肾两虚

D.肝脾不和

E.心脾两虚

【答案】A

2.患儿，2岁。咳嗽痰多，色黄黏稠，难以咳出，甚则喉间痰鸣，伴发热口渴，烦躁不安，小便黄少，大便干结，舌质红，舌苔黄，脉滑数。治疗应首选的方剂是

A.清金化痰汤

B.苏子降气汤合黛蛤散

C.麻杏石甘汤合苏葶丸

D.麻黄汤合葶苈大枣泻肺汤

E.泻白散合黛蛤散

【答案】A

3.治疗小儿内伤气虚咳嗽，应首选的方剂是

A.杏苏散

B.桑菊饮

C.清气化痰汤

D.二陈汤

E.六君子汤

【答案】E

（4~5题共用备选答案）

A.咳嗽不爽,痰黄黏稠,不易咯出
B.干咳无痰,口渴咽干,喉痒声嘶
C.咳嗽频作,咽痒咽痛,痰白清稀
D.咳嗽痰多,色黄黏稠,难以咯出
E.咳声重浊,痰多壅盛,色白清稀
4.阴虚咳嗽的症候特点是
【答案】B
5.痰湿咳嗽的症候特点是
【答案】E
(6~7 题共用备选答案)
A.温肺散寒,化痰平喘
B.疏风散寒,宣肺止咳
C.祛邪扶正,标本兼顾
D.燥湿化痰,宣肺止咳
E.温化寒痰
6.痰湿咳嗽的治法是
【答案】D
7.风寒咳嗽的治法是
【答案】B
(8~10 题共用题干)
患者,男,2 岁。咳嗽频作,咽痒声重,痰白清稀,鼻塞流清涕,恶寒无汗,发热头痛,全身酸痛,舌苔薄白,指纹浮红。
8.其证型是
A.气虚证
B.风热证
C.痰热证
D.痰湿证
E.风寒证
【答案】E
9.其治法是
A.燥湿化痰,宣肺止咳
B.滋阴润燥,养阴清肺
C.疏风散寒,宣肃肺气
D.疏风解热,宣肺止咳
E.疏风清肺,润燥止咳
【答案】C
10.治疗应首选方剂为
A.银翘散
B.桑菊饮
C.沙参麦冬汤
D.杏苏散
E.清金化痰汤
【答案】D

第四节 肺炎喘嗽

1.小儿肺炎喘嗽的病位在
A.脾
B.心
C.肝
D.肺
E.肺脾
【答案】D
【解析】本病外因责之于感受风邪,或由其他疾病传变而来;内因责之于小儿形气未充,肺脏娇嫩,卫外不固。病位在肺,病机为肺气闭郁。痰热是其病理产物。
2.小儿肺炎喘嗽的主要治疗原则是
A.辛凉宣肺,清热化痰
B.辛温宣肺,化痰止咳
C.清热涤痰,肃肺定喘
D.宣肺开闭,化痰平喘
E.清热宣肺,止咳化痰
【答案】D
3.治疗小儿肺炎喘嗽之痰热闭肺证,应首选的方剂是
A.银翘散
B.麻杏石甘汤
C.清金化痰丸
D.黄连解毒汤合麻杏石甘汤

E.麻杏石甘汤合葶苈大枣泻肺汤

【答案】E

4.患儿,2岁。发热咳嗽3天,症见高热持续不退,咳嗽剧烈,气急鼻扇,烦躁喘憋,涕泪俱无,面赤唇红,大便秘结,舌红苔黄,指纹紫滞。其治疗首选的方剂是

A.参附龙牡救逆汤

B.人参五味子汤

C.麻杏石甘汤合葶苈大枣泻肺汤

D.黄连解毒汤合麻杏石甘汤

E.沙参麦冬汤

【答案】D

5.患儿,5岁。发热咳嗽7天。咳喘持久,低热盗汗,手足心热,干咳少痰,面色潮红,口干便结,舌红少津,苔少,脉细数,其治法是

A.清热解毒,泻肺开闭

B.清热涤痰,开肺定喘

C.辛温宣肺,化痰止咳

D.养阴清肺,润肺止咳

E.补肺益气,健脾化痰

【答案】D

6.肺炎喘嗽的主要临床特点不包括

A.咳

B.喘

C.热

D.痰

E.瘀

【答案】E

第五节 哮喘

1.小儿哮喘反复发作的主要内在因素是

A.肺脾气虚

B.脾肾阳虚

C.肺肾阴虚

D.痰饮留伏

E.气滞血瘀

【答案】D

【解析】哮喘的病位主要在肺,其发病的主要内在因素是痰饮留伏,隐伏于肺窍,成为哮喘之夙根,遇外来因素感触而发,反复不已。

2.患儿,12岁。反复喘促5年余。症见咳嗽痰多,喘促胸满,动则喘甚,畏寒肢冷,面色欠华,神疲纳少,舌淡苔白,脉细弱。其治法是

A.清肺涤痰,止咳平喘

B.温肺散寒,化痰定喘

C.健脾益气,补肺固表

D.泻肺平喘,补肾纳气

E.健脾温肾,固摄纳气

【答案】D

3.下列各项,属于哮喘肺脾气虚证的特征的是

A.咳喘畏寒,痰多清稀,舌苔白滑

B.咳喘痰黄,身热面赤,口干舌红

C.喘促乏力,动则气喘,面色潮红

D.喘促乏力,动则气喘,形寒肢冷

E.咳喘无力,气短多汗,易感冒

【答案】E

(4~5题共用备选答案)

A.三拗汤

B.都气丸

C.大青龙汤

D.麻杏石甘汤合苏葶丸

E.小青龙汤合三子养亲汤

4.治疗寒性哮喘的首选方剂是

【答案】E

5.治疗热性哮喘的首选方剂是

【答案】D

(6~7 题共用备选答案)

A.解表清里,止咳定喘

B.泻肺平喘,补肾纳气

C.祛邪扶正,标本兼顾

D.辛温开肺,化瘀平喘

E.温肺散寒,涤痰定喘

6.小儿哮喘外寒内热证的治法

【答案】A

7.小儿哮喘肺实肾虚证的治法

【答案】B

第六节 反复呼吸道感染

1.小儿反复呼吸道感染病位主要在肺,常涉及的脏腑是

A.脾、肾

B.心、肝

C.脾、胃

D.肝、肾

E.心、肾

【答案】A

2.反复呼吸道感染肺脾阴虚证的治法是

A.养阴润肺,益气健脾

B.温补肾阳,健脾益气

C.调和营卫,益气固表

D.补肺固表,健脾益气

E.温补脾肾,固摄纳气

【答案】A

3.患儿,3 岁。平素反复外感。面白少华,形体消瘦,肌肉松软,鸡胸龟背,腰膝酸软,形寒肢冷,发育落后,动则气喘,少气懒言,多汗易汗,食少纳呆,大便稀溏,舌质淡,苔薄白,脉沉细无力。应首选的方剂是

A.黄芪桂枝五物汤

B.玉屏风散合六君子汤

C.金匮肾气丸合理中丸

D.生脉散合沙参麦冬汤

E.补中益气汤合生脉饮

【答案】C

【解析】分析上述病例,诊断为反复呼吸道感染之脾肾两虚证,治法为:温补肾阳,健脾益气。代表方剂为:金匮肾气丸合理中丸。

(4~5 题共用备选答案)

A.5

B.6

C.7

D.8

E.10

4.诊断3~5 岁的小儿反复呼吸道感染,其中 1 年发生上呼吸道感染的次数是

【答案】B

5.诊断6~14 岁的小儿反复呼吸道感染,其中 1 年发生上呼吸道感染的次数是

【答案】A

6.反复呼吸道感染,两次呼吸道感染的间隔天数至少是多少天

A.5

B.6

C.7

D.8

E.9

【答案】C

【解析】判定小儿反复呼吸道感染,两次呼吸道感染的间隔天数应在 7 天以上。

第五章 脾系病证

第一节 鹅口疮

1.鹅口疮好发于

A.新生儿

B.婴儿

C.学龄前儿童

D.学龄儿童

E.青春期儿童

【答案】A

【解析】鹅口疮是以口腔、舌上蔓生白屑为主要临床特征的一种口腔疾病,多见于初生儿,以及久病体虚婴幼儿。

2.下列各项,有关鹅口疮的预防与调护,错误的是

A.孕妇注意个人卫生,患阴道霉菌病者要及时治愈

B.注意口腔清洁,婴儿奶具要消毒

C.注意小儿营养,积极治疗原发病

D.注意观察口腔黏膜白屑变化,如发现患儿吞咽或呼吸困难,应立即处理

E.可长期应用抗生素或肾上腺皮质激素辅助治疗

【答案】E

3.患儿,10天。啼哭不安,不欲吮乳,口舌满布白屑,唇舌俱红,小便短赤。治法是

A.清热凉血

B.泻火解毒

C.疏风散火

D.滋阴降火

E.清心泻脾

【答案】E

4.治疗鹅口疮之虚火上浮证,应首选的方剂是

A.凉膈散

B.泻黄散

C.清热泻脾散

D.泻心导赤散

E.知柏地黄丸

【答案】E

第二节 口疮

1.治疗口疮之风热乘脾证的首选方剂是

A.导赤散

B.泻黄散

C.清胃散

D.凉膈散

E.银翘散

【答案】E

【解析】对于口疮风热乘脾证,应疏风散火,清热解毒,故方用银翘散加减。

2.治疗口疮虚火上浮证,治法是

A.清心凉血,泻火解毒

B.滋阴降火,引火归元

C.疏风散火,清热解毒

D.滋阴降火,清心泻脾

E.疏风散火,引火归元

【答案】B

3.患儿,1岁。昨起舌上溃破,色红疼痛,进食哭闹,心烦不安,口干欲饮,小便短赤。治疗应首选的方剂是

A.凉膈散

B.泻心导赤散

C.清胃散

D.泻心汤

E.六味地黄丸

【答案】B

（4~5 题共用备选答案）

A.疏风散火，清热解毒

B.消食导滞，清热解毒

C.清心凉血，泻火解毒

D.疏风解表，泻火解毒

E.滋阴降火，引火归元

4.口疮心火上炎证治法是

【答案】C

5.口疮风热乘脾证的治法是

【答案】A

第三节 泄泻

1.泄泻的病变脏腑主要是

A.肝、胆

B.心、小肠

C.脾、胃

D.肺、大肠

E.肾、膀胱

【答案】C

【解析】胃主受纳腐熟水谷，脾主运化水湿和水谷精微，若脾胃受病，运化失职，则饮食入胃之后，水谷不化，精微不布，清浊不分，合污而下，致成泄泻。泄泻病变部位主要在脾胃。

2.泄泻的基本治疗原则是

A.清肠化湿

B.消食化积

C.健脾化湿

D.祛风散寒

E.运脾化湿

【答案】E

3.治疗脾肾阳虚泻，应首选的方剂是

A.保和丸

B.参脉散合参附龙牡救逆汤

C.葛根黄芩黄连汤

D.藿香正气散

E.附子理中汤合四神丸

【答案】E

4.患儿，1 岁半。病起 1 天，泻下过度，质稀如水，精神萎靡或心烦不安，目眶及囟门凹陷，皮肤干燥，啼哭无泪，口渴引饮，小便短少，舌红少津，苔少，脉细数。治疗应首选的方剂是

A.参苓白术散

B.藿香正气散

C.人参乌梅汤

D.附子理中丸

E.葛根黄芩黄连汤

【答案】C

5.脾虚泻的治法是

A.健脾温阳，酸甘敛阴

B.健脾益气，助运止泻

C.运脾和胃，消食化滞

D.温补脾肾，固涩止泻

E.挽阴回阳，救逆固脱

【答案】B

第四节 厌食

1.小儿厌食之脾胃气虚证的治法是

A.调和脾胃，运脾开胃

B.健脾益气，佐以助运

C.滋阴养胃，佐以助运

D.运脾化湿，消积开胃

E.补脾开胃，消食助运

【答案】B

2.治疗厌食的基本原则是

A.疏肝开郁

B.健脾益气

C.消食导滞

D.滋脾养胃

E.运脾开胃

【答案】E

3.患儿，5 岁。1 年来食少饮多，皮肤干燥，大便干结，舌红少津，舌苔光剥，脉细数。治疗应首选的方剂是

A.沙参麦冬汤

B.增液承气汤

C.养胃增液汤

D.六味地黄丸

E.麦门冬汤

【答案】C

【解析】患儿主症为食少饮多，诊断为厌食。皮肤干燥，大便干结，舌红少津，舌苔光剥，脉细数为脾胃阴虚的表现。治宜滋脾养胃，佐以助运，方用养胃增液汤。

4.治疗厌食之脾失健运证的首选方剂是

A.不换金正气散

B.保和丸

C.健脾丸

D.异功散

E.平胃散

【答案】A

第五节　积滞

1.患儿，2 岁 4 个月。平素形体消瘦，面色萎黄，乏力食少，近日过食甜点后，进食更少，且稍食则饱胀，腹满喜按，大便溏、酸臭，夹有不消化食物，舌淡红，苔白腻，指纹淡滞。治法宜

A.健脾助运，和中导滞

B.消乳化食，和中导滞

C.健脾助运，消食化滞

D.滋脾养胃，消食化滞

E.健脾和中，消食导滞

【答案】C

【解析】分析上述病例，诊断为积滞之脾虚夹积证，治法：健脾助运，消食化滞。代表方剂：健脾丸。

2.积滞的病变脏腑主要在

A.胃、小肠

B.胃、大肠

C.脾、小肠

D.脾、大肠

E.脾、胃

【答案】E

3.治疗积滞之乳食内积证的首选方剂是

A.健脾丸

B.七味白术散

C.枳实导滞丸

D.肥儿丸或疳积散

E.消乳丸或保和丸

【答案】E

4.患儿，8 个月。因进食较多蛋奶类食物而致呕吐，不思进食，腹胀，夜卧不安，大便酸臭，舌苔厚腻。应诊断为

A.厌食

B.积滞

C.呕吐

D.疳积

E.腹痛

【答案】B

【解析】积滞的诊断要点：①有伤乳、伤食

史。②以不思乳食，食而不化，脘腹胀满，嗳气酸腐，大便溏泄或便秘，气味酸臭为特征。③可伴有烦躁不安，夜间哭闹或呕吐等临床表现。④大便实验室检查可见不消化食物残渣、脂肪滴。

5.患儿，1岁8个月。平素形体消瘦，面色萎黄，倦怠乏力，不思乳食，因过食甜品后，稍食则饱胀，腹满喜按，大便溏薄酸臭，夹有不消化食物，舌淡红，苔白腻，指纹淡滞。治疗宜首选的方剂是

A.保和丸

B.消乳丸

C.健脾丸

D.八珍汤

E.肥儿丸

【答案】C

【解析】形体消瘦，面色萎黄，倦怠乏力为脾胃虚弱，中气不足，气血亏虚，同时伴有食则饱胀，腹满喜按，大便溏薄酸臭，结合舌象均为脾气虚，脾阳不振，乳食不化夹积之象，辨证属脾虚夹积证，治疗宜选用的代表方剂为健脾丸。

第六节　疳证

1.疳积重症阶段出现的兼证中，不包括

A.眼疳

B.肾疳

C.口疳

D.肺疳

E.骨疳

【答案】B

【解析】干疳及疳积重症阶段出现的兼证包括眼疳、口疳、肺疳、骨疳和疳肿胀。

2.患儿，2岁。形体极度消瘦，面呈老人貌，皮包骨头，腹凹如舟，精神萎靡，大便溏薄，舌淡苔薄腻。其证候是

A.疳肿胀

B.疳气

C.疳积

D.干疳

E.心疳

【答案】D

【解析】干疳，亦称“疳极”，临床表现为极度消瘦，貌似老人，腹凹如舟，精神萎靡。

（3~4题共用备选答案）

A.调脾健运

B.消积理脾

C.补益气血

D.清心泻火，滋阴生津

E.温阳健脾，利水消肿

3.疳积的主要治法是

【答案】B

4.口疳的主要治法是

【答案】D

5.治疗疳证之疳肿胀证，应首选的方剂是

A.资生健脾丸

B.防己黄芪汤

C.八珍汤

D.石斛夜光丸

E.泻心导赤散

【答案】B

6.患儿，1岁11个月，体重10kg。面色少华，不思饮食，毛发稀疏，性急易怒，大便干稀不调，舌质淡，苔薄微腻，指纹淡。应诊断为

A.厌食

B.疳气

C.疳积

D.干疳

E.积滞

【答案】B

【解析】疳气属病之初期,临床以形体消瘦,面色无华,毛发干枯,精神萎靡或烦躁,饮食异常为特征。

第七节　腹痛

1.发生在脐周部位的疼痛称为

A.大腹痛

B.脐腹痛

C.小腹痛

D.少腹痛

E.全腹痛

【答案】B

2.下列不属小儿腹痛发病原因的是

A.腹部中寒

B.乳食积滞

C.胃肠热结

D.脾胃虚寒

E.外邪犯肺

【答案】E

3.腹痛应与哪些疾病相鉴别

A.阑尾炎

B.感冒

C.咳嗽

D.肺炎喘嗽

E.哮喘

【答案】A

4.腹痛常用辨证思路不包括

A.辨病位

B.辨寒热

C.辨虚实

D.辨年龄

E.分轻重

【答案】D

5.患儿,8岁。腹部疼痛,拘急疼痛,得温则舒,遇寒痛甚,痛处喜暖,面色苍白,痛甚者额冷汗出,或兼吐泻,小便清长,舌淡,苔白滑,脉沉弦紧。证属

A.腹部中寒

B.乳食积滞

C.胃肠热结

D.脾胃虚寒

E.气滞血瘀

【答案】A

6.患儿,6岁。腹痛绵绵,时作时止,痛处喜按,得温则舒,面白少华,精神倦怠,手足清冷,食后腹胀,大便稀溏,舌淡苔白,脉沉缓。治宜

A.温中散寒,理气止痛

B.消食导滞,行气止痛

C.通腑泄热,行气止痛

D.温中理脾,缓急止痛

E.活血化瘀,行气止痛

【答案】D

【解析】本题病证为腹痛脾胃虚寒证,治法为温中理脾、缓急止痛,代表方剂为小建中汤合理中丸。

(7~9题共用题干)

患儿,2岁。脘腹胀满,按之痛甚,嗳腐吞酸,不思乳食,腹泻,呕吐,吐物酸馊,矢气频作,大便秽臭,夜卧不安,时时啼哭,舌红,苔厚腻,指纹紫滞。

7.其诊断是

A.腹痛,腹部中寒

B.腹痛,乳食积滞

C.腹痛,胃肠热结

D.腹痛,脾胃虚寒

E.腹痛,气滞血瘀

【答案】B

8.其治法是

A.温中散寒，理气止痛

B.消食导滞，行气止痛

C.通腑泄热，行气止痛

D.温中理脾，缓急止痛

E.活血化瘀，行气止痛

【答案】B

9.治疗应首选方剂为

A.香砂平胃散

B.大承气汤

C.养脏汤

D.小建中汤

E.少腹逐瘀汤

【答案】A

第八节　便秘

1.下列不属小儿便秘发病原因的是

A.乳食积滞

B.邪热伤津

C.气机郁滞

D.气血亏虚

E.脾不统血

【答案】E

【解析】便秘的病因包括饮食因素、情志因素、正虚因素及热病伤津。

2.小儿便秘病位主要在

A.大肠

B.小肠

C.三焦

D.肾

E.膀胱

【答案】A

【解析】便秘的主要病位在大肠，与脾、肝、肾三脏相关，病机关键是大肠传导功能失常。

3.气虚便秘的治法为

A.消积导滞通便

B.清热润肠通便

C.理气导滞通便

D.益气润肠通便

E.养血润肠通便

【答案】D

4.患儿，6岁。大便干结，排便困难，面赤身热，腹胀或痛，小便短赤，口干口臭，舌质红，苔黄燥，脉滑实。证属

A.食积便秘

B.燥热便秘

C.气滞便秘

D.气虚便秘

E.血虚便秘

【答案】B

(5~7题共用题干)

患儿，男，4岁。大便秘结，脘腹胀满，不思饮食，恶心呕吐，口臭，手足心热，小便黄少，舌质红，苔黄厚，脉沉有力。

5.其诊断是

A.食积便秘

B.燥热便秘

C.气滞便秘

D.气虚便秘

E.血虚便秘

【答案】A

6.其治法是

A.消积导滞通便

B.清热润肠通便

C.理气导滞通便

D.益气润肠通便

E.养血润肠通便

【答案】A

7.治疗应首选

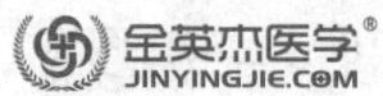

A.黄芪汤
B.麻子仁丸
C.六磨汤
D.枳实导滞丸
E.润肠丸
【答案】D

第九节　营养性缺铁性贫血

1.缺铁性贫血的主要病变脏腑在
A.脾、胃、心、肝
B.心、肝、脾、肺
C.心、肝、脾、肾
D.心、脾、肺、肾
E.肺、脾、肝、肾
【答案】C

2.缺铁性贫血的治疗原则是
A.健脾益气,滋生化源
B.健运脾胃,益气养血
C.滋养肝肾,益精生血
D.补血养心,益气生血
E.培补脾肾,化生气血
【答案】E

3.诊断6岁以上小儿营养性缺铁性贫血的标准,其血红蛋白值应低于的数值是
A.80 g/L
B.90 g/L
C.100 g/L
D.110 g/L
E.120 g/L
【答案】E

【解析】3个月~6岁小儿营养性缺铁性贫血的标准,其血红蛋白值小于等于110 g/L;6岁以上的血红蛋白值应小于120 g/L。

4.治疗贫血之肝肾阴虚证,应首选的方剂是
A.归脾汤
B.六君子汤
C.左归丸
D.右归丸
E.四物汤
【答案】C

5.患儿,2岁。面色苍白,唇淡甲白,发黄稀疏,神疲乏力,形体消瘦3个月,诊断为"营养性缺铁性贫血"。西药选用铁剂治疗后,正确的停药时间为血红蛋白
A.开始升高时
B.达正常时
C.达正常后2个月左右
D.达正常后4个月左右
E.达正常后6个月左右
【答案】C

第六章　心肝病证

第一节　夜啼

1.小儿暴受惊恐易作夜啼是因为
A.心经积热
B.五志化火
C.心虚胆怯
D.心肝火旺
E.恐则气下
【答案】C
【解析】心藏神而主惊,小儿神气怯弱,智

慧未充，若见异常之物，或闻特异声响，而致惊恐。惊则伤神，恐则伤志，致使心神不宁，神志不安，寐中惊惕，因惊而啼。

2.小儿夜啼之心经积热证的主症是

A.哭声低弱，时哭时止，睡喜蜷曲，腹喜摩按，四肢欠温

B.哭声较响，面赤唇红

C.烦躁不宁，身腹俱暖

D.夜间突然啼哭，似见异物

E.哭声时高时低，时急时缓，神情不安，时作惊惕，紧偎母怀

【答案】C

3.治疗夜啼之惊恐伤神证应当首选的方剂是

A.乌药散合匀气散

B.朱砂安神丸

C.清营汤

D.导赤散

E.远志丸

【答案】E

4.患儿，2岁。夜间睡眠不安，哭声低弱，时哭时止，睡喜蜷曲，腹喜摩按，四肢欠温，吮乳无力，胃纳欠佳，大便溏薄，小便较清，面色青白，唇淡红，舌苔薄白，指纹淡红。其治法是

A.乌药散合匀气散

B.朱砂安神丸

C.参苓白术散

D.导赤散

E.远志丸

【答案】A

第二节 汗证

1.小儿汗证的常见病因是

A.气虚

B.阴虚

C.阳虚

D.血虚

E.体虚

【答案】E

2.小儿常见汗证为

A.大汗、战汗

B.自汗、盗汗

C.自汗、大汗

D.自汗、战汗

E.大汗、盗汗

【答案】B

3.小儿汗证常见于哪个时期的小儿

A.6月以内的婴儿

B.5岁以内的小儿

C.3岁以内的小儿

D.1岁以内的小儿

E.10岁以内的小儿

【答案】B

【解析】汗证是指小儿在安静状态下，正常环境中，全身或局部出汗过多甚则大汗淋漓的一种病证。多见于5岁以内的小儿。

4.患儿，3岁。平时易患感冒，自汗，偶有盗汗，汗出以头部、肩背部汗出明显，动则尤甚，神疲乏力，面色少华，舌淡，苔薄白，脉细弱。治法宜

A.调和营卫

B.益气养阴

C.补气养心

D.益气固表

E.清热泻脾

【答案】D

5.治疗汗证之湿热迫蒸证，应首选的方剂是

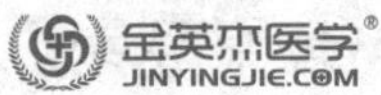

A.黄芪桂枝五物汤

B.知柏地黄丸

C.玉屏风散

D.生脉散

E.泻黄散

【答案】E

（6~7 题共用备选答案）

A.自汗为主，头部、肩背部明显

B.盗汗为主，也伴自汗，手足心灼热，哭声无力

C.盗汗为主，手足心热

D.自汗或盗汗，头部、四肢为多

E.盗汗为主，遍身汗出

6.汗证，肺卫不固的主症是

【答案】A

7.汗证，气阴亏虚的主症是

【答案】B

第三节 病毒性心肌炎

1.下列各项，不属于病毒性心肌炎心阳虚弱证证候要点的是

A.神疲乏力

B.舌质淡胖

C.心悸怔忡

D.脉细数或脉微欲绝

E.畏寒肢冷

【答案】D

2.患儿，3 岁。患心肌炎 6 个月，心悸不宁，活动后尤甚，少气懒言，神疲倦息，头晕目眩，烦热口渴，夜寐不安，舌光红少苔，脉细数。治疗应首选的方剂是

A.瓜蒌薤白半夏汤

B.失笑散

C.葛根黄芩黄连汤

D.炙甘草汤合生脉散

E.桂枝甘草龙骨牡蛎汤

【答案】D

【解析】此证辨为病毒性心肌炎气阴亏虚证，治宜益气养阴、宁心安神，用炙甘草汤合生脉散加减。

3.患儿，8 岁。罹患心肌炎 2 年，症见神疲乏力，畏寒肢冷，面色苍白，头晕多汗，舌质淡胖，脉缓无力。治法宜

A.豁痰化瘀，宁心通络

B.益气养阴，宁心复脉

C.清热化湿，宁心复脉

D.清热解毒，宁心复脉

E.温振心阳，宁心复脉

【答案】E

4.治疗病毒性心肌炎之痰瘀阻络证，应首选的方剂是

A.银翘散

B.桂枝甘草龙骨牡蛎汤

C.瓜蒌薤白半夏汤合失笑散

D.炙甘草汤合生脉散

E.葛根黄芩黄连汤

【答案】C

5.以下哪项不是病毒性心肌炎的治疗原则

A.扶正祛邪

B.清热解毒

C.活血化瘀

D.温振心阳

E.镇静安神

【答案】E

第四节 注意力缺陷多动障碍

1.下列各项中,与儿童注意力缺陷障碍密切相关的是

A.智力较低

B.喜欢玩耍

C.时常会有肢体的不自主抽动

D.喜欢玩游戏

E.注意力不集中

【答案】E

2.治疗小儿注意力缺陷多动症的痰火内扰证首选方剂是

A.清心涤痰汤

B.泻心导赤散

C.龙胆泻肝汤

D.泻心汤

E.黄连温胆汤

【答案】E

3.患儿,9岁。学习成绩差,遇事好忘,好动不安,冲动任性,难以自控,口干唇红,形瘦颧红,舌质红,舌苔少,脉细数。其治法是

A.泻心平肝,养心安神

B.清热涤痰,安神定志

C.补益心脾,养血安神

D.滋养肝肾,平肝潜阳

E.养阴清肺,清心安神

【答案】D

4.患儿,8岁。平日神思涣散,注意力不能集中,神疲乏力,睡眠不实,记忆力差,伴自汗盗汗,偏食纳少,面色无华,舌质淡,苔薄白,脉虚弱。治疗首选方剂是

A.归脾汤合甘麦大枣汤

B.杞菊地黄丸

C.参苓白术散

D.补中益气汤

E.四君子汤

【答案】A

5.儿童注意力缺陷多动障碍的治疗原则是

A.滋肾平肝

B.补益心脾

C.补益心肾

D.调和阴阳

E.清热化痰

【答案】D

【解析】注意力缺陷多动障碍是由于脏腑阴阳失调所产生的阴失内守、阳燥于外的情志、动作失常的病变,故以调和阴阳为治疗原则。

第五节 抽动障碍

1.抽动障碍的病因是

A.脏腑阴阳失调

B.元气未充,心神怯弱

C.五志过极,风痰内蕴

D.脾虚肝旺,肝风扰动

E.肝常有余,肝风内动

【答案】C

2.治疗抽动障碍之脾虚肝旺证首选方剂是

A.缓肝理脾汤

B.地黄饮子

C.镇肝息风汤

D.大定风珠

E.三甲复脉汤

【答案】A

3.患儿,男,10岁。2年来经常皱眉眨眼,张口歪嘴,摇头耸肩,面红耳赤,烦躁易怒,发作频繁,抽动有力,口出异声秽语,大便秘结,

小便短赤，舌红苔黄，脉弦数。治法宜

A.滋阴潜阳，柔肝息风

B.益气滋阴，镇肝息风

C.滋阴养血，柔肝息风

D.平肝潜阳，息风止动

E.补益肝肾，平肝息风

【答案】D

4.多发性抽动症的病因是

A.脏腑阴阳失调

B.五志过极，风痰内蕴

C.元气未充，心神怯弱

D.肝常有余，肝风内动

E.脾虚肝旺，肝风扰动

【答案】B

【解析】多发性抽动症的病因是多方面的，与先天禀赋不足、产伤、窒息、感受外邪、情志失调等因素有关，多由五志过极，风痰内蕴而引发。

5.不属于抽动障碍诊断要点的是

A.起病年龄在2~12岁，可有疾病后及情志失调的诱因或家族史

B.有固定的肌肉快速收缩，无节律性，以固定方式出现，抽动时伴不自主发声

C.抽动不受意志控制，可暂时不发作

D.病状呈慢性过程，病程呈明显波动性

E.脑电图正常或非特异性异常，实验室检查无特殊异常，智力正常

【答案】C

【解析】多发性抽动症的抽动症状能受意志遏制，可暂时不发作。

第六节 惊风

1.急惊风的“四证”是

A.风、火、急、热

B.风、痰、热、惊

C.痰、积、惊、热

D.惊、热、痰、火

E.痰、火、积、热

【答案】B

2.患儿，男，3岁。突然出现神昏惊厥，伴发热头痛，咳嗽流涕，咽红，舌苔薄黄，脉浮数。治法宜

A.清气凉营，息风开窍

B.疏风清热，息风定惊

C.清心开窍，平肝息风

D.清热化湿，解毒息风

E.镇惊安神，平肝息风

【答案】B

3.慢惊风的病变主要在

A.心、肝、肺

B.肝、脾、肺

C.心、脾、肾

D.肝、脾、肾

E.心、肝、肾

【答案】D

【解析】慢惊风患儿多体质羸弱，素有脾胃虚弱或脾肾阳虚，致脾虚肝亢或虚极生风。也有急惊风后祛邪未尽，而致肝肾阴虚，虚风内动者。因此，其主要病变脏腑在肝、脾、肾。

4.治疗急惊风之惊恐惊风证，应首选的方剂是

A.羚角钩藤汤

B.琥珀抱龙丸

C.清营汤合白虎汤

D.清瘟败毒饮

E.黄连解毒汤合安宫牛黄丸

【答案】B

5.患儿，3岁半。持续高热，频繁抽风，神志昏迷，谵语，腹痛呕吐，大便黏腻或夹脓血，舌红苔黄腻，脉滑数。治疗应首选的方剂是

A.黄连解毒汤合白头翁汤
B.琥珀抱龙丸
C.地黄饮子
D.四逆汤
E.大补阴丸
【答案】A

第七节 痫病

1.下列各项与痫病发病无关的是
A.心
B.肝
C.脾
D.肾
E.胆
【答案】E

2.患儿,2岁。患有痫证,每次发作时惊叫,吐舌,急啼,面色时红时白,惊惕不安,四肢抽搐,大便黏稠,舌淡红,舌苔白,指纹色青。治法宜
A.化瘀通窍
B.息风定惊
C.豁痰开窍
D.镇惊安神
E.健脾化痰
【答案】D

3.治疗痰痫的首选方剂是
A.朱衣滚痰丸
B.羚角钩藤汤
C.涤痰汤
D.加味温胆汤
E.小儿回春丹
【答案】C
【解析】痰痫治应豁痰开窍,方用涤痰汤加减。

4.下列各项中,不属于痫证病因的是
A.脾肾阳虚
B.顽痰内伏
C.暴受惊恐
D.惊风频发
E.外伤血瘀
【答案】A
【解析】痫病的病因主要是顽痰内伏、暴受惊恐、惊风频发、外伤血瘀。

5.下列各项中,不属于痫证特征的是
A.突然仆倒
B.昏不知人
C.口吐涎沫
D.四肢抽搐
E.发作后留后遗症
【答案】E
【解析】癫痫是以突然仆倒,昏不识人,口吐涎沫,两目上视,肢体抽搐,惊掣啼叫,喉中发出异声,片刻即醒,醒后一如常人为特征,以反复发作为特点的一种疾病。癫痫经救治多可恢复,若日久频发,则可并发健忘、痴呆等症。本病多发生于4岁以上的儿童。

第七章 肾系病证

第一节 水肿

1.水肿涉及的病位主要是
A.肺、脾、肾
B.脾、肝、肾
C.心、脾、肾

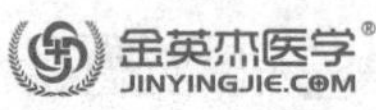

D.脾、肾

E.肺、脾

【答案】A

2.急性肾小球肾炎发病前有哪种前驱感染史

A.病毒感染

B.链球菌感染

C.金葡菌感染

D.支原体感染

E.原虫感染

【答案】B

【解析】本病在发病前1~4周多有呼吸道或皮肤感染、猩红热等链球菌感染病史或其他急性感染史。

3.水肿之肺脾气虚证的治法是

A.温肾健脾,利水消肿

B.益气健脾,利水消肿

C.疏风解表,利水消肿

D.清热解毒,利水消肿

E.温阳逐水,泻肺宁心

【答案】B

4.患儿,6岁。发病2周,全身浮肿,尿少,头晕,头痛,恶心呕吐,口中气秽,甚至昏迷,舌苔腻,脉弦。治疗应首选的方剂是

A.羚角钩藤汤

B.龙胆泻肝汤

C.己椒苈黄丸合参附汤

D.温胆汤合附子泻心汤

E.真武汤

【答案】D

5.患儿,6岁。突然出现头面眼睑浮肿,并迅速波及全身,呈紧张性水肿,尿少,色如浓茶,伴发热,恶风,苔薄白,脉浮。治疗应首选的方剂是

A.猪苓汤

B.真武汤

C.苓桂术甘汤

D.五味消毒饮合五皮饮

E.麻黄连翘赤小豆汤合五苓散

【答案】E

【解析】从临床表现可知为肾小球肾炎风水相搏证,治应疏风宣肺,利水消肿,方用麻黄连翘赤小豆汤合五苓散加减。

6.治疗水肿之邪陷心肝证应首选的方剂是

A.麻黄连翘赤小豆汤合五苓散

B.龙胆泻肝汤合羚角钩藤汤

C.苓桂术甘汤合小蓟饮子

D.甘露消毒丹合五苓散

E.甘露消毒丹合小蓟饮子

【答案】B

7.急性肾小球肾炎水凌心肺证的治法是

A.泻肺逐水,清心泻火

B.通腑泻浊,解毒利尿

C.泻肺逐水,温阳扶正

D.平肝泻火,清心利尿

E.泻肺平喘,温阳扶正

【答案】C

第二节　尿频

1.引起小儿尿频的病因较多,其中最多见的是

A.风热

B.湿热

C.肾虚

D.脾虚

E.肺虚

【答案】B

2.尿频之阴虚内热证的治法是

A.清热利湿,通利膀胱

B.滋阴补肾,清热降火

C.温补脾肾,升提固摄

D.清热降火,暖肝散结

E.清肝泻火,通络利水

【答案】B

3.尿频之脾肾气虚证的症状特点为

A.病程长,小便频数,滴沥不尽,尿痛

B.病程长,小便频数,滴沥不尽,无尿痛

C.病程长,小便频数短赤,尿道疼痛

D.起病缓,小便频数,滴沥不尽,小腹坠胀

E.病程长,小便频数,尿液混浊

【答案】B

【解析】该证表现为病程日久,小便频数,滴沥不尽,尿液不清,面色萎黄,精神倦怠,食欲不振,甚则畏寒怕冷,手足不温,大便稀薄,眼睑浮肿等。

4.患儿,男,4 岁。突然出现小便频数短赤,尿道灼热疼痛,尿液淋沥混浊,小腹坠胀,腰部酸痛,伴有发热,烦躁口渴,甚有恶心呕吐,舌质红,苔黄腻,脉数有力。治疗首选方剂是

A.龙胆泻肝汤

B.八正散

C.缩泉丸

D.桑螵蛸散

E.知柏地黄丸

【答案】B

第三节　遗尿

1.遗尿之肺脾气虚证的治法是

A.补肾纳气,泻肝止遗

B.补肾益气,升提固摄

C.益气滋肾,固涩缩尿

D.温补肾阳,固涩膀胱

E.补肺益脾,固涩膀胱

【答案】E

2.治疗遗尿之肝经湿热证,应首选的方剂是

A.菟丝子散

B.交泰丸合导赤散

C.龙胆泻肝汤

D.补中益气汤合缩泉丸

E.桑螵蛸散

【答案】C

3.小儿遗尿的病机主要是

A.肾气不足,膀胱虚寒

B.肺脾气虚,水道失约

C.心肾失交,水火不济

D.肝经郁热,疏泄失司

E.脾肾气虚,下元不固

【答案】A

4.遗尿之心肾失交证治疗的首选方剂是

A.导赤散合交泰丸

B.菟丝子散合安神丸

C.金匮肾气丸合泻心汤

D.龙胆泻肝汤合六味地黄丸

E.补中益气汤合缩泉丸

【答案】A

5.患儿,6 岁。每晚尿床 1 次以上,小便清长,面白少华,神疲乏力,智力较同龄儿稍差,肢冷畏寒,舌质淡,苔白滑,脉沉无力。治疗应首选的方剂是

A.桑螵蛸散

B.交泰丸

C.补肾地黄丸

D.菟丝子散

E.桂枝加龙骨牡蛎汤

【答案】D

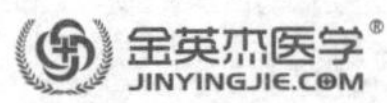

第四节 五迟、五软

1.下列哪些脏腑的功能不足导致五软

A.心、肝、肾

B.肝、脾、肾

C.心、脾、肾

D.肝、脾

E.心、肝、脾

【答案】B

【解析】肾主骨,肝主筋,脾主肌肉,若肝、脾、肾不足,则筋骨肌肉失养,头项软而无力,不能抬举,手软无力而下垂,不能握举,足软无力,难于行走,口软乏力,咀嚼困难。

2.治疗五迟五软心脾两虚证的治法是

A.益气健脾,宁心安神

B.健脾补肾,养肝强筋

C.温振心阳,宁心安神

D.健脾养心,补益气血

E.涤痰开窍,活血通络

【答案】D

3.患儿,3岁。发育迟缓,坐、立、行走、牙齿的发育都迟于同龄小儿,颈项萎软,天柱骨倒,不能行走,舌淡苔薄。其证候是

A.脾肾气虚

B.气血虚弱

C.肝肾亏损

D.心血不足

E.肾阳亏虚

【答案】C

4.患儿,1岁。坐起、站立、行走、生齿等明显迟于正常同龄小儿,头项痿软,天柱骨倒,头型方大,目无神采,反应迟钝,囟门宽大,易惊,夜卧不安,舌质淡,舌苔少,脉沉细无力,指纹淡。治法宜

A.补肾填髓,养肝强筋

B.健脾养心,补益气血

C.涤痰开窍,活血通络

D.调脾健运

E.补益肝脾

【答案】A

【解析】从患儿的临床症状可知,此为五迟五软之肝肾亏损证,治应补肾填髓,养肝强筋。

第八章 传染病

配套名师精讲课程

第一节 麻疹

1.麻疹的好发年龄是

A.6个月以内

B.6个月到5岁

C.6~7岁

D.8~9岁

E.10~12岁

【答案】B

2.麻疹的特殊体征是

A.高热

B.咳嗽

C.眼泪汪汪

D.喷嚏流涕

E.麻疹黏膜斑

【答案】E

3.治疗麻疹逆证之邪毒闭肺证的首选方剂是

A.定喘汤

B.苏葶丸

C.清宁散

D.葶苈大枣泻肺汤

E.麻杏石甘汤

【答案】E

4.患儿,3 岁 5 个月。壮热如潮,肤有微汗,烦躁不安,目赤眵多,皮疹布发,疹点稠密,疹色暗红,大便干结,小便短赤,舌质红赤,舌苔黄腻,脉数有力。应首选的方剂是

A.宣毒发表汤

B.清解透表汤

C.透疹凉解汤

D.解肌透痧汤

E.凉营清气汤

【答案】B

5.治疗麻疹收没期的治法是

A.燥湿化痰,宣肺止咳

B.清凉解毒,透疹达邪

C.清热解毒,利湿泄浊

D.辛凉透表,清宣肺卫

E.养阴益气,清解余邪

【答案】E

第二节　奶麻

1.奶麻的主要病变在

A.肺脾

B.肺肾

C.脾胃

D.肺胃

E.脾肾

【答案】A

2.以热退疹出为特征的疾病是

A.麻疹

B.奶麻

C.风痧

D.丹痧

E.手足口病

【答案】B

3.奶麻毒透肌肤证的首选方剂是

A.清燥救肺汤

B.普济消毒饮

C.清瘟败毒饮

D.清气凉营汤

E.银翘散合养阴清肺汤

【答案】E

4.奶麻邪郁肌表证的治法是

A.疏风清热,宣透邪毒

B.清热生津,以助康复

C.疏风清热透疹

D.疏风散寒解表

E.解表清热透疹

【答案】A

第三节　风痧

1.患儿,1 岁。发热 1 天,全身见散在细小淡红色皮疹,喷嚏,流涕,偶有咳嗽,精神不振,胃纳欠佳,耳后骨核肿大,咽红,舌苔薄白。其诊断是

A.麻疹

B.奶麻

C.风疹

D.丹痧

E.水痘

【答案】C

【解析】风痧也称风疹,与麻疹、奶麻(幼儿急疹)、丹痧的鉴别要点是耳后、枕部核肿

大有压痛，其次是发热当天至1天左右出疹。麻疹有“麻疹黏膜斑”的特殊体征；奶麻有“热退疹出”的特点。

2.风疹的治疗原则是

A.疏风清热

B.清热燥湿

C.养阴润肺

D.清热凉血

E.补中益气

【答案】A

3.在风疹发病中，下列说法不正确的是

A.一种较轻的出疹性传染病

B.多发于冬春二季

C.多发于哺乳的婴儿，不易流行

D.淡红色斑丘疹

E.耳后及枕骨下淋巴结肿大

【答案】C

4.患儿，2岁。壮热口渴，烦躁哭闹，疹色鲜红，部分紫暗，疹点稠密，皮疹融合成片，皮肤猩红，小便短赤，大便秘结，舌红苔黄，脉洪数有力。首选的方剂是

A.银翘散

B.白虎汤

C.透疹凉解汤

D.清气凉营汤

E.解肌透痧汤

【答案】C

5.风疹邪犯肺卫证的治法是

A.清热透疹散邪

B.疏风清热透疹

C.消肿祛瘀止血

D.凉营清气

E.解毒清热

【答案】B

6.风痧的辨证要点主要在于辨别

A.阴阳

B.湿热

C.证候轻重

D.寒热

E.虚实

【答案】C

第四节　丹痧

1.病后常易并发心悸、水肿、痹证的是

A.麻疹

B.风疹

C.水痘

D.猩红热

E.幼儿急疹

【答案】D

【解析】猩红热在发展过程中或恢复期，因邪毒炽盛，伤于心络，耗损气阴，心失所养，心阳失主，则可导致心悸、脉结代等证候。余邪热毒流窜经络筋肉，关节不利，则导致关节红肿热痛的痹证。余邪内归，损伤肺、脾、肾，导致三焦水液输化通调失职，水湿内停，外溢肌肤，则可见水肿、小便不利等证候。

2.治疗丹痧之邪侵肺卫证，应首选的方剂是

A.桑菊饮

B.银翘散

C.透疹凉解汤

D.解肌透痧汤

E.凉营清气汤

【答案】D

（3~4题共用备选答案）

A.镜面舌

B.地图舌

C.红绛舌

D.草莓舌

E.霉酱舌

3.丹痧的典型舌象是

【答案】D

4.胃之气阴不足的典型舌象是

【答案】B

第五节　水痘

1.水痘的主要病位在

A.肺、卫

B.肺、脾

C.脾、肾

D.脾、胃

E.肺、胃

【答案】B

【解析】水痘时邪由口鼻而入，蕴郁于肺脾，时邪袭肺，且与内湿相搏。

2.邪炽气营的水痘疱疹特点是

A.晶亮如露珠

B.疱疹个大且含脓液

C.疱浆清亮

D.疱浆混浊，疹色紫暗

E.分布稀疏

【答案】D

3.患儿，5 岁。发热 2 天，咳嗽，鼻塞，流涕，皮肤出疹，见有丘疹、水疱，疱浆清亮，分布稀疏，以躯干为多，舌苔薄白，脉浮数。治疗应首选的方剂是

A.柴葛解肌汤

B.透疹凉解汤

C.清胃解毒汤

D.银翘散

E.桑菊饮

【答案】D

(4~5 题共用备选答案)

A.疏风清热，利湿解毒

B.辛凉透表，清宣肺卫

C.清凉解毒，透疹达邪

D.清气凉营，解毒化湿

E.清气凉营，通腑泻火

4.治疗水痘邪伤肺卫证的治法是

【答案】A

5.治疗水痘邪炽气营证的治法是

【答案】D

第六节　手足口病

1.下列不属于风疹发病特点的是

A.一种急性出疹性传染病

B.多发于冬春二季

C.多发于哺乳的婴儿，不易流行

D.淡红色斑丘疹

E.耳后及枕部淋巴结增大

【答案】C

2.手足口病的临床特征是

A.热退疹出

B.鸡皮样皮疹，颜面无疹，口周苍白圈

C.充血，生皮疹，耳后、枕部淋巴结肿大

D.皮疹以口腔、四肢为主，口腔疱疹破溃后形成溃疡

E.皮疹向心性分布，同一皮损区丘疹、疱疹、结痂并存

【答案】D

3.手足口病病位主要在

A.肝肾

B.脾肾

C.肺胃

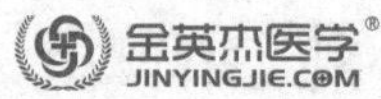

D.肺脾

E.肝脾

【答案】D

4.患儿,4 岁。轻度发热,流涕咳嗽,纳差恶心,1 天后出现口腔内疱疹,并破溃后形成小的溃疡,疼痛流涎,拒食,1 天后手足也见到疱疹,分布稀疏,疹色红润,疱浆清亮,舌质红,苔薄黄腻,脉浮数。其证候是

A.疱疹性咽峡炎

B.手足口病,湿热壅盛证

C.手足口病,邪犯肺脾证

D.猩红热,邪侵肺卫证

E.水痘,邪伤肺卫证

【答案】C

【解析】手足口病好发于 5 岁以下小儿,该患儿为 4 岁,较符合。又从手、足、口等见到疱疹,故可知为手足口病,故可排除 A、D、E。手足口病的湿热壅盛证所见疱疹疹色紫暗,疱浆混浊,故可排除 B。

第七节　痄腮

1.患儿,男,10 岁。腮部肿胀渐消退,右侧睾丸肿胀疼痛,舌红苔黄,脉数。治疗应首选的方剂是

A.银翘散

B.小柴胡汤

C.知柏地黄丸

D.龙胆泻肝汤

E.普济消毒饮

【答案】D

2.流行性腮腺炎的好发年龄为

A.1 岁以内

B.1~2 岁

C.3 岁以上儿童

D.6 个月以内

E.12 岁以后

【答案】C

3.流行性腮腺炎之邪陷心肝证的治法为

A.清热解毒,软坚散结

B.清热解毒,息风开窍

C.清肝泻火,活血止痛

D.辛凉解表

E.清热凉血散瘀

【答案】B

4.痄腮之热毒蕴结证,应首选的方剂是

A.桑菊饮

B.柴胡葛根汤

C.龙胆泻肝汤

D.普济消毒饮

E.清瘟败毒饮

【答案】D

第八节　顿咳

1.顿咳最易发病的年龄是

A.1 岁以下

B.3 岁以下

C.2 岁以下

D.5 岁以下

E.5 岁以上

【答案】D

【解析】本病 5 岁以下婴幼儿最易发病,年龄越小,病情大多愈重,10 岁以上儿童较少发病。

2.顿咳的主要病因病机是

A.外感时邪,引动伏痰

B.感受风邪,肺气失宣

C.外感时邪,肺气上逆

D.禀赋不足，胎毒内蕴

E.肺脾气虚，痰浊阻肺

【答案】C

3.顿咳的好发季节是

A.春秋

B.春夏

C.秋冬

D.夏秋

E.冬春

【答案】E

4.顿咳的临床特征是

A.阵发性痉挛性咳嗽，咳末伴有较长的鸡鸣样吸气性吼声，最后倾吐痰沫

B.连声干咳，咳声高亢，无痰

C.呛咳不已，咽痛无痰

D.阵发性咳嗽，咳声重浊，痰液黏稠

E.喉间哮鸣气促，呼气延长

【答案】A

5.患儿，男，2 岁。初起发热，流涕，咳嗽以入夜为甚，咳声不扬，尚未发生痉咳，舌苔薄白。治法宜

A.清热泻肺，涤痰镇咳

B.疏风祛邪，宣肺止咳

C.养阴润肺，益气健脾

D.养阴润肺，宣肺止咳

E.清热泻肺，益气健脾

【答案】B

【解析】从患儿症状来看，此为顿咳初咳期邪犯肺卫证，治应疏风祛邪、宣肺止咳，方用三拗汤。

6.患儿，3 岁。患百日咳4 周，现咳声无力，痰白清稀，神倦乏力，气短懒言，纳差食少，自汗或盗汗，大便不实，舌淡，苔薄白，脉细弱。治疗首选方剂是

A.败毒散

B.桑白皮汤

C.银翘散

D.桑白皮汤合葶苈大枣泻肺汤

E.人参五味子汤

【答案】E

第九章　虫证

第一节　蛔虫病

1.蛔虫病的诊断，以下各项中最有意义的是

A.反复腹痛

B.饮食不洁

C.吐蛔、排蛔

D.肛周瘙痒

E.夜间磨牙

【答案】C

2.蛔虫病以腹痛为主要症状，其疼痛部位主要在

A.胃脘部

B.脐周部

C.右下腹

D.左下腹

E.痛无定处

【答案】B

3.治疗蛔虫病虫瘕证，治法是

A.安蛔定痛，继则驱虫

B.驱蛔杀虫，调理脾胃

C.行气通腑，散蛔驱虫

D.散蛔驱虫，调胃定痛

E.调气活络，驱蛔杀虫

【答案】C

4.下列哪项不是蛔厥证的临床症状

A.腹部突然绞痛,主要在胃脘及右胁下

B.伴恶心呕吐,常吐出蛔虫

C.肢冷汗出

D.腹胀腹痛,腹部有包块,推至移动

E.疼痛过后如常

【答案】D

5.治疗蛔虫病之肠虫证,应首选的方剂是

A.肥儿丸

B.追虫丸

C.乌梅丸

D.化虫丸

E.使君子散

【答案】E

第二节　蛲虫病

1.蛲虫病的主要特征是

A.腹部有移动性包块

B.夜间肛门奇痒

C.阵发性腹痛

D.夜间睡中磨牙

E.食欲异常

【答案】B

2.患儿,3岁。饮食异常,精神烦躁,睡眠不安,肛门、会阴部瘙痒。诊断为

A.钩虫病

B.蛔虫病

C.蛲虫病

D.姜片虫病

E.绦虫病

【答案】C

【解析】蛲虫病的临床表现以夜间肛门及会阴部奇痒,大便或肛周可见白色线状蛲虫为特征。从患儿临床表现可知此为蛲虫病。

第十章　其他病证

第一节　夏季热

1.夏季热体温的特点是

A.身热不退,昼轻夜重

B.体温与气候无关

C.天气愈热,体温愈高

D.高热时伴有汗出

E.持续高热,秋凉后不缓解

【答案】C

2.夏季热的主要临床特征为

A.发热,口渴,便秘,尿少

B.长期发热,口渴多饮,多尿,汗闭

C.发热,口渴多饮,多尿,多汗

D.大热,大渴,大汗,脉洪大

E.发热,多食多饮,多尿,消瘦

【答案】B

3.治疗夏季热之暑伤肺胃证的治法是

A.清热泻肺,益气健脾

B.清暑益气,养阴生津

C.温补肾阳,清心护阴

D.清暑益气,清心护阴

E.益气健脾,养阴生津

【答案】B

4.患儿,2岁。时值夏季,发热持续1月

余，朝盛暮衰，口渴多饮，尿多清长，无汗，面色苍白，下肢欠温，大便溏薄，舌淡苔薄，脉细数无力。治疗应首选的方剂是

A.白虎汤

B.新加香薷饮

C.温下清上汤

D.竹叶石膏汤

E.王氏清暑益气汤

【答案】C

第二节 紫癜

1.紫癜气不摄血证的治法是

A.清热解毒，益气摄血

B.疏风散邪，清热凉血

C.滋阴降火，凉血止血

D.清气凉营，活血消斑

E.健脾养心，益气摄血

【答案】E

2.下列哪项不是过敏性紫癜临床特点的是

A.紫癜多见于下肢伸侧及臀部、关节周围

B.多呈对称性分布

C.不高出皮肤

D.压之不退色

E.可伴腹痛及关节痛

【答案】C

3.患儿，5岁。皮肤出现瘀点瘀斑，色泽鲜红，伴见鼻衄、齿衄，尿色红赤，大便如柏油样，心烦，口渴，舌红，脉数有力。治疗应首选的方剂是

A.麻黄连翘赤小豆汤

B.银翘散

C.连翘败毒散

D.黄连解毒汤

E.犀角地黄汤

【答案】E

【解析】从患儿临床症状可诊断为紫癜血热妄行证，治宜清热解毒，凉血止血，方用犀角地黄汤加减。

(4~5题共用备选答案)

A.风热伤络证

B.血热妄行证

C.气不摄血证

D.阴虚火旺证

E.气滞血瘀证

4.银翘散治疗紫癜的证候是

【答案】A

5.知柏地黄丸治疗紫癜的证候是

【答案】D

第三节 皮肤黏膜淋巴结综合征

1.皮肤黏膜淋巴结综合征气阴两伤证的治法是

A.辛凉透表，清热解毒

B.疏风解表，清热凉血

C.清气凉营，解毒化瘀

D.益气养阴，清解余热

E.疏风清热，利湿解毒

【答案】D

2.患儿，2岁。发热7天，壮热，体温40℃，昼轻夜重，唇赤干裂，烦躁不宁，肌肤斑疹。诊断为皮肤黏膜淋巴结综合征。其证型是

A.邪在肺胃

B.卫气同病

C.邪在少阴
D.气营两燔
E.邪在太阳
【答案】D
（3~4 题共用备选答案）
A.银翘散
B.清瘟败毒饮
C.白虎汤
D.新加香薷饮
E.凉膈散
3.治疗皮肤黏膜淋巴结综合征之卫气同病证，应首选的方剂是
【答案】A
4.治疗皮肤黏膜淋巴结综合征之气营两燔证，应首选的方剂是
【答案】B

第四节 维生素 D 缺乏性佝偻病

1.维生素 D 缺乏性佝偻病的主要病机是
A.心脾不足
B.心肝血虚
C.肝肾阴虚
D.脾肾亏虚
E.肺脾两虚
【答案】D
2.佝偻病之脾虚肝旺证的治法是
A.健脾补肺
B.滋阴降火，凉血止血
C.健脾养心，益气摄血
D.健脾助运，平肝息风
E.补肾填精，佐以健脾
【答案】D
3.治疗佝偻病之肾精亏损证首选的方剂是
A.补肾地黄丸
B.益脾镇惊散
C.人参五味子汤
D.沙参麦冬汤
E.六味地黄丸
【答案】A

第五节 传染性单核细胞增多症

1.传染性单核细胞增多症的好发年龄是
A.婴儿和幼儿
B.幼儿和儿童
C.年长儿和青少年
D.青少年和成年人
E.老年人
【答案】C
【解析】发病年龄不限，以年长儿及青少年多见。四季均可发病，多散发或小流行。
2.传染性单核细胞增多症气营两燔证的治法是
A.辛凉解表，清热利咽
B.清热解毒，泻火涤痰
C.辛凉解表，清暑化湿
D.清心凉血，滋阴潜阳
E.清气凉营，解毒化痰
【答案】E
3.患儿，4 岁。发热 4 天，高热烦渴，乳蛾肿大溃烂，颈、腋、腹股沟处浅表淋巴结肿大，肝脾肿大，舌质红，苔黄腻，脉滑数。诊为传染性单核细胞增多症，治疗应首选的方剂是
A.清肝化痰丸
B.安宫牛黄丸
C.犀角地黄汤
D.犀角地黄汤合增液汤

E.青蒿鳖甲汤合清络饮

【答案】A

4.患儿,10岁。10天前患传染性单核细胞增多症,现发热缠绵,面目发黄,四肢困倦无力,胃脘胀满,恶心,呕吐,肝脾肿大,舌红苔黄腻,脉濡数。治疗应首选的方剂是

A.黄芪桂枝五物汤

B.参苓白术散

C.甘露消毒丹

D.七味白术散

E.青蒿鳖甲汤合清络饮

【答案】C

第十篇

针灸学

第一章 经络系统

第一节 经络系统的组成

（略）

第二节 十二经脉

1.从耳后，入耳中……至目外眦之下的经脉是

A.足阳明胃经

B.足太阳膀胱经

C.足少阳胆经

D.手少阳三焦经

E.手太阳小肠经

【答案】D

【解析】起于目外眦的足少阳胆经，而止于目外眦的胆经。选 D。

2.足三阴经在内踝上8 寸以上肢体部的分布规律是

A.厥阴在前、少阴在中、太阴在后

B.少阴在前、厥阴在中、太阴在后

C.厥阴在前、太阴在中、少阴在后

D.太阴在前、厥阴在中、少阴在后

E.太阴在前、少阴在中、厥阴在后

【答案】D

【解析】足三阴经在足内踝上 8 寸以下为厥阴在前、太阴在中、少阴在后，至内踝上 8 寸以上，太阴交出于厥阴之前。所以，足三阴经在内踝上 8 寸以上肢体部的分布规律是：太阴在前、厥阴在中、少阴在后。

3.分布于胸腹第二侧线的经脉是

A.足少阴肾经

B.足太阴脾经

C.足阳明胃经

D.足厥阴肝经

E.足少阳胆经

【答案】C

【解析】十二经脉在躯干的分布规律：胸部正中线上是任脉，旁开 2 寸是足少阴肾经，旁开 4 寸是足阳明胃经，旁开 6 寸是足太阴脾经。腹部正中线上是任脉，旁开 0.5 寸是足少阴肾经，旁开 2 寸是足阳明胃经，旁开 4 寸是足太阴脾经。

4.相互衔接的阴经与阴经的循行交接部位是

A.头面部

B.肘膝部

C.胸部

D.腹部

E.手足末端

【答案】C

【解析】相互衔接的阴经与阴经在胸中交接，如足太阴经与手少阴经交接于心中，足少阴经与手厥阴经交接于胸中，足厥阴经与手太阴经交接于肺中。

5.六阳经中，除哪项外，均与目内眦或目外眦发生联系

A.手少阳

B.手太阳

C.手阳明

D.足阳明

E.足少阳

【答案】C

6.足少阴肾经与手厥阴心包经的循行交接部位是

A.肺内

B.腹中

C.胸中

D.心中

E.目旁

【答案】C

7.足三阳经的循行走向规律是

A.从胸走手

B.从足走头

C.从头走足

D.从足走胸

E.从胸走足

【答案】C

【解析】十二经脉的循行走向规律是：手三阴经从胸走手，手三阳经从手走头，足三阳经从头走足，足三阴经从足走腹胸。

8.下列各组经脉中，未按气血循环流注顺序排列的是

A.胆经、肝经、肺经

B.心经、小肠经、肾经

C.大肠经、胃经、脾经

D.肾经、心包经、三焦经

E.三焦经、胆经、肝经

【答案】B

【解析】相表里的阴经与阳经在手足末端交接。

(9~10 题共用备选答案)

A.0.5 寸

B.2.5 寸

C.2 寸

D.4 寸

E.6 寸

9.足太阴脾经在腹部的循行旁开正中线

【答案】D

10.足少阴肾经在胸部的循行旁开正中线

【答案】C

11.下列各组经脉中，不属于表里关系的是

A.手大肠肺经、手阳明大肠经

B.足少阴肾经、足太阳膀胱经

C.手少阴心经、手少阳三焦经

D.足太阴脾经、足阳明胃经

E.足厥阴肝经、足少阳胆经

【答案】C

第三节　奇经八脉

1.下列各项中，被称为“一源三歧”的是

A.任脉、督脉、带脉

B.任脉、督脉、冲脉

C.任脉、冲脉、带脉

D.任脉、督脉、阴跷脉

E.任脉、督脉、阴维脉

【答案】B

2.被称为“血海”的是

A.任脉

B.督脉

C.带脉

D.冲脉

E.阴维脉

【答案】D

3.奇经八脉中，与脑、髓、肾关系密切的经脉是

A.任脉

B.带脉

C.冲脉

D.督脉

E.维脉

【答案】D

【解析】督脉行于脊里，上行入络于脑，与脑和脊髓密切联系，能反映脑、髓、肾的功能。

4.下列关于奇经八脉的叙述，错误的是

A.任脉总任六阴经

B.阳跷脉调节肢体运动

C.冲脉涵蓄十二经气血

D.阳维脉总督六阳

E.阴跷脉司眼睑开合

【答案】D

(5~6题共用备选答案)

A.任脉

B.带脉

C.冲脉

D.督脉

E.阳维脉

5.主一身之表的的经脉是

【答案】E

6.约束纵行诸脉的经脉是

【答案】B

第四节　十五络脉

1.具有结、聚、散、络作用的是

A.经筋

B.经别

C.别络

D.皮部

E.奇经

【答案】A

2.下列关于络脉的叙述，错误的是

A.任脉别络散布于腹部

B.督脉别络散布于头部

C.脾之大络散布于全身

D.大肠经之络脉走向肺经

E.心经络脉走向小肠经

【答案】C

第五节　十二经别

1.根据十二经别循行分布特点排列的是

A.出、入、离、合

B.入、离、出、合

C.出、离、入、合

D.离、入、出、合

E.离、合、出、入

【答案】D

【解析】十二经别的循行特点，可用“离、入、出、合”来进行概括。十二经别的循行，多从四肢肘膝关节附近正经别出(离)，经过躯

干深入体腔与相关的脏腑联系(入),再浅出体表上行头项部(出),在头项部,阳经经别合于本经的经脉,阴经的经别合于其相表里的阳经经脉(合)。

2.具有加强十二经脉中相为表里的两条经脉之间在体内联系作用的是

A.经别

B.经筋

C.皮部

D.别络

E.奇经

【答案】A

【解析】十二经别深入体腔,故加强表里两经体内联系的是十二经别。

第六节 十二经筋

1.下列对于经筋的叙述中,不正确的是

A.循行均起始于四肢末端

B.足三阴经筋起于足趾

C.具有结、聚、散、落的特点

D.手三阴经筋起于胸

E.行于体表,不入内脏

【答案】D

2.患者肘关节外上方疼痛2周,肘关节活动寸痛甚,局部怕凉。其辨证是

A.手阳明经筋病

B.手太阳经筋病

C.手少阳经筋病

D.手太阴经筋病

E.手少阴经筋病

【答案】A

【解析】患者肘关节外上方疼痛 2 周,肘关节活动寸痛甚,局部怕凉。其辨证是手阳明经筋病。

(3~4 题共用备选答案)

A.角(头)

B.顾(面)

C.贲(胸)

D.阴器(腹)

E.背、臀

3.手三阴经筋结于

【答案】C

4.手三阳经筋结于

【答案】A

【解析】手三阴经筋起于手指,循臑内上行结于贲(胸);手三阳经筋起于手指,循臑外上行结于角(头)。足三阳经筋起于足趾,循股外上行结于頄(面)足三阴经筋起于足趾,循股内上行结于阴器(腹)。

第七节 十二皮部

(1~2 题共用备选答案)

A.奇经八脉

B.十五络脉

C.十二经筋

D.十二经别

E.十二皮部

1.具有保卫机体,抗御病邪功能的是

【答案】E

2.具有“离、入、出、合”分布特点的是

【答案】D

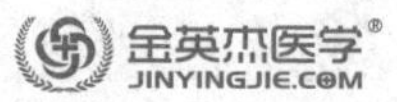

第二章 经络的作用和经络学说的临床应用

1.以下哪项不属于《四总穴歌》的内容

A.腰背委中求

B.肚腹三里留

C.胸胁内关谋

D.面口合谷收

E.头项寻列缺

【答案】C

【解析】《四总穴歌》所载"肚腹三里留，腰背委中求，头项寻列缺，面口合谷收"。

2.前额痛治疗应选取的

A.阳明经

B.太阳经

C.少阳经

D.厥阴经

E.太阴经

【答案】A

第二节 经络学说的临床应用

不属于经络学说临床应用的是

A.通过经络望诊帮助诊断疾病

B.依据经络学说指导针灸临床选穴

C.依据经络学说指导刺灸方法的选用

D.经络可以运行气血，濡养周身

E.指导药物归经

【答案】D

第三章 腧穴的分类

1.最新国家标准规定的经穴数是

A.354 个

B.365 个

C.361 个

D.362 个

E.359 个

【答案】D

【解析】原十四经穴共 361 个，最新国标将"印堂穴"划归督脉所属，共 362 个。

2.下列关于奇穴的描述，错误的是

A.有固定名称和位置

B.对某些病证有特殊疗效

C.分布都不在十四经循行路线上

D.某些奇穴是多个穴点的组合

E.不归属于十四经

【答案】C

3.有关阿是穴，叙述不正确的是

A.又称为天应穴

B.无固定名称

C.无固定位置

D.可治疗局部病痛

E.只有一个穴位

【答案】E

【解析】阿是穴：又称天应穴、不定穴等，是以压痛或其他反应点作为刺灸的部位，既不是经穴，又不是奇穴，而是按压痛点取穴。这类穴既无具体名称，又无固定位置，多位于病变附近，也可在与病变距离较远处。阿是穴无一定数目。

第四章 腧穴的主治特点和规律

第一节 主治特点

1.下列各项,属于腧穴远治作用的是
A.睛明治疗眼病
B.下脘治疗胃痛
C.定喘治疗咳喘
D.合谷治疗五官病
E.听宫治疗耳鸣
【答案】D

2.下列各项,属于腧穴特殊作用的是
A.睛明治疗眼病
B.下脘治疗胃痛
C.大椎退热
D.合谷治疗五官病
E.听宫治疗耳鸣
【答案】C

第二节 主治规律

1.足少阳胆经的主治特点是
A.前头、鼻、口齿病
B.前头、口齿、胃肠病
C.侧头、胁肋、耳、胆病
D.后头、肩胛病、神志病
E.后头、背腰病
【答案】C

2.手阳明大肠经的主治特点是
A.前头、咽喉病、胃肠病
B.侧头、胁肋病
C.侧头、耳病,胁肋病
D.前头、鼻、口齿病
E.后头、神志病
【答案】D

3.足三阴经主治相同的是
A.肝病、脾胃病
B.肾病、脾胃病
C.肝、脾、肾病
D.妇科病、脾胃病
E.腹部病、妇科病
【答案】E

【解析】足三阴经主治相同的疾病是:腹部病、妇科病。

4.足太阳膀胱经的主治特点是
A.后头、肩胛病,神志病
B.后头、背腰病,脏腑病
C.侧头、耳病,胁肋病
D.前头、鼻、口齿病
E.前头、口齿、胃肠病
【答案】B

5.手三阳经的共同主治病证是
A.胸部病、神志病
B.咽喉病、热病
C.神志病、热病
D.前阴病、妇科病
E.神志病、脏腑病、妇科病
【答案】B

【解析】手三阳经都上头面部,三经主治共同点是头面五官病、热病。A 选项是心经、心包经共同主治,C 选项是足三阳经共同主治,D 选项是肝经、肾经共同主治,E 选项是任督二脉共同主治。

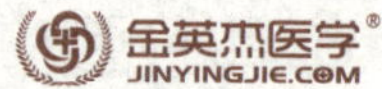

第五章 特定穴

1.下列腧穴中,五行属火的是

A.少府

B.大陵

C.后溪

D.曲泉

E.经渠

【答案】A

【解析】根据"阳井金,阴经木"五行属火的穴位是阴经的荥穴,阳经的经穴。少府是手少阴心经的荥穴,属火,故选A答案。B大陵五行属土;C后溪五行属木;D曲泉五行属水;E经渠五行属金。

2.输穴多位于

A.指、趾末端

B.肘膝关节附近

C.掌指、跖趾关节附近

D.掌指、跖趾关节之前

E.掌指、跖趾关节之后

【答案】E

【解析】井穴多位于手足之端,荥穴多位于掌指或跖趾关节之前,输穴多位于掌指或跖趾关节之后,经穴多位于腕踝关节以上,合穴位于肘膝关节附近。

3.手太阴肺经的荥穴是

A.少商

B.太渊

C.鱼际

D.列缺

E.孔最

【答案】C

【解析】手太阴肺经的荥穴为鱼际。

4.善于治疗逆气而泄的是

A.背俞穴

B.八会穴

C.下合穴

D.输穴

E.合穴

【答案】E

5.阴陵泉穴的特定穴属性是

A.原穴

B.合穴

C.经穴

D.郄穴

E.络穴

【答案】B

6.手厥阴心包经的经穴是

A.神门

B.郄门

C.大陵

D.内关

E.间使

【答案】E

【解析】间使是手厥阴心包经的经穴。A神门是心的原穴;B郄门是心包的郄穴;C大陵是心包的原穴;D内关是心包的络穴。

7.手少阳三焦经的合穴是

A.天池

B.曲池

C.天井

D.肩井

E.阳池

【答案】C

【解析】天井是手少阳三焦经的合穴。A天池是心包经的起穴;B曲池是大肠经的合穴;D肩井是足少阳胆经的穴位;E阳池是手少阳三焦经的原穴。

8.足少阳胆经的荥穴是

A.足窍阴

B.大敦

C.厉兑

D.侠溪

E.足临泣

【答案】D

【解析】A 足窍阴是足第四趾末节外侧，趾甲根角侧后方 0.1 寸(指寸)，是足少阳胆经的井穴；B 大敦是足厥阴肝经的井穴；C 厉兑是足阳明胃经的井穴；D 侠溪是胆经的荥穴；E 足临泣是足少阳胆经的输穴。

9.以下哪穴不是荥水穴

A.二间

B.前谷

C.侠溪

D.鱼际

E.内庭

【答案】D

【解析】阳经的荥穴五行属水，阴经的荥穴五行属火。鱼际为手太阴肺经的荥穴，五行属火。所以鱼际不是荥水穴。

10.不属于本经母穴的是

A.太渊

B.复溜

C.解溪

D.侠溪

E.厉兑

【答案】E

【解析】太渊(土)为肺经(金)腧穴，土生金，为肺经的母穴。复溜(金)为肾经(水)腧穴，金生水，为肾经母穴。解溪(火)为胃经(土)腧穴，火生土，为胃经母穴。侠溪(水)为胆经(木)腧穴，水生木，为胆经母穴。

11.根据本经子母补泻取穴法，大肠经实证应选用腧穴的是

A.二间

B.厉兑

C.曲池

D.商阳

E.足通谷

【答案】A

12.根据子母补泻法，治疗胆经实证应首选

A.足临泣

B.足窍阴

C.阳辅

D.侠溪

E.丘墟

【答案】C

【解析】根据"阳井金，阴井木""实则泻其子"，胆经属木，其子为火，故泻胆经属火的穴位阳辅，所以选 C 答案。A 足临泣属木。B 足窍阴属金；D 侠溪属水；E 丘墟是胆经的原穴。

13.根据他经子母补泻取穴法，心经虚证应选用腧穴的是

A.神门

B.少府

C.太白

D.太冲

E.大敦

【答案】E

14.属于足太阳膀胱经之子经子穴的是

A.足通谷

B.涌泉

C.足临泣

D.侠溪

E.束骨

【答案】C

【解析】膀胱经属水，水生木，故膀胱经的子经是胆经，根据"阳井金，阳井木"推理，胆经属木穴是足临泣。

15.属于手太阴肺经之母经母穴的是

A.太渊

B.太冲

C.太白

D.太溪

E.阳溪

【答案】C

【解析】肺经属金，土生金，故选脾经中属土的穴位，按照“阳井金，阴井木”推理，脾经属土的穴是输穴太白。

16.足少阴肾经的络穴是

A.涌泉

B.然谷

C.太溪

D.复溜

E.大钟

【答案】E

17.阴经之原穴与五输穴中的哪个穴为同一个穴位

A.井穴

B.荥穴

C.输穴

D.经穴

E.合穴

【答案】C

【解析】阴经的原穴与五输穴中的输穴为同一个穴位。

18.主客原络配穴指的是

A.先病经脉的原穴与后病的相表里经脉的络穴相配合

B.后病经脉的原穴与先病的相表里经脉的络穴相配合

C.阴经的原穴与后病的相表里阳经的络穴相配合

D.阳经的原穴与后病的相表里阴经的络穴相配合

E.同一条经脉的原穴与络穴相配合

【答案】A

【解析】临床上常把先病经脉的原穴和后病的相表里经脉的络穴相配合，称为“原络配穴法”或“主客原络配穴法”，是表里经配穴法的典型用法。

19.治疗表里经疾病，常与络穴配伍的是

A.郄穴

B.原穴

C.俞穴

D.募穴

E.合穴

【答案】B

20.手厥阴心包经的原穴是

A.巨阙

B.神门

C.劳宫

D.大陵

E.曲泽

【答案】D

【解析】大陵是手厥阴心包经的原穴。A巨阙是心的募穴；B 神门是心的原穴；C 劳宫是心包的荥穴；E 曲泽是心包经的合穴。

21.根据主客原络配穴法，治疗咳嗽兼便秘应选用

A.太渊、列缺

B.合谷、偏历

C.太渊、偏历

D.合谷、列缺

E.支沟、照海

【答案】C

【解析】主客原络配穴是指先病脏腑为主取其原穴，后病脏腑为客取其络穴，所以咳嗽兼便秘是肺经先病为主，大肠经后病为客，故取肺经原穴太渊，大肠经络穴偏历，因此选 C 答案。

22.治疗肝胆两经病证应首选

A.蠡沟

B.公孙

C.大钟

D.飞扬

E.丰隆

【答案】A

【解析】治疗肝胆两经病证应选络穴,联系表里两经,故选肝经络穴蠡沟,则A答案正确。B公孙是脾的络穴,治疗脾胃疾病;C大钟是肾经的络穴,治疗肾和膀胱的病证;D飞扬是膀胱的络穴,治疗肾和膀胱的疾病;E丰隆是胃的络穴,可祛痰。

23.脏腑之气汇聚于胸腹部的腧穴称为

A.原穴

B.络穴

C.募穴

D.五输穴

E.八会穴

【答案】C

24.下列腧穴中,心包的募穴是

A.天池

B.膻中

C.京门

D.鸠尾

E.极泉

【答案】B

25.治疗耳聋,应首选的背俞穴是

A.肺俞

B.肝俞

C.脾俞

D.肾俞

E.三焦俞

【答案】D

【解析】背俞穴除治疗本脏腑疾病外,还可用于治疗与对应脏腑经络相联属的组织器官疾患。肾开窍于耳,故耳聋首选背俞穴肾俞。

26.下列腧穴中,小肠的募穴是

A.下脘

B.中脘

C.关元

D.水道

E.天枢

【答案】C

【解析】背俞穴是脏腑之气输注于背腰部的腧穴。募穴是脏腑之气结聚于胸腹部的腧穴。

27.中极属于募穴,与其相应的脏腑是

A.大肠

B.小肠

C.膀胱

D.肾

E.肝

【答案】C

【解析】中极是膀胱的募穴。

28.心的募穴是

A.极泉

B.膻中

C.巨阙

D.鸠尾

E.天池

【答案】C

29.以下腧穴中,胆的募穴是

A.胆俞

B.阳陵泉

C.章门

D.期门

E.日月

【答案】E

30.募穴指的是

A.脏腑之气输注于背腰部的腧穴

B.脏腑之气汇聚于胸腹部的腧穴

C.十二经脉与奇经八脉相通的 8 个输穴

D 六腑之气下合于足三阳经的腧穴

E.两经或数经相交会的腧穴

【答案】B

【解析】募穴是指脏腑之气汇聚于胸腹部的腧穴。A 是背俞穴;C 是八脉交会穴;D 是下合穴;E 是交会穴。

31.下列各组中,不属于同一脏腑俞穴、募穴的是

A.肺俞、中府

B.胃俞、中脘

C.肝俞、章门

D.膀胱俞、中极

E.大肠俞、天枢

【答案】C

【解析】肝俞是肝的背俞穴,章门是脾的募穴。

32.根据俞募配穴法,治疗胃痛应选用

A.中脘、足三里

B.太冲、三阴交

C.中脘、胃俞

D.章门、胃俞

E.中脘、脾俞

【答案】C

【解析】根据俞募配穴法,治疗胃痛应选胃经的背俞穴胃俞,胃经的募穴中脘,故选 C 答案。

33.八脉交会穴中,主治目内眦、项、耳、肩疾病的腧穴是

A.照海、阳陵泉

B.后溪、申脉

C.列缺、照海

D.外关、足临泣

E.内关、公孙

【答案】B

34.既为脾经络穴又属于八脉交会穴的是

A.公孙

B.丰隆

C.后溪

D.列缺

E.阴陵泉

【答案】A

35.八脉交会穴中通于阴维脉的是

A.列缺

B.内关

C.照海

D.公孙

E.大陵

【答案】B

36.下列有关募穴概念的叙述,错误的是

A.均位于胸腹部

B.是脏腑经气汇聚的地方

C.位于相关脏腑的附近

D.在各脏腑所属的经脉循行线上

E.腑病取之,有"阳病引阴"之意

【答案】D

【解析】募穴并不是在各脏腑所属的经脉循行上。如胃的募穴中脘在任脉循行线上;肝的募穴期门、胆的募穴日月,均在胃经循行线上。

37.八脉交会穴中通于阳跷脉的是

A.昆仑

B.申脉

C.后溪

D.外关

E.足临泣

【答案】B

38.八脉交会穴中通于冲脉的是

A.内关

B.太白

C.公孙
D.照海
E.列缺
【答案】C
39.下列八脉交会穴所通奇经,错误的是
A.后溪——督脉
B.外关——阳维脉
C.足临泣——阳跷脉
D.内关——阴维脉
E.照海——阴跷脉
【答案】C
40.治疗肺系、咽喉、胸膈疾病,宜选用的腧穴是
A.鱼际、曲池
B.外关、足临泣
C.照海、列缺
D.后溪、申脉
E.内关、公孙
【答案】C
41.既属于募穴又属于八会穴的腧穴是
A.委中
B.中极
C.中脘
D.足三里
E.天枢
【答案】C
42.下列腧穴中,不属于八会穴的是
A.阳陵泉
B.阴陵泉
C.悬钟
D.大杼
E.章门
【答案】B
【解析】筋会阳陵泉,髓会悬钟,骨会大杼,脏会章门。
43.八会穴之血会是
A.太渊
B.绝骨
C.中脘
D.章门
E.膈俞
【答案】E
44.既属于八会穴又属于下合穴的腧穴是
A.委中
B.委阳
C.阳陵泉
D.足三里
E.太渊
【答案】C
45.治疗急性胃痛应首选的腧穴是
A.梁门
B.梁丘
C.内庭
D.上巨虚
E.下巨虚
【答案】B
【解析】本题考查郄穴的临床应用。阳经的郄穴治疗痛证,阴经的郄穴治疗血病。故急性胃痛应该选择胃经的郄穴梁丘。
46.下列郄穴所属经脉错误的是
A.阳交—阳跷脉
B.交信—阴跷脉
C.阴郄—心经
D.郄门—心包经
E.中都—肝经
【答案】A
47.特定穴中,多用于治疗阴经血证的腧穴是
A.募穴
B.原穴
C.郄穴

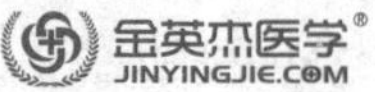

D.络穴

E.输穴

【答案】C

48.手厥阴心包经的郄穴是

A.阴郄

B.郄门

C.孔最

D.温溜

E.间使

【答案】B

49.阳经郄穴主要用于治疗

A.脏病

B.腑病

C.血证

D.急性痛证

E.经脉病

【答案】D

【解析】后溪督脉内眦颈,申脉阳跷络亦通。后溪和申脉为伍治疗目内眦、项等部疾患。

50.下列腧穴中,大肠的下合穴是

A.合谷

B.下巨虚

C.天枢

D.上巨虚

E.曲池

【答案】D

51.下合穴中可治疗虚劳诸症的是

A.上巨虚

B.下巨虚

C.足三里

D.阳陵泉

E.委中

【答案】C

52.足少阳经与阳维脉的交会穴是

A.环跳

B.风池

C.期门

D.中极

E.听宫

【答案】B

【解析】风池是足少阳胆经穴,与阳维脉相交会,故选B答案。A环跳是足少阳胆经穴,与足太阳经相交会。C期门是足厥阴肝经穴,与足太阴经、阴维脉相交会;D中极是任脉穴,与足太阴、足厥阴、足少阴经相交会;E听宫是手太阳小肠经穴,与手、足少阳经相交会。

(53~54题共用备选答案)

A.十二经脉位于掌指或跖趾关节之前的腧穴

B.十二经脉位于掌指或跖趾关节之后的腧穴

C.十二经脉位于腕踝关节以上的腧穴

D.六腑之气下合于足三阳经的六个腧穴

E.十二经脉位于肘膝关节附近的的腧穴

53.合穴所指的是

【答案】E

54.下合穴所指的是

【答案】D

【解析】荥穴,十二经脉位于掌指或跖趾关节之前的腧穴;输穴是十二经脉位于掌指或跖趾关节之后的腧穴;经穴是十二经脉位于腕踝关节以上的腧穴。

(55~56题共用备选答案)

A.井穴

B.荥穴

C.输穴

D.经穴

E.合穴

55.急救时宜选用的是

【答案】A

56.治疗热证时宜选用的是

【答案】B

【解析】该题考查五输穴的应用。井穴临床一般用于急救如神智昏迷等。荥主身热，临床一般用于治疗热证。

（57~58 题共用备选答案）

A.少商

B.太渊

C.鱼际

D.列缺

E.孔最

57.手太阴肺经的络穴是

【答案】D

58.手太阴肺经的输穴是

【答案】B

（59~60 题共用备选答案）

A.隐白

B.太白

C.公孙

D.三阴交

E.地机

59.足太阴脾经的络穴是

【答案】C

60.足太阴脾经的井穴是

【答案】A

（61~62 题共用备选答案）

A.大敦

B.行间

C.曲泉

D.太冲

E.中都

61.足厥阴肝经的井穴是

【答案】A

62.足厥阴肝经的输穴是

【答案】D

（63~64 题共用备选答案）

A.少冲

B.中冲

C.太渊

D.太白

E.太冲

63.根据子母补泻取穴法，心经实证应选用

【答案】D

64.根据子母补泻取穴法，心包经虚证应选用

【答案】B

【解析】本题考查五输穴的应用。实则泻其子，心经的实证，按照本经子母补泻应该泻心（火）的子——输（土）穴神门穴；它经子母补泻应该泻心（或）的子经脾经（土）上子穴——输（土）穴太白穴。心包、三焦为相火，虚则补其母，木生火，故应补井木穴——中冲。

（65~66 题共用备选答案）

A.关元

B.中脘

C.膻中

D.气海

E.太渊

65.八会穴之气会是

【答案】C

66.心包募穴是

【答案】C

（67~68 题共用备选答案）

A.原穴

B.络穴

C.郄穴

D.下合穴

E.背俞穴

67.治疗五脏病常选用

【答案】E

68.治疗表里经同病常选用

【答案】B

(69~70 题共用备选答案)

A.丘墟

B.大杼

C.悬钟

D.膈俞

E.章门

69.八会穴中的髓会是

【答案】C

70.八会穴中的脏会是

【答案】E

(71~72 题共用备选答案)

A.郄门

B.地机

C.阳交

D.跗阳

E.养老

71.治疗痛经、崩漏,常选用

【答案】B

72.治疗急性肩背疼痛,常选用

【答案】E

【解析】地机为脾经的郄穴,阴经的郄穴治疗血病,临床常用于治疗崩漏下血等症。阳经的郄穴治疗急性痛证,肩背部为手太阳小肠经循行所过。故选择小肠经的郄穴养老。

(73~74 题共用备选答案)

A.木

B.火

C.土

D.金

E.水

73.根据五输穴与五行相配规律,涌泉属

【答案】A

74.根据五输穴与五行相配规律,太冲属

【答案】C

【解析】涌泉为肾经的井穴,阴井木。太冲为肝经的输穴,阴经输穴属土。

(75~76 共用备选答案)

A.悬钟

B.太渊

C.太白

D.公孙

E.足临泣

75.既是原穴又是八会穴的穴是

【答案】B

【解析】太渊为肺经的原穴,同时属于八会穴中的脉会。

76.既是络穴又是八脉交会穴的是

【答案】D

【解析】公孙为脾经的络穴同时通冲脉,属于八脉交会穴。

(77~78 共用备选答案)

A.原穴

B.十二经脉络穴

C.下合穴

D.五输穴

E.八会穴

77.下列特定穴中,不位于肘膝关节以下部位的是

【答案】E

78.下列特定穴中,八种精气聚集的位置的是

【答案】E

第六章 腧穴的定位方法

1.眉间至后发际正中的骨度分寸是

A.12 寸

B.13 寸

C.14 寸

D.15 寸

E.16 寸

【答案】D

【解析】前发际到后发际正中的骨度分寸是 12 寸,眉间到前发际的骨度分寸是 3 寸。

2.肘横纹(平肘尖)至腕掌(背)侧横纹的骨度分寸是

A.6 寸

B.8 寸

C.9 寸

D.12 寸

E.13 寸

【答案】D

3.肩胛骨内缘(近脊柱侧)至后正中线的骨度分寸是

A.3 寸

B.4 寸

C.5 寸

D.6 寸

E.8 寸

【答案】A

4.髀枢至膝中的骨度分寸是

A.13 寸 B.14 寸

C.16 寸

D.18 寸

E.19 寸

【答案】E

5.胫骨内侧髁下方至内踝尖的骨度分寸是

A.13 寸

B.14 寸

C.16 寸

D.18 寸

E.19 寸

【答案】A

【解析】胫骨内侧髁下方至内踝尖的骨度分寸是 13 寸。

6.属于中指同身寸法量取规定的是

A.中指中节内侧两端横纹头之间的距离

B.食指中节横纹

C.无名指中节横纹

D.小指中节横纹

E.小指末节横纹

【答案】A

7.下列各项中,叙述错误的是

A.股骨大转子至腘横纹 19 寸

B.耻骨联合上缘至股骨内上髁上缘 18 寸

C.腘横纹至外踝尖 16 寸

D.两肩胛骨喙突内侧缘之间 12 寸

E.胫骨内侧髁下方至内踝尖 12 寸

【答案】E

第七章 手太阴肺经、腧穴

1.在腕前区,桡骨茎突与舟状骨之间,拇长展肌腱尺侧凹陷中的穴位是

A.大陵

B.太渊

C.阳溪

D.鱼际

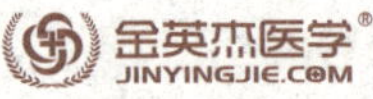

E.阳池

【答案】B

2.孔最穴位于尺泽穴与太渊穴连线上，腕横纹上

A.4寸处

B.5寸处

C.6寸处

D.7寸处

E.8寸处

【答案】D

3.手太阴肺经的起止穴是

A.少商、中府

B.中府、少商

C.商阳、中府

D.中府、商阳

E.商阳、迎香

【答案】B

4.善于治疗无脉症的腧穴是

A.孔最

B.尺泽

C.列缺

D.太渊

E.少商

【答案】D

【解析】太渊，主治：①咳嗽、气喘、咽痛、胸痛等肺系疾患；②无脉症；③腕臂痛。

5.治疗咯血、鼻衄首选的腧穴是

A.孔最

B.太渊

C.列缺

D.尺泽

E.少商

【答案】A

【解析】孔最为肺经的郄穴，阴经的郄穴治疗血病，故肺系的血证咯血、鼻衄首选孔最。

6.既治疗咳喘等肺系疾病，又治疗高热、昏迷首选的腧穴是

A.孔最

B.太渊

C.列缺

D.尺泽

E.少商

【答案】E

【解析】列缺为四总穴之一，头项寻列缺，头项部疾患常用。

7.在肘横纹中，肱二头肌腱桡侧凹陷处的腧穴是

A.小海

B.少海

C.曲泽

D.尺泽

E.曲池

【答案】D

8.既治疗咳嗽、气喘，又治疗头项疾患的是

A.中府

B.尺泽

C.列缺

D.太渊

E.少商

【答案】C

【解析】列缺穴是手太阴肺经的络穴，可治疗肺系疾病，又是四总穴之一，“头项寻列缺”。故选C答案。A中府是肺经的募穴；B尺泽是肺经的合穴，可治肺系实热性疾病；D太渊是肺经的输穴，又是原穴，还是八会穴之脉会，可治肺系疾病和无脉证。E少商是肺经的井穴，可泻肺热，醒神开窍。

第八章 手阳明大肠经、腧穴

1.循行“入下齿中”的经脉是

A.小肠经

B.大肠经

C.胃经

D.脾经

E.肝经

【答案】B

2.下列腧穴中,治疗高血压首选

A.曲泽

B.尺泽

C.曲池

D.中渚

E.小海

【答案】C

3.下列腧穴中,可以治疗胆道蛔虫症的是

A.商阳

B.合谷

C.阳溪

D.手三里

E.迎香

【答案】E

4.下列各项中,不属于手阳明大肠经腧穴的主治病证的是

A.热病

B.神志病

C.皮肤病

D.胸胁病

E.头面五官疾患

【答案】D

【解析】手阳明大肠经腧穴主治热病、神志病、胃肠病、皮肤病、头面五官疾患。胸胁病为少阳所主。

5.臂外展或平举时,肩部出现两个凹陷,当肩峰前下方凹陷处的穴位是

A.肩髎

B.肩贞

C.肩髃

D.肩中俞

E.肩外俞

【答案】C

6.曲池穴主治的病证是

A.咳喘,口㖞

B.暴喑,瘰疬

C.瘾疹,湿疹

D.无汗,多汗

E.惊悸,怔忡

【答案】C

【解析】曲池主治热病、五官疾患、皮肤病,以及局部近治。

7.手三里位于阳溪穴与曲池穴连线上,肘横纹下

A.2 寸

B.3 寸

C.5 寸

D.7 寸

E.9 寸

【答案】A

8.大肠的募穴所属的经脉是

A.大肠经

B.小肠经

C.胃经

D.任脉

E.脾经

【答案】C

9.经脉循行中,不与目内眦或目外眦发

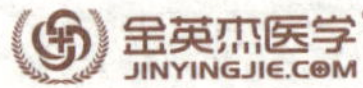

生联系的是

A.手少阳三焦经

B.手太阳小肠经

C.手阳明大肠经

D.足阳明胃经

E.足少阳胆经

【答案】C

【解析】手阳明大肠经循行过程中未与目内眦或目外眦发生联系。

10.下列各项中,不正确的是

A.肩髎属于手少阳三焦经

B.养老属于手太阳小肠经

C.肩髃属于手阳明大肠经

D.阳池属于手太阳小肠经

E.后溪属于手太阳小肠经

【答案】D

【解析】阳池属于手少阳三焦经。

11.手太阴肺经与手阳明大肠经的循行交接部位是

A.拇指

B.食指

C.中指

D.无名指

E.小指

【答案】B

【解析】肺与大肠交接在食指末端。A 和 C 没有经脉交接,D 是手厥阴心包经和手少阳三焦经交接部位;E 是手少阴心经和手太阳小肠经相交接部位。

配套名师精讲课程

第九章　足阳明胃经、腧穴

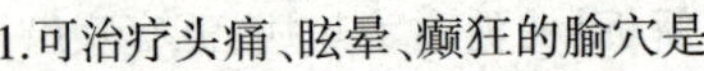

1.可治疗头痛、眩晕、癫狂的腧穴是

A.足三里

B.上巨虚

C.下巨虚

D.条口

E.丰隆

【答案】E

2.在腹部,前正中线旁开 2 寸,向下 4 寸是

A.归来

B.梁门

C.石门

D.中极

E.中脘

【答案】A

3.经足背到第 2 足趾的经脉是

A.足太阴脾经

B.足厥阴肝经

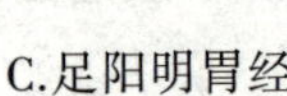

C.足阳明胃经

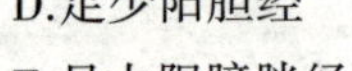

D.足少阳胆经

E.足太阳膀胱经

【答案】C

4.常治疗痢疾、泄泻的腧穴是

A.内庭

B.梁丘

C.丰隆

D.归来

E.上巨虚

【答案】E

5.以下各项中,不属于天枢穴主治病证的是

A.疝气

B.痛经

C.月经不调

D.腹痛、腹胀

E.便秘、腹泻

【答案】A

6.在小腿外侧,外踝尖上8寸,胫骨前肌外缘;条口旁开1寸的穴位是

A.丰隆

B.地机

C.解溪

D.上巨虚

E.下巨虚

【答案】A

7.位于股前区,髌底上2寸,股外侧肌与股直肌肌腱之间的腧穴是

A.血海

B.梁丘

C.归来

D.扶突

E.条口

【答案】B

8.可治疗齿痛、牙关不利、颊肿、口角歪斜等病证的腧穴是

A.四白

B.承泣

C.地仓

D.颊车

E.头维

【答案】D

【解析】四白主治目疾、颜面疾患和胆道蛔虫。承泣主治目疾、颜面疾患。地仓主治口㖞、流涎、面痛等局部症状。头维主治头部疾患。颊车位于咬肌粗隆高点,主治齿痛、颜面疾患等。

9.位于足背第2.3趾间,趾蹼缘后方赤白肉际处的腧穴是

A.内庭

B.行间

C.侠溪

D.太白

E.然谷

【答案】A

10.位于上腹部,脐中上4寸,前正中线旁开2寸的腧穴是

A.带脉

B.肓俞

C.章门

D.归来

E.梁门

【答案】E

11.位于面部,颧弓下缘中央与下颌切迹之间凹陷中的腧穴是

A.下关

B.四白

C.颊车

D.耳门

E.听宫

【答案】A

【解析】四白在瞳孔直下眶下孔处。颊车在咬肌粗隆最高点。耳门正对屏上切迹张口凹陷处。听宫正对耳屏张口凹陷处。

12.胃的募穴所属的经脉是

A.肺经

B.任脉

C.胃经

D.脾经

E.肾经

【答案】B

【解析】胃的募穴是中脘,属于任脉的穴位。

13.胃经在循行中,未与以下何处发生联系

A.口

B.乳房

C.鼻

D.膈

E.下齿

【答案】E

14.治疗梦魇病证的要穴是

A.足三里

B.上巨虚

C.下巨虚

D.条口

E.厉兑

【答案】E

【解析】厉兑主治鼻衄、齿痛、咽喉肿痛等实热性五官病症;热病;多梦、癫狂等神志病。

15.头维穴所属的经脉是

A.足少阳胆经

B.足阳明胃经

C.足太阳膀胱经

D.手阳明大肠经

E.手少阳三焦经

【答案】B

【解析】头维穴在头部,额角发迹直上0.5寸,头正中线旁开4.5寸,属胃经穴位。

16.足阳明胃经的起始穴是

A.厉兑

B.承泣

C.迎香

D.大敦

E.内庭

【答案】B

【解析】足阳明胃经起于承泣穴,止于厉兑穴。

第十章 足太阴脾经、腧穴

1.在跖区,第1跖骨基底部的前下方赤白肉际的穴位是

A.公孙

B.大敦

C.厉兑

D.至阴

E.足临泣

【答案】A

【解析】大敦在大趾外侧趾甲角处。厉兑在第2趾外侧趾甲角处。至阴在第5趾外侧趾甲角处。足临泣在第4跖趾关节后方,足小趾伸肌腱的外侧。

2."起于大指之端……夹咽,连舌本,散舌下"的经脉是

A.手少阴心经

B.足厥阴肝经

C.足太阴脾经

D.足少阴肾经

E.手厥阴心包经

【答案】C

3.下列各项中,不属于三阴交穴主治病证的是

A.脾胃虚弱证

B.妇产科病证

C.生殖泌尿系统病证

D.心悸、失眠

E.阳虚诸证

【答案】E

4.脾经在循行中,未与以下何处发生联系

A.舌

B.咽

C.膈

D.肝

E.心

【答案】D

5.位于小腿内侧,内踝尖上3寸,胫骨内侧缘后际的腧穴是

A.血海

B.阴陵泉

C.三阴交

D.悬钟

E.地机

【答案】C

【解析】血海位于髌底内上2寸,阴陵泉位于胫骨内上髁下方凹陷处,悬钟位于外踝上3寸腓骨前缘,地机位于阴陵泉下3寸。

6.善治慢性出血病证的腧穴是

A.隐白

B.公孙

C.地机

D.三阴交

E.阴陵泉

【答案】A

7.屈膝,在髌骨内上缘上2寸,当股内侧肌隆起处的腧穴善于治疗

A.乳痈

B.肩背疼痛

C.瘾疹

D.咳嗽

E.全身疼痛

【答案】C

8.大包穴位于侧胸部腋中线上

A.当第3肋间隙处

B.当第4肋间隙处

C.当第5肋间隙处

D.当第6肋间隙处

E.当第7肋间隙处

【答案】D

9.下列腧穴中,治疗痛经首选穴是

A.隐白

B.太白

C.公孙

D.血海

E.地机

【答案】E

【解析】隐白治疗崩漏出血、神志病等;太白是脾经的原穴,主要治疗脾胃病;公孙主治脾胃病、奔豚气等;血海主治月经病、瘾疹丹毒等。地机主治月经病,尤以痛经首选。

10.下列腧穴中,可治疗“全身疼痛,四肢无力”选穴是

A.大包

B.太白

C.公孙

D.阴陵泉

E.地机

【答案】A

11.下列腧穴中,位于阴陵泉下3寸的选穴是

A.漏谷

B.三阴交

C.公孙

D.足三里

E.地机

【答案】E

(12~13题共用备选答案)

A.气海

B.下脘

C.肓俞

D.天枢

E.大横

12.位于腹部,脐中旁开2寸的腧穴是

【答案】D

13.位于腹部,脐中旁开4寸的腧穴是

【答案】E

14.在足趾,大趾末节内侧,趾甲根角侧后方0.1寸的穴位是

A.隐白

B.大敦

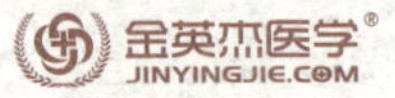

C.厉兑

D.至阴

E.足临泣

【答案】A

【解析】B 大敦位于足大趾末节外侧，趾甲根角侧后方 0.1 寸的穴位；C 厉兑位于足 2 趾末节外侧，趾甲根角侧后方 0.1 寸的穴位。D 至阴位于足小趾末节外侧，趾甲根角侧后方 0.1 寸的穴位。E 足临泣位于足背，第 4、5 跖骨底结合部的前方，第 5 趾长伸肌腱外侧凹陷中。

15.足太阴脾经的终止穴是

A.隐白

B.大敦

C.厉兑

D.大包

E.章门

【答案】D

第十一章　手少阴心经、腧穴

1.以下哪项不是神门穴的主治病证

A.心痛、惊悸

B.健忘、失眠

C.高血压

D.胸胁痛

E.呕血、衄血

【答案】E

2.不属于手少阴心经的腧穴是

A.少冲

B.少泽

C.少府

D.少海

E.通里

【答案】B

3.常用于治疗心痛、昏迷、热病的腧穴是

A.极泉

B.少海

C.通里

D.阴郄

E.少冲

【答案】E

【解析】以上诸穴均可以治疗心痛，少冲位于小指末端，是心经的井穴，还可以治疗昏迷、热病等症。

4.屈肘，在肘前区，横平肘横纹，肱骨内上髁前缘的中点处的腧穴是

A.曲池

B.曲泽

C.尺泽

D.少海

E.小海

【答案】D

【解析】屈肘，在肘前区，横平肘横纹，肱骨内上髁前缘的腧穴是少海。

5.在胸部没有穴位的经脉是

A.手太阴肺经

B.手少阴心经

C.手厥阴心包经

D.足少阴肾经

【答案】B

6.常用于治疗吐血、衄血等血证的腧穴是

A.极泉

B.少海

C.通里

D.阴郄

E.少冲

【答案】D

7.常用来治疗暴喑的腧穴是

A.少海

B.神门

C.通里

D.少府

E.阴郄

【答案】C

8.阴郄穴位于尺侧腕屈肌腱的桡侧缘，腕掌侧远端横纹上

A.0.5 寸

B.1 寸

C.1.5 寸

D.2 寸

E.2.5 寸

【答案】A

第十二章 手太阳小肠经、腧穴

1.下列何经循行“绕肩胛”

A.手阳明大肠经

B.足太阳膀胱经

C.手太阳小肠经

D.手少阳三焦经

E.足少阳胆经

【答案】C

【解析】手太阳小肠经循行：手太阳小肠经，起于手小指尺侧端，沿着手背外侧至腕部，出于尺骨茎突，直上沿着前臂外侧后缘，经尺骨鹰嘴与肱骨内上髁之间，沿上臂外侧后缘，到达肩关节，绕行肩胛部，交会于大椎，向下进入缺盆部，联络心，沿着食管，经过横膈，到达胃部，属于小肠。

2.按对应顺序，耳门、听宫、听会所属的经脉分别是

A.胆经、三焦经、小肠经

B.三焦经、胆经、小肠经

C.三焦经、小肠经、胆经

D.胆经、小肠经、三焦经

E.小肠经、胆经、三焦经

【答案】C

3.在肩胛区，当肩胛骨岗中点与肩胛角连线的上 1/3-下 2/3 交点处的是

A.肩贞

B.臑俞

C.天宗

D.肩髎

E.肩髃

【答案】C

4.可治疗热病、头痛、咽喉肿痛的腧穴是

A.后溪

B.少泽

C.养老

D.支正

E.听宫

【答案】B

【解析】后溪主治腰背后项痛、耳目咽喉痛、疟疾盗汗等症；养老主治目视不明、头面痛、急性腰扭伤等症；支正主治头目病、热病等症；听宫主治耳病、齿痛等症。

5.位于腕背尺骨头桡侧凹陷中的腧穴是

A.后溪

B.支正

C.外关

D.养老

E.支沟

【答案】D

（6~7 题共用备选答案）

A.口眼歪斜

B.气喘

C.癫狂痫

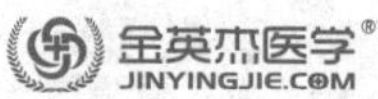

D.目视不明

E.乳痈、少乳

6.少泽的主治病证是

【答案】E

7.后溪的主治病证是

【答案】C

【解析】少泽穴在小指末节尺侧,指甲跟脚侧上方0.1寸。主治:①乳痈、少乳等乳疾。②昏迷、热病等急症、热证。③头痛、目翳、咽喉肿痛等头面五官病症。后溪通督脉,主治腰背后项痛、耳目咽喉痛、疟疾盗汗、癫痫等病证。

8.属于手太阳小肠经的腧穴是

A.听会

B.听宫

C.耳门

D.神门

E.下关

【答案】B

【解析】A听会属于足少阳胆经;C耳门属于手少阳三焦经;D神门属于手少阴心经;E下关属于足阳明胃经。

第十三章　足太阳膀胱经、腧穴

1.循行至头顶并入络脑的经脉是

A.足厥阴肝经

B.足太阳膀胱经

C.手少阳三焦经

D.足少阳胆经

E.手太阳小肠经

【答案】B

2.脾俞穴的定位是

A.第7胸椎棘突下,旁开1.5寸

B.第9胸椎棘突下,旁开1.5寸

C.第10胸椎棘突下,旁开1.5寸

D.第11胸椎棘突下,旁开1.5寸

E.第12胸椎棘突下,旁开1.5寸

【答案】D

3.下列腧穴中,常用于治疗呃逆的是

A.睛明

B.攒竹

C.承泣

D.四白

E.印堂

【答案】B

【解析】攒竹具有治疗呃逆的特殊治疗作用。睛明治疗眼疾和急性腰扭伤。迎香透四白治疗胆道蛔虫。

4.属于八脉交会穴(通阳跷脉)的穴位是

A.公孙

B.申脉

C.后溪

D.列缺

E.内关

【答案】B

【解析】公孙通冲脉,申脉通阳跷脉,后溪通督脉,列缺通任脉,内关通阴维脉。

5.治疗急性吐泻有速效的腧穴是

A.委阳

B.委中

C.承山

D.飞扬

E.昆仑

【答案】B

6.治疗虚劳诸疾首选的腧穴是

A.中脘

B.膏肓

C.百会

D.膈俞

E.血海

【答案】B

7.治疗痔疾常取的腧穴是

A.天枢

B.委阳

C.承山

D.申脉

E.昆仑

【答案】C

8.在颈后区,横平第2颈椎棘突上际,斜方肌外缘凹陷中的腧穴是

A.风池

B.天柱

C.风府

D.翳风

E.风门

【答案】B

【解析】天柱,定位:在颈后区,横平第2颈椎棘突上际,斜方肌外缘凹陷中。

(9~10题共用备选答案)

A.在脊柱区,第3胸椎棘突下,后正中线旁开1.5寸

B.在脊柱区,第5胸椎棘突下,后正中线旁开1.5寸

C.在脊柱区,第6胸椎棘突下,后正中线旁开1.5寸

D.在脊柱区,第7胸椎棘突下,后正中线旁开1.5寸

E.在脊柱区,第4腰椎棘突下,后正中线旁开1.5寸

9.膈俞穴的定位是

【答案】D

10.大肠俞穴的定位是

【答案】E

(11~12题共用备选答案)

A.滞产

B.痛经

C.丹毒

D.呃逆

E.便秘

11.次髎穴的主治病证是

【答案】B

12.委中穴的主治病证是

【答案】C

【解析】次髎作为痛经的经验穴,临床常用于治疗痛经。委中主治腰背痛、急性吐泻、瘾疹丹毒等症。

13.与腰阳关穴在同一水平线上的腧穴是

A.膀胱俞

B.大肠俞

C.肝俞

D.胃俞

E.肾俞

【答案】B

第十四章　足少阴肾经、腧穴

1.下列腧穴中,治疗汗证首选的腧穴是

A.复溜

B.然谷

C.太溪

D.阴谷

E.大钟

【答案】A

2.肾经在循行中,未与以下何脏腑发生联系

A.肝

B.肺

C.心

D.膀胱

E.心包

【答案】E

3.下列各项中,不属于照海穴主治病证的是

A.失眠、癫痫

B.呕吐涎沫、吐舌

C.月经不调、带下

D.小便频数、癃闭

E.咽喉干痛、目赤肿痛

【答案】B

4.下列经脉中,在大腿部没有经穴分布的是

A.足阳明胃经

B.足少阳胆经

C.足太阴脾经

D.足厥阴肝经

E.足少阴肾经

【答案】E

5.在腹部,脐中旁开0.5寸的腧穴是

A.膏肓

B.气海

C.大横

D.肓俞

E.天枢

【答案】D

6.以下腧穴中,善于治疗痴呆的腧穴是

A.然谷

B.大钟

C.太溪

D.阴谷

E.复溜

【答案】B

【解析】大钟穴属肾经的络穴。临床常用于治疗癃闭遗尿、痴呆、月经病、腰痛足跟痛等症。

第十五章　手厥阴心包经、腧穴

1.间使穴位于前臂前区,掌长肌腱与桡侧腕屈肌腱之间,腕掌侧远端横纹上

A.5寸

B.4寸

C.3寸

D.2寸

E.1寸

【答案】C

2.在肘前区,肘横纹上,肱二头肌腱的尺侧缘凹陷中的腧穴是

A.少海

B.小海

C.曲泽

D.曲池

E.尺泽

【答案】C

【解析】肘横纹上,肱二头肌腱的尺侧缘是曲泽,桡侧缘是尺泽。少海在肱骨内上髁与肘横纹内侧端中点。小海在尺骨鹰嘴与肱骨内上髁中点。曲池在肱骨外上髁与肘横纹外侧中点。

3.除心、心包、胸、神志病外,手厥阴经腧穴还可用于治疗的病证是

A.胃病

B.肾病

C.肝病

D.胆病

E.脾病

【答案】A

4.内关穴治疗胃心胸部疾病常配伍的腧穴是

A.公孙

B.劳宫

C.间使

D.外关

E.曲泽

【答案】A

【解析】内关为八脉交会穴之一,通阴维脉,常配伍公孙治疗胃心胸疾患。

5.善于治疗心痛、烦闷、口疮、口臭的腧穴是

A.内关

B.劳宫

C.间使

D.外关

E.曲泽

【答案】B

6.天池穴在胸部,第 4 肋间隙,前正中线旁开

A.5 寸

B.4 寸

C.3 寸

D.2 寸

E.1 寸

【答案】A

7.手厥阴心包经的络穴是

A.内关

B.大陵

C.劳宫

D.中冲

E.曲泽

【答案】A

8.用于治疗心痛、心悸、呕血、咯血、疔疮的腧穴是

A.内关

B.孔最

C.间使

D.外关

E.郄门

【答案】E

9.位于腕横纹中点处,掌长肌腱与桡侧腕屈肌腱之间的腧穴是

A.阳溪

B.阳池

C.内关

D.神门

E.大陵

【答案】E

10.手厥阴心包经起止穴的是

A.天池、中冲

B.极泉、中冲

C.天池、少冲

D.极泉、少冲

E.少府、少冲

【答案】A

【解析】手厥阴心包经起于乳头外侧天池穴→上肢内侧正中→掌中→止于中指末端的中冲穴。

11.中冲穴的主治病证是

A.心痛、心悸

B.胃痛、呕吐

C.热病、疟疾

D.热病、舌下肿痛

E.咯血、肘臂挛痛

【答案】D

【解析】中冲穴的主治:①中风昏迷、中暑、昏厥、小儿惊风等急症。②高热。③舌强肿痛。为急救要穴之一。

第十六章　手少阳三焦经、腧穴

1.经脉循行“其支者,从耳后入耳中,出走耳前,过客主人,前交颊,至目锐眦”者是以下哪条经脉

A.足少阳胆经

B.足少阴肾经

C.手阳明大肠经

D.手少阳三焦经

E.手太阳小肠经

【答案】D

【解析】手少阳三焦经循行:“另一支脉,从耳后分出,进入耳中,再浅出到耳前,经上关、面颊到目外眦”。

2.下列腧穴中,属于手少阳三焦经的是

A.肩髎

B.巨髎

C.次髎

D.颧髎

E.瞳子髎

【答案】A

3.下列腧穴中,治疗便秘效果较好的腧穴是

A.关冲

B.中渚

C.阳池

D.支沟

E.外关

【答案】D

【解析】以上诸穴均可以用于治疗头面五官病证。关冲为井穴,善治神志病;中渚为输穴,善治热病、消渴等;阳池为原穴,善治口干、消渴等病;支沟为经穴,善治便秘;外关为络穴,善治头面五官热病。

4.位于颈部,耳垂后方,乳突下端前方凹陷中的腧穴是

A.角孙

B.翳风

C.翳明

D.牵正

E.头临泣

【答案】B

(5~6题共用备选答案)

A.阳溪

B.阳池

C.照海

D.中渚

E.支正

5.常用于治疗消渴、口干、腕部疼痛的腧穴是

【答案】B

6.常用于治疗耳鸣、耳聋、肩肘臂酸痛的腧穴是

【答案】D

7.下列哪组是手少阳三焦经的起止穴

A.关冲、耳门

B.关冲、丝竹空

C.少冲、耳门

D.少冲、丝竹空

E.中冲、耳门

【答案】B

8.下列不属于支沟穴主治病证的是

A.失眠、癫狂痫

B.便秘、热病

C.耳鸣、耳聋

D.暴喑、瘰疬

E.胁肋疼痛

【答案】A

【解析】支沟主治：①便秘。②耳鸣，耳聋，咽喉肿痛、暴喑、头痛等头面五官病证。③瘰疬。④肘臂痛、胁肋疼痛、落枕。⑤热病。

第十七章　足少阳胆经、腧穴

1.针刺环跳穴的最佳体位是

A.坐位

B.站位

C.仰卧位

D.俯卧位

E.侧卧位

【答案】E

2.以下腧穴中，不属于足少阳胆经的是

A.风市

B.风门

C.风池

D.足临泣

E.头临泣

【答案】B

3.位于头部，眉上1寸，瞳孔直上的腧穴是

A.承泣

B.阳白

C.睛明

D.四白

E.隐白

【答案】B

4.下列各项中，不属于阳陵泉主治病证的是

A.黄疸、胁痛、口苦

B.腹泻、水肿、小便不利

C.呕吐、吞酸

D.膝肿痛、下肢痿痹

E.小儿惊风

【答案】B

5.位于面部，目外眦外侧0.5寸凹陷中的腧穴是

A.睛明

B.太阳

C.攒竹

D.丝竹空

E.瞳子髎

【答案】E

6.第4、5跖骨底结合部的前方，第5趾长伸肌腱外侧凹陷中的穴位是

A.丘墟

B.足临泣

C.悬钟

D.申脉

E.束骨

【答案】B

【解析】足临泣，定位：在足背，第4、5跖骨底结合部的前方，第5趾长伸肌腱外侧凹陷中。

7.光明穴可以治疗的病证是

A.痴呆

B.热病

C.失眠

D.胸乳胀痛

E.足跗肿痛

【答案】D

8.下列何经循行从耳后，进入耳中，出走耳前

A.足太阳膀胱经

B.手太阳小肠经

C.足阳明胃经

D.手阳明大肠经

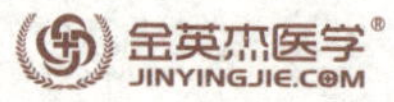

E.足少阳胆经

【答案】E

【解析】足少阳胆经循行:“耳部分支,从耳后进入耳中,出走耳前到目外眦后方。”

9.下列腧穴中,孕妇禁刺的腧穴是

A.天宗

B.定喘

C.肩井

D.大杼

E.身柱

【答案】C

(10~11 题共用备选答案)

A.在踝区,外踝的前下方,趾长伸肌腱的外侧凹陷中

B.在足背,第 4、5 趾间,趾蹼缘后方赤白肉际处

C.在足背外侧,第 4 趾本节后方,小趾伸肌腱的外侧凹陷处

D.在足趾,第 4 趾末节外侧,趾甲根角侧后方 0.1 寸

E.在足背,第 4、5 跖骨底结合部的前方,第 5 趾长伸肌腱外侧凹陷中

10.侠溪穴的定位是

【答案】B

11.足临泣的定位是

【答案】E

12.不属于侠溪穴主治病证的是

A.惊悸

B.眩晕

C.乳痈

D.热病

E.瘰疬

【答案】E

【解析】侠溪主治:①头痛、眩晕、目赤肿痛、耳鸣、耳聋等头面五官病证;②胁痛;③乳痈;④热病。

配套名师精讲课程

第十八章 足厥阴肝经、腧穴

1.“循喉咙之后,上入颃颡,连目系,上出额”的经脉是

A.足厥阴肝经

B.手太阴肺经

C.足阳明胃经

D.手阳明大肠经

E.手少阴心经

【答案】A

2.期门的定位是

A.乳头直下,第 5 肋间隙,前正中线旁开 4 寸

B.乳头直下,第 6 肋间隙,前正中线旁开 4 寸

C.乳头直下,第 7 肋间隙,前正中线旁开 4 寸

D.第 11 肋游离端下际

E.侧腰部,第 12 肋游离端下际处

【答案】B

【解析】期门,定位:在胸部,第 6 肋间隙,前正中线旁开 4 寸。

3.下列何经循行“环阴器”

A.足太阴脾经

B.足阳明胃经

C.足太阳膀胱经

D.足厥阴肝经

E.足少阳胆经

【答案】D

【解析】足厥阴肝经循行:“足厥阴肝经,起于足大趾背毫毛部,沿足背经内踝前上行,至内踝上 8 寸处交于足太阴经之后,上经腘窝

内缘,沿大腿内侧,上入阴毛中,环绕阴器。"

4.位于侧腹部,第 11 肋游离端的下际的腧穴是

A.日月

B.梁门

C.期门

D.章门

E.带脉

【答案】D

5.下列何经循行到达巅顶

A.手少阴心经

B.足少阴肾经

C.手厥阴心包经

D.足厥阴肝经

E.手太阴肺经

【答案】D

(6~7 题共用备选答案)

A.期门

B.大敦

C.隐白

D.章门

E.曲泉

6.常用于治疗疝气、阴中痛的腧穴是

【答案】B

7.常用于治疗阴痒、遗精、小便不利的腧穴是

【答案】E

(8~9 题共用备选答案)

A.悬钟

B.地机

C.蠡沟

D.光明

E.三阴交

8.位于小腿外侧,外踝尖上 5 寸,腓骨前缘的腧穴是

【答案】D

9.位于小腿内侧,内踝尖上 5 寸,胫骨内侧面的中央的腧穴是

【答案】C

【解析】悬钟在外踝上 3 寸,腓骨前缘。地机在阴陵泉下 3 寸,蠡沟在胫骨面上内踝上 5 寸,三阴交在内踝上 3 寸胫骨后缘。

10.下列各项中,不属于期门穴主治病证的是

A.胸胁胀痛

B.呕吐、腹胀

C.奔豚气

D.乳痈

E.癃闭、遗尿

【答案】E

【解析】期门主治:①胸胁胀痛;②腹胀、呃逆、吞酸等肝胃病证;③郁病,奔豚气;④乳痈。

11.肝经循行中未发生联系的部位是

A.喉咙

B.唇内

C.耳中

D.目系

E.颊部

【答案】C

第十九章 督脉、腧穴

1.水沟穴的定位是

A.在面部,人中沟的上 2/3 与下 1/3 交界处

B.在面部,人中沟的中央处

C.在面部,人中沟的上 1/3 与下 2/3 交界处

D.在面部,口角旁约 0.4 寸

E.在面部,鼻翼外缘中点旁,鼻唇沟中

【答案】C

2.位于颈后区,第 2 颈椎棘突上际凹陷中,后正中线上的腧穴是

A.风府

B.哑门

C.天柱

D.大椎

E.安眠

【答案】B

【解析】风府入发际 1 寸,天柱约当后发际线正中旁开 1.3 寸,大椎在第 7 颈椎棘突下,安眠在翳风与风池连线中点。

3.下列腧穴中,不属于督脉的腧穴是

A.腰阳关

B.上星

C.水沟

D.承浆

E.素髎

【答案】D

【解析】承浆属于任脉的穴位。

4.以下腧穴中,治疗痫证有较好作用的是

A.百会

B.腰阳关

C.命门

D.秩边

E.志室

【答案】A

【解析】百会主治:①痴呆、中风、失语、瘛疭、失眠、健忘、癫狂痫证、癔症等;②头风、头痛、眩晕、耳鸣等头面病证;④脱肛、阴挺、胃下垂、肾下垂等气失固摄而致的下陷性病证。

5.下列各项中,不属于大椎穴主治病证的是

A.热病、疟疾

B.项强、脊痛

C.癫狂、惊风

D.痢疾、脱肛

E.风疹、痤疮

【答案】D

6.位于脊柱区,第 4 腰椎棘突下凹陷中,后正中线上的腧穴是

A.命门

B.身柱

C.至阳

D.膈俞

E.腰阳关

【答案】E

7.在头部,具有升阳提气,开窍醒神功能的腧穴是

A.前顶

B.本神

C.头维

D.百会

E.印堂

【答案】D

【解析】百会位于头顶,具有升阳提气治疗脱肛、阴挺、胃下垂、肾下垂等气失固摄而致的下陷性疾病;可开窍醒神,用以治疗痴呆、中风、癫狂痫等病。

(8~9 题共用备选答案)

A.身柱

B.至阳

C.风府

D.水沟

E.大椎

8.以上腧穴中,退热的要穴是

【答案】E

9.既治疗急危重症,又治疗闪挫腰痛的腧穴是

【答案】D

(10~11 题共用备选答案)

A.风府

B.上星

C.志室

D.命门

E.哑门

10.善于治疗中风、癫狂痫、癔症等神志病证的腧穴是

【答案】A

11.善于治疗遗精、小便频数等肾阳不足病证的腧穴是

【答案】D

【解析】风府为督脉腧穴,善治神志病。上星善治头痛等症,志室善治肾虚腰痛等病。命门善治肾阳不足之男科病妇科病。哑门善治头痛、神志病、舌强不语等症。

第二十章　任脉、腧穴

1.气海穴的定位是在下腹部,前正中线上

A.脐中下 0.5 寸

B.脐中下 1 寸

C.脐中下 1.5 寸

D.脐中下 2 寸

E.脐中下 2.5 寸

【答案】C

2.下列哪项不是关元穴的主治病证

A.中风脱证、虚劳冷惫

B.癫狂痫、失眠

C.少腹疼痛、疝气

D.遗精、阳痿、早泄

E.月经不调、痛经

【答案】B

3.下列腧穴中,不属于任脉的是

A.廉泉

B.天突

C.水沟

D.承浆

E.膻中

【答案】C

4.治疗瘿气、梅核气、噎膈首选的腧穴是

A.建里

B.中脘

C.膻中

D.廉泉

E.天突

【答案】E

【解析】天突位于胸骨柄上窝,其下为气管,有平冲降逆的功效,可用于治疗梅核气、噎膈等症。

5.位于面部,颏唇沟的正中凹陷处的腧穴是

A.承浆

B.迎香

C.廉泉

D.地仓

E.牵正

【答案】A

6.建里的定位是

A.在上腹部,脐中上 2 寸,前正中线上

B.在上腹部,脐中上 3 寸,前正中线上

C.在上腹部,脐中上 4 寸,前正中线上

D.在上腹部,脐中上 5 寸,前正中线上

E.在上腹部,脐中上 6 寸,前正中线上

【答案】B

7.任脉循行未至以下何处

A.口唇

B.面部

C.咽喉

D.鼻

E.目

【答案】D

【解析】任脉循行:任脉,起于小腹内,下出于会阴部,向前上行于阴毛部,循腹沿前正中线上行,经关元等穴至咽喉,再上行环绕口唇,经面部进入目眶下,联系于目。

(8~9 题共用备选答案)

A.下脘

B.建里

C.中极

D.气海

E.关元

8.善于治疗形体羸瘦、脏气衰惫、乏力等气虚病证的腧穴是

【答案】D

9.善于治疗遗尿、小便不利、癃闭等泌尿系病证的腧穴是

【答案】C

【解析】气虚诸证临床常选用任脉腧穴气海,以益气培本。中极位于脐下 4 寸,是膀胱的募穴,常用来治疗泌尿系病证。

10.下列各组腧穴中,相距不是 1 寸的是

A.中极、关元

B.下脘、中脘

C.中脘、上脘

D.内关、间使

E.外关、支沟

【答案】B

【解析】下脘在上腹部,脐中上 2 寸,前正中线上。中脘位于上腹部,脐中上 4 寸,前正中线上。

11.不属于神阙穴主治病证的是

A.虚脱、中风脱证

B.便秘、脱肛

C.水肿、泄泻

D.身体虚弱

E.食谷不化

【答案】E

【解析】神阙穴主治:①中风脱证、虚脱、脱肛、阴挺、胃下垂等元气虚损证;②腹胀、腹痛、肠鸣、泄泻、痢疾、便秘、水肿等脾肾虚损所致病证;③保健要穴。

第二十一章　奇穴

1.夹脊穴位于脊柱区,后正中线旁开 0.5 寸

A.第 1 颈椎至第 12 胸椎棘突下两侧

B.第 7 颈椎至第 5 腰椎棘突下两侧

C.第 1 胸椎至第 5 腰椎棘突下两侧

D.第 1 胸椎至第 12 胸椎棘突下两侧

E.第 1 胸椎至骶管裂孔棘突下两侧

【答案】C

2.腰眼穴除用于治疗腰痛外,还可治疗

A.胃痛、胸胁痛

B.月经不调、带下、虚劳

C.失眠、头痛、癫狂

D.呕吐、消渴

E.目疾、鼻疾

【答案】B

【解析】腰眼主治:①腰痛;②月经不调,带下;③虚劳。

3.不属于十宣穴主治病证的是

A.昏迷

B.癫痫

C.高热

D.手指麻木

E.牙松龈痛

【答案】E

4.不属于四神聪穴主治病证的是

A.头痛,眩晕

B.失眠

C.癫痫

D.健忘

E.脱肛

【答案】E

【解析】四神聪主治:①头痛,眩晕。②失眠、健忘、癫痫等神志病证。

5.金津、玉液除治疗口疮、失语外,还常用于治疗的病证是

A.舌体萎软

B.呕吐、消渴

C.咽喉肿痛

D.烦热、口渴

E.齿龈肿痛

【答案】B

6.位于面颊部,耳垂前 0.5~1 寸处的腧穴是

A.听宫

B.颧髎

C.牵正

D.下关

E.颊车

【答案】C

【解析】牵正位于耳垂前 0.5~1 寸。听宫位于耳屏前张口凹陷处,颧髎位于目外眦直下颧骨下方,下关位于颧骨下缘中央与下颌切迹之间的凹陷中,颊车位于咬肌粗隆最高点。

7.定喘穴的定位是在背上部

A.当第 6 颈椎棘突下,旁开 0.5 寸

B.当第 6 颈椎棘突下,旁开 1 寸

C.当第 7 颈椎棘突下,旁开 0.5 寸

D.当第 7 颈椎棘突下,旁开 1 寸

E.当第 7 颈椎棘突下,旁开 1.5 寸

【答案】C

【解析】定喘,定位:在脊柱区,横平第 7 颈椎棘突下,后正中线旁开 0.5 寸。

(8~9 题共用备选答案)

A.在膝上部,髌底的中点上方 2 寸处

B.在小腿外侧,腓骨小头直下 2 寸

C.屈膝,在髌韧带两侧凹陷处

D.在小腿内侧,内踝尖上 5 寸,胫骨内侧面的中央

E.在小腿前侧上部,当犊鼻下 5 寸,胫骨前缘旁开一横指

8.膝眼穴的定位是

【答案】C

9.阑尾穴的定位是

【答案】E

10.安眠的定位是

A.在项部,当翳风穴与风池穴连线的中点处

B.在头部,当眉梢与目外眦之间,向后约一横指的凹陷处

C.在面颊部,耳垂前 0.5~1 寸处

D.在头部,当眉梢与目外眦之间,向后约二横指的凹陷处

E.在脊柱区,横平第 7 颈椎棘突下,后正中线旁开 0.5 寸

【答案】A

11.胆囊穴位于小腿外侧,腓骨小头直下

A.1 寸

B.1.5 寸

C.2 寸

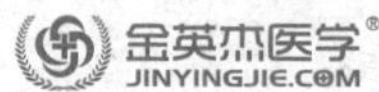

D.2.5 寸

E.3 寸

【答案】C

第二十二章　毫针刺法

第一节　针刺准备

1.适宜仰靠坐位针刺的腧穴是

A.头、面、胸部腧穴和上、下肢部分腧穴

B.身体侧面腧穴和上、下肢部分腧穴

C.头、项、脊背、腰骶部的腧穴

D.前头、颜面和颈前等部位的腧穴

E.后头和项、背部的腧穴

【答案】D

2.下列腧穴中,不适宜俯卧位针刺的是

A.天柱

B.膻中

C.天宗

D.肺俞

E.风市

【答案】B

【解析】膻中穴位于两乳连线中点,针刺时宜采用仰卧位。

第二节　进针方法

适用于皮肤松弛部位腧穴的进针方法是

A.单手进针法

B.舒张进针法

C.提捏进针法

D.夹持进针法

E.指切进针法

【答案】B

【解析】单手进针法和指切进针法适用于短针的进针。夹持进针法适用于长针的进针。舒张进针法主要用于皮肤松弛部位的腧穴。提捏进针法用于皮肉浅薄部位的腧穴,如印堂穴。

第三节　针刺的方向、角度和深度

(略)

第四节　行针手法

1.下列有关提插法的叙述,不正确的是

A.将针刺入腧穴一定深度后,施以上提下插的操作

B.幅度不宜过大,一般以 3~5 分为宜

C.指力一定要均匀一致

D.频率应较快,每分钟 100 次左右

E.保持针身垂直

【答案】D

【解析】提插法操作时,指力要均匀一致,幅度不宜过大,一般以 3~5 分为宜,频率不宜过快,每分钟 60 次左右,保持针身垂直,不改变针刺角度、方向。

2.下列各项中,不属于行针辅助手法的是

A.循法

B.摇法

C.刮法

D.震颤法

E.捻转法

【答案】E

【解析】捻转法属于行针基本手法，不属于辅助手法。

第五节　得气

（略）

第六节　针刺补泻

1.下列有关毫针泻法的叙述，错误的是

A.病人吸气时进针，呼气时出针为泻法

B.进针时徐徐刺入，少捻转，疾速出针者为泻法

C.进针时针尖迎着经脉循行来的方向刺入为泻法

D.出针时摇大针孔而不按为泻法

E.针下得气后，捻转角度大，用力重，频率快，操作时间长为泻法

【答案】B

【解析】针刺徐疾补泻中，徐而疾则实，进针时徐徐刺入，少捻转，疾速出针者为补法。疾而徐则虚，进针时疾速刺入，多捻转，徐徐出针者为泻法。

2.属于捻转补泻中补法的操作是

A.捻转角度小，用力轻，频率慢，操作时间短

B.捻转角度小，用力重，频率慢，操作时间短

C.捻转角度大，用力轻，频率快，操作时间短

D.捻转角度小，用力轻，频率慢，操作时间长

E.捻转角度大，用力轻，频率慢，操作时间短

【答案】A

【解析】捻转补法的操作是针下得气后，捻转角度小，用力轻，频率慢，操作时间短，结合拇指向前、食指向后（左转用力为主）者为补法。

3.对提插补泻中泻法的叙述，下列哪项是错误的

A.先深后浅

B.轻插重提

C.提插幅度大，频率快

D.操作时间长

E.以下插用力为主

【答案】E

【解析】提插补泻之泻法：针下得气后，先深后浅，轻插重提，提插幅度大，频率快，操作时间长者为泻法。

4.对捻转补泻中泻法的叙述，下列哪项是错误的

A.捻转角度小

B.用力重

C.频率快

D.操作时间长

E.拇指向后，食指向前（右转用力为主）

【答案】A

【解析】捻转补泻之补法 针下得气后，捻转角度小，用力轻，频率慢，操作时间短，结合拇指向前、食指向后（左转用力为主）者为补法。“捻转角度小”属于捻转补泻中补法的内容。

5.属于疾徐补法操作的是

A.患者吸气时进针，呼气时出针

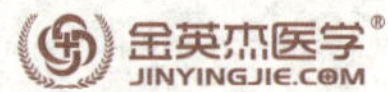

B.患者呼气时进针,吸气时出针

C.进针时疾速刺入,多捻转,徐徐出针

D.进针时徐徐刺入,少捻转,疾速出针

E.出针时摇大针孔而不按

【答案】D

第七节 针刺异常情况

1.有关晕针处理方法的叙述,不正确的是

A.立即停止针刺,将针全部起出

B.予以饮温开水或糖水

C.宽衣解带,注意保暖

D.使患者平卧,头部抬高

E.重者可刺人中、素髎、内关、足三里等穴

【答案】D

【解析】晕针后使患者平卧,头部放平。

2.关于针刺所导致的气胸,下列不正确的是

A.立即出针,采取半卧位

B.让患者保持最舒适体位

C.一般漏气少量者,可自然吸收

D.密切观察,随时对症处理

E.严重病例出现呼吸困难、休克,需组织抢救

【答案】B

第八节 针刺注意事项

1.有关妊娠妇女针刺注意事项的叙述,不正确的是

A.孕期不可以针刺三阴交、合谷

B.怀孕3个月以内者,不宜针刺小腹部的腧穴

C.怀孕3个月以上者,腹部腧穴不宜针刺

D.怀孕3个月以上者,腰骶部腧穴不宜针刺

E.可灸昆仑纠正胎位不正

【答案】E

【解析】纠正胎位应灸至阴。

2.针刺注意事项的叙述,下列正确的是

A.老年体弱者可采用坐位针刺

B.过于紧张状态,也可以立即针刺

C.针刺睛明时可大幅度捻转

D.小儿囟门未闭,头顶部腧穴不宜针刺

E.皮肤感染的部位也可以针刺

【答案】D

第二十三章 灸法

第一节 灸法的作用

1.隔姜灸多用于治疗

A.阳痿早泄

B.中风脱证

C.未溃疮疡

D.肺痨瘰疬

E.风寒痹痛

【答案】E

2.瘢痕灸治疗的病证是

A.肺痨、瘰疬
B.虚寒病证
C.风寒痹痛
D.阳痿早泄
E.疮疡久溃不敛
【答案】A
3.有温胃止呕作用的灸法是
A.隔姜灸
B.隔蒜灸
C.隔盐灸
D.隔附子饼灸
E.瘢痕灸
【答案】A

第二节 灸法的种类

1.属于直接灸的是
A.瘢痕灸
B.蒜泥灸
C.隔姜灸
D.实按灸
E.温灸器灸
【答案】A
【解析】直接灸包括:瘢痕灸和无瘢痕灸。
2.属于艾炷灸的是
A.温针灸
B.隔盐灸
C.回旋灸
D.温和灸
E.蒜泥灸
【答案】B
【解析】艾炷灸包括直接灸和间接灸。直接灸又分为瘢痕灸和无瘢痕灸,间接灸又根据所隔药物不同分为隔姜、盐、附子饼、蒜灸法。
3.下列哪项不属于艾条灸
A.温和灸
B.雀啄灸
C.回旋灸
D.无瘢痕灸
E.太乙针灸
【答案】D
【解析】无瘢痕灸属于艾炷灸,不属于艾条灸。

第三节 灸法的注意事项

下列哪项是施灸的禁忌证
A.泄泻
B.脱肛
C.瘿瘤
D.乳痈初起
E.阴虚发热证
【答案】E

第二十四章 拔罐法

1.以下哪项不是走罐法的适宜治疗部位
A.脊背
B.头部
C.腰臀
D.大腿
E.肩胛
【答案】B
2.治疗局部皮肤麻木、疼痛或功能减退

等疾患时宜选用的拔罐法是

A.闪罐法

B.留罐法

C.走罐法

D.留针拔罐法

E.刺血拔罐法

【答案】A

【解析】闪罐法多用于局部皮肤麻木、疼痛或功能减退等疾患,尤其适用于不宜留罐的部位,如小儿、年轻女性的面部。

3.治疗热证、实证、瘀血证时宜选用的拔罐法是

A.闪罐法

B.留罐法

C.走罐法

D.留针拔罐法

E.刺血拔罐法

【答案】E

【解析】刺血拔罐法又称刺络拔罐法。多用于热证、实证、瘀血证及某些皮肤病,如神经性皮炎、痤疮、丹毒、扭伤、乳痈等。

4.留罐法的留置时间一般为

A.3~5 分钟

B.5~10 分钟

C.5~15 分钟

D.15~20 分钟

E.20~30 分钟

【答案】C

【解析】留罐的时间视拔罐后皮肤的反应与患者的体质而定,一般为 5~15 分钟。

第二十五章　其他针法

1.下列病症,不宜用三棱针治疗的是

A.中风脱证

B.急性腰扭伤

C.丹毒

D.咽喉肿痛

E.高热惊厥

【答案】A

2.具有镇静、止痛、缓解肌肉痉挛作用的电针波型是

A.疏波

B.密波

C.疏密波

D.断续波

E.锯齿波

【答案】B

3.三棱针刺络法常取的腧穴是

A.十宣、井穴

B.曲泽、委中

C.肺俞、胃俞

D.合谷、太冲

E.列缺、照海

【答案】B

【解析】点刺法多用于指、趾末端的十宣、十二井穴和耳尖及头面部的攒竹、上星、太阳等穴。散刺法多用于局部瘀血、血肿或水肿、顽癣等。刺络法多用于曲泽、委中等穴,治疗急性吐泻、疼痛、中暑、发热等。挑刺法常用于肩周炎、胃痛、颈椎综合征、失眠、支气管哮喘、血管神经性头痛等。

第二十六章 头针、耳针

第一节 头针

中风右侧肢体瘫痪的患者应取
A.左侧顶颞后线
B.右侧顶颞前斜线和顶颞后斜线
C.左侧顶颞前斜线和顶颞后斜线
D.右侧颞后线
E.右侧顶颞后斜线

【答案】C

【解析】右侧肢体偏瘫，病位在左侧大脑，针刺部位在左侧大脑的顶颞前斜线和顶颞后斜线。

第二节 耳针

治疗失眠、神经衰弱宜选用的耳穴是
A.角窝上
B.内分泌
C.角窝中
D.神门
E.肾上腺

【答案】D

【解析】角窝上主治高血压；内分泌主治痛经、月经不调、更年期综合征、痤疮、间日疟、甲状腺功能减退或亢进症；角窝中主治咳喘；肾上腺主治低血压、风湿性关节炎、腮腺炎、链霉素中毒、眩晕、哮喘、休克。

第二十七章 针灸治疗总论

配套名师精讲课程

第一节 针灸治疗原则

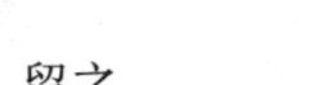

1.根据针灸治疗原则，寒证应采用的治疗原则是
A.补之
B.泻之
C.留之
D.除之
E.疾之

【答案】C

2.根据针灸治疗原则，宛陈则应采用的治疗原则是
A.留之
B.泻之
C.补之
D.疾之
E.除之

【答案】E

【解析】根据针灸治疗原则：虚则补之，陷下则灸之；实则泻之，宛陈则除之；不盛不虚以经取之。

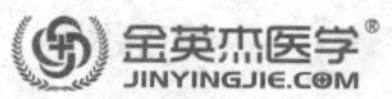

第二节　针灸治疗作用

属于针灸治疗作用的是

A.扶正祛邪

B.联系脏腑

C.运行气血

D.抗御病邪

E.沟通内外

【答案】A

【解析】针灸治疗作用扶正祛邪、疏通经络、调和阴阳。联系脏腑、运行气血、抗御病邪、沟通内外为经络的作用。

第三节　针灸处方

1.下列哪项不属于针灸选穴原则

A.辨证选穴

B.对症选穴

C.近部取穴

D.远部取穴

E.上下取穴

【答案】E

【解析】针灸选穴原则包括:近部选穴,远部选穴,辨证选穴,对症选穴。

2.下列各项中,属于近部选穴的是

A.头痛取膈俞

B.脱肛取百会

C.咳嗽取列缺

D.鼻病选迎香

E.牙痛选合谷

【答案】D

【解析】迎香位于鼻旁,近部选穴用于治疗鼻塞、鼻不闻香臭等,头痛选膈俞、脱肛选百会为辨证选穴,牙痛选合谷为远部取穴。

3.下列各项中,属于远部选穴的是

A.面瘫选风池

B.胃痛选中脘

C.耳聋选听宫

D.扭伤取阿是穴

E.头痛选至阴

【答案】E

4.下列各项中,属于表里经配穴的是

A.咳嗽取尺泽、鱼际

B.感冒取列缺、合谷

C.膝痛取阳陵泉、阴陵泉

D.胃痛取中脘、内庭

E.痛经取地机、隐白

【答案】B

5.下列各项中,不属于同名经配穴的是

A.耳鸣取中渚、足临泣

B.头痛取外关、阳陵泉

C.失眠取神门、三阴交

D.牙痛取合谷、内庭

E.便秘取天枢、曲池

【答案】C

【解析】同名经配穴是指同名手足经,如手阳明和足阳明、手太阴和足太阴等。神门是手少阴腧穴,三阴交为足太阴腧穴,不属于同名经配穴。

6.下列各组取穴中,属于前后配穴法的是

A.厥阴俞、巨阙

B.三焦俞、京门

C.肝俞、章门

D.心俞、膻中

E.胆俞、日月

【答案】E

第二十八章　内科病证的针灸治疗

第一节　头痛

1.瘀血头痛,应配合

A.列缺、曲池

B.太溪、肾俞

C.太冲、太溪

D.血海、膈俞

E.三阴交、肝俞

【答案】D

2.患者,女,45 岁。头痛多年,后头部疼痛固定不移,痛如椎刺,舌暗,脉细涩。针灸治疗除百会、风池外,宜取

A.列缺、曲池

B.申脉、悬钟

C.肝俞、脾俞

D.太溪、侠溪

E.血海、膈俞

【答案】E

【解析】根据题干症状辨证为瘀血头痛。针灸治疗宜配血海、膈俞。

3.患者 3 日来头痛如裹,痛无休止,肢体困重,苔白腻,脉濡。针灸治疗除主穴外,宜取

A.风门、列缺

B.曲池、大椎

C.丰隆、中脘

D.阴陵泉、头维

E.足临泣、率谷

【答案】D

【解析】根据症状辨证为风湿头痛。风湿头痛配头维、阴陵泉;风寒头痛配风门、列缺;风热头痛配曲池、大椎;痰浊头痛配丰隆、中脘;少阳头痛配足临泣、率谷、外关。

4.治疗厥阴头痛,应配用

A.印堂、攒竹、合谷

B.率谷、外关、足临泣

C.天柱、后溪、申脉

D.太冲、内关、四神聪

E.血海、膈俞、内关

【答案】D

第二节　面痛

1.治疗面痛主选的经穴是

A.手、足阳明及足少阳经脉

B.手、足阳明及足太阳经脉

C.手、足太阳及足厥阴经脉

D.手、足少阳及足太阳经脉

E.手、足阳明及足少阴经脉

【答案】B

2.患者右面部疼痛 2 年,间断发作,呈闪电样剧痛,持续数秒,痛时面部抽搐,伴流泪、有灼热感,舌红,苔薄黄,脉浮数。其辨证为

A.外感风寒

B.外感风热

C.气血瘀滞

D.肝胃郁热

E.阴虚阳亢

【答案】B

3.患者右面部疼痛 2 年,间断发作,呈闪电样剧痛,持续数秒,痛时面部抽搐,伴流泪、有灼热感,舌红,苔薄黄,脉浮数。除面部腧穴外,还应取

A.曲池、外关

B.大陵、劳宫

C.合谷、太冲

D.中渚、翳风

E.厉兑、隐白

【答案】C

4.患者右面部疼痛2年,间断发作,呈闪电样剧痛,持续数秒,痛时面部抽搐,伴流泪、有灼热感,舌红,苔薄黄,脉浮数。除主穴外,还应选取的配穴

A.风池、列缺

B.曲池、外关

C.内关、三阴交

D.行间、内庭

E.风池、太溪

【答案】B

【解析】面痛,主穴为攒竹、四白、下关、地仓、合谷、太冲、内庭。若遇寒则甚,舌淡,苔白,脉浮紧,为外感风寒证配风池、列缺;痛处有灼热感,舌红,苔薄黄,脉滑数,为外感风热证,配曲池、外关;有外伤史,或病程日久,痛点多固定不移,舌暗或有瘀斑,脉细涩,为气滞血瘀证配内关、三阴交;烦躁易怒,口渴便秘,舌红,苔黄,脉数,肝胃郁热证配行间、内庭;形体消瘦,颧红,脉细数无力,为阴虚阳亢配风池、太溪。

第三节　腰痛

1.痛在腰脊中部,与之相关的经脉是

A.足太阳膀胱经

B.足少阴肾经

C.足少阳胆经

D.带脉

E.督脉

【答案】E

【解析】腰痛病位在腰部,腰为肾之府,肾经贯脊属肾,膀胱经夹脊络肾,督脉并于脊里,行于后背正中;本病与肾及足太阳膀胱经、督脉关系密切。

2.针灸治疗腰痛,应主取的是

A.督脉、足少阴经穴

B.局部阿是穴、足少阴经穴

C.局部阿是穴、足少阳经穴

D.局部阿是穴、足太阳经穴

E.督脉、足太阳经穴

【答案】D

3.针灸治疗腰痛的主穴是

A.阿是穴、肾俞、太溪

B.腰眼、委中、太溪

C.阿是穴、大肠俞、委中

D.阿是穴、背俞穴、太溪

E.肾俞、昆仑、委中

【答案】C

【解析】腰痛主穴用委中、阿是穴、大肠俞。大肠俞、阿是穴疏通腰部经络气血,通经止痛;膀胱之脉,夹脊抵腰络肾,"腰背委中求",循经远取委中,以疏通足太阳经气,是治疗腰背部疼痛的要穴。

4.患者,男,48岁。腰痛,起病缓慢,隐隐作痛,绵绵不已,腰腿酸软乏力,腰冷,脉细。治疗除取主穴外,还应加取

A.命门、腰阳关

B.膈俞、次髎

C.太冲、肝俞

D.肾俞、太溪

E.关元、后溪

【答案】D

【解析】督脉病证配后溪;足太阳经证配申脉;腰椎病变配腰夹脊。寒湿腰痛配命门、腰阳关;瘀血腰痛配膈俞、次髎;肾虚腰痛配

肾俞、太溪。

5.患者腰部冷痛重着，拘挛不可俯仰，舌淡，苔白，脉紧，针灸治疗除阿是穴、大肠俞、委中外，还应选取

A.膈俞、次髎

B.命门、腰阳关

C.肾俞、足三里

D.肾俞、太溪

E.悬钟、申脉

【答案】B

6.患者，男，38岁。素有腰痛，近日因劳累后症状加重，腰部触之僵硬，俯仰困难，其痛固定不移，舌紫黯，脉弦涩。治疗除取主穴外，还应加

A.膈俞、次髎

B.命门、阳陵泉

C.命门、志室

D.腰阳关、养老

E.次髎、阳陵泉

【答案】A

第四节 痹证

1.若辨证为痛痹，应选用

A.肾俞、关元

B.大椎、曲池

C.肝俞、太冲

D.膈俞、血海

E.阴陵泉、足三里

【答案】A

【解析】行痹配膈俞、血海；痛痹配肾俞、关元；着痹配阴陵泉、足三里；热痹配大椎、曲池。另可根据疼痛的部位循经配穴。

2.患者，男，52岁。两膝关节红肿热痛，兼身热，口渴，舌苔黄燥，脉滑数。治疗除选取主穴外，应加用的腧穴是

A.脾俞、气海

B.肾俞、合谷

C.脾俞、胃俞

D.血海、曲池

E.大椎、曲池

【答案】E

【解析】痹症的配穴是，热痹配大椎、曲池；行痹配膈俞、血海；痛痹配肾俞、关元；着痹配阴陵泉、足三里；行痹配膈俞、血海；另可根据疼痛的部位循经配穴。

3.患者肘关节肌肉酸痛重着不移2个月，伴有肿胀，肌肤麻木不仁，阴雨天加重，苔白腻，脉濡缓。针灸治疗除主穴外，应加取

A.膈俞、血海

B.曲池、尺泽

C.曲池、大椎

D.肾俞、关元

E.足三里、阴陵泉

【答案】E

第五节 坐骨神经痛

1.有关针灸治疗坐骨神经痛的叙述，不正确的是

A.以通经止痛为法

B.以足太阳、足少阳经穴为主

C.腰部取腰夹脊

D.属于气血不足者，配足三里、三阴交

E.向下肢的放射样针感以多次重复出现为佳

【答案】E

【解析】秩边、环跳以针感沿腰腿部足太阳、足少阳经向下传导为佳，但不宜多次重复。

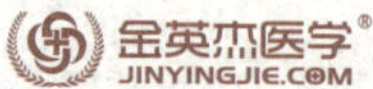

2.坐骨神经痛足太阳经证，兼有寒湿侵袭腰部，配穴应取

A.阳陵泉、悬钟

B.命门、腰阳关

C.足三里、三阴交

D.血海、阿是穴

E.环跳、丘墟

【答案】B

【解析】坐骨神经痛，寒湿证配命门、腰阳关；气血不足证配足三里、三阴交；瘀血阻络证配血海、阿是穴。坐骨神经痛足少阳经证主穴为腰夹脊、环跳、阳陵泉、悬钟、丘墟、阿是穴。

第六节 中风

1.患者，女，53岁。2小时前突然发现右半身麻木，口角歪斜，言语不利。现神志清，头晕目眩，苔白腻，脉弦滑。其诊断是

A.中经络，风痰阻络证

B.中经络，肝阳暴亢证

C.中经络，阴虚风动证

D.中脏腑，气虚血瘀证

E.中脏腑，阴虚风动证

【答案】A

【解析】中风中经络，主症：意识清楚，半身不遂，口角歪斜，语言不利。兼肢体麻木或手足拘急，头晕目眩，苔腻，脉弦滑者为风痰阻络证。

2.患者，女，53岁。2小时前突然发现右半身麻木，口角歪斜，言语不利。现神志清，头晕目眩，苔白腻，脉弦滑。应选取的经脉是

A.督脉，手厥阴和十二井穴为主

B.任脉穴为主

C.督脉，手厥阴及足太阴经为主

D.督脉、任脉

E.手足厥阴经

【答案】C

3.患者，女，53岁。2小时前突然发现右半身麻木，口角歪斜，言语不利。现神志清，头晕目眩，苔白腻，脉弦滑。应选取的配穴是

A.太冲、太溪

B.丰隆、合谷

C.曲池、内庭、丰隆

D.气海、血海、足三里

E.太池、风池

【答案】B

4.针灸治疗中风病中脏腑闭证，应取用哪组经脉为主

A.手厥阴经、督脉

B.手厥阴经、任脉

C.足厥阴经、督脉

D.足厥阴经、任脉

E.手、足厥阴经

【答案】A

【解析】中风中脏腑闭证，治宜：平肝息风，醒脑开窍。取督脉、手厥阴和十二井穴为主。

5.治疗中风语言謇涩者，宜加用

A.太溪、中封

B.商丘、解溪

C.丘墟透照海

D.颊车、合谷、太冲

E.廉泉、通里、哑门

【答案】E

【解析】中风——中经络，语言謇涩配廉泉、通里、哑门；足外翻配太溪、中封；足下垂配解溪；足内翻配丘墟透照海；口角歪斜配地仓、颊车、合谷、太冲。

6.患者突然出现右半身活动不利，舌强

语謇,兼眩晕头痛,烦躁,舌红,苔黄,脉弦而有力。针灸治疗除主穴外,应加用

A.丰隆、合谷

B.曲池、内庭

C.太冲、太溪

D.足三里、气海

E.太溪、风池

【答案】C

【解析】根据眩晕头痛,烦躁,舌红,苔黄,脉弦而有力辨证为肝阳暴亢型中风。肝阳暴亢配太冲、太溪;风痰阻络配丰隆、合谷;痰热腑实配曲池、内庭、丰隆;气虚血瘀配气海、血海、足三里;阴虚风动配太溪、风池。

第七节 眩晕

1.患者,男,63岁。头晕目眩,甚则昏眩欲仆,伴耳鸣,腰膝酸软,遗精,舌淡,脉沉细。除风池、百会外,应加用

A.内关、太冲、行间、侠溪、太溪

B.内关、太冲、头维、丰隆、中脘

C.肝俞、肾俞、足三里、脾俞、胃俞

D.肝俞、肾俞、足三里、太溪、悬钟、三阴交

E.头维、血海、膈俞、内关、足三里、太溪

【答案】D

【解析】根据题干症状辨证为眩晕虚证之肾精不足证。主穴:百会、风池、肝俞、肾俞、足三里。配穴:肾精不足配太溪、悬钟、三阴交。

2.治疗眩晕实证的主穴是

A.风池、百会、太阳、列缺

B.风池、头维、太阳、百会

C.风池、百会、内关、太冲

D.风池、百会、肝俞、肾俞

E.百会、内关、后溪、水沟

【答案】C

【解析】眩晕实证的主穴用风池、百会、内关、太冲。眩晕病位在脑,脑为髓海,督脉入络于脑,故选用位于巅顶的百会,清头目、止眩晕;风池亦为近部取穴,疏调头部气机;太冲为肝经之原穴,可平肝潜阳;内关为八脉交会穴,通于阴维脉,既可宽胸理气,和胃化痰,又与太冲相配以加强平肝之力。

3.治疗眩晕虚证,应选取

A.风池、百会、内关、太冲

B.百会、行间、侠溪、太冲

C.风池、气海、脾俞、胃俞

D.风池、太溪、悬钟、三阴交

E.风池、百会、肝俞、足三里

【答案】E

第八节 面瘫

1.与面瘫主要相关的是

A.手太阳、足阳明经筋

B.手阳明、足太阳经筋

C.足少阳、足太阳经筋

D.手阳明、足厥阴经筋

E.手少阳、足太阳经筋

【答案】A

【解析】手足阳经均上行头面部,当邪气阻滞面部经络,尤其是手太阳和足阳明经筋功能失调,可导致面瘫的发生。

2.患者2天前受凉后出现右侧面部肌肉板滞,额纹消失,眼裂变大,鼻唇沟变浅,口角歪向左侧,舌淡,苔薄白,脉浮紧。治疗除面部穴位、合谷外,还应取

A.外关、关冲

B.风府、风池

C.太冲、曲池

D.列缺、风池

E.内庭、足三里

【答案】B

【解析】根据舌淡,苔薄白,脉浮紧辨证为外感风寒型面瘫。风寒外袭配风池、风府;风热侵袭配外关、关冲。

3.患者2天前受风后出现左侧面部麻木,额纹变浅,眼裂变大,鼻唇沟变浅,舌淡,苔薄白。针刺面部穴位应采用

A.直刺深刺

B.多穴重刺

C.轻刺浅刺

D.提插泻法

E.电针强刺激

【答案】C

4.面瘫恢复期宜选取的腧穴是

A.阳陵泉

B.下关

C.血海

D.足三里

E.百会

【答案】D

【解析】面瘫恢复期,足三里行补法,合谷、太冲行平补平泻法。

第九节 痿证

1.患者,男,40岁。上肢软弱无力,渐进加重,食少便溏,腹胀,神疲乏力,舌苔薄白,脉细。治疗应选取

A.阳明经

B.太阳经

C.少阳经

D.太阴经

E.厥阴经

【答案】A

2.患者,男,40岁。上肢软弱无力,渐进加重,食少便溏,腹胀,神疲乏力,舌苔薄白,脉细。治疗应选取主穴

A.肩髃、曲池、外关、合谷、颈、胸段夹脊穴

B.髀关、足三里、阳陵泉、悬钟、三阴交、解溪、腰部夹脊穴

C.水沟、百会、后溪、内关、涌泉

D.印堂、鸠尾、间使、太冲、丰隆、腰奇

E.百会、安眠、神门、三阴交、照海、申脉

【答案】A

3.患者,男,40岁。上肢软弱无力,渐进加重,食少便溏,腹胀,神疲乏力,舌苔薄白,脉细。治疗应选取配穴

A.尺泽、大椎

B.阴陵泉、内庭

C.脾俞、胃俞

D.肝俞、肾俞

E.膈俞、血海

【答案】C

第十节 痫病

1.下列各组腧穴中,痫病发作期宜选

A.印堂、神门、少府、太冲

B.水沟、百会、后溪、涌泉

C.风池、百会、太冲、劳宫

D.素髎、行间、丰隆、后溪

E.关元、水沟、大陵、神门

【答案】B

2.痫病间歇期,主穴宜选

A.水沟、百会、后溪、涌泉

B.素髎、行间、丰隆、后溪

C.神门、头维、三阴交、百会

D.印堂、鸠尾、间使、丰隆

E.风府、四神聪、太溪、关元

【答案】D

第十一节　不寐

1.与不寐关系密切的经脉是

A.心经、阳维脉

B.心经、阴维脉

C.阳维脉、阴维脉

D.阳跷脉、阴跷脉

E.督脉、脾经

【答案】D

2.治疗脾胃不和型不寐,应配合

A.行间、侠溪

B.心俞、胆俞

C.心俞、脾俞

D.足三里、内关

E.太溪、肾俞

【答案】D

3.治疗失眠取照海穴,宜用

A.毫针补法

B.毫针泻法

C.毫针平补平泻法

D.温和灸

E.点刺出血

【答案】A

【解析】不寐证毫针刺法平补平泻,照海用补法,申脉用泻法。

4.治疗失眠取申脉穴,宜用

A.毫针补法

B.毫针泻法

C.毫针平补平泻法

D.温和灸

E.点刺出血

【答案】B

5.患者寐而易醒,头晕耳鸣,腰膝酸软,五心烦热,舌红,脉细数。除主穴外,还应选取

A.行间、侠溪

B.心俞、脾俞

C.心俞、胆俞

D.太溪、肾俞

E.足三里、内关

【答案】D

【解析】头晕耳鸣,腰膝酸软,五心烦热,舌红,脉细数为心肾不交。心脾两虚配心俞、脾俞;心肾不交配太溪、肾俞;心胆气虚配心俞、胆俞;肝火扰神配行间、侠溪;脾胃不和配足三里、内关。

6.患者,女,48岁。失眠1年,多梦少寐,入睡迟,易惊醒,多疑善惊,气短头晕,舌淡,脉弦细。治疗除选取主穴外,应加用的腧穴是

A.肝俞、间使

B.脾俞、胃俞

C.心俞、胆俞

D.心俞、肾俞

E.心俞、脾俞

【答案】C

7.患者,女,45岁。失眠2个月,近日来入睡困难,有时睡后易醒,醒后不能再睡,甚至彻夜不眠,舌苔薄,脉沉细。治疗应首选

A.神门、内关

B.神门、胆俞

C.神门、三阴交

D.心俞、脾俞

E.心俞、足三里

【答案】C

【解析】由本患者的症状可知本病为不寐的心肾不交证，故选穴上应宁心安神。不寐的病位在心，取心经原穴神门宁心安神；三阴交健脾益气，柔肝益阴，可使脾气和，肝气疏泄，心肾交通以达心气安而不寐除。

第十二节　郁证

1.患者，女，37 岁。精神抑郁善忧，情绪不宁，伴胸胁胀满，脘闷嗳气，不思饮食，大便不调，脉弦。治疗应选用的经脉是

A.任脉、督脉、手少阴经

B.足厥阴、手少阴、足少阴经

C.督脉、手足厥阴、手少阴经

D.阴阳跷脉

E.阴阳维脉

【答案】C

2.患者，女，37 岁。精神抑郁善忧，情绪不宁，伴胸胁胀满，脘闷嗳气，不思饮食，大便不调，脉弦。应选用的主穴是

A.内关、水沟、丰隆、后溪、百会、印堂

B.百会、印堂、内关、水沟、太冲、神门

C.百会、神庭、列缺、照海、太溪、肾俞

D.照海、申脉、神门、印堂、心俞、脾俞

E.内关、郄门、神门、巨阙、太溪、三阴交

【答案】B

3.患者，女，37 岁。精神抑郁善忧，情绪不宁，伴胸胁胀满，脘闷嗳气，不思饮食，大便不调，脉弦。治疗除取主穴外，还应选用的穴位是

A.行间、侠溪、外关

B.太溪、三阴交、肝俞、肾俞

C.膻中、期门、曲泉

D.心俞、脾俞、足三里、三阴交

E.三阴交、太溪、通里、心俞

【答案】C

【解析】本病属郁证，观胸胁胀满，脉弦之象，故属肝气郁结，配膻中，期门。曲泉为肝经合穴，主逆气而泄。

第十三节　痴呆

1.针灸治疗痴呆的主穴，除百会、印堂、四神聪、内关外，还包括

A.膈俞、太冲

B.太溪、悬钟

C.丰隆、中脘

D.肝俞、肾俞

E.足三里、气海

【答案】B

2.患者，痴呆，伴有痰浊蒙窍等症状，针灸治疗除主穴外，还应选取

A.肝俞、肾俞

B.足三里、气海、血海

C.丰隆、中脘

D.膈俞、太冲

E.百会、印堂

【答案】C

【解析】痴呆的配穴的选取，肝肾亏虚证配肝俞、肾俞；气血不足证配足三里、气海、血海；痰浊蒙窍证配丰隆、中脘；瘀血阻络证配膈俞、内关。

第十四节 心悸

1.治疗心脉瘀阻型心悸宜加用

A.胆俞、内关

B.气海、阴陵泉

C.膻中、膈俞

D.太溪、肾俞

E.脾俞、足三里

【答案】C

【解析】心胆虚怯配胆俞；心脾两虚配脾俞、足三里；阴虚火旺配太溪、肾俞；水气凌心配气海、阴陵泉；心脉瘀阻配膻中、膈俞。

2.患者，女，40 岁。平素善惊易恐，因受惊而心悸 1 个月余，坐卧不安，少寐多梦，舌苔薄白，脉虚弦。治疗应首选的主穴为

A.内关、水沟、丰隆、后溪、百会、印堂

B.百会、印堂、内关、水沟、太冲、神门

C.百会、神庭、列缺、照海、太溪、肾俞

D.照海、申脉、神门、印堂、心俞、脾俞

E.内关、神门、郄门、心俞、巨阙

【答案】E

3.患者，男，47 岁。自觉心慌心烦，时息时作，健忘失眠。治疗时主穴应首选

A.神门

B.合谷

C.太溪

D.足三里

E.三阴交

【答案】A

第十五节 感冒

1.患者，男，25 岁。发热恶寒，寒重热轻，头痛身痛，鼻塞流涕，咳嗽，咳痰清稀，舌苔薄白，脉浮紧。治疗应首选

A.手少阴、手太阳经穴

B.手太阴、足太阳经穴

C.手太阴、手少阳经穴

D.手阳明、足阳明经穴

E.手太阴、手阳明经穴

【答案】E

【解析】感冒的针灸治法：祛风解表。取手太阴、手阳明经穴及督脉穴为主。

2.治疗感冒的主穴是

A.列缺、合谷、肺俞、太渊、大椎

B.太渊、肺俞、合谷、鱼际、三阴交

C.列缺、合谷、大椎、太阳、风池

D.鱼际、尺泽、膻中、肺俞、定喘

E.尺泽、肺俞、膏肓、太溪、足三里

【答案】C

3.治疗体虚感冒者，宜加用

A.阴陵泉

B.太冲

C.委中

D.尺泽

E.足三里

【答案】E

第十六节 咳嗽

1.治疗肺阴亏虚型咳嗽，宜加用

A.曲池

B.孔最

C.膏肓

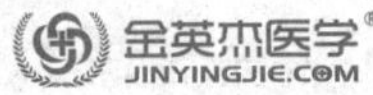

D.少商

E.阳陵泉

【答案】C

2.患者,女,53 岁。咳嗽月余,加重 1 周,咳引胸胁疼痛,痰少而稠,面赤咽干,舌苔黄少津,脉弦数。治疗应首选

A.手太阴、手阳明经穴

B.足阳明、手阳明经穴

C.手阳明、足厥阴经穴

D.足厥阴、手太阴经穴

E.手太阴、足太阴经穴

【答案】D

【解析】从本患者的症状可辨证为肝火灼肺型咳嗽,病位主要在肝、肺,故治疗主要用手太阴肺经及足厥阴肝经的穴位。

3.治疗外感咳嗽,宜选用

A.手太阴、手太阳经穴为主

B.手太阴、足太阴经穴为主

C.手太阴、手阳明经穴为主

D.手太阴、足太阳经穴为主

E.手太阴、手少阳经穴为主

【答案】C

4.有关针灸治疗咳嗽的叙述,不正确的是

A.外感咳嗽取手太阴、手阳明经穴为主

B.风寒咳嗽可针灸并用

C.外感咳嗽毫针用泻法

D.内伤咳嗽以手、足太阴经穴为主

E.内伤咳嗽毫针用补法

【答案】E

第十七节 哮喘

1.哮喘风寒外袭应选用

A.天突、定喘

B.列缺、中府

C.丰隆、曲池

D.列缺、尺泽

E.风门、合谷

【答案】E

【解析】哮喘实证配穴:风寒外袭配风门、合谷;痰热阻肺配丰隆、曲池。喘甚者配天突。

2.治疗哮喘痰热阻肺者,除主穴外,宜配用

A.阴谷、关元

B.气海、膻中

C.丰隆、曲池

D.天突、神阙

E.风门、合谷

【答案】C

3.患者哮喘多年,喘促气短,动则喘甚,汗出肢冷,舌淡,脉沉细。治疗除手太阴经穴外,还应选取的是

A.足太阴、任脉穴

B.足太阴、足少阴经穴

C.足厥阴、督脉穴

D.足少阴、背俞穴

E.足少阴、督脉穴

【答案】D

【解析】根据症状辨证为肾气虚之虚哮。取相应背俞穴及手太阴、足少阴经穴为主。

第十八节 呕吐

1.治疗呕吐之寒邪客胃者,应配用

A.上脘、胃俞

B.合谷、金津、玉液

C.脾俞、胃俞

D.期门、太冲

E.丰隆、公孙

【答案】A

【解析】寒邪客胃配上脘、胃俞；热邪内蕴配合谷、金津、玉液；饮食停滞配梁门、天枢；肝气犯胃配期门、太冲；痰饮内停配丰隆、公孙；脾胃虚寒配脾俞、胃俞。

2.治疗呕吐脾胃虚寒证，应配用

A.上脘、胃俞

B.合谷、金津、玉液

C.脾俞、胃俞

D.期门、太冲

E.丰隆、公孙

【答案】C

3.患者体质素弱，近半年来，呕吐时作时止，倦怠乏力，舌苔薄白，脉弱。治疗除主穴外，应选用

A.丰隆、公孙

B.上脘、胃俞

C.梁门、天枢

D.期门、太冲

E.脾俞、胃俞

【答案】E

第十九节 胃痛

1.治疗胃痛拒按，食后痛甚，舌质紫暗，有瘀斑，脉细涩者，针灸取穴是

A.足三里、内关、中脘、胃俞、三阴交

B.足三里、内关、中脘、下脘、三阴交

C.足三里、内关、中脘、太冲、三阴交

D.足三里、内关、中脘、膈俞、三阴交

E.足三里、内关、中脘、内庭、三阴交

【答案】D

【解析】胃痛的处方——主穴：中脘、足三里、内关；瘀血停胃配加膈俞、三阴交。

2.患者胃脘隐痛，喜按喜暖，兼泛吐清水，便溏，舌淡苔薄，脉虚弱，治疗除主穴外，还应选用

A.梁门、下脘

B.期门、太冲

C.膈俞、三阴交

D.胃俞、三阴交、内庭

E.关元、脾俞、胃俞

【答案】E

第二十节 泄泻

1.治疗急性泄泻的主穴是

A.神阙、天枢、足三里、公孙

B.中脘、内关、足三里、合谷、

C.天枢、上巨虚、阴陵泉、水分

D.天枢、下脘、上巨虚、关元

E.中脘、天枢、足三里、三阴交

【答案】C

【解析】急性泄泻取足阳明、足太阴经穴为主。主穴用天枢、上巨虚、阴陵泉、水分。天枢为大肠募穴，与大肠下合穴上巨虚合用，调理肠腑而止泻；阴陵泉可健脾化湿；水分利小便而实大便。

(2~3 共用备选答案)

A.内庭、曲池

B.中脘

C.神阙

D.太冲

E.脾俞、太白

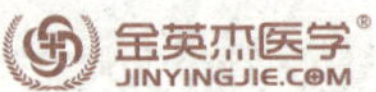

2.患者,女,34岁。泄泻2天,肛门灼热,腹痛,口渴喜饮,小便短赤,苔黄腻,脉濡数。除主穴外,应加用

【答案】A

【解析】根据患者症状诊断为:肠腑湿热之泄泻,针灸治疗配内庭、曲池。

3.患者,男,18岁。腹痛肠鸣,大便恶臭,泻后痛减,嗳腐吞咽,不思饮食,苔厚腻,脉滑。除主穴外,应加用

【答案】B

【解析】根据患者症状诊断为:食滞肠胃之泄泻,针灸治疗配中脘。

第二十一节 便秘

1.治疗便秘的主穴,除天枢外,还应选用的腧穴是

A.神阙、足三里、公孙

B.支沟、大肠俞、上巨虚

C.上巨虚、阴陵泉、水分

D.支沟、下脘、关元

E.支沟、足三里、中脘

【答案】B

【解析】便秘应理肠通便。取大肠的背俞穴、募穴及下合穴为主。主穴用上巨虚、大肠俞、支沟、天枢。近取大肠募穴天枢与大肠俞同用为俞募配穴,远取大肠下合穴上巨虚,“合治内腑”,三穴同用通调大肠腑气,理肠通便;支沟宣通三焦,行气导滞,为通便之经验效穴。

2.患者大便不通1周,伴腹中胀痛,胸胁痞满,苔薄腻,脉弦,治疗应选

A.大肠的募穴、足阳明、足少阳经穴

B.大肠的背俞穴、手阳明经穴

C.大肠的背俞穴、募穴及下合穴

D.大肠的下合穴、足阳明经穴

E.大肠的募穴、足阳明、足太阴经穴

【答案】C

【解析】根据腹中胀痛,胸胁痞满,苔薄腻,脉弦辨证为气秘。取大肠的背俞穴、募穴及下合穴为主。

3.患者大便排出困难,腹中冷痛,面色白,畏寒喜暖,小便清长,舌淡苔白,脉沉迟。治疗除主穴外,还应加用

A.合谷、内庭

B.太冲、中脘

C.脾俞、气海

D.神阙、关元

E.足三里、气海

【答案】D

【解析】根据症状辨证为冷秘。冷秘配神阙、关元;热秘配合谷、曲池;气秘配太冲、中脘;虚秘配足三里、脾俞、气海,兼阴伤津亏者加照海、太溪。

第二十二节 癃闭

1.有关针灸治疗癃闭的叙述,不正确的是

A.可以取足太阳经穴

B.虚证癃闭,可用温针灸

C.无论虚实均可以取秩边

D.可以采用穴位敷贴法治疗

E.下腹部腧穴,应直刺,用泻法

【答案】E

【解析】膀胱充盈者,中极、关元等小腹部穴不能直刺,应向下斜刺、浅刺。

2.患者阑尾手术后,出现小便闭塞不通,小腹满痛,舌紫暗,脉涩。治疗除主穴外,应

加取

A.委阳

B.太冲

C.次髎、血海

D.太溪、命门

E.气海、足三里

【答案】C

【解析】根据症状辨证为血瘀型癃闭。膀胱湿热配委阳；肺热壅盛配尺泽；肝郁气滞配太冲；浊瘀阻塞配次髎、血海。

第二十三节　消渴

1.治疗消渴，除相应脏腑背俞穴外，还应取的是

A.足阳明、足少阴经穴

B.足太阴、足少阴经穴

C.手太阴、足太阳经穴

D.手阳明、足太阴经穴

E.足少阳、足少阴经穴

【答案】B

2.治疗消渴病皮肤瘙痒者，宜加用

A.肩髃、曲池、合谷

B.风池、曲池、血海

C.风市、阳陵泉、解溪

D.风池、风市、合谷

E.神门、阳陵泉、地机

【答案】B

3.患者多饮、多食、多尿数年，现以善饥烦渴、口干舌燥为主。治疗应配用

A.太渊、少府

B.曲池、血海

C.复溜、太冲

D.内庭、地机

E.关元、命门

【答案】D

【解析】根据善饥烦渴、口干舌燥为主辨证为中消胃热津伤。肺燥津伤配太渊、少府；胃热津伤配内庭、地机；肾阴亏虚配复溜、太冲；阴阳两虚配关元、命门。

第二十九章　妇儿科病证的针灸治疗

第一节　月经不调

1.患者，女，23岁。月经推迟7日以上，甚则40~50日一行，量少色暗，有血块，小腹冷痛，畏寒肢冷，苔薄白，脉沉紧，取穴应选取

A.关元、三阴交、血海

B.关元、三阴交、隐白

C.关元、肝俞、太溪

D.关元、三阴交、太冲

E.气海、三阴交、归来

【答案】E

（2~3题共用备选答案）

A.太溪

B.行间

C.足三里、脾俞

D.肾俞、太溪

E.命门、关元

2.经早虚热证，宜加用

【答案】A

3.经迟寒凝证，宜加用

【答案】E

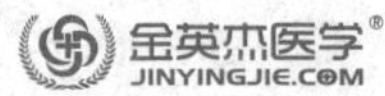

第二节　痛经

1.患者,女,26 岁。每至经期出现腹痛,痛势绵绵,月经色淡,量少,伴面色苍白,倦怠无力,舌淡,脉细弱。治疗除三阴交、关元、足三里外,宜选取针灸治疗实证痛经应取哪些经脉

A.任脉、足少阴经

B.任脉、足厥阴经

C.任脉、足太阴经

D.冲脉、足厥阴经

E.督脉、足厥阴经

【答案】C

【解析】痛经的治法:

实证:行气活血,调经止痛。取任脉、足太阴经穴为主。

虚证:调补气血,温养冲任。取任脉、足太阴、足阳明经穴为主。

2.患者,女,26 岁。每至经期出现腹痛,痛势绵绵,月经色淡,量少,伴面色苍白,倦怠无力,舌淡,脉细弱。治疗除三阴交、关元、足三里外,宜选取

A.太冲、血海

B.关元、归来

C.太冲、气海

D.太溪、肾俞

E.气海、脾俞

【答案】E

【解析】根据症状辨证为气虚亏虚型痛经。主穴用三阴交、关元、足三里。气血虚弱配气海、脾俞;肾气亏损配太溪、肾俞。

第三节　崩漏

1.与崩漏的发生密切相关的经脉是

A.肝经、肾经

B.肝经、脾经

C.任脉、带脉

D.任脉、冲脉

E.任脉、督脉

【答案】D

【解析】本病病位在胞宫,与冲、任二脉及肝、脾、肾关系密切。多种原因均可使子宫藏泻失常,使冲任不固,不能制约经血,从而导致崩漏的发生。

2.患者,女,42 岁。非经期下血,量多势急,血色深红,质黏稠,口干喜饮,舌红苔黄,脉滑数。取穴应除了主穴外,加用

A.内关、太溪

B.外关、阴郄

C.血海、中极

D.百会、气海

E.中极、阴陵泉

【答案】C

3.针灸治疗崩漏实证应选取

A.三阴交、足三里、气海、肾俞

B.隐白、血海、阴陵泉、关元

C.三阴交、肝俞、气海

D.关元、隐白、三阴交

E.三阴交、足三里、气海

【答案】D

4.患者,女,36 岁。经血淋沥不净 30 天,血色淡,质稀薄,伴面色萎黄,神疲肢倦,舌淡,苔白,脉沉细无力。除气海、三阴交、足三里、肾俞外,还应选取

A.肾俞、太溪

B.然谷、太溪

C.百会、脾俞

D.隐白、血海

E.隐白、地机

【答案】C

【解析】根据血色淡,质稀薄,舌淡,苔白,脉沉细无力等症状辨证为崩漏虚证,主穴选取气海、三阴交、足三里、肾俞;伴面色萎黄,神疲肢倦,辨证为脾虚,配穴选取百会、脾俞。

第四节　绝经前后诸证

1.针灸治疗绝经前后诸证的主穴,除气海、三阴交外,还包括

A.肝俞、脾俞、太冲

B.肾俞、肝俞、太溪

C.脾俞、带脉、中极

D.肝俞、地机、足三里

E.肾俞、归来、命门

【答案】B

2.绝经前后诸证肝阳上亢者,宜配伍

A.照海、阴谷

B.中脘、丰隆

C.关元、命门

D.风池、太冲

E.中脘、阴陵泉

【答案】D

第五节　带下病

患者,女,32岁,已婚。带下量多、色淡黄、质稀薄,无臭气,面色萎黄,四肢不温,舌淡,苔白腻,脉缓弱。其应选穴

A.关元、血海、三阴交

B.肝俞、关元、三阴交

C.气海、归来、三阴交

D.带脉、中极、白环俞、三阴交

E.足三里、关元、三阴交

【答案】D

第六节　缺乳

1.针灸治疗缺乳,应选取的腧穴是

A.乳根、膻中、少泽

B.乳根、太冲、足三里

C.乳根、内关、期门

D.膻中、少泽、太冲

E.肝俞、膻中、少泽

【答案】A

【解析】缺乳宜调理气血,疏通乳络。取足阳明、任脉穴为主。主穴用乳根、膻中、少泽。乳根疏通阳明经气而催乳;膻中为气会,调气通络而催乳;少泽为通乳之经验穴。三穴合用,共达催乳、通乳之功。

2.患者,女,32岁。产后乳少,乳房胀满疼痛,胸胁胀闷,舌红,苔薄黄,脉弦。除乳根、膻中、少泽外,还应选取

A.太冲、内关

B.外关、肝俞

C.膈俞、期门

D.中脘、天枢、期门

E.足三里、脾俞、胃俞

【答案】A

第七节 遗尿

1.针灸治疗遗尿，除相应背俞穴外，还应选取以下哪组经脉的腧穴

A.足太阳、足少阴

B.足太阳、手太阴

C.足太阳、手少阳

D.任脉、足太阳

E.任脉、足太阴

【答案】E

【解析】遗尿的治法：调理膀胱，温肾健脾。取任脉、足太阴经穴及膀胱的背俞穴、募穴为主。

2.患儿，女，6岁。白天小便频而量少，夜晚睡中遗尿，面白，气短，大便溏，舌淡苔白，脉细。针灸治疗除主穴外，应加取

A.百会、神门

B.阳陵泉、行间

C.肾俞、命门、太溪

D.脾俞、肾俞、足三里

E.气海、肺俞、足三里

【答案】E

第八节 小儿多动症

针灸治疗小儿多动症应主取的腧穴是

A.神庭、四神聪、太溪、风池、神门、外关

B.印堂、四神聪、太冲、风池、神门、三阴交

C.印堂、四神聪、太溪、风池、神门、内关

D.神庭、四神聪、照海、中极、神门、外关

E.印堂、中脘、太溪、悬钟、神庭、复溜

【答案】C

【解析】针灸治疗小儿多动症应主取督脉及手少阴、手厥阴经穴为主。主要选穴是印堂、四神聪、太溪、风池、神门、内关。

第三十章 皮外伤科病证的针灸治疗

第一节 瘾疹

1.治疗瘾疹的主穴是

A.曲池、合谷、血海、膈俞、三阴交、委中

B.大椎、曲池、太冲、风池、中脘

C.大椎、太冲、三阴交、血海、内庭

D.血海、内庭、足三里、气海、天枢

E.外关、风池、三阴交、大椎、膈俞

【答案】A

【解析】瘾疹的针灸治疗处方：①主穴：曲池、合谷、血海、膈俞、三阴交、委中。②配穴：风热犯表配大椎、风门；风寒束表配风门、肺俞；胃肠积热配天枢、足三里；血虚风燥配脾俞、足三里。呼吸困难配天突，恶心呕吐配内关。

2.患者，女，22岁。食海鲜后皮肤出现大小不等、形状不一的风团，高起皮肤，边界清楚，色红，瘙痒，伴恶心，肠鸣泄泻，舌红，苔黄腻，脉滑数。除主穴外，应加取

A.大椎、风门

B.足三里、天枢

C.风门、肺俞

D.足三里、脾俞

E.三阴交、风池

【答案】B

【解析】根据症状辨证为胃肠积热型瘾疹。风热犯表配大椎、风门；风寒束表配风门、肺俞；胃肠积热配天枢、足三里；血虚风燥配脾俞、足三里。呼吸困难配天突；恶心呕吐配内关。

第二节 蛇串疮

1.有关针灸治疗蛇串疮，叙述不正确的是

A.以局部阿是穴、相应夹脊穴为主

B.毫针刺，泻法，强刺激

C.疱疹局部阿是穴用围刺法

D.出现的疱疹不能用三棱针点刺

E.后遗神经痛者可在局部用皮肤针叩刺

【答案】D

【解析】治疗带状疱疹可采用刺络拔罐法。取疱疹处及周围皮肤，用三棱针刺破疱疹，使疱内液体流出，并拔火罐，令出血。

2.患者胁部皮肤灼热疼痛2天后患部皮肤出现簇集粟粒大小丘状疱疹，呈带状排列，疱壁紧张，口苦，心烦，脉弦数。治疗本病除局部阿是穴、夹脊外，还应选取

A.神门、大陵

B.合谷、列缺

C.血海、三阴交

D.阴陵泉、内庭

E.行间、侠溪

【答案】E

【解析】根据症状辨证为肝胆火盛型蛇串疮。肝胆火盛配行间、侠溪；脾胃湿热配阴陵泉、内庭；瘀血阻络配血海、三阴交。便秘配天枢；心烦配神门。

第三节 神经性皮炎

1.针灸治疗神经性皮炎，除局部阿是穴外，应主选的是

A.手阳明、足厥阴经穴

B.足阳明、手少阳经穴

C.足阳明、足少阳经穴

D.手阳明、足太阴经穴

E.足太阴、足厥阴经穴

【答案】D

2.神经性皮炎为风热侵袭，除主穴外，还应选取

A.太冲、肝俞

B.外关、风池

C.脾俞、三阴交、足三里

D.曲池、合谷

E.血海、膈俞

【答案】B

【解析】风热侵袭配外关、风池；肝郁化火配太冲、肝俞；血虚风燥配脾俞、三阴交、足三里；神经性皮炎的主穴为阿是穴、曲池、合谷、血海、膈俞。

第四节 乳癖

患者，女，40岁。双乳肿块界限不清，经前乳房胀痛，伴有月经不调，腰酸乏力，舌质淡红，苔白，脉细。治疗应首选

A.曲池、合谷、血海、膈俞、三阴交、委中

B.阿是穴、曲池、合谷、血海、膈俞

C.膻中、乳根、屋翳、期门、足三里

D.颈夹脊、天柱、风池、曲池、悬钟、阿是穴

E.外劳宫、天柱、阿是穴、后溪、悬钟

【答案】C

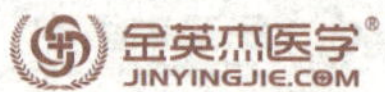

第五节 颈椎病

1.针灸治疗颈椎病,除颈夹脊、天柱、阿是穴外,还包括

A.曲池、合谷、申脉

B.肩髎、外关、养老

C.风池、曲池、悬钟

D.肩髃、风府、太溪

E.曲池、合谷、列缺

【答案】C

【解析】颈椎病主穴用颈夹脊、天柱、风池、曲池、悬钟、阿是穴。颈夹脊能疏调局部筋骨;天柱疏通太阳经气;风池疏通少阳经气;曲池疏通阳明经气;悬钟为髓会,有滋肾壮骨,以求治本的作用;阿是穴调节局部筋脉。诸穴配伍,疏导太阳、阳明、少阳及督脉经气,共奏通经止痛之功。

2.患者因长期伏案工作,经常感到颈项、肩背疼痛,并伴有恶心、呕吐,就诊后,诊断为颈椎病,除主穴外,还应选取

A.肝俞、肾俞

B.合谷、手三里

C.听宫、外关

D.中脘、内关

E.合谷、列缺

【答案】D

【解析】颈椎病,伴有恶心呕吐配中脘、内关;肝肾不足配肝俞、肾俞;上肢麻、痛配合谷、手三里;耳鸣耳聋配听宫、外关;外邪内侵配合谷、列缺。

第六节 落枕

1.治疗落枕的主穴是

A.天柱、肩井、天髎、肩贞、合谷

B.天柱、养老、后溪、阳池、合谷

C.阿是穴、外关、天髎、肩井、合谷

D.阿是穴、外劳宫、后溪、悬钟、天柱

E.后溪、外劳宫、外关、束骨、昆仑

【答案】D

2.落枕病在督脉、太阳经者,针灸治疗配

A.风池、肩井

B.大椎、束骨

C.风池、合谷

D.内关、合谷

E.肩髃、天宗

【答案】B

【解析】落枕的针灸配穴:病在督脉、太阳经者配大椎、束骨;病在少阳经配外关、肩井。风寒袭络配风池、合谷;气滞血瘀配内关、合谷。肩痛配肩髃;背痛配天宗。

3.患者因夜吹风扇,晨起出现右颈项痛,转动受限,并向同侧肩部放射。针灸治疗除主穴外,还宜选取

A.血海、膈俞、肩髃

B.合谷、曲池、大椎

C.风池、内关、肩井

D.风池、合谷、肩髃

E.大椎、束骨、天宗

【答案】D

第七节 漏肩风

1.治疗肩周疼痛,以肩后部为重,疼痛拒按,除肩部穴位外,还应选取的是

A.手太阳小肠经穴

B.手阳明大肠经穴

C.手少阳三焦经穴

D.足少阳胆经穴

E.足太阳膀胱经穴

【答案】A

【解析】疼痛以肩前外部为主者为手阳明经证，以肩外侧为主者为手少阳经证，以肩后部为主者为手太阳经证，以肩前部为主者为手太阴经证。

2.与漏肩风相关的经脉是

A.手三阳、足太阳

B.手三阴、手太阳

C.手三阳、手太阴

D.手三阴、足少阳

E.手三阴、足阳明

【答案】C

【解析】手三阳经及手太阴经分别循行于肩前、肩外、肩后及肩内侧。

3.漏肩风肩后部压痛明显者，应配用

A.合谷

B.足三里

C.外关

D.三阴交

E.后溪

【答案】E

【解析】疼痛以肩前外部为主者为手阳明经证，以肩外侧为主者为手少阳经证，以肩后部为主者为手太阳经证，以肩前部为主者为手太阴经证。故配手太阳经五输穴之输穴后溪。

第八节　扭伤

1.患者，男，运动时不慎扭伤腕部，微肿，压痛，发红，应选的穴位为

A.合谷、阳溪、后溪

B.曲池、小海、中渚

C.阳池、阳溪、阳谷

D.养老、大陵、阳谷

E.肩髎、合谷、后溪

【答案】C

2.患者腰部扭伤，痛在腰部正中，舌质淡红，脉弦。针灸治疗除阿是穴、腰痛点、委中外，宜选取

A.太冲

B.阳陵泉

C.太溪

D.手三里

E.后溪

【答案】E

【解析】根据痛在腰部正中，为急性腰扭伤督脉病证。急性腰扭伤督脉病证配水沟或后溪；足太阳经筋病证配昆仑或后溪；手阳明经筋病证配手三里或三间。

第九节　肘劳

1.有关肘劳针灸辨证论治的叙述，不正确的是

A.属于络脉病证

B.治疗以舒筋通络为法

C.以阿是穴为主穴

D.阿是穴采用多向透刺，或做多针齐刺

E.病变局部可加温和灸或电针

【答案】A

2.患者肘关节外上方疼痛2周，肘关节活动时痛甚，局部怕凉。其辨证是

A.手阳明经筋病

B.手太阳经筋病

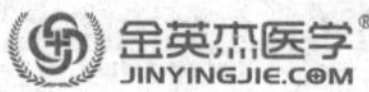

C.手少阳经筋病

D.手太阴经筋病

E.手少阴经筋病

【答案】A

【解析】肘关节外上方(肱骨外上髁周围)明显压痛者,俗称网球肘,为手阳明经筋证;肘关节内下方(肱骨内上髁周围)明显压痛者,俗称高尔夫球肘,为手太阳经筋证;肘关节外部(尺骨鹰嘴处)明显压痛者,俗称学生肘或矿工肘,为手少阳经筋证。

第三十一章　五官科病证的针灸治疗

第一节　目赤肿痛

1.目赤肿痛属外感风热者,可配用

A.少商、外关

B.列缺、上星

C.行间、侠溪

D.血海、膈俞

E.列缺、照海

【答案】A

【解析】目赤肿痛主穴用风池、合谷、太阳、睛明、太冲。外感风热配少商、外关;肝胆火盛配行间、侠溪。

2.患者,男,35岁。因近日工作紧张,休息欠佳,双目肿痛,兼口苦,烦热,便秘,脉弦滑。辨证为

A.风热型目赤肿痛

B.肝胆火盛型目赤肿痛

C.胃火上扰型目赤肿痛

D.肝阳上亢型目赤肿痛

E.以上都不是

【答案】B

3.患者初起眼有异物感,视物不清,继而目赤肿痛,羞明,流泪,眵多,口苦咽干,苔黄,脉弦数。治疗除主穴外,还应选取

A.少商、外关

B.侠溪、行间

C.太冲、外关

D.合谷、太冲

E.太阳、行间

【答案】B

第二节　耳鸣耳聋

1.治疗耳聋实证,应选用以下哪组经脉为主

A.足少阴、手太阳经穴

B.足少阳、手少阳经穴

C.足少阴、手少阴经穴

D.足少阳、手少阴经穴

E.足少阴、手少阳经穴

【答案】B

【解析】耳聋实证的针灸治法:疏风泻火,通络开窍。取局部穴及手足少阳经穴为主。

2.患者,男,65岁。耳中如蝉鸣,时作时止,按之鸣声减弱,听力亦下降,同时伴神疲乏力,食少腹胀,便溏,脉细弱。治疗宜在听宫、翳风、太溪、肾俞基础上,加用

A.行间、丘墟

B.外关、合谷

C.丰隆、阴陵泉

D.气海、足三里

E.肾俞、肝俞

【答案】D

【解析】根据症状辨证为耳鸣耳聋的虚证。神疲乏力、食少便溏、脉弱为脾胃虚弱之征。主穴用听宫、翳风、太溪、肾俞。脾胃虚弱配气海、足三里。

第三节 鼻鼽

1.治疗鼻鼽应主选的是

A.局部腧穴、手足阳明经穴

B.局部腧穴、手足太阴经穴

C.局部腧穴、手足太阳经穴

D.局部腧穴、手足少阴经穴

E.局部腧穴、手足少阳经穴

【答案】A

【解析】治疗鼻鼽应主选的是局部腧穴、手足阳明经穴。主要选穴:迎香、印堂、风池、合谷、足三里。

2.患者,女,67 岁。平素体弱消瘦,经常鼻痒,打喷嚏,流鼻涕,鼻塞。应选取的主穴是

A.合谷、颊车、下关、阿是穴

B.迎香、印堂、风池、合谷、足三里。

C.少商、合谷、尺泽、关冲

D.太溪、照海、列缺、鱼际

E.睛明、承泣、风池、光明

【正确答案】B

第四节 牙痛

1.与上牙痛关系最密切的经脉是

A.手阳明大肠经

B.手太阳小肠经

C.足少阳胆经

D.足阳明胃经

E.手少阳三焦经

【答案】D

【解析】手、足阳明经分别入下齿、上齿。

2.患者,女,53 岁。右上齿痛半年,隐隐作痛,时作时止,脉沉。针灸治疗在合谷、颊车、下关的基础上,应加取

A.外关、风池

B.内庭、二间

C.太溪、行间

D.风池、侠溪

E.风池、太冲

【答案】C

【解析】根据题干症状辨证为牙痛之虚火牙痛。牙痛的针灸主穴:合谷、颊车、下关。配穴:风火牙痛配外关、风池;胃火牙痛配内庭、二间;虚火牙痛配太溪、行间。

3.患者,男,30 岁。右下齿痛,疼痛剧烈,齿龈红肿,无龋齿,身热,舌红,苔薄黄,脉浮数。针灸治疗本病的取穴是

A.合谷、颊车、下关、外关、风池

B.合谷、颊车、下关、内庭、二间

C.合谷、颊车、下关、太溪、行间

D.合谷、颊车、下关、风池、侠溪

E.合谷、颊车、下关、风池、太冲

【答案】A

(4~5 题共用备选答案)

A.肾俞、太溪

B.太溪、行间

C.内庭、二间

D.外关、风池

E.大杼、束骨

4.治疗胃火牙痛,宜选用

【答案】C

5.治疗风火牙痛,宜选用

【答案】D

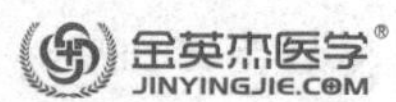

第五节 咽喉肿痛

1.患者咽喉赤肿疼痛,吞咽困难,咳嗽,伴咽干,口渴,便秘,尿黄,舌红,苔黄,脉洪大。应取穴为

A.大椎、身柱

B.太溪、照海、血海

C.太溪、血海、肾俞、命门、涌泉

D.合谷、颊车、下关

E.少商、尺泽、合谷、关冲

【答案】E

2.患者咽喉肿痛,咽干微肿,疼痛以午后或入夜尤甚,咽部出现异物感,手足心热,舌红,苔少。主穴应取

A.少商、尺泽、合谷、关冲

B.迎香、印堂、风池、合谷、足三里

C.睛明、承泣、风池、光明

D.太溪、鱼际、列缺、照海

E.合谷、颊车、下关

【答案】D

第六节 近视

1.针灸治疗近视的主穴除睛明、承泣外,还应选取的腧穴是

A.风池、悬钟、太冲

B.风池、光明

C.风府、太冲、合谷

D.风府、太溪、光明

E.太阳、太溪、合谷

【答案】B

2.治疗近视肝肾不足证,应配用的腧穴是

A.膈俞、气海、太冲、三阴交

B.心俞、肾俞、太冲、足三里

C.肝俞、脾俞、太白、三阴交

D.心俞、脾俞、神门、足三里

E.肝俞、肾俞、太溪、太冲

【答案】E

【解析】近视宜调气活血,养肝明目。以局部穴为主,佐以远部取穴。心脾两虚配心俞、脾俞、足三里;肝肾不足配肝俞、肾俞、太溪、太冲。

第三十二章 急症及其他病证的针灸治疗

第一节 晕厥

1.治疗因体质虚弱所致的虚性晕厥,除主穴外应选用的腧穴是

A.气海、关元

B.风池、肾俞

C.合谷、太冲

D.合谷、内关

E.素髎、内关

【答案】A

【解析】晕厥治以苏厥醒神。以督脉穴为主。主穴用水沟、百会、内关、足三里。虚证配气海、关元;实证配合谷、太冲。

2.患者,女,35岁。突然眼前发黑,昏倒不省人事,呼吸急促,牙关紧闭,舌淡,苔薄,脉沉弦。治疗应选用的腧穴是

A.水沟、曲池、合谷、足三里

B.水沟、素髎、内关、三阴交

C.水沟、百会、内关、足三里

D.素髎、厉兑、太冲、足三里

E.素髎、厉兑、太冲、三阴交

【答案】C

第二节　内脏绞痛

1.治疗心绞痛的主穴是

A.内关、血海、太冲、膻中

B.内关、郄门、阴郄、膻中

C.外关、郄门、阴郄、膻中

D.外关、血海、太冲、神门

E.心俞、血海、膻中、神门

【答案】B

2.治疗肾绞痛，主穴除肾俞、中极外，还应选取

A.膀胱俞、阴陵泉、委阳

B.三焦俞、三阴交、委阳

C.三焦俞、三阴交、阳陵泉

D.膀胱俞、三阴交、阴陵泉

E.三焦俞、阴陵泉、委中

【答案】D

3.肾绞痛属于下焦湿热者，宜加用以下哪组腧穴

A.内关、足三里

B.内庭、阴陵泉

C.曲池、足三里

D.委阳、合谷

E.胃俞、阴陵泉

【答案】D

【解析】肾绞痛主穴用肾俞、中极、膀胱俞、三阴交、阴陵泉。下焦湿热配委阳、合谷；肾气不足配气海、关元。

4.胆绞痛属于肝胆湿热者，宜加用以下哪组腧穴

A.内关、足三里

B.内庭、阴陵泉

C.曲池、足三里

D.委阳、合谷

E.胃俞、阴陵泉

【答案】B

5.患者突然心前区刺痛，心痛彻背，心慌汗出，面色晦暗，唇甲青紫，舌有瘀斑，脉涩。针灸取穴是内关、郄门、阴郄、膻中以及以下哪组腧穴

A.神阙、关元

B.血海、太冲

C.中脘、丰隆

D.心俞、至阳

E.心俞、脾俞

【答案】B

【解析】根据症状，辨证为气滞血瘀型心绞痛。主穴用内关、郄门、阴郄、膻中。气滞血瘀配太冲、血海；寒邪凝滞配神阙、至阳；痰浊阻络配中脘、丰隆；阳气虚衰配心俞、至阳。

6.患者右上腹痛，阵发性加剧，并向右肩部放射，伴有恶心、呕吐，黄疸，舌苔黄腻，脉滑数，针灸取穴除阳陵泉、胆囊穴、胆俞、日月外，应对证加用以下哪组腧穴

A.内庭、阴陵泉

B.太冲、丘墟

C.肩井、内关

D.中脘、天枢

E.梁丘、太冲

【答案】A

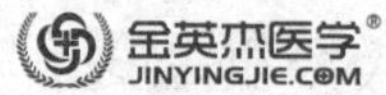

第三节　肥胖症

1.肥胖病兼见消谷善饥，大便干燥，舌红苔黄腻，脉滑数者，应选取以下哪组腧穴

A.肾俞、关元

B.上巨虚、内庭

C.脾俞、足三里

D.申脉、照海

E.中极、归来

【答案】B

【解析】根据兼症辨证为胃肠积热，故配伍内庭泻胃肠之热，上巨虚为大肠的下合穴，通降肠腑而泻热。

2.肥胖病见下肢水肿，应选取以下哪组腧穴

A.中极、归来

B.申脉、照海

C.三阴交、水分

D.支沟、少海

E.肾俞、关元

【答案】C

第十一篇

诊断学基础

第一章 症状学

第一节 发热

1.发热最常见的原因是

A.感染

B.无菌坏死物质吸收

C.广泛性皮炎

D.抗原抗体反应

E.重度安眠药中毒

【答案】A

2.下列各项,可见间歇热的是

A.急性肾盂肾炎

B.肺炎

C.风湿热

D.渗出性胸膜炎

E.霍奇金病

【答案】A

3.长期使用解热药或激素类药后,常出现的热型是

A.波状热

B.不规则热

C.回归热

D.稽留热

E.弛张热

【答案】B

4.布氏杆菌病的常见热型是

A.稽留热

B.弛张热

C.间歇热

D.回归热

E.波状热

【答案】E

5.下列表现为典型弛张热的疾病是

A.肺炎球菌性肺炎

B.渗出性胸膜炎

C.疟疾

D.风湿热

E.布鲁杆菌病

【答案】D

【解析】弛张热是指体温在39 ℃以上,但波动幅度大,24小时内体温波动在2 ℃以上,最低时仍高于正常水平。常见于败血症、风湿热、重症肺结核、化脓性炎症等。

6.体温的下降呈现渐降方式的是

A.急性肾盂肾炎

B.输液反应

C.肺炎球菌性肺炎

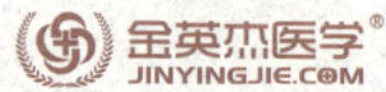

D.疟疾

E.伤寒缓解期

【答案】E

【解析】体温下降期降温的方式有两种：①骤降：体温于数小时内迅速下降至正常，有时甚至低于正常，伴有大汗，见于疟疾、肺炎链球菌性肺炎、急性肾盂肾炎及输液反应等；②渐降：体温在数日内逐渐降至正常，见于伤寒缓解期、风湿热。

第二节 头痛

1.头痛常在夜间发作的是

A.颅内占位性病变所致的头痛

B.高血压性头痛

C.丛集性头痛

D.眼源性头痛

E.副鼻窦炎引起的头痛

【答案】C

（2~3题共用备选答案）

A.偏头痛发作

B.椎-基底动脉供血不足

C.痛风

D.一氧化碳中毒

E.脑外伤

2.先头痛后出现体温升高的是

【答案】E

3.头痛伴眩晕的是

【答案】B

第三节 胸痛

1.胸痛患者，活动后症状减轻，首先考虑

A.肋间神经痛

B.反流性食管炎

C.心脏神经症

D.心绞痛

E.幽门梗阻

【答案】C

2.若患者胸痛部位在胸骨中上段后方，并向左肩部放射，最可能的疾病为

A.胸膜疾病

B.心绞痛

C.肋间神经病变

D.食管炎症

E.肋骨骨折

【答案】B

【解析】心绞痛疼痛常位于胸骨后或心前区，有压榨样痛，可伴有窒息感，疼痛常牵扯至左肩背、左臂内侧达无名指及小指。

3.下列哪项不符合胸壁疾患所致胸痛的特点

A.疼痛部位较固定

B.局部有压痛

C.举臂动作时可加剧

D.因情绪激动而诱发

E.深呼吸或咳嗽可加剧

【答案】D

第四节 腹痛

1.下列除哪项外，均属急腹症

A.消化性溃疡病

B.急性胰腺炎伴黄疸

C.胃肠穿孔

D.肠梗阻

E.实质脏器破裂

【答案】A

2.剑突下钻顶样痛多提示

A.急性肝炎发作

B.急性胆囊炎发作

C.胆道蛔虫梗阻

D.急性胰腺炎发作

E.以上都不是

【答案】C

(3~4 题共用备选答案)

A.腹部胀痛

B.转移性右下腹痛

C.周期性、节律性上腹隐痛

D.右上腹部剧烈绞痛

E.持续性、广泛性剧烈腹痛伴板状腹

3.急性阑尾炎的腹痛特点是

【答案】B

4.急性弥漫性腹膜炎的腹痛特点是

【答案】E

【解析】腹部胀痛多见于慢性肝炎与淤血性肝肿大;转移性右下腹痛见于急性阑尾炎;周期性、节律性上腹隐痛见于消化性溃疡;右上腹部剧烈绞痛见于胆石症;持续性、广泛性剧烈腹痛伴板状腹见于急性弥漫性腹膜炎。

第五节 咳嗽与咯痰

1.犬吠样咳嗽见于

A.急性胸膜炎

B.大叶性肺炎

C.急性左心衰

D.喉头炎症水肿

E.肺结核

【答案】D

2.咳嗽带鸡鸣样吼声的是

A.百日咳

B.声带炎

C.喉头水肿

D.纵隔肿瘤

E.支气管肺癌

【答案】A

【解析】纵隔肿瘤、支气管肺癌常表现金属调的咳嗽,声带炎、喉头水肿为声音嘶哑的咳嗽。

3.引起痰分层现象的疾病是

A.慢性支气管炎

B.肺脓肿

C.肺结核

D.肺炎链球菌肺炎

E.心源性哮喘

【答案】B

4.肺炎球菌肺炎的痰液特征是

A.粉红色泡沫样痰

B.鲜红色痰

C.棕褐色痰

D.铁锈色痰

E.灰黄色痰

【答案】D

5.患者,30 岁。近半个月来,以夜间咳嗽为主,痰中带血丝,伴低热,盗汗,咯血。应首先考虑的是

A.肺结核

B.支气管扩张

C.肺癌

D.风湿性心脏病(二尖瓣狭窄)

E.急性肺水肿

【答案】A

【解析】肺结核痰中带血丝,伴低热,盗汗,咯血。支气管扩张痰量较多,为湿性咳

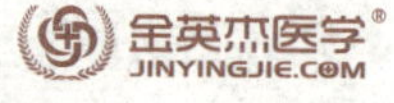

嗽。肺癌剧烈干咳，痰中带血丝。风湿性心脏病（二尖瓣）狭窄多为咯血，痰为暗红色。急性肺水肿为粉红色泡沫样痰。

6.患者咳嗽。查体：气管向左偏移，右侧胸廓较左侧饱满，叩诊出现鼓音。应首先考虑的是

A.右侧气胸

B.左侧肺不张

C.肺气肿

D.右下肺炎

E.右侧胸腔积液

【答案】A

7.患者，男性，70岁。冠心病史6年。今日突然心悸气短，不能平卧，咳嗽，咯粉红色泡沫样痰。应首先考虑的是

A.肺癌

B.肺脓肿

C.肺结核

D.急性肺水肿

E.支气管扩张

【答案】D

（8~9题共用备选答案）

A.咯铁锈色痰

B.咯粉红色泡沫痰

C.咯吐大量鲜血

D.咯大量脓痰

E.干咳无痰

8.急性左心功能不全，常伴有

【答案】B

9.肺炎链球菌肺炎，常伴有

【答案】A

第六节 咯血

1.咯血伴皮肤黏膜出血的疾病

A.流行性出血热

B.肺癌

C.肺炎

D.肺吸虫病

E.鼻咽癌

【答案】A

【解析】咯血伴皮肤黏膜出血应考虑为钩端螺旋体病、流行性出血热、血液病。

2.大咯血的日咯血量为

A.100~200 mL

B.200~300 mL

C.300~400 mL

D.400~500 mL

E.>500 mL

【答案】E

3.引起咯血最常见的疾病是

A.肺水肿

B.肺结核

C.急性胸膜炎

D.肺部恶性肿瘤

E.肺炎球菌性肺炎

【答案】B

【解析】咯血病因主要有支气管疾病如支气管扩张症、支气管肺癌、支气管内膜结核和慢性支气管炎等；肺部疾病包括肺结核、肺炎链球菌性肺炎、肺脓肿等，其中肺结核是我国最常见的咯血原因；心血管疾病如二尖瓣狭窄；其他如血小板减少性紫癜、白血病、血友病等也可出现咯血。

4.可引起咯血伴黄疸的疾病是

A.流行性出血热

B.肺炎支原体肺炎

C.钩端螺旋体病

D.支气管肺癌

E.肺吸虫病

【答案】C

【解析】咯血伴发热见于流行性出血热、肺炎;咯血伴皮肤黏膜出血应考虑钩端螺旋体病、流行性出血热;咯血伴胸痛见于支气管肺癌。

第七节 呼吸困难

1.反复发作的呼气性呼吸困难,主要见于

A.气道异物

B.支气管哮喘

C.大叶性肺炎

D.肺不张

E.气胸

【答案】B

2.吗啡中毒引起呼吸困难的主要原因是

A.兴奋呼吸中枢

B.使支气管痉挛

C.使肺淤血

D.肺泡弹性减弱

E.呼吸中枢受抑制

【答案】E

【解析】吗啡、巴比妥类药物及有机磷农药中毒时,可抑制呼吸中枢,致呼吸减慢,也可呈潮式呼吸。

3.夜间阵发性呼吸困难,可见于

A.急性脑血管疾病

B.癔病

C.急性感染所致的毒血症

D.慢性阻塞性肺气肿

E.左心功能不全

【答案】E

【解析】由左心衰引起的心源性呼吸困难,具有以下特点:劳累性呼吸困难;端坐呼吸;夜间阵发性呼吸困难。

4.引起吸气性呼吸困难的疾病是

A.气管肿瘤

B.慢性阻塞性肺气肿

C.支气管哮喘

D.气胸

E.大块肺不张

【答案】A

第八节 水肿

1.下列疾病,多表现为下垂性水肿的是

A.肾小球肾炎

B.肝硬化

C.右心衰竭

D.血管神经性水肿

E.甲状腺功能减退症

【答案】C

2.水肿伴肝功能损害及门静脉高压和可见蜘蛛痣,见于

A.心源性水肿

B.肾源性水肿

C.肝源性水肿

D.营养不良性水肿

E.内分泌源性水肿

【答案】C

【解析】伴颈静脉怒张、肝大和压痛、肝颈静脉回流征阳性,见于心源性水肿;伴高血压、蛋白尿、血尿、管型尿,见于肾源性水肿;伴肝掌、蜘蛛痣、黄疸、腹壁静脉曲张,见于肝源性水肿。

3.下列可以表现为局部性水肿的是

A.血管神经性水肿

B.丝虫病

C.局部炎症

D.血栓性静脉炎

E.以上都是

【答案】E

【解析】心源性水肿常见于右心衰竭、慢性缩窄性心包炎等疾病。

4.可表现为非凹陷性水肿的疾病是

A.急性肾炎

B.肾病综合征

C.右心衰竭

D.肝硬化

E.甲状腺功能减退症

【答案】E

【解析】内分泌源性水肿见于甲状腺功能减退症等黏液性水肿，特点是非凹陷性，颜面及下肢较明显，病人常伴有精神萎靡、食欲不振。

第九节　恶心与呕吐

1.喷射性呕吐，可见于

A.耳源性眩晕

B.胃炎

C.肠梗阻

D.尿毒症

E.脑炎

【答案】E

2.常伴有恶心先兆，呕吐后感觉轻松可见于

A.肝胆疾病

B.胃肠病变

C.颅内高压

D.癔症

E.梅尼埃病

【答案】B

【解析】有恶心先兆，呕吐后感轻松者多见于胃源性呕吐。

3.下列可引起反射性呕吐的是

A.晕动病

B.脑膜炎

C.幽门梗阻

D.休克

E.有机磷中毒

【答案】C

【解析】反射性呕吐的病因主要为消化系统疾病，如急慢性胃炎、消化性溃疡、胃肿瘤、幽门梗阻、功能性消化不良等，与进食有关，多伴有恶心先兆，吐后感轻松。

4.呕吐与头部位置改变有密切关系的疾病是

A.脑炎

B.耳源性眩晕

C.妊娠反应

D.尿毒症

E.糖尿病酮症酸中毒

【答案】B

(5~6题共用备选答案)

A.低位肠梗阻

B.糖尿病酮症酸中毒

C.有机磷杀虫药中毒

D.肝昏迷

E.幽门梗阻

5.上述各项，呕吐物闻到粪臭味的是

【答案】A

6.上述各项，呕吐物闻到腐酵味的是

【答案】E

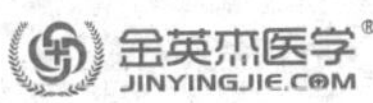

第十节　呕血与黑便

1.呕血与黑便最常见的原因是

A.消化性溃疡

B.门脉高压

C.肝胆疾病

D.食管与胃底静脉曲张破裂

E.急性胃黏膜病变

【答案】A

2.呕血伴慢性、周期性、节律性上腹痛见于何种疾病

A.消化性溃疡

B.肝硬化

C.尿毒症

D.食管静脉曲张破裂

E.阑尾炎

【答案】A

3.出血量>500 mL，可见

A.大便隐血试验阳性

B.呕血

C.黑便

D.皮肤苍白

E.周围循环衰竭

【答案】D

4.男性，40 岁。20 年前患乙型肝炎，3 小时前突然呕吐鲜红色血液，约 1 000 mL，伴心悸、头晕、血压下降。查体：可见蜘蛛痣，脾肋下 2 cm，最可能的诊断是

A.肠炎

B.胃溃疡

C.胆管癌

D.急性胃黏膜病变

E.食管与胃底静脉曲张破裂

【答案】E

第十一节　黄疸

1.符合阻塞性黄疸表现的是

A.粪便颜色加深

B.尿中胆红素阴性

C.尿中尿胆原增加

D.心率加快

E.血清结合胆红素明显增多

【答案】E

2.关于黄疸的特点，下列说法正确的是

A.溶血性黄疸以非结合胆红素增多为主

B.肝细胞性黄疸尿胆红素阴性

C.胆汁淤积性黄疸尿胆原增多

D.肝细胞性黄疸尿胆原减少

E.胆汁淤积性黄疸尿胆红素阴性

【答案】A

3.患者，55 岁。皮肤、巩膜黄染呈进行性加重，大便持续变白，病后消瘦明显，应首先考虑的是

A.急性病毒性肝炎

B.肝硬化

C.胆囊炎

D.胰头癌

E.胆总管结石

【答案】D

4.下列各项，不属于肝细胞性黄疸实验室检查结果的是

A.总胆红素增高

B.非结合胆红素增高

C.结合胆红素增高

D.尿胆原增高

E.尿胆红素阴性

【答案】E

【解析】溶血性黄疸以 STB 及 UCB 增高为主;肝细胞性黄疸 STB.UCB.CB 均增高;阻塞性黄疸 STB 及 CB 增高,以 CB 增高为主。

第十二节　抽搐

1.下列抽搐病因属于全身性非感染性疾病的是

A.破伤风

B.低血糖

C.肺炎

D.败血症

E.狂犬病

【答案】B

【解析】低血糖属于非感染性疾病,其余选项均为感染性疾病。

(2~3 题共用备选答案)

A.癔病

B.破伤风

C.脑血管疾病

D.中毒性痢疾

E.蛛网膜下腔出血

2.抽搐伴脑膜刺激征,见于

【答案】E

3.抽搐伴苦笑面容,见于

【答案】B

4.抽搐伴瞳孔散大、意识丧失的是

A.破伤风

B.铅中毒

C.癫痫

D.癔症性抽搐

E.蛛网膜下腔出血

【答案】C

【解析】抽搐伴瞳孔散大、意识丧失、大小便失禁,见于癫痫大发作。

第十三节　意识障碍

1.下列不属于谵妄表现的是

A.意识大部分丧失

B.谵语

C.躁动不安

D.意识模糊

E.错觉

【答案】A

2.昏迷是指

A.患者近乎不省人事,处于熟睡状态,不易被唤醒

B.意识丧失,任何强大的刺激都不能被唤醒

C.轻度意识障碍,意识障碍程度较嗜睡重

D.是最轻的意识障碍,表现为持续性的睡眠状态

E.是一种以兴奋性增高为主的急性高级神经中枢活动失调状态

【答案】B

【解析】A 是指昏睡;C 是指意识模糊;D 是指嗜睡;E 是指谵妄。

(3~4 共用备选答案)

A.高血压脑病

B.有机磷中毒

C.吗啡中毒

D.脑外伤

E.尿毒症

3.意识障碍伴发热见于

【答案】D

4.意识障碍伴高血压见于

【答案】A

【解析】意识障碍伴发热见于严重感染性疾病、脑出血、脑肿瘤、脑外伤等。伴高血压常见于脑出血、高血压脑病、肾炎等

第二章 问诊

1.下列除哪项外，均是主诉所要求的内容

A.一般不超过20个字

B.主诉是迫使患者就医的最主要的症状

C.确切的主诉常可作为诊断的向导

D.主诉的记录，尽量使用诊断术语

E.症状不突出者，可把就医的主要目的作为主诉

【答案】D

2.临床上检查意识状态的方法一般多用

A.问诊

B.触诊

C.叩诊

D.听诊

E.嗅诊

【答案】A

【解析】病历书写格式规定：个人史项中包括居住地区情况，冶游史等，而既往史应采录的内容是过去的健康状况、预防接种史、传染病史、过敏史等。

3.下列问诊方法中不正确的是

A.首先进行过渡性交谈

B.先问简单问题

C.由主诉开始，逐步深入

D.当患者的回答与医师的想法有距离时可进行暗示性提问

E.避免重复提问

【答案】D

（4~5题共用备选答案）

A.月经情况

B.生育情况

C.冶游史

D.家族遗传病史

E.预防接种史

4.属于既往史的是

【答案】E

5.属于个人史的是

【答案】C

配套名师精讲课程

第三章 检体诊断

第一节 基本检查法

1.大量腹水而肝、脾难以触及时最适用

A.浅部触诊

B.深部滑行触诊

C.双手触诊

D.深压触诊

E.冲击触诊

【答案】E

【解析】深部滑行触诊：主要适用于腹腔深部包块和胃肠病变的检查。双手触诊：适用于肝、脾、肾、子宫和腹腔肿物的检查。深压触诊：用于探测腹部深在病变部位或确定腹腔压痛点。冲击触诊：适用于大量腹水而肝、脾难以触及时。

2.当实质性器官被含气组织覆盖时，其

叩诊音为

A.清音

B.鼓音

C.实音

D.浊音

E.过清音

【答案】D

3.肺部叩诊呈过清音的是

A.肺气肿

B.大量胸腔积液

C.气胸

D.支气管肺炎

E.肺不张

【答案】A

（4~5题共用备选答案）

A.敌敌畏中毒

B.肺脓肿

C.糖尿病酮症酸中毒

D.尿毒症

E.有机磷农药中毒

4.呼吸有烂苹果味可见于

【答案】C

5.呼吸有氨味可见于

【答案】D

第二节　全身状态检查及临床意义

1.用口测法测量体温时，正确的是

A.正常值为36.5 ℃~37.5 ℃

B.小儿常用

C.昏迷患者可用

D.体温在1日内有1 ℃以上波动

E.体温表放置舌下，紧闭口腔，5分钟即可读数

【答案】E

2.急性腹膜炎患者的体位应为

A.自动体位

B.被动体位

C.强迫体位

D.强迫仰卧位

E.强迫俯卧位

【答案】D

3.面色潮红，兴奋不安，口唇干燥，呼吸急促，表情痛苦，有时鼻翼扇动，口唇疱疹见于

A.急性热病面容

B.慢性病面容

C.苦笑面容

D.伤寒面容

E.二尖瓣面容

【答案】A

4.长期服用肾上腺糖皮质激素的病人会出现

A.二尖瓣面容

B.满月面容

C.急性病容

D.无欲貌

E.贫血面容

【答案】B

【解析】无欲貌见于伤寒，表情淡漠，反应迟钝，呈无欲状态；苦笑面容见于破伤风；急性热病面容见于急性感染性疾病，如肺炎链球菌性肺炎、急性化脓性阑尾炎、流行性脑脊髓膜炎；面具面容见于震颤麻痹；满月面容见于库欣综合征及长期应用肾上腺皮质激素的患者。

5.患者因病不能自行调节自己的体位，属于

A.自动体位

B.被动体位

C.翻转体位

D.强迫体位

E.以上都不是

【答案】B

6.震颤麻痹患者常采取的步态是

A.醉酒步态

B.步态稳健

C.慌张步态

D.跨阈步态

E.共济失调步态

【答案】C

(7~8 题共用备选答案)

A.苦笑面容

B.伤寒面容

C.甲亢面容

D.二尖瓣面容

E.慢性病面容

7.消瘦,两眼球突出,兴奋不安,呈惊恐貌,多见于

【答案】C

8.两颧紫红,口唇发绀,多见于

【答案】D

第三节 皮肤检查及临床意义

1.下列不属于皮肤或黏膜出血的是

A.紫癜

B.出血点

C.血肿

D.蜘蛛痣

E.淤斑

【答案】D

2.只是局部皮肤发红,一般不高出皮肤的是

A.斑疹

B.玫瑰疹

C.丘疹

D.斑丘疹

E.荨麻疹

【答案】A

3.关于紫癜下列说法正确的是

A.皮下出血直径在<2 mm

B.皮下出血直径在>3 mm

C.皮下出血直径在 3~5 mm

D.皮下出血直径>5 mm

E.片状出血并伴有皮肤显著隆起

【答案】C

【解析】皮下出血直径在 3~5 mm 者,称为紫癜;皮下出血直径>5 mm 者,称为瘀斑;片状出血并伴有皮肤显著隆起者,称为血肿。

4.下列各项对蜘蛛痣有诊断意义的是

A.肝硬化

B.麻疹

C.猩红热

D.伤寒

E.药物过敏

【答案】A

5.关于水肿哪项正确

A.左心功能不全时常致心源性水肿

B.营养不良可导致水肿

C.肾炎性水肿主要是由低蛋白血症引起

D.肝硬化所致水肿主要因血管升压素分泌过多

E.血管神经性水肿常伴疼痛

【答案】B

第四节 淋巴结检查

1.淋巴结结核的好发部位是

A.头部

B.颈部

C.胸部

D.腹部

E.下肢

【答案】B

2.下列关于浅表淋巴结的检查顺序不正确的是

A.耳前、耳后

B.乳突区、枕骨下区

C.颏下、颌下

D.颈后三角、颈前三角

E.锁骨上窝、腋窝

【答案】C

【解析】浅表淋巴结分布在耳前、耳后、乳突区、枕骨下区、颌下、颏下、颈后三角、颈前三角、锁骨上窝、腋窝、滑车上、腹股沟和腘窝等部位,检查表浅淋巴结时,应按以上顺序进行。

3.下列可以引起全身淋巴结肿大的疾病是

A.急性化脓性扁桃体炎

B.丹毒

C.转移癌

D.再生障碍性贫血

E.系统性红斑狼疮

【答案】E

(4~5题共用备选答案)

A.腹股沟淋巴结

B.右锁骨上窝淋巴结

C.左锁骨上窝淋巴结

D.颈部淋巴结

E.腋下琳巴结

4.胃癌出现淋巴结转移常见的部位是

【答案】C

5.肺癌出现淋巴结转移常见的部位是

【答案】B

第五节 头部检查

1.方颅可见于

A.脑积水

B.先天性梅毒

C.呆小症

D.脑膜炎

E.小儿营养不良

【答案】B

2.双侧眼睑下垂见于

A.脑炎

B.脑脓肿

C.蛛网膜下腔出血

D.脑出血

E.重症肌无力

【答案】E

3.瞳孔扩大见于

A.阿托品过量

B.有机磷农药中毒

C.吗啡中毒

D.伤寒

E.虹膜炎

【答案】A

4.关于麻疹黏膜斑的描述,以下正确的是

A.位于颊黏膜上,高出黏膜表面

B.位于第二磨牙的颊黏膜上,针尖大小灰白色斑点

C.位于第一磨牙的颊黏膜上,片状白斑

D.颊黏膜上出现瘀斑

E.颊黏膜上出现黑色素沉着

【答案】B

5.草莓舌见于

A.维生素 A 缺乏

B.贫血

C.猩红热

D.肿瘤

E.结核

【答案】C

6.关于扁桃体肿大,叙述正确的是

A.Ⅰ度肿大为刚超过咽腭弓

B.Ⅱ度肿大为达到中线

C.扁桃体肿大共分四度

D.超过咽腭弓而未达到中线是Ⅲ度肿大

E.达到并超过中线为扁桃体Ⅲ度肿大

【答案】E

【解析】扁桃体肿大分为三度:Ⅰ度肿大时扁桃体不超过咽腭弓;Ⅱ度肿大时扁桃体超过咽腭弓,介于Ⅰ度和Ⅲ度之间;Ⅲ度肿大时扁桃体达到并超过咽后壁中线。

第六节 颈部检查

1.安静状态下可见颈动脉搏动见于

A.二尖瓣关闭不全

B.三尖瓣关闭不全

C.主动脉瓣关闭不全

D.右心衰竭

E.肺动脉高压

【答案】C

2.以下不引起颈静脉怒张的疾病是

A.左心功能不全

B.右心衰竭

C.缩窄性心包炎

D.上腔静脉梗阻

E.心包积液

【答案】A

3.下列疾病,常使气管推向健侧的是

A.胸膜粘连

B.支气管肺炎

C.大量胸腔积液

D.肺不张

E.肺硬化

【答案】C

【解析】大量胸腔积液、气胸或纵隔肿瘤及不对称性甲状腺肿大,可将气管推向健侧;肺不张、肺硬化、胸膜粘连等可将气管拉向患侧。

第七节 胸壁及胸廓检查

1.胸骨明显压痛或叩击痛常见的疾病是

A.上呼吸道感染

B.肺炎

C.慢性支气管炎

D.肺结核

E.白血病

【答案】E

2.患者胸骨下部显著前突,左、右胸廓塌陷,肋骨与肋软骨交界处变厚增大,上下相连呈串珠状。其诊断是

A.肺纤维化

B.佝偻病

C.肺气肿

D.支气管哮喘

E.肺结核

【答案】B

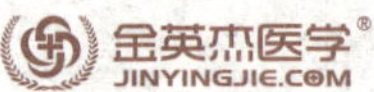

3.乳腺皮肤呈"橘皮样"改变,乳头有血性分泌物提示

A.乳腺炎

B.乳腺增生

C.乳腺萎缩

D.乳腺癌

E.乳腺囊肿

【答案】D

【解析】皮肤呈"橘皮样",多为浅表淋巴管被乳癌细胞堵塞后,局部皮肤出现淋巴性水肿所致,也可见于炎症。乳头有血性分泌物见于乳管内乳头状瘤、乳癌。

第八节　肺和胸膜检查

1.胸腔大量积气患者触觉语颤表现的是

A.增强

B.减弱或消失

C.稍增强

D.正常

E.无变化

【答案】B

2.在肺部叩出实音见于

A.气胸

B.胸腔积液

C.腹腔内脏下垂

D.肺气肿

E.肺空洞

【答案】B

3.患侧胸廓下陷,肋间隙变窄,呼吸动度减弱或消失见于

A.胸腔积液

B.肺气肿

C.阻塞性肺不张

D.肺实变

E.气胸

【答案】C

4.下列各项,可引起触觉语颤增强的是

A.气管异物

B.阻塞性肺气肿

C.胸腔积液

D.肺实变

E.胸膜增厚粘连

【答案】D

5.肺内局限性的湿啰音提示

A.黏稠的分泌物

B.炎性病变

C.胸腔积液

D.急性肺水肿

E.支气管痉挛

【答案】B

6.患者呼吸急促。查体:气管向左偏移,右侧胸廓饱满,叩诊出现实音。应首先考虑的是

A.右侧胸腔积液

B.右侧大叶性肺炎

C.肺气肿

D.右侧气胸

E.右侧肺不张

【答案】A

7.正常人支气管呼吸音可听到的部位为

A.左锁骨上窝

B.右锁骨上窝

C.胸骨角周围

D.胸骨上窝

E.肩胛间区

【答案】D

8.下列各项除哪项外可见肺泡呼吸音减弱或消失

A.呼吸运动障碍

B.胸膜疾患

C.肺顺应性降低

D.压迫性肺不张

E.胸腔内肿物

【答案】D

9.下列各项,最常出现病理性支气管呼吸音的是

A.气胸

B.支气管哮喘

C.慢性支气管炎

D.大叶性肺炎实变期

E.慢性阻塞性肺气肿

【答案】D

【解析】病理性支气管呼吸音,是在正常肺泡呼吸音部位听到的支气管呼吸音,亦称管状呼吸音。主要见于:肺组织实变,如大叶性肺炎实变期等;肺内大空洞,如肺结核、肺脓肿、肺癌形成空洞时;压迫性肺不张,见于胸腔积液、肺部肿块等使肺组织受压发生肺不张时。

第九节　心脏、血管检查

1.二尖瓣关闭不全最不可能出现的体征是

A.心尖区第一心音亢进

B.心尖区可闻及3/6级以上的吹风样全收缩期杂音

C.心浊音界向左下扩大

D.肺动脉瓣区第二心音亢进

E.可闻及第三心音

【答案】A

2.X线发现心影呈梨形增大,是由于

A.右室、左室增大

B.左室、左房增大

C.右室、左房增大,肺动脉干突出

D.右室、右房增大

E.左室增大,主动脉弓突出

【答案】C

3.最易触及心包摩擦感的是

A.坐位,胸骨左缘第4肋间处,深呼气末

B.坐位,胸骨左缘第4肋间处,深吸气末

C.卧位,胸骨左缘第2肋间处,深呼气末

D.卧位,胸骨左缘第2肋间处,深吸气末

E.卧位,剑突下,屏住呼吸时

【答案】A

【解析】心包摩擦感通常在胸骨左缘第4肋间最易触及,以收缩期明显,坐位稍前倾或深呼气末更易触及。

4.在胸骨左缘第3、4肋间触及收缩期震颤,应考虑的疾病是

A.二尖瓣狭窄

B.主动脉瓣关闭不全

C.三尖瓣狭窄

D.肺动脉瓣狭窄

E.室间隔缺损

【答案】E

5.肺动脉瓣第二心音减弱见于

A.二尖瓣狭窄

B.二尖瓣关闭不全

C.肺动脉瓣狭窄

D.主动脉瓣狭窄

E.主动脉瓣关闭不全

【答案】C

【解析】肺动脉瓣第二心音增强见于肺动脉高压、二尖瓣狭窄、左心功能不全、室间隔缺损、动脉导管未闭、肺心病;肺动脉瓣第二心音减弱见于肺动脉瓣狭窄或关闭不全。

6.可使二尖瓣狭窄的杂音更为清晰的情况是

A.坐位稍向前倾

B.左侧卧位

C.右侧卧位

D.用力按压听诊器时

E.屏住呼吸后

【答案】B

7.心包摩擦音和胸膜摩擦音的鉴别要点是

A.有无心脏病史

B.呼吸是否增快

C.改变体位后摩擦音是否消失

D.咳嗽后摩擦音是否消失

E.屏住呼吸后摩擦音是否消失

【答案】E

【解析】心包摩擦音与胸膜摩擦音的区别,主要为屏住呼吸时胸膜摩擦音消失,而此时心包摩擦音仍可听到。

8.下列疾病除哪项外均可见到周围血管征

A.主动脉瓣关闭不全

B.发热

C.贫血

D.甲亢

E.主动脉瓣狭窄

【答案】E

9.下列各项,可引起心尖区出现舒张期震颤的是

A.二尖瓣狭窄

B.主动脉瓣狭窄

C.肺动脉瓣狭窄

D.室间隔缺损

E.动脉导管未闭

【答案】A

【解析】心尖区出现舒张期震颤的是二尖瓣狭窄。联系二尖瓣狭窄的体征来学习,二尖瓣狭窄出现心尖部舒张期隆隆样杂音。

10.患者,男,36岁。近1年来经常出现心慌,疲乏,劳累后气急,呼吸困难。查体:心浊音界向左下扩大,胸骨右缘第2肋间可听到粗糙的收缩期吹风样杂音。诊断应考虑为

A.二尖瓣狭窄

B.二尖瓣关闭不全

C.房间隔缺损

D.主动脉瓣狭窄

E.主动脉瓣关闭不全

【答案】D

11.患者,女,60岁。查体:桶状胸,心尖搏动出现在剑突下,且深吸气时增强,肺动脉瓣第二心音增强。应首先考虑的是

A.冠心病

B.风心病

C.高血压性心脏病

D.肺心病

E.心肌炎

【答案】D

12.患者,男,42岁。神疲易倦、心慌5年余,上小学时曾有游走性关节疼痛病史。查体:心尖搏动向左下移位,搏动范围弥散,心尖区可听到3级以上的收缩期吹风样杂音。最可能的诊断是

A.二尖瓣狭窄

B.二尖瓣关闭不全

C.主动脉瓣关闭不全

D.主动脉瓣狭窄

E.风湿性心肌炎

【答案】B

(13~14题共用备选答案)

A.收缩期吹风样杂音

B.舒张期隆隆样杂音

C.舒张期叹气样杂音

D.连续性机器样杂音

E.乐音样杂音

13.二尖瓣狭窄的杂音是

【答案】B

14.主动脉瓣关闭不全的杂音是

【答案】C

【解析】二尖瓣狭窄的杂音为舒张期隆隆样杂音;主动脉瓣关闭不全的杂音为舒张期叹气样杂音。

(15~16 题共用备选答案)

A.心尖搏动最强处

B.胸骨左缘第 3、4 肋间

C.胸骨右缘第 2 肋间

D.胸骨体下端左缘或右缘

E.胸骨左缘第 2 肋间

15.二尖瓣听诊区杂音最响的位置是

【答案】A

16.主动脉瓣第二听诊区杂音最响的位置是

【答案】B

(17~18 共用备选答案)

A.ST 段下移

B.ST 段明显上抬,呈弓背向上的单向曲线

C.T 波低平

D.T 波倒置

E.异常深而宽的 Q 波

17.急性心肌梗死心肌损伤的心电图改变是

【答案】B

18.急性心肌梗死心肌坏死的心电图改变是

【答案】E

(19~20 题共用备选答案)

A.交替脉

B.水冲脉

C.奇脉

D.颈静脉搏动

E.脉搏短绌

19.主动脉瓣关闭不全多表现为

【答案】B

20.缩窄性心包炎多表现为

【答案】C

【解析】主动脉关闭不全有脉压增大可以出现水冲脉;奇脉常见于心包积液和缩窄性心包炎时,是心包填塞的重要体征之一。

第十节　腹部检查

1.下列不会出现全腹膨隆的疾病是

A.肠梗阻

B.炎症性肝囊肿

C.巨大卵巢囊肿

D.人工气腹

E.腹水

【答案】B

2.腹壁紧张呈板状强直见于

A.结核性腹膜炎

B.急性胰腺炎

C.急性阑尾炎

D.急性胆囊炎

E.急性弥漫性腹膜炎

【答案】E

3.肠鸣音消失见于

A.麻痹性肠梗阻

B.急性胃炎

C.幽门梗阻

D.机械性肠梗阻

E.肝硬化腹水

【答案】A

4.空腹听诊出现振水音,可见于

A.肾病综合征

B.肝硬化腹水

C.结核性腹膜炎

D.幽门梗阻

E.急性肠炎

【答案】D

5.肝脏进行性肿大,质地坚硬如前额,多见于

A.肝炎

B.肝脓疡

C.肝癌

D.脂肪肝

E.血吸虫病

【答案】C

6.上腔静脉阻塞时,腹壁静脉曲张的血流方向为

A.脐上脐下均向上

B.脐上脐下均向下

C.脐上向上、脐下向下

D.脐上向下、脐下向上

E.以脐为中心向四周放射

【答案】B

7.肝浊音界缩小见于

A.急性肝坏死

B.肝脓肿

C.肝淤血

D.多囊肝

E.肝炎

【答案】A

8.下列各项,属麻痹性肠梗阻表现的是

A.腹部胀痛

B.腹部绞痛

C.肠型及蠕动波

D.肠鸣音呈金属音调

E.频繁排气、排便

【答案】A

9.可引起肝浊音界消失的疾病是

A.急性胃炎

B.急性胆囊炎

C.急性胰腺炎

D.急性阑尾炎

E.胃溃疡穿孔

【答案】E

【解析】肝浊音界消失,代之以鼓音,是急性胃肠穿孔的重要征象,亦可见于人工气腹。肝炎、肝脓肿时可出现肝区叩击痛。

10.患者,男,30 岁。饱餐后劳动时,突然腹部剧烈绞痛,阵发性加重.伴呕吐。6 小时未排气、排便,查体:体温 37℃,脉率 84 次/分,左腹部膨隆,压痛明显,肠鸣音高亢,移动性浊音阴性,最可能诊断为

A.肠梗阻

B.肠道蛔虫病

C.急性胰腺炎

D.溃疡病穿孔

E.肠系膜血管栓塞

【答案】A

11.腹部叩诊鼓音范围缩小见于

A.肝、脾极度肿大

B.胃肠穿孔

C.肠梗阻

D.胃肠高度胀气

E.人工气腹

【答案】A

【解析】除肝脏、脾脏所在部位外,正常腹部叩诊主要为鼓音。鼓音明显缩小见于胸腔积液、心包积液、脾肿大及肝左叶肿大等。肝浊音界消失,代之以鼓音,是急性胃肠穿孔、人工气腹的重要征象。肠梗阻腹部鼓音明显。

12.患者,男,40 岁。仰卧时腹部呈蛙状,侧卧时下侧腹部明显膨出。应首先考虑的是

A.胃肠胀气

B.腹腔积液

C.子宫肌瘤

D.肥胖

E.巨大卵巢囊肿

【答案】B

13.患者饱餐后上腹部持续疼痛1天。查体:上腹部压痛、反跳痛。应首先考虑的是

A.急性肝炎

B.急性胰腺炎

C.急性胃炎

D.右肾结石

E.肝癌

【答案】B

(14~15题共用备选答案)

A.麦氏点压痛

B.墨菲征阳性

C.腹膜刺激征

D.库瓦济埃征阳性

E.库瓦济埃征阴性

14.提示胰头癌的体征是

【答案】D

15.提示急性胆囊炎的体征是

【答案】B

第十一节　肛门、直肠检查及临床意义

1.肛门与直肠的检查,错误的体位是

A.仰卧位

B.俯卧位

C.左侧卧位

D.蹲位

E.肘膝位

【答案】B

【解析】根据病情需要采取肘膝位、仰卧位、截石位、左侧卧位或蹲位等体位,观察患者肛门及周围情况。

2.肛门直肠指诊,发现质地坚硬、表面凹凸不平的包块。见于

A.肛门直肠周围脓肿

B.肛裂与感染

C.直肠息肉

D.直肠癌

E.炎症并有组织破坏

【答案】D

【解析】有剧烈触痛见于肛裂与感染;触痛并有波动感见于肛门、直肠周围脓肿;柔软光滑而有弹性包块见于直肠息肉;质地坚硬、表面凹凸不平的包块见于直肠癌;指套带有黏液、脓液或血液见于炎症并有组织破坏。

第十二节　脊柱与四肢检查及临床意义

1.下列除哪项外均可引起脊柱侧凸

A.脊髓灰质炎后遗症

B.儿童发育期坐姿不良

C.大量腹水

D.胸廓畸形

E.慢性胸膜肥厚

【答案】C

【解析】脊柱畸形临床常见有脊柱后凸、前凸和侧凸。脊柱偏离后正中线向两侧偏曲,称脊柱侧凸,可分为姿势性侧凸和器质性侧凸两类。姿势性侧凸见于儿童发育期坐姿不良、一侧下肢明显短于另一侧下肢、坐骨神经痛和脊髓灰质炎后遗症;器质性侧凸病因包括先天性、特发性、慢性胸膜肥厚、胸膜粘连及肩部或胸廓的畸形。大量腹水可引起脊柱前凸。

2.脊柱后凸多发生于

A.颈段脊柱

B.胸段脊柱

C.腰段脊柱

D.骶段脊柱

E.腰段及骶段脊柱

【答案】B

3.患者,女,55岁。腰痛,腰部活动受限。检查:脊柱叩击痛,坐骨神经刺激征(+)。应首先考虑的是

A.脑膜炎

B.腰肌劳损

C.蛛网膜下腔出血

D.腰椎间盘突出

E.肾下垂

【答案】D

(4~6题共用备选答案)

A.指关节梭状畸形

B.杵状指

C.肢端肥大

D.浮髌现象

E.匙状甲(反甲)

4.缺铁性贫血,常表现为

【答案】E

5.支气管扩张,常表现为

【答案】B

6.类风湿关节炎,常表现为

【答案】A

第十三节 神经系统检查及临床意义

1.下列关于中枢性面神经麻痹叙述正确的是

A.口角歪向病灶侧

B.病灶同侧全部面肌瘫痪

C.受损部位在面神经核

D.病因可由受寒导致

E.可由耳部或脑膜感染引起

【答案】A

【解析】中枢性神经麻痹,在面部,病灶对侧面下部肌肉麻痹,口角歪向病灶侧。

2.下列关于肌力的描述错误的是

A.1级:可见肌肉收缩,但无肢体活动

B.2级:肢体能在床面上做水平移动,且能抬起

C.3级:肢体能抬离床面,但不能抵抗阻力

D.4级:能做抵抗阻力的动作,但较正常差

E.5级:正常肌力

【答案】B

3.扑翼样震颤见于

A.儿童脑风湿病变

B.肝性脑病

C.帕金森病

D.小脑病变

E.低血钙症

【答案】B

4.下列哪项不属于神经反射的深反射

A.肱二头肌反射

B.肱三头肌反射

C.跟腱反射

D.腹壁反射

E.膝腱反射

【答案】D

5.腰椎间盘突出所致的坐骨神经痛可出现的阳性体征是

A.布鲁津斯基

B.戈登征

C.查多格征

D.拉塞格征

E.霍夫曼征

【答案】D

6.下列不属于脑膜刺激征疾病的是

A.颈椎病

B.蛛网膜下腔出血

C.坐骨神经痛

D.腰骶神经根炎

E.急性脑血管病

【答案】E

【解析】脑膜刺激征见于脑膜炎、蛛网膜下腔出血、脑脊液压力增高；颈强直也可见于颈椎病、颈部肌肉病变。凯尔尼格征也可见于坐骨神经痛、腰骶神经根炎等。

第四章　实验室诊断

第一节　血液的一般检查及临床意义

1.判断成年女性贫血的血红蛋白含量应低于

A.120 g/L

B.115 g/L

C.105 g/L

D.100 g/L

E.90 g/L

【答案】B

2.健康成人白细胞正常值为

A.$(3.5\sim9.5)\times10^9$/L

B.$(4\sim11)\times10^9$/L

C.$(5\sim10)\times10^9$/L

D.$(4.5\sim10)\times10^9$/L

E.$(4.5\sim11)\times10^9$/L

【答案】A

3.引起红细胞病理性绝对性增多的疾病是

A.系统性红斑狼疮

B.大面积烧伤

C.肺源性心脏病

D.脾功能亢进

E.严重腹泻

【答案】C

【解析】红细胞绝对性增多：①继发性：组织缺氧所致，生理性见于新生儿及高原生活者；病理性见于严重的慢性心、肺疾病，如阻塞性肺气肿、肺源性心脏病、发绀型先天性心脏病等。②原发性：见于真性红细胞增多症。

4.中性粒细胞核右移可见于

A.感染

B.大面积烧伤

C.恶性肿瘤晚期

D.恶性贫血

E.大出血

【答案】D

5.嗜酸性粒细胞增多见于

A.副伤寒

B.感染早期

C.寄生虫疾病

D.应用肾上腺皮质激素

E.X 线照射后

【答案】C

6.淋巴细胞增多症见于

A.麻疹

B.寄生虫

C.感染性心内膜炎

D.单核细胞白血病

E.疟疾

【答案】A

7.引起网织红细胞减少的贫血是

A.巨幼细胞贫血

B.缺铁性贫血

C.再生障碍性贫血

D.溶血性贫血

E.失血性贫血

【答案】C

8.血小板减少,常见于

A.脾切除术后

B.急性溶血后

C.急性胃出血后

D.急性白血病

E.以上均非

【答案】D

【解析】血小板减少常见于:①原发性血小板减少性紫癜、白血病、再生障碍性贫血、阵发性睡眠性血红蛋白尿、巨幼细胞性贫血等。②脾功能亢进、放射病、癌的骨髓转移。③某些传染病或感染,如败血症、结核、伤寒。④某些药物过敏,如氯霉素、抗癌药等。

9.出现小细胞低色素性贫血的常见疾病是

A.缺铁性贫血

B.巨幼细胞贫血

C.失血性贫血

D.溶血性贫血

E.再生障碍性贫血

【答案】A

10.患者食欲和记忆力减退。检查:眼睑苍白。血红细胞、白细胞和血小板均减少。应首先考虑的是

A.再生障碍性贫血

B.溶血性贫血

C.缺铁性贫血

D.巨幼红细胞性贫血

E.失血性贫血

【答案】A

第二节 血栓与止血检查

1.血小板功能异常导致的出血时间延长,可见于

A.继发性血小板减少性紫癜

B.原发性血小板减少性紫癜

C.维生素 C 缺乏症

D.血管性血友病

E.血小板无力症

【答案】E

2.下列各项,不属于血浆纤维蛋白原减少的疾病是

A.糖尿病

B.肝硬化

C.重症肝炎

D.DIC

E.原发性纤溶症

【答案】A

3.下列不属于血浆纤维蛋白原(Fg)增高的临床意义的是

A.糖尿病

B.肝硬化

C.急性心肌梗死

D.恶性肿瘤

E.急性感染

【答案】B

【解析】血浆纤维蛋白原测定临床意义:①增高:见于糖尿病、急性心肌梗死、急性肾炎、多发性骨髓瘤、休克、大手术后、急性感染、妊娠高血压综合征、恶性肿瘤及血栓前状态等。②减低:见于 DIC.原发性纤溶症、重症肝炎和肝硬化等。

4.口服抗凝药物治疗监测的参考值是

A.0.3~0.5

B.2.0～3.0

C.0.8～1.0

D.0.8～1.5

E.2.0～4.0

【答案】D

第三节　骨髓检查

1.骨髓增生程度减低的疾病是

A.多发性骨髓瘤

B.急性白血病

C.巨幼细胞性贫血

D.非重型再生障碍性贫血

E.缺铁性贫血

【答案】D

2.骨髓增生程度活跃，成熟红细胞与有核细胞的比值是

A.1∶1

B.10∶1

C.20∶1

D.50∶1

E.200∶1

【答案】C

第四节　肝脏病实验室检查

1.结合胆红素、非结合胆红素都增高，可见于

A.蚕豆病

B.胆石症

C.珠蛋白生成障碍性贫血

D.急性黄疸性肝炎

E.胰头癌

【答案】D

【解析】血清总胆红素、结合胆红素、非结合胆红素测定：关于胆红素的规律——总胆红素都增高：①结合为主——阻塞性黄疸。②非结合为主——溶血性黄疸。③结合与非结合都增高——肝细胞性黄疸。

2.下列对诊断原发性肝癌最有意义的指标是

A.AST

B.γ-GT

C.ALT

D.AFP

E.ALP

【答案】D

3.急性病毒性肝炎时明显增高的酶是

A.肌酸激酶(CK)

B.乳酸脱氢酶(LDH)

C.碱性磷酸酶(ALP)

D.天门冬氨酸氨基转移酶(AST)

E.丙氨酸氨基转移酶(ALT)

【答案】E

4.出现胆-酶分离现象，提示

A.急性病毒性肝炎

B.慢性病毒性肝炎

C.胆道阻塞性疾病

D.肝细胞严重坏死，预后不良

E.急性心肌梗死

【答案】D

5.提示病毒复制、传染性强、持续阳性，表明肝细胞损害较重，且可转为慢性乙型肝炎的指标是

A.HBsAg

B.HBeAg

C.HBcAg

D.抗-HBs

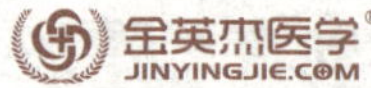

E.抗-HBc

【答案】B

6.提示既往感染过甲型肝炎病毒，已获得免疫力，并可作为流行病学调查指标的是

A.HAVAg 阳性

B.HAV-RNA 阳性

C.抗 HAV-IgM 阳性

D.抗 HAV-IgA 阳性

E.抗 HAV-IgG 阳性

【答案】E

【解析】抗 HAV-IgG 较抗 HAV-IgM 产生晚，是保护性抗体，一般在感染 HAV 3 周后出现在血清中，且持久存在，是获得免疫力的标志，提示既往感染，可作为流行病学调查的指标。

(7~8 题共用备选答案)

A.HBsAg(+)

B.抗-HBs(+)

C.HBeAg(+)

D.抗-HBc(+)

E.抗-HBe(+)

7.作为机体获得对 HBV 免疫力及乙型肝炎患者痊愈的指标是

【答案】B

8.HBV 感染进入后期与传染减低的指标是

【答案】E

第五节 肾功能检查

1.下列关于内生肌酐清除率的叙述，正确的是

A.高于 80 mL/min 提示预后不良

B.肾功能严重损害时，开始升高

C.肾功能损害愈重，其清除率愈低

D.肾功能损害愈重，其清除率愈高

E.其测定与肾功能损害程度无关

【答案】C

2.肾小球滤过率增高见于

A.肾小球功能不全

B.肾动脉硬化

C.急性肾衰竭

D.糖尿病肾病早期

E.高血压病

【答案】D

3.下列检查结果中，最能反映慢性肾炎患者肾实质严重损害的是

A.尿中红细胞明显增多

B.尿中白细胞明显增多

C.尿蛋白明显增多

D.尿中出现管型

E.尿比密固定于 1.010 左右

【答案】E

【解析】尿比密固定在 1.010~1.012，称为等渗尿，见于肾脏病变晚期，提示肾小管重吸收功能很差，浓缩稀释功能丧失。

第六节 常用生化检查

1.空腹血糖测定的正常参考值是

A.3.9~6.1 mmol/L

B.3.5~5.1 mmol/L

C.1.9~3.1 mmol/L

D.2.6~5.4 mmol/L

E.3.9~5.1 mmol/L

【答案】A

2.引起病理性血糖升高的原因不包括下列哪种疾病

A.嗜铬细胞瘤

B.甲状腺功能亢进症

C.糖尿病

D.肾上腺皮质功能亢进症

E.胰岛细胞瘤

【答案】E

3.下列各项,不引起血清总胆固醇增高的疾病是

A.阻塞性黄疸

B.肝硬化

C.高脂蛋白血症

D.肾病综合征

E.糖尿病

【答案】B

【解析】TC减低:①严重肝脏疾病,如急性重型肝炎、肝硬化等。②甲状腺功能亢进症。③严重贫血、营养不良和恶性肿瘤等。④应用某些药物,如雌激素、甲状腺激素、钙拮抗剂等。

4.下列各项中,不引起血清钾增高的是

A.急、慢性肾衰竭

B.静脉滴注大量钾盐

C.严重溶血

D.代谢性酸中毒

E.代谢性碱中毒

【答案】E

5.引起高钠血症的疾病是

A.醛固酮增多症

B.幽门梗阻

C.肺结核

D.尿崩症

E.大面积烧伤

【答案】A

第七节 酶学检查

1.对急性胰腺炎有诊断价值的血清淀粉酶的数值应大于

A.800 U/L

B.1800 U/L

C.3500 U/L

D.5000 U/L

E.6000 U/L

【答案】D

【解析】急性胰腺炎:发病后6~12小时血清AMS开始增高,12~24小时达高峰,3~5天后恢复正常。如达3500 U/L应怀疑此病,超过5000 U/L即有诊断价值。

2.对诊断急性胰腺炎最有价值的血清酶检查是

A.碱性磷酸酶

B.淀粉酶

C.谷草转氨酶

D.谷丙转氨酶

E.乳酸脱氢酶

【答案】B

3.对心肌缺血与心内膜下梗死的鉴别,最有意义的是

A.血清转氨酶

B.血清淀粉酶

C.γ-谷氨酰基转肽酶

D.肌酸磷酸激酶

E.血清碱性磷酸酶

【答案】D

4.用于判断不稳定型心绞痛是否发生了微小心肌损伤的检测是

A.心肌肌钙蛋白I

B.心肌肌钙蛋白T

C.血清肌酸激酶

D.血清淀粉酶

E.尿淀粉酶

【答案】B

第八节 免疫学检查

1.总补体溶血活性测定增高见于

A.恶性肿瘤

B.血清病

C.肾小球肾炎

D.自身免疫性溶血性贫血

E.系统性红斑狼疮

【答案】A

【解析】总补体溶血活性测定增高:见于各种急性炎症、组织损伤和某些恶性肿瘤等;总补体溶血活性测定减低:见于补体成分大量消耗,如血清病、链球菌感染后肾小球肾炎、系统性红斑狼疮、自身免疫性溶血性贫血、类风湿关节炎及同种异体移植排斥反应等。

2.支气管哮喘时,增高的 Ig 是

A.IgG

B.IgA

C.IgM

D.IgD

E.IgE

【答案】E

3.血清癌抗原 125 主要用于诊断

A.胰腺癌

B.前列腺癌

C.卵巢癌

D.肝癌

E.胃癌

【答案】C

4.对诊断系统性红斑狼疮最有意义的检查是

A.免疫球蛋白测定

B.抗核抗体

C.总补体溶血活力测定

D.E 玫瑰花结试验

E.淋巴细胞转化试验

【答案】B

第九节 尿液检查

1.少尿时 24 小时尿量应低于的数值是

A.100 mL

B.200 mL

C.300 mL

D.400 mL

E.500 mL

【答案】D

【解析】尿量<400 mL/24h 或<17 mL/h 为少尿。

2.血红蛋白尿可见于

A.蚕豆病

B.阻塞性黄疸

C.丝虫病

D.肾盂肾炎

E.膀胱炎

【答案】A

3.尿液酸度增高见于

A.呕吐

B.痛风

C.有机磷中毒

D.代谢性碱中毒

E.多食蔬菜

【答案】B

【解析】尿液酸度增高——多食肉类、蛋白质,代谢性酸中毒,痛风。碱性尿——多食蔬菜,服用碳酸氢钠类药物,代谢性碱中毒,呕吐。

4.引起脓尿和菌尿的疾病是

A.急性肾小球肾炎

B.丝虫病

C.肾结石

D.肾盂肾炎

E.恶性疟疾

【答案】D

【解析】脓尿和菌尿——尿内含有大量白细胞或细菌等炎症渗出物,排出的新鲜尿即可混浊。见于泌尿系统感染,如肾盂肾炎、膀胱炎等。

5.蛋白尿阳性时,24 小时尿蛋白量应大于的数值是

A.50 mg

B.100 mg

C.150 mg

D.200 mg

E.250 mg

【答案】C

【解析】尿蛋白定性试验阳性或定量试验 >150 mg/24 h 称为蛋白尿。

6.肾小管上皮细胞管型见于

A.肾病综合征

B.狼疮性肾炎

C.肾盂肾炎

D.间质性肾炎

E.急性肾炎后期

【答案】A

第十节　粪便检查

1.粪便显微镜检查出现巨噬细胞的疾病是

A.急性胃肠炎

B.阿米巴痢疾

C.直肠癌

D.溃疡性结肠炎

E.直肠息肉

【答案】D

【解析】显微镜检查巨噬细胞见于细菌性痢疾、溃疡性结肠炎。

(2~3 题共用备选答案)

A.上消化道出血

B.阿米巴痢疾

C.痔或肛裂

D.急性细菌性痢疾

E.急性出血性坏死性肠炎

2.黏液脓血便见于

【答案】D

3.柏油样便见于

【答案】A

4.霍乱患者的粪便性状是

A.米泔样便

B.粥样稀便

C.鲜血便

D.冻状便

E.柏油样便

【答案】A

【解析】霍乱患者的粪便性状是米泔样便;水样或粥样稀便见于各种感染性或非感染性腹泻,如急性胃肠炎、甲状腺功能亢进症等;冻状便见于肠易激综合征、慢性菌痢;鲜血便多见于肠道下段出血,如痔疮、肛裂、直肠癌等;柏油便见于各种上消化道出血。

5.粪便隐血试验呈持续阳性的疾病是

A.消化性溃疡

B.急性胃肠炎

C.阿米巴痢疾

D.钩虫病

E.消化道癌症

【答案】E

【解析】阳性见于消化性溃疡活动期、胃癌、钩虫病、消化道炎症、出血性疾病等。消化道癌症呈持续阳性，消化性溃疡呈间断阳性。

第十一节　痰液检查

1.痰镜检查到嗜酸性细胞常见于

A.支气管哮喘

B.肺包囊虫病

C.急性咽炎

D.阿米巴肺脓肿

E.肺结核

【答案】A

2.下列关于痰液颜色的叙述，错误的是

A.粉红色泡沫样痰见于急性肺水肿

B.红色痰见于肺癌、肺结核、支气管扩张症

C.黄绿色痰见于绿脓杆菌感染、干酪性肺炎

D.黄色痰见于呼吸道化脓性感染

E.铁锈色痰见于阿米巴肺脓肿

【答案】E

【解析】黄色痰见于呼吸道化脓性感染；黄绿色痰见于绿脓杆菌感染、干酪性肺炎；红色痰见于肺癌、肺结核、支气管扩张症；粉红色泡沫样痰见于急性肺水肿；铁锈色痰见于肺炎链球菌肺炎。棕褐色痰见于阿米巴肺脓肿。

第十二节　浆膜腔穿刺液检查

1.下列各项属于漏出液的是

A.外观呈血性

B.比重>1.018

C.能自凝

D.白细胞计数>500×10^9/L

E.无病原菌

【答案】E

【解析】漏出液主要特征为：淡黄透明或微混，比重低于1.018，不能自凝蛋白定性阴性，定量<25 g/L，糖正常，细胞数<100×10^6/L，分类以淋巴细胞、间皮细胞为主，细菌检查阴性。

2.下列疾病出现的胸水不是渗出液的是

A.胸膜炎

B.腹膜炎

C.肺癌

D.心力衰竭

E.心包炎

【答案】D

第十三节　脑脊液检查

1.脑脊液外观呈毛玻璃样混浊的疾病是

A.化脓性脑膜炎

B.结核性脑膜炎

C.病毒性脑膜炎

D.蛛网膜下腔出血

E.流行性乙型脑炎

【答案】B

【解析】脑脊液外观呈毛玻璃样混浊的疾病是结核性脑膜炎。

2.脑脊液检查蛋白质定量显著增加的疾病是

A.化脓性脑膜炎

B.结核性脑膜炎

C.病毒性脑膜炎

D.蛛网膜下腔出血

E.脑肿瘤

【答案】A

【解析】化脓性脑膜炎蛋白质定量显著增加。

第五章 心电图诊断

配套名师精讲课程

第一节 心电图基本知识

1.下列关于胸导联电极的安放,错误的是

A.V_1导联在胸骨右缘第4肋间处

B.V_2导联在胸骨左缘第4肋间处

C.V_3导联在V_2导联与V_4导联连线的中点处

D.V_4导联在左锁骨中线第5肋间处

E.V_5导联在左腋前线V_3水平处

【答案】E

【解析】V_5导联在左腋前线V_4水平处。

2.S-T段上抬超过正常范围且弓背向上,见于

A.急性心肌梗死

B.急性心包炎

C.变异型心绞痛

D.低血钾

E.心肌肥厚

【答案】A

3.下列关于T波低平、双向或倒置叙述不正确的是

A.可见于心肌缺血

B.可见于高血钾

C.可见于心室肥厚

D.可见于洋地黄作用

E.可见于束支传导阻滞

【答案】B

第二节 心电图测量、正常心电图及临床意义

1.前间壁心肌梗死特征性心电图改变,见于

A.V_3、V_4、V_5

B.V_1、V_2、V_3、V_4、V_5

C.V_1、V_2、V_3

D.V_5、I、AVL

E.II、III、AVF

【答案】C

2.下列各项,可引起U波增高的是

A.低血钙

B.低血钾

C.高血压

D.冠心病

E.高血钠

【答案】B

【解析】U波在胸导联上(尤其V_3),U波较清楚,方向与T波方向一致,U波增高常见于低血钾。

第三节 常见异常心电图及临床意义

1.二度I型房室传导阻滞的心电图特征是

A.P-R间期进行性缩短

B.R-R间距进行性延长

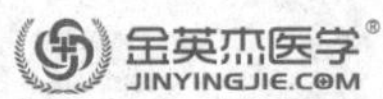

C.房室传导比例 3 : 1 下传多见

D.P-R 间期进行性延长，伴 QRS 波脱漏

E.QRS 波宽大畸形

【答案】D

【解析】二度Ⅰ型房室传导阻滞：①P 波规律出现，P-R 间期进行性延长，直至发生心室漏搏（P 波后无 QRS 波群）。②漏搏后 P-R 间期又趋缩短，之后又逐渐延长，直至漏搏，周而复始。③QRS 波群时间、形态大多正常。

2.下列不是心房颤动的心电图表现的是

A.P 波消失

B.f 波频率为 350~600 次/分

C.R-R 间距绝对不匀齐

D.QRS 波群形态一般正常

E.连续 3 个或 3 个以上室性早搏

【答案】E

3.下壁心肌梗死的心电图表现是

A.Ⅱ、Ⅲ、aVF 导联有病理性 Q 波

B.V_1、V_2、V_3有病理性 Q 波

C.V_4、V_5、V_6有病理性 Q 波

D.V_7、V_8有病理性 Q 波

E.Ⅰ、aVL 导联有病理性 Q 波

【答案】A

4.下列各项关于心肌梗死基本图形叙述不正确的是

A.S-T 段呈弓背向上抬高

B.冠状 T 波

C.Q 波异常加深

D.Q 波宽度≥0.04 s

E.T 波低平

【答案】E

5.下列是典型心绞痛的心电图改变的是

A.面对缺血区导联 S-T 段水平压低≥0.1 mV，T 波倒置、低平或双向

B.面对缺血区导联 S-T 段抬高，T 波高尖

C.面对缺血区导联 Q 波加深，深度≥R 波的 1/4

D.面对缺血区导联 Q 波加宽，宽度>10.04 s

E.QRS 波群宽大畸形

【答案】A

6.患者，女，65 岁。今日胸痛发作频繁。2 小时前胸痛再次发作，含化硝酸甘油不能缓解。检查：血压 90/60 mmHg，心律不整。心电图Ⅱ、Ⅲ、aVF 导联 S-T 段抬高呈弓背向上的单向曲线。应首先考虑的是

A.心绞痛

B.急性心包炎

C.急性前间壁心肌梗死

D.急性下壁心肌梗死

E.急性广泛前壁心肌梗死

【答案】D

【解析】根据坏死图形（异常 Q 波或 QS 波）出现于哪些导联而作出定位诊断，见下表。

部位特征性 ECG 改变导联对应改变导联前间壁 V_1 ~ V_3—前壁 V_3 ~ V_5—广泛前壁 V_1 ~ V_6—下壁Ⅱ、Ⅲ、aVFI、aVL 右室 V_3R ~ V_7R 多伴下壁梗死

7.患者，女，65 岁。突感胸骨后疼痛伴有胸闷、憋气，急查心电图见各导联 S-T 段抬高，伴有 T 波高耸，以往心电图正常。最可能的诊断是

A.变异型心绞痛

B.急性心肌梗死

C.典型心绞痛发作

D.陈旧性心肌梗死

E.左心室劳损

【答案】A

第六章　影像诊断

第一节　超声诊断

1.对腹部实质性脏器病变,最简便易行的检查方法是

A.X 线摄片

B.CT 扫描

C.同位素扫描

D.B 型超声波检查

E.纤维内窥镜检查

【答案】D

2.消化道造影检查常用的造影剂是

A.碘化油

B.硫酸钡

C.胆影葡胺

D.泛影葡胺

E.气体

【答案】B

【解析】钡剂主要用于食管和胃肠造影。常用的是硫酸钡。

第二节　放射诊断

1.下列除哪项外,均可选择胸部 X 线检查进行鉴别

A.胸腔积液是血性或脓性

B.大叶性肺炎或支气管肺炎

C.气胸或肺大泡

D.肺不张或肺实变

E.肺脓肿或肺肿瘤

【答案】A

2.大叶性肺炎出现病变范围呈肺段性或大叶性分布的是

A.充血期

B.实变期

C.消散期

D.实变期与消散期之间

E.以上都不是

【答案】B

3.肺结核早期诊断最主要的方法是

A.痰结核菌检查

B.X 线检查

C.结核菌素试验

D.血沉

E.白细胞计数和分类

【答案】B

4.儿童骨折的特点是

A.青枝骨折

B.与成人骨折一样

C.易见骨折线

D.不易发生骨骺分离

E.多数为完全骨折

【答案】A

5.右上肺中心型肺癌的典型 X 线表现是

A.两上肺锁骨下区的片状阴影

B.左心缘影呈直线状斜向外下方

C.肺门肿块和右肺上叶不张连在一起形成横行“S”状的下缘

D.肺内有多发的薄壁空洞

E.肺内有多发的肿块影

【答案】C

【解析】发生于右上叶的肺癌,肺门肿块及右肺上叶不张连在一起可形成横行“S”状

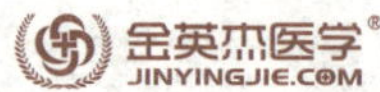

下缘。

6.双手X线可见多发对称性梭形软组织肿胀,关节间隙变窄,发生在关节边缘的关节面骨质侵蚀(边缘性侵蚀)。应考虑的疾病是

A.类风湿性关节炎

B.双手退行性改变

C.内生骨软骨瘤

D.双手结核

E.双手恶性骨肿瘤

【答案】A

【解析】类风湿性关节炎的X线表现为:早期手、足小关节多发对称性梭形软组织肿胀,关节间隙可因积液而增宽,出现软骨破坏后关节间隙变窄;发生在关节边缘的关节面骨质侵蚀(边缘性侵蚀)是类风湿性关节炎的重要早期征象。

7.脑血管病的影像检查方法目前最常用的是

A.头颅平片

B.体层摄影

C.CT检查

D.造影检查

E.核磁共振检查

【答案】C

8.下列不属于胃癌的影像表现的是

A.充盈缺损

B.胃壁僵硬

C.龛影形状不规则

D.间接征象为激惹征

E.黏膜皱襞破坏

【答案】D

9.下列疾病,立位X线透视可见膈下游离气体影的是

A.急性胃穿孔

B.肠梗阻

C.肠套叠

D.肝破裂

E.结肠肿瘤

【答案】A

10.下列关于缺血性脑梗死的CT表现叙述不正确的是

A.发病12~24小时之内,CT无异常所见

B.在等密度区内散在较高密度的斑点影代表梗死区内脑质的相对无损害区

C.等密度最后不可见

D.由于占位,脑室轻度受压,中线轻度移位

E.1~2个月后可见边界清楚的低密度囊腔

【答案】D

11.下列关于十二指肠球部溃疡的间接征象描述,错误的是

A.激惹征

B.幽门痉挛,开放延迟

C.胃分泌增多和胃张力及蠕动方面的改变

D.十二指肠球部狭窄,通过缓慢、受阻

E.球部固定压痛

【答案】D

【解析】间接征象有:①激惹征;②幽门痉挛,开放延迟;③胃分泌增多和胃张力及蠕动方面的改变;④球部固定压痛。

12.CT表现为脑沟、脑池、脑裂内密度增高影,脑沟、脑裂、脑池增大,少数严重病例周围脑组织受压移位,见于

A.蛛网膜下腔出血

B.脑梗死

C.脑出血

D.脑肿瘤

E.颅内出血

【答案】A

13.患者,女,62岁。近两日来出现头晕,

胸闷，心脏X线表现为左心室肥厚、增大，主动脉增宽、延长、迂曲，有肺淤血和肺水肿征象。考虑最可能的诊断是

A.高血压心脏病

B.慢性肺源性心脏病

C.心包积液

D.风湿性心脏病

E.以上都不是

【答案】A

【解析】左心室肥厚、增大，主动脉增宽、延长、迂曲，有肺淤血和肺水肿征象，均为高血压心脏病X线的特征性表现。

(14~15题共用备选答案)

A.梨形

B.靴形

C.里横位

D.烧瓶形

E.心腰部突出

14.主动脉瓣关闭不全时，左心室扩大。心影外形应是

【答案】B

15.单纯二尖瓣狭窄，心影外形应是

【答案】A

第三节 放射性核素诊断

1.下列不属于甲状腺显像检查适应证的是

A.对异位甲状腺的定位诊断

B.颈部包块的鉴别诊断

C.血管成形术前病例选择和术后疗效评估

D.甲状腺癌转移灶的探测

E.甲状腺重量的估计

【答案】C

2.胰岛素测定的临床意义是

A.帮助糖尿病分型

B.胰岛素瘤的诊断及手术的效果评定

C.了解肝、肾功能

D.降低见于1型糖尿病患者

E.鉴别糖尿病患者发生低血糖的原因

【答案】D

【解析】胰岛素测定的临床意义：①血清胰岛素水平降低见于1型糖尿病患者，空腹胰岛素水平低于参考值，口服葡萄糖后无高峰出现。②血清胰岛素水平正常或稍高见于2型糖尿病患者，口服葡萄糖后高峰延迟至2~3小时出现。

(3~4题共用备选答案)

A.总三碘甲状腺原氨酸

B.总甲状腺素

C.游离T3

D.促甲状腺激素

E.甲状腺球蛋白

3.不属于甲状腺素测定的是

【答案】E

4.诊断甲状腺功能亢进症的灵敏指标是

【答案】C

第七章 病历与诊断方法

1.属病因诊断的是

A.肺炎球菌性肺炎

B.休克

C.呼吸衰竭

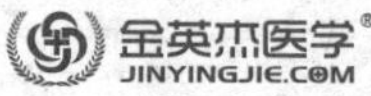

D.肝硬化

E.上消化道出血

【答案】A

(2~3 题共用备选答案)

A.会诊记录

B.入院记录

C.病程记录

D.出院记录

E.死亡记录

2.患者住院期间的全部病情经过应记录在

【答案】C

3.内容同住院病历,但重点要更突出、更简要的是

【答案】B

第十二篇

内科学

第一章　呼吸系统疾病

第一节　慢性阻塞性肺疾病

1.COPD 急性加重期的重要治疗措施是

A.止咳、祛痰

B.解痉、平喘

C.控制感染

D.避免及减少各种诱因

E.抗过敏

【答案】C

2.下列各项，有助于判断气流阻塞严重程度的是

A.病史

B.肺气肿体征

C.X 线检查

D.肺功能检查

E.血气分析

【答案】D

3.慢性阻塞性肺疾病的发病与病情发展的重要因素是

A.吸烟

B.环境污染

C.寒冷干燥气候

D.细菌感染

E.营养不良

【答案】D

4.下列各项不属于慢性阻塞性肺疾病症状的是

A.慢性咳嗽

B.咳痰

C.呼吸困难

D.喘息和胸闷

E.桶状胸

【答案】E

【解析】慢性阻塞性肺疾病的症状有慢性咳嗽、咳痰、喘息和胸闷、呼吸困难。体征有桶状胸等，桶状胸属于体征，不属于症状。

5.慢性阻塞性肺疾病的急性并发症是

A.低氧血症

B.慢性呼吸衰竭

C.自发性气胸

D.肺气肿

E.支气管哮喘

【答案】C

6.可以改善COPD 患者生存率的治疗措施是

A.及时应用抗菌药物

B.支气管扩张药
C.长期家庭氧疗
D.康复治疗
E.肺减容手术
【答案】C

第二节 慢性肺源性心脏病

1.慢性肺心病最常见的病因是
A.重症肺结核
B.先天性肺囊肿
C.支气管扩张
D.慢性阻塞性肺疾病
E.支气管哮喘
【答案】D
【解析】引起慢性肺心病的最常见诱因是呼吸道感染。主要表现为:呼吸衰竭,心力衰竭。

2.慢性肺心病急性加重期首选的治疗措施是
A.呼吸机辅助呼吸
B.控制感染
C.应用利尿剂
D.洋地黄增加心肌收缩力
E.血管扩张剂减轻心脏负荷
【答案】B

3.慢性肺心病最多见的并发症是
A.肺性脑病
B.心律失常
C.酸碱失衡
D.消化道出血
E.肾衰竭
【答案】C

4.肺心病肺动脉高压形成的主要机制是
A.长期缺氧
B.肺血管玻璃样改变
C.血容量增加
D.右心室肥大
E.左心衰竭
【答案】A
【解析】长期缺氧与高碳酸血症是导致肺血管收缩继而形成肺动脉高压的主要机制。

5.下列哪项不属于慢性肺心病失代偿期右心衰竭的体征
A.颈静脉怒张
B.肝颈静脉反流征阳性
C.下肢水肿
D.舒张期奔马律
E.三尖瓣区可闻及舒张期杂音
【答案】E

6.失代偿期呼吸衰竭常见的诱因是
A.肺性脑病
B.呼吸道感染
C.肝大
D.高碳酸血症
E.下肢水肿
【答案】B

7.肺心病心功能失代偿期表现的症状是
A.以呼吸衰竭为主
B.低氧血症
C.二氧化碳潴留
D.全心衰竭
E.肺水肿
【答案】A
【解析】肺、心功能失代偿期,本期临床主要表现以呼吸衰竭为主,心力衰竭可有可无。

8.慢性肺心病的首要死亡原因是
A.酸碱失衡
B.电解质紊乱
C.心律失常

D.消化道出血

E.肺性脑病

【答案】E

9.在慢性肺、胸疾患的基础上,若出现呼吸困难、发绀或神经、精神症状。见于

A.肺动脉高压

B.右心室肥大

C.呼吸衰竭

D.右心衰竭

E.右心功能不全

【答案】C

【解析】在慢性肺、胸疾患的基础上,一旦发现有肺动脉高压、右心室肥大的体征或右心功能不全的征象,同时排除其他引起右心病变的心脏病,即可诊断本病。若出现呼吸困难、发绀或神经、精神症状,为肺心病呼吸衰竭表现。如出现颈静脉怒张、下肢或全身水肿、腹胀肝区疼痛,提示肺心病右心衰竭。

10.肺心病患者的氧疗原则应为

A.低浓度持续给氧

B.高浓度吸氧

C.通常呼吸道

D.应用呼吸兴奋剂

E.高压氧治疗

【答案】A

11.患者,男,57 岁。慢性支气管炎病史 20 年。近半年活动后心悸,气短。查体:有肺气肿体征,两肺散在干、湿啰音,剑突下可触及心脏收缩期搏动,肺动脉瓣区第二心音亢进。应首先考虑的是

A.冠心病

B.肺心病

C.风心病

D.高血压性心脏病

E.心肌炎

【答案】B

12.患者,男,62 岁。有慢性支气管炎及肺心病病史。近 7 天感冒后出现咳嗽,吐黄痰,心悸气短加重,神志清,血气分析在正常范围。下列哪项治疗是错误的

A.抗感染

B.止咳

C.祛痰

D.呼吸兴奋剂

E.氨茶碱

【答案】D

【解析】该患者处于急性加重期,A、B、C、E 有助于去除诱因、增加血氧饱和度。急性加重期的治疗原则为积极控制感染(首选),通畅呼吸道和改善呼吸功能,纠正缺氧和二氧化碳潴留,控制呼吸和心力衰竭。呼吸兴奋剂适用于呼吸浅表、意识模糊而呼吸道通畅的呼衰患者,本例患者血气分析正常,无呼衰。

13.患者,男。肺心病病史 5 年,因受凉,咳、痰、喘加重,下肢浮肿,其关键性的治疗是

A.控制肺部感染

B.解痉

C.吸氧

D.利尿

E.使用洋地黄

【答案】A

第三节　支气管哮喘

1.支气管哮喘最重要的发病机制是

A.α 肾上腺素神经反应性增加

B.气道慢性炎症

C.迷走神经张力增高

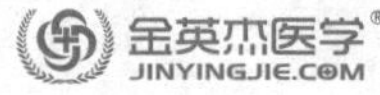

D.β肾上腺素受体功能低下

E.气道高反应性

【答案】B

2.支气管哮喘发作时X线表现为

A.肺纹理增多

B.可见两肺透光度增加

C.患侧透亮度增强,肺纹理消失

D.左心大,肺淤血征

E.肺纹理增多及炎性浸润影

【答案】B

3.支气管哮喘的典型发作症状是

A.先兆症状后出现吸气困难

B.先兆症状后出现有哮鸣音的呼气性呼吸困难

C.伴哮鸣音的混合性呼吸困难

D.伴哮鸣音的呼吸困难,粉红色泡沫痰

E.哮喘发作24小时以上,伴咯血

【答案】B

4.尤其适用于夜间哮喘及多痰的哮喘患者的药物是

A.二羟丙茶碱

B.溴化异丙托品

C.东莨菪碱

D.特布他林

E.氨茶碱

【答案】B

5.下列哪项在支气管哮喘痰液检查中可见

A.网织红细胞增多

B.红细胞增多

C.中性粒细胞增多

D.嗜酸性粒细胞增多

E.嗜碱性粒细胞增多

【答案】D

6.判定支气管哮喘疗效最有意义的指标是

A.肺活量

B.嗜酸性粒细胞数

C.症状和体征

D.血气分析

E.X线肺野透亮度的变化

【答案】C

7.预防哮喘发作应首选的药物是

A.酮替芬

B.色甘酸钠

C.氯雷他定

D.吸入性糖皮质激素

E.茶碱缓释片

【答案】B

8.下列各项关于哮喘的诊断标准叙述不正确的是

A.发作时双肺可闻及散在或弥漫性,以呼气相为主的哮鸣音,呼气相延长

B.与接触变应原、冷空气,物理、化学性刺激,病毒性上呼吸道感染,运动等有关

C.支气管舒张试验阳性

D.支气管激发试验(或运动激发试验)阳性

E.昼夜PEF变异率≥10%

【答案】E

【解析】临床表现不典型者(如无明显喘息和体征)应至少具备以下一项试验阳性:①支气管舒张试验阳性。②支气管激发试验(或运动激发试验)阳性。③昼夜PEF变异率≥20%。昼夜PEF变异率,是诊断支气管哮喘的一个指标。PEF是指用力肺活量测定过程中的最大呼气流速,亦称峰值呼气流速,正常人PEF一日内不同时间点会有差异,这个就叫昼夜PEF变异率。变异率大于等于20%可诊断为支气管哮喘。

9.支气管哮喘发作与心源性哮喘发作的鉴别有困难时,可用哪种药物治疗

A.地高辛

B.氨茶碱

C.吗啡

D.异丙托溴铵

E.异丙肾上腺素

【答案】B

【解析】氨茶碱——能用于两者。肾上腺素——只能用于支气管哮喘。吗啡——只能用于心源性哮喘。

10.支气管哮喘与心源性哮喘最主要的区别点是

A.过敏史

B.反复发作史

C.肺气肿

D.肺部啰音

E.心血管疾病的病史和体征

【答案】E

11.属于选择性β2受体激动剂的药物是

A.麻黄碱

B.氨茶碱

C.异丙肾上腺素

D.沙丁胺醇

E.去甲肾上腺素

【答案】D

12.长期治疗哮喘的首选药物是

A.酮替芬

B.溴化异丙托品

C.吸入型糖皮质激素

D.茶碱(黄嘌呤)类药物

E.钙拮抗剂

【答案】C

【解析】糖皮质激素是最有效的控制气道炎症的药物,吸入型糖皮质激素是长期治疗哮喘的首选药物。

13.下列关于哮喘持续状态的紧急处理,哪项是错误的

A.静滴地塞米松

B.补充水、电解质

C.纠正酸中毒

D.吸氧

E.口服氨茶碱

【答案】E

【解析】哮喘持续状态的治疗:①吸氧。②迅速缓解气道痉挛。③及时进行人工通气。④注意并发症;包括预防和控制感染;补充足够液体量,纠正严重酸中毒和调整水电解质平衡等。

14.患者,男,21岁。支气管哮喘病史3年,今晨突然发作,为控制发作应首选

A.沙丁胺醇

B.阿托品

C.泼尼松

D.色甘酸二钠

E.维拉帕米

【答案】A

15.患者,女,25岁。2小时前打扫室内卫生时突然出现咳嗽、胸闷、呼吸困难,追问病史近3年来每年秋季常有类似发作。查体:两肺满布哮鸣音,心脏无异常。X线胸片显示心肺无异常。该例的诊断应为

A.慢性阻塞性肺疾病(A型)

B.慢性喘息型支气管炎

C.慢性阻塞性肺疾病(B型)

D.支气管哮喘

E.心源性哮喘

【答案】D

16.患者,男,23岁。突发胸闷,气急,咳嗽。听诊:两肺满布哮鸣音。应首先考虑的是

A.急性支气管炎

B.慢性支气管炎喘息型

C.心源性哮喘

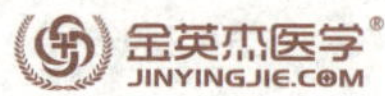

D.支气管哮喘

E.支气管肺癌

【答案】D

17.下列表现,提示哮喘病情危急的是

A.端坐呼吸

B.两肺哮鸣音减弱或消失

C.奇脉

D.口唇发绀

E.胸廓饱满,叩诊呈过清音

【答案】B

(18~19题共用备选答案)

A.痰液检查

B.血气分析

C.支气管舒张试验

D.支气管激发试验

E.血液检查

18.支气管哮喘检查肺功能的金标准是

【答案】C

19.支气管哮喘检查肺功能的银标准是

【答案】D

第四节 肺炎

1.引起肺炎的病原体主要是

A.细菌

B.病毒

C.支原体

D.真菌

E.立克次体

【答案】A

【解析】肺炎可分为细菌性和其他病原体肺炎,最常见的是细菌性肺炎。

2.下列各项肺炎按病因分类的是

A.大叶性肺炎

B.细菌性肺炎

C.院内获得性肺炎

D.小叶性肺炎

E.间质性肺炎

【答案】B

3.无并发症的肺炎链球菌肺炎最主要的治疗措施是

A.卧床休息

B.高热时物理降温

C.抗菌

D.补充血容量

E.祛痰、止咳、吸氧

【答案】C

4.肺炎链球菌肺炎的典型体征是

A.呈急性病容

B.肺实变体征

C.感染休克的体征

D.叩诊过清音

E.局部的干啰音

【答案】B

5.典型肺炎链球菌肺炎的痰液性状是

A.血性黏液痰

B.脓痰

C.铁锈色痰

D.白色泡沫样痰

E.脓臭痰

【答案】C

6.肺炎链球菌肺炎患者出现胸痛的特点,错误的是

A.多在患侧

B.呈针刺样

C.可放射至肩部

D.可伴腹部疼痛

E.咳嗽时疼痛减轻

【答案】E

7.治疗肺炎链球菌肺炎应首选的抗生素是

A.红霉素

B.青霉素

C.复方磺胺甲基异哪唑

D.氟喹诺酮类

E.头孢菌素类

【答案】B

8.肺炎链球菌肺炎胸痛的治疗方法是

A.吸氧

B.给予溴己新口服

C.酌用少量镇痛药

D.酌用地西泮

E.物理降温

【答案】C

【解析】对症治疗:高热者采用物理降温,如有气急发绀者应吸氧。咳痰困难者可给予溴己新口服。剧烈胸痛者,可局部热敷或酌用少量镇痛药如可待因等。如有麻痹性肠梗阻,应暂禁食、禁饮,肠胃减压。烦躁不安、谵妄者酌用地西泮或水合氯醛,禁用抑制呼吸中枢的镇静药。

9.肺炎链球菌肺炎感染性休克时处理正确的是

A.保持半卧位

B.禁用糖皮质激素

C.及时补充血容量

D.首选血管活性药

E.主要纠正代谢性碱中毒

【答案】C

11.可用于早期快速诊断支原体肺炎的检查是

A.胸部X线

B.血常规

C.冷凝集试验

D.痰培养

E.呼吸道标本支原体抗体检测

【答案】E

12.肺炎支原体肺炎胸部X线检查的表现,错误的是

A.多形态浸润影

B.呈叶段分布

C.肺下野多见

D.可从肺门向外伸展

E.3~4周后可自行消散

【答案】B

13.肺炎支原体肺炎的突出症状是

A.头痛、肌痛、咽痛、耳痛

B.阵发性刺激性干咳

C.起病缓慢

D.本病在儿童和青年人发病率较高

E.本病肺部常无明显体征

【答案】B

14.X线检查肺部多种形态的浸润影,呈节段性分布。可见于

A.肺癌

B.支原体肺炎

C.肺脓肿

D.肺结核

E.肺炎链球菌肺炎

【答案】B

15.用于治疗肺炎支原体肺炎的首选抗生素是

A.氨基糖苷类

B.青霉素类

C.大环内酯类

D.头孢菌素类

E.氟喹诺酮类

【答案】C

16.肺炎支原体肺炎与病毒性肺炎鉴别诊断的主要依据是

A.X线检查

B.实验室检查

C.病原学检查

D.血常规检查

E.B 型超声检查

【答案】C

17.肺炎支原体肺炎治疗应首选的药物是

A.红霉素

B.青霉素

C.头孢菌素

D.克林霉素

E.头孢氨苄

【答案】A

【解析】治疗本病首选大环内酯类抗生素,如红霉素、罗红霉素、阿奇霉素等。疗程一般为2~3周。因肺炎支原体无细胞壁,青霉素或头孢菌素类等抗生素无效。

18.患者,女,28岁。因旅途劳累而畏寒,高热,体温达39 ℃,干咳,右侧胸痛,深呼吸或咳嗽时加重。体检:患者呈急性重病容,面部充血,口角有疱疹,右中下肺闻及支气管呼吸音,临床诊断急性肺炎。最可能导致此病的病原体是

A.肺炎支原体

B.肺炎克雷伯菌

C.肺炎链球菌

D.肺炎衣原体

E.金黄色葡萄球菌

【答案】C

19.患者,男,23岁。高热、寒战2天,咳嗽,胸痛,咳铁锈色痰。查体:右肺中叶有实变体征。抗感染治疗应首选

A.头孢氨苄

B.红霉素

C.四环素

D.青霉素

E.林可霉素

【答案】D

20.患者,男,27岁。高热寒战2天,胸痛,伴咳嗽,痰中带血。听诊:右肺中部可闻及湿啰音。应首先考虑的是

A.急性支气管炎

B.肺炎

C.肺结核

D.肺癌

E.支气管哮喘

【答案】B

21.患者,男,22岁。阵发性干咳2周,自觉咽痛、头痛,咳少量黏液痰。查体:双肺呼吸音粗,未闻及明显干湿啰音,上身可见散在斑丘疹。血常规:WBC 9×109/L,N 86%。胸片:下肺可见节段性分布浸润影。冷凝集试验阳性。可能的诊断是

A.肺炎球菌肺炎

B.肺炎支原体肺炎

C.肺结核

D.军团菌肺炎

E.病毒性肺炎

【答案】B

22.患者,38岁。高热、寒战4天,伴咳嗽,胸痛,痰中带血。为协助诊断,应首选的检查方法是

A.血常规检查

B.肺部听诊

C.X线检查

D.痰结核菌检查

E.血培养

【答案】C

(23~24题共用备选答案)

A.肺叶实变

B.双肺播散病灶

C.脓腔及液平面

D.肺部多种形态的浸润影

E.双肺纹理增多

23.肺炎链球菌肺炎 X 线检查显示的影像是

【答案】A

24.肺炎支原体肺炎 X 线检查显示的影像是

【答案】D

第五节　原发性支气管肺癌

1.原发性支气管肺癌早期最常见的表现是

A.刺激性咳嗽

B.顽固性胸痛

C.声音嘶哑

D.锁骨上淋巴结肿大

E.霍纳综合征

【答案】A

2.原发性支气管肺癌最重要的病因是

A.病毒感染

B.空气污染

C.过多接触煤烟

D.吸烟

E.内分泌失调

【答案】D

3.下列关于周围型肺癌的描述，正确的是

A.生长在段支气管以上

B.约占肺癌的 3/4

C.以腺癌较为常见

D.位于肺门附近

E.纤维支气管镜的确诊率可达 95%

【答案】C

4.肺癌的组织分型中恶性程度最高的是

A.小细胞肺癌

B.大细胞癌

C.中央型肺癌

D.周围型肺癌

E.非小细胞肺癌

【答案】A

5.肺癌由原发肿瘤引起的是

A.咳嗽，咯血，胸闷，气急

B.胸痛

C.吞咽困难

D.头痛，呕吐，共济失调

E.厌食，肝区疼痛，黄疸

【答案】A

【解析】原发肿瘤引起的表现：咳嗽为常见的早期症状，多呈刺激性干咳或伴少量黏液痰。如肿瘤压迫导致支气管狭窄，呈持续性高音调金属音咳嗽。继发感染时，则咳脓性痰。因癌组织血管丰富，痰内常间断或持续带血，如侵及大血管可导致大咯血。如肿瘤引起支气管部分阻塞，可引起局限性喘鸣，并有胸闷、气急等。全身症状有体重下降、发热等。

6.肺癌引起上腔静脉压迫综合征是由于

A.侵犯心脏所致

B.侵犯纵隔，压迫上腔静脉所致

C.压迫到主动脉所致

D.压迫双侧锁骨下静脉所致

E.右心功能不全

【答案】B

7.下列各项，肺癌压迫喉返神经引起的是

A.声音嘶哑

B.偏瘫

C.哮鸣音

D.胸闷气急

E.刺激性干咳

【答案】A

8.下列表现为同侧眼睑下垂、眼球内陷、

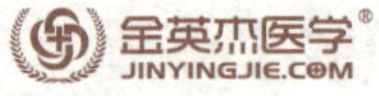

瞳孔缩小等引起的症状是

A.咳嗽

B.胸闷

C.体重下降

D.Horner 综合征

E.杵状指

【答案】D

9.下列各项，肺癌远处转移可出现的是

A.肝大、黄疸、腹水

B.霍纳综合征

C.肥大性骨关节病

D.上腔静脉压迫综合征

E.肺上沟瘤

【答案】A

【解析】肿瘤远处转移引起的表现：如肺癌转移至脑、肝、骨、肾上腺、皮肤等可出现相应的表现。锁骨上淋巴结是肺癌常见的转移部位，多位于前斜角肌区，无痛感，固定而坚硬，逐渐增大、增多并融合。

10.对肺癌诊断最有价值的表现是

A.声音嘶哑

B.刺激性干咳

C.肺部局限性哮鸣音

D.胸腔积液

E.肺内高密度块影

【答案】E

11.对中央型肺癌的诊断率较高的检查是

A.经纤维支气管镜的活检

B.痰细胞学检查

C.经皮针吸细胞学检查

D.淋巴结活检

E.胸部X线检查

【答案】A

12.易引起Horner综合征的肺癌是

A.中央型肺癌

B.周围型肺癌

C.肺上沟痛

D.细支气管一肺泡癌

E.小细胞癌

【答案】C

13.肺癌局部扩展引起的症状，错误的是

A.压迫肋间神经：剧烈胸痛

B.压迫大气道：呼气性呼吸困难

C.压迫喉返神经：声音嘶哑

D.压迫上腔静脉：上腔静脉压迫综合征

E.压迫颈交感神经：Horner 综合征

【答案】B

14.中央型肺癌是

A.生长在叶、段以下的支气管

B.生长在段以上的支气管

C.远离肺门、靠近肺的边缘

D.约占肺癌的 1/4

E.以腺癌较常见

【答案】B

15.肺癌常见的淋巴结转移部位是

A.颈前淋巴结

B.锁骨上淋巴结

C.腋窝淋巴结

D.颌下淋巴结

E.颏下淋巴结

【答案】B

16.患者，男，48岁。每日吸烟20支已多年。近来经常咳嗽，痰中有血丝，1周前突感呼吸困难。X线透视见右侧胸腔大片致密阴影，胸腔穿刺抽出大量血性胸水。应首先考虑的是

A.结核性胸膜炎

B.大叶性肺炎并发胸膜腔积脓

C.肺癌转移至胸膜

D.肺癌并发肺脓肿

E.肺门淋巴结转移癌压迫胸导管

【答案】C

17.患者,男。结核病史6年,因咳嗽、咳痰、痰中带血、发热、消瘦加重1个月来医院检查。为排除肺癌,其鉴别主要根据

A.年龄

B.全身中毒症状

C.咳嗽、咳痰、咯血

D.血沉

E.X线或痰液检查

【答案】E

18.患者,男,48岁。咳嗽2个月,痰中带血,不发热,抗感染治疗效果不明显。3次X线检查均显示右肺中叶炎症。为确诊,下列哪项检查最重要

A.血常规

B.血培养

C.结核菌素试验

D.痰结核菌检查

E.纤维支气管镜检查

【答案】E

【解析】老年男性,长期咳嗽,抗感染治疗无效时,应考虑是否为肺癌。中心型肺癌发生于支气管,易导致支气管堵塞而发生右肺中叶炎症,此时应行纤维支气管镜检查。支气管镜检查,是肺癌诊断中最重要的检查手段之一,总的确诊率可达80%~90%,对肺癌支气管侵犯的定位,手术方案的设计有着极为重要的指导作用。

19.患者,男,45岁。慢性支气管炎病史6年。近3个月咳嗽加重,痰中持续带血,伴胸闷,气急,胸痛。X线检查见肺门阴影增大。应首先考虑的是

A.慢性支气管炎

B.原发性支气管肺癌

C.肺炎

D.肺结核

E.肺脓肿

【答案】B

20.患者,男,52岁。干咳、胸痛、发热、消瘦1个月。经检查诊断为小细胞肺癌,其治疗首选的措施是

A.化疗

B.手术治疗

C.放射治疗

D.干扰素

E.集落刺激因子

【答案】A

(21~22题共用备选答案)

A.中央型肺癌

B.腺癌

C.小细胞癌

D.大细胞癌

E.鳞状上皮细胞癌

21.女性多见的肺癌是

【答案】B

22.男性多见的肺癌是

【答案】E

【解析】鳞状上皮细胞癌:多见于老年男性,与吸烟关系密切。腺癌:发病率有增加的趋势女性多见,与吸烟关系不密切。

第六节 慢性呼吸衰竭

1.呼吸衰竭的诊断有赖于

A.动脉血气分析检查

B.胸部CT检查

C.血象检查

D.X线正侧位胸片检查

E.超声检查

【答案】A

【解析】呼吸衰竭的诊断有赖于动脉血气

分析检查，根据血气分析，将呼吸衰竭分为2种类型。$PaO_2<60$ mmHg，伴或不伴 $PaCO_2>50$ mmHg，以伴有 $PaCO_2>50$ mmHg 的Ⅱ型呼衰为常见，故选A；余选项均是该病的次要诊断，故排除。

2.以下哪项不是慢性呼吸衰竭的缺氧表现

A.呼吸困难是最早出现的症状

B.发绀是缺氧严重的表现

C.精神神经症状常见注意力不集中，智能及定向力障碍，缺氧加重时间出现烦躁、恍惚，甚至昏迷

D.循环系统表现为早期血压升高、心动过速，严重者出现心动过缓、心律失常甚至血压下降

E.早期出现睡眠习惯改变，昼睡夜醒，严重时出现抽搐、昏迷等

【答案】E

第二章　循环系统疾病

第一节　急性心力衰竭

1.诊断急性肺水肿最具有特征意义的依据是

A.严重的呼吸困难，发绀

B.心尖部舒张早期奔马律

C.交替脉

D.两肺干湿性啰音

E.严重呼吸困难伴咯粉红色泡沫样痰

【答案】E

2.改善急性左心衰竭症状最有效的药物是

A.利尿剂

B.洋地黄

C.钙离子拮抗剂

D.β肾上腺素受体阻滞剂

E.血管紧张素转换酶抑制剂

【答案】A

3.治疗急性肺水肿的主要措施是

A.休息

B.静脉补液

C.快速利尿

D.控制感染

E.限制钠盐摄入

【答案】C

4.下列哪项不属于急性左心衰竭临床表现

A.起病急，突发严重的呼吸困难

B.强迫坐位

C.面色灰白，发绀

D.咳粉红色泡沫状痰

E.剧烈的胸痛

【答案】E

第二节　慢性心力衰竭

1.慢性左心衰竭患者的体征中，最有诊断价值的是

A.第一心音低钝

B.肺动脉瓣区第二心音亢进

C.心率增快

D.心脏扩大

E.舒张期奔马律

【答案】E

2.左心衰竭患者最早出现的表现是

A.劳力性呼吸困难

B.咳嗽、咯痰、咯血

C.肝-颈静脉反流征阳性

D.急性肺水肿

E.少尿

【答案】A

【解析】左心衰竭可表现为劳力性呼吸困难、夜间阵发性呼吸困难(心源性哮喘)和端坐呼吸,严重时可出现急性肺水肿。劳力性呼吸困难可为首发症状(最早出现)。

3.右心衰竭时典型的体征是

A.呼吸困难

B.咳嗽

C.咯血

D.肝颈静脉回流征阳性

E.紫绀

【答案】D

【解析】右心衰竭的体征:肝颈静脉回流征阳性,颈静脉充盈或怒张,下垂性对称性水肿(双下肢)。右心奔马律(胸骨左缘第3、4肋间闻及舒张期奔马律),紫绀等。

4.有助于右心衰竭与心包积液鉴别的检查是

A.胸部X线

B.超声心动图

C.放射性核素检查

D.常规实验室检查

E.血浆脑钠肽检测

【答案】B

5.右心衰竭与肝硬化的鉴别要点是

A.水肿

B.腹水

C.奇脉

D.颈静脉充盈

E.心尖搏动弱

【答案】D

6.慢性左心衰竭患者的体征中,最不具有诊断价值的是

A.心音低钝

B.肺动脉瓣区第二心音亢进

C.心率减慢

D.心脏扩大

E.舒张期奔马律

【答案】C

7.关于慢性左心衰竭的临床表现,错误的是

A.劳力性呼吸困难

B.夜间阵发性呼吸困难

C.反复咯血

D.心源性哮喘

E.肝-颈静脉反流征阳性

【答案】B

8.关于NYHA分级评价心功能的描述,错误的是

A.患者活动不受限制为Ⅰ级

B.患者一般活动即出现症状为Ⅱ级

C.患者小于平时活动即出现症状为Ⅲ级

D.患者休息状态下即有症状为Ⅴ级

E.根据患者自觉的活动能力划分为五级

【答案】E

9.下列关于洋地黄中毒处理叙述正确的是

A.可选用苯妥英钠

B.有低血钾时予以补充钾盐

C.单纯补钾效果不明显时,可同时补镁

D.纠正心律失常

E.立即停药,并进行对症处理

【答案】E

10.扩张动、静脉宜选用的药物是

A.硝普钠

B.硝酸甘油

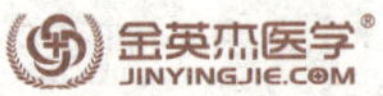

C.酚妥拉明

D.多巴胺

E.氨茶碱

【答案】A

11.β受体阻滞剂的禁忌症是

A.支气管哮喘

B.严重心动过缓

C.心力衰竭

D.急性左心衰竭

E.以上都是

【答案】E

12.引起左心衰竭临床症状的主要原因是

A.肺淤血、肺水肿

B.左心室扩大

C.肺动脉压力增高

D.心肌收缩力降低

E.体循环静脉压升高

【答案】A

13.老年患者,高血压性心脏病史3年,夜间睡眠时突然憋醒,呼吸困难,呈哮喘状态,应诊断为

A.心源性哮喘

B.支气管哮喘

C.慢支喘息型

D.肺炎

E.右心衰竭

【答案】A

14.患者,47岁。高血压性心脏病史5年,近半个月出现呼吸困难、咳嗽、咳痰、咯血、心悸、交替脉等表现。应考虑高血压心脏病伴有的是

A.左心衰竭

B.右心衰竭

C.全心衰竭

D.急性肺水肿

E.支气管炎

【答案】A

15.患者,48岁。风心病3年,近半月来胃纳差,恶心,呕吐,肝区疼痛,尿少。查体:颈静脉怒张,心尖区可闻及舒张期杂音,三尖瓣区可闻及收缩期杂音,肝肋下2 cm。应首先考虑的是

A.肝炎

B.右心衰竭

C.左心衰竭

D.肝硬化

E.全心衰竭

【答案】B

16.患者,男,26岁。心悸,气促1年。查体:两颊暗红,颈静脉明显怒张,下肢浮肿。心浊音界向左扩大,心尖区可闻及舒张期隆隆样杂音,肝右肋下4 cm,质软,有压痛,肝颈静脉回流征阳性。应首先考虑的是

A.二尖瓣狭窄并发右心衰竭

B.二尖瓣关闭不全后期所致右心衰竭

C.主动脉瓣狭窄并发左心衰竭

D.主动脉瓣关闭不全并发左心衰竭

E.肺源性心脏病致右心衰竭

【答案】A

17.舒张性心力衰竭在无收缩功能障碍的情况下,禁用的药物是

A.氢氯噻嗪

B.硝苯地平

C.地高辛

D.依那普利

E.美托洛尔

【答案】C

第三节 心律失常

1.下列各项,过早搏动最容易出现在

A.正常人

B.心脏病患者

C.甲状腺功能亢进症患者

D.疲劳者

E.吸烟者

【答案】B

2.快速心律失常的最常见发生机制是

A.逸搏

B.心律失常

C.扑动与颤动

D.折返

E.传导阻滞

【答案】D

第四节 快速性心律失常

1.使快速房颤的心室率减慢,应首选

A.利多卡因

B.苯妥英钠

C.普鲁卡因酰胺

D.洋地黄

E.奎尼丁

【答案】D

2.最易引起房颤的疾病是

A.风湿性心脏病二尖瓣狭窄

B.冠心病

C.甲状腺功能亢进性心脏病

D.高血压性心脏病

E.缩窄性心包炎

【答案】A

【解析】与房颤有关的心血管病包括瓣膜性心脏病(大多为二尖瓣性)、冠心病(CAD)以及高血压,尤其是存在左室肥厚(LVH)时。

3.提前出现的 P′ 波与窦性 P 波形态各异,P′R 间期≥0.12 秒提示的内容是

A.房性过早搏动

B.室性过早搏动

C.房室交界性过早搏动

D.房性心动过速

E.室性心动过速

【答案】A

【解析】房性过早搏动:①提前出现的 P′ 波与窦性 P 波形态各异,P′R 间期≥0.12 秒。②提前出现的 QRS 波群形态通常正常。③代偿间歇常不完全。

4.下列各项关于室性过早搏动的叙述错误的是

A.提前出现的 QRS 波群前无相关 P 波

B.提前出现的 QRS 波群宽大畸形

C.QRS 波群时限<0.12 秒

D.T 波方向与 QRS 波群主波方向相反

E.代偿间歇完全

【答案】C

5.无器质性心脏病引发的房早治疗可选用的药物是

A.β 受体阻滞剂

B.普鲁卡因胺

C.可不需治疗

D.静注利多卡因

E.氯化钾

【答案】A

6.伴有血流动力学异常的阵发性室性心动过速,治疗应首选的是

A.静注毛花苷 C

B.静注胺碘酮

C.同步直流电复律

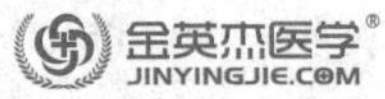

D.静注利多卡因

E.超速起搏

【答案】C

7.急性房颤患者,心室率过快或伴有心功能不全治疗时首选的药物是

A.美托洛尔

B.毛花苷 C

C.奎尼丁

D.维拉帕米

E.利多卡因

【答案】B

8.连续3 个或 3 个以上室性早搏形成的异位心律,可称为

A.房室结折返性心动过速

B.自律性房性心动过速

C.室性心动过速

D.房性心动过速

E.折返性房性心动过速

【答案】C

9.室性心动过速最常见的原因是

A.冠心病

B.心肌炎

C.药物中毒

D.血钾紊乱

E.代谢障碍

【答案】A

10.下列哪项不属于房室结折返性心动过速

A.发作呈突发突止

B.可有心悸、焦虑、紧张、乏力、眩晕、晕厥等

C.第一心音强度恒定

D.心律绝对不规则

E.多由一个室上性早搏诱发

【答案】D

11.阵发性室上性心动过速的心电图诊断,下列哪项不正确

A.心室率 150~250 次/分

B.节律一般规则,但也可有不规则

C.QRS 波群形态可不正常

D.可见到逆行 P 波

E.起始及终止突然

【答案】B

12.阵发性室上性心动过速发作时先行治疗应选用的是

A.静脉注射西地兰

B.静脉注射利多卡因

C.给予升压药

D.刺激迷走神经

E.胆碱酯酶抑制剂

【答案】D

【解析】房室结折返性心动过速急性发作期首选机械刺激迷走神经(压迫眼球、按压颈动脉、刺激会厌引起恶心等)。

13.室性心动过速的首选药物是

A.苯妥英钠

B.洋地黄

C.腺苷

D.维拉帕米

E.利多卡因

【答案】E

14.P 波消失,代之以一系列大小不等、形状不同、节律完全不规则的房颤波(f 波),见于下列哪项

A.室性心动过速

B.心房颤动

C.房性心动过速

D.室性过早搏动

E.房性过早搏动

【答案】B

15.患者,女性,65 岁。平素自服地高辛和氢氯噻嗪,治疗剂量不详,因突发胸闷、心

悸就诊，心电图示室早二联律，血清钾 2.4 mmol/L，当前最关键的处理是

A.立即停用地高辛

B.鼻导管给氧

C.静注利多卡因

D.静注普罗帕酮

E.静注苯妥英钠

【答案】A

第五节 缓慢性心律失常

1.易引起阿-斯综合征发作常见的心律失常是

A.心房颤动

B.三度房室传导阻滞

C.左前分支传导阻滞

D.阵发性室上性心动过速

E.二度Ⅰ型房室传导阻滞

【答案】B

2.窦性心动过缓时出现早搏可用何药治疗

A.异搏定

B.奎尼丁

C.洋地黄

D.阿托品

E.苯妥英钠

【答案】D

(3~4 题共用备选答案)

A.糖皮质激素

B.抗生素

C.尿激酶

D.速尿

E.洋地黄

3.风湿热引起的房室传导阻滞宜用的药物是

【答案】B

4.急性心肌梗死时，24 小时禁用的药物是

【答案】E

第六节 心脏骤停与心肺复苏

1.目前用于心脏骤停心脏复苏的主要药物是

A.肾上腺素

B.去甲肾上腺素

C.利多卡因

D.阿托品

E.多巴胺

【答案】A

2.心脏性猝死最常见的病因是

A.心肌病

B.冠心病

C.急性心肌炎

D.主动脉瓣狭窄

E.预激综合征

【答案】B

3.现场判断成人心脏骤停最简易常用的方法是

A.触诊大动脉搏动

B.听诊心音

C.进行心电图描记

D.心电监护

E.触诊心尖搏动

【答案】A

4.依据国际指南，成人胸外心脏按压与人工呼吸的比值是

A.5：1

B.15：1

C.15：2

D.30：1

E.30：2

【答案】E

5.人工呼吸的前提条件是

A.心脏按压

B.判断意识

C.通畅气道

D.判断脉搏

E.降低体温

【答案】C

第七节　原发性高血压

1.高血压患者首先出现的心脏并发症是

A.心绞痛

B.心律不齐

C.左心室肥厚

D.左心室扩大

E.心力衰竭

【答案】C

2.下列哪项不是高血压的并发症

A.高血压危象

B.高血压脑病

C.脑卒中

D.慢性肾衰竭

E.室性早搏

【答案】E

【解析】高血压的并发症有高血压危象、高血压脑病、脑卒中、慢性肾衰竭、主动脉夹层。

3.恶性高血压病人大多数以下列哪个器官的功能损害最为严重

A.肾脏

B.肝脏

C.心脏

D.眼底

E.脑

【答案】A

4.关于高血压脑病的特征，以下错误的是

A.轻者仅有烦躁、意识模糊

B.可出现一过性失明、失语、偏瘫

C.临床表现以颅内压升高所致

D.严重者发生抽搐、昏迷

E.大多伴有急性脑水肿表现

【答案】B

5.高血压并发急性左心衰时应选用的药物是

A.呋塞米

B.复方降压片

C.普萘洛尔

D.美托洛尔

E.倍他洛尔

【答案】A

6.高血压伴糖尿病肾病的治疗药物是

A.利尿剂

B.β 受体阻滞剂

C.钙通道阻滞剂

D.血管紧张素转换酶抑制剂

E.血管紧张素Ⅱ受体阻滞剂

【答案】D

7.患者，男，60 岁。高血压病史 10 年，突发剧烈头痛，眩晕，恶心，呕吐，失语。查体：无肢体活动障碍。血压200/120mmHg（26.6/16kPa），神经反射正常。应首先考虑的是

A.急进型高血压

B.缓进型高血压

C.高血压脑病

D.高血压性脑出血

E.高血压性心脏病

【答案】C

8.高血压最常见的并发症是

A.高血压脑病

B.脑血管病

C.慢性肾衰竭

D.主动脉夹层

E.冠心病

【答案】B

9.患者,男,70岁。慢性支气管炎及高血压病史10年,近半年活动后自觉气短。检查:血压160/95 mmHg(21.3/12.6 kPa),心脏听诊未闻及器质性杂音,两肺听诊无异常,心电图及X线显示左心室增大。应首先考虑的是

A.冠心病

B.高血压性心脏病

C.风心病

D.肺心病

E.病毒性心肌炎

【答案】B

10.患者,男,55岁。高血压病史10年。今日剧烈头痛,眩晕,恶心,呕吐。查体:无肢体活动障碍,血压200/120 mmHg(26.6/16 kPa)。为快速降压,应选择下列哪种药物

A.硝普钠

B.心得安

C.硝苯吡啶

D.降压灵

E.复方降压片

【答案】A

(11~12题共用备选答案)

A.140~159 mmHg/90~99 mmHg

B.140~149 mmHg/90~94 mmHg

C.160~179 mmHg/100~109 mmHg

D.160~189 mmHg/100~110 mmHg

E.≥180 mmHg/≥110 mmHg

11.确诊1级高血压的血压标准是

【答案】A

12.确诊2级高血压的血压标准是

【答案】C

(13~14题共用备选答案)

A.血压<130/80 mmHg

B.血压<140/90 mmHg

C.血压<160/80 mmHg

D.血压<110/70 mmHg

E.血压<120/80 mmHg

13.降压治疗的目标是使血压降至

【答案】B

14.中青年患者或合并有糖尿病、肾病变患者,血压应控制在

【答案】A

【解析】根据国际对高血压的诊断治疗统一标准,降压治疗的达标血压为<140/90 mmHg。对合并有糖尿病或肾病的中青年患者则要求达标血压为<130/85 mmHg。

第八节 冠状动脉性心脏病

1.关于冠状动脉粥样硬化性心脏病,下列哪项说法不正确

A.冠状动脉粥样硬化性心脏病好发于40岁以上中老年人

B.患病率男性多于女性

C.脑力劳动者较少见

D.糖尿病患者发病率较非糖尿病者高出数倍

E.高胆固醇血症是最重要的危险因素

【答案】C

2.下列选项中,不属于冠心病危险因素的是

A.高血压

B.高脂血症

C.糖尿病

D.性别

E.睡眠呼吸暂停综合征

【答案】E

第九节 心绞痛

1.心绞痛发作的典型部位是

A.胸骨上中段之后

B.心尖部

C.心前区向颈咽部放射

D.胸骨下段后

E.剑突下

【答案】A

2.典型心绞痛患者,含服硝酸甘油片后,缓解的时间一般是

A.1 分钟之内

B.1~3 分钟

C.5~10 分钟

D.11~20 分钟

E.21~30 分钟

【答案】B

【解析】典型心绞痛发作是突然发生的位于胸骨体上段或中段之后的压榨性、闷胀性或窒息性疼痛,亦可能波及大部分心前区,可放射至左肩左上肢前内侧,舌下含硝酸甘油片如有效,心绞痛应于 1~3 分钟内缓解。

3.诊断冠心病心绞痛有意义的心电图表现是

A.QRS 宽大畸形

B.T 波倒置

C.ST 段下移

D.病理性 Q 波

E.ST-T 鱼钩样改变

【答案】C

4.变异型心绞痛的主要特征是

A.疼痛时间延长、程度加重

B.发作时 ST 段呈弓背向上抬高

C.含服硝酸甘油不见缓解

D.疼痛部位不在胸骨后

E.发作时 ST 段下降,T 波倒置或变低平

【答案】B

5.心肌梗死与心绞痛心电图鉴别最有意义的是

A.ST 段抬高

B.ST 段抬高,伴尖耸 T 波

C.异常(病理)Q 波

D.冠状 T 波

E.T 波高耸

【答案】C

6.心绞痛患者体检无异常,确诊应选择的检查是

A.普通心电图

B.胸部 CT

C.超声心动图

D.心脏放射性核素检查

E.冠状动脉造影

【答案】E

7.心绞痛严重度的分级,轻微活动或休息时即可发生心绞痛属于

A.0 级

B.Ⅰ级

C.Ⅱ级

D.Ⅲ级

E.Ⅳ级

【答案】E

8.心绞痛合并有高血压及心率增快者宜首选的药物是

A.美托洛尔

B.硝苯地平

C.维拉帕米

D.洋地黄

E.巯甲丙脯酸

【答案】A

9.患者,男,68 岁。冠心病史 6 年,体力活动后突然胸骨后疼痛,有压迫感、发闷,被迫停止原来活动,持续了 3~5 分钟,疼痛缓解。其胸痛考虑是

A.肋间神经痛

B.急性心肌梗死

C.胆石症

D.胸椎病

E.心绞痛

【答案】E

第十节 急性心肌梗死

1.急性心肌梗死早期(24 小时内)死亡主要由于

A.心力衰竭

B.心源性休克

C.心律失常

D.心脏破裂

E.脑栓塞

【答案】C

2.心肌梗死最早出现和最突出的症状是

A.心律失常

B.低血压

C.心力衰竭

D.发热

E.疼痛

【答案】E

3.急性心肌梗死早期(24 小时内)心律失常多见的是

A.房性早搏

B.室性早搏

C.交界性早搏

D.窦性心动过缓

E.窦性心动过速

【答案】B

4.急性心肌梗死溶栓治疗的时间是

A.30 分钟内

B.1 小时内

C.3~6 小时内

D.5 小时内

E.24 小时内

【答案】A

【解析】无条件施行介入治疗或因患者就诊延误,转送患者到可施行介入治疗的单位将会错过再灌注时机,如无禁忌证应立即(接诊患者后 30 分钟内)行溶栓治疗。

5.能够鉴别急性心肌梗死和急性心包炎的是

A.胸痛

B.发热

C.休克

D.ST 段弓背向下型抬高

E.T 波倒置

【答案】D

【解析】急性心包炎,胸痛与发热同时出现,有心包摩擦音或心包积液的体征。心电图改变常为普遍导联 S-T 段弓背向下型抬高,T 波倒置,无异常 Q 波出现。彩超可诊断。

6.患者因急性前壁心肌梗死入院治疗,其病因最常见的是

A.高血压病

B.冠状动脉粥样硬化

C.体力活动

D.情绪激动

E.休克

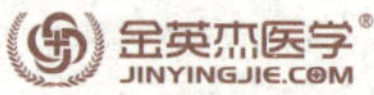

【答案】B

7.患者，男，40岁。因剧烈胸痛、低血压、频发室早急诊，心电图检查V1～V3导联出现急性心肌梗死特征性改变。可诊断为

A.急性下壁心肌梗死

B.急性前间壁心肌梗死

C.急性前侧壁心肌梗死

D.急性广泛前壁心肌梗死

E.急性高侧壁心肌梗死

【答案】B

8.患者，男，55岁。急性广泛前壁心肌梗死，入院后6小时。首选哪项治疗措施

A.口服美托洛尔

B.链激酶溶栓治疗

C.静脉注射毛花苷C

D.口服卡托普利

E.静脉滴注低分子右旋糖酐

【答案】B

9.增高的程度能较准确反映心肌梗死范围并有助于判断溶栓治疗是否成功的检查是

A.肌红蛋白

B.血沉

C.天冬氨酸转氨酶

D.肌钙蛋白

E.肌酸激酶同工酶

【答案】E

10.患者，男，70岁。近日胸痛发作频繁，2小时前胸痛再次发作，含化硝酸甘油不能缓解。查体：血压90/60 mmHg，心律不齐。心电图Ⅱ、Ⅲ、aVF导联ST段抬高，呈弓背向上的单向曲线。应首先考虑的是

A.心绞痛

B.急性心包炎

C.急性前间壁心肌梗死

D.急性下壁心肌梗死

E.急性广泛前壁心肌梗死

【答案】D

11.患者，女，61岁。急性下壁和后壁心肌梗死，当晚突然意识丧失，抽搐。心电图发现有窦性停搏和三度房室传导阻滞。此时应首先考虑

A.扩血管药物

B.异丙基肾上腺素

C.阿托品

D.抗凝治疗

E.安装临时起搏器

【答案】E

第十一节　心脏瓣膜病

1.二尖瓣狭窄最常见的早期症状是

A.咯血

B.头昏

C.呼吸困难

D.水肿

E.体循环淤血

【答案】C

2.主动脉瓣狭窄的典型三联征是

A.呼吸困难、心绞痛、晕厥

B.心力衰竭、心绞痛、晕厥

C.呼吸困难、心律失常、晕厥

D.心力衰竭、心律失常、晕厥

E.心绞痛、心律失常、晕厥

【答案】A

3.可出现周围血管征的心脏瓣膜病是

A.主动脉瓣关闭不全

B.二尖瓣关闭不全

C.三尖瓣关闭不全

D.主动脉瓣狭窄

E.肺动脉瓣狭窄

【答案】A

4.最常出现周围血管征的疾病是

A.主动脉瓣关闭不全

B.二尖瓣关闭不全

C.主动脉避狭窄

D.二尖瓣狭窄

E.肺动脉瓣关闭不全

【答案】A

5.风心病二尖瓣狭窄伴房颤最易出现的症状是

A.呼吸道感染

B.心力衰竭

C.心律不齐

D.亚急性感染性心内膜炎

E.栓塞

【答案】E

6.患者,男,45岁。10年前患风湿热。检查:心尖部听到舒张期隆隆样杂音,X线显示左心房增大。应首先考虑的症状是

A.二尖瓣关闭不全

B.二尖瓣狭窄

C.主动脉瓣关闭不全

D.主动脉瓣狭窄

E.肺动脉瓣狭窄

【答案】B

7.患者,女,28岁。四肢大关节游走性疼痛2年。近半年心慌气短,双下肢浮肿。检查:颈静脉怒张,双下肢凹陷性水肿,肝肋缘下3.5 cm,心尖部可闻及舒张期杂音。其诊断的症状是

A.风湿性主动脉瓣关闭不全

B.风湿性左房室瓣关闭不全

C.左房室瓣狭窄及关闭不全

D.心力衰竭

E.风湿性左房室瓣狭窄合并右心衰竭

【答案】E

8.患者,36岁。有风湿性关节炎病史。检查:心尖部可听到响亮、粗糙的全收缩期吹风样杂音,X线显示左心房、左心室增大。应首先考虑的心瓣膜病变是

A.二尖瓣关闭不全

B.二尖瓣狭窄

C.主动脉瓣关闭不全

D.主动脉瓣狭窄

E.肺动脉瓣狭窄

【答案】A

【解析】心尖部可听到响亮、粗糙的全收缩期吹风样杂音,为左心室收缩时血液通过二尖瓣返流至左心房,故左心房增大。长期返流将导致左心室有效泵出量不够而发生左心室代偿性肥大,故本题考虑为风心病导致二尖瓣关闭不全。

(9~10题共用备选答案)

A.咯鲜红血

B.咯暗红色血

C.咳浆液性粉红色泡沫痰

D.铁锈色痰

E.咯褐色痰

9.急性肺水肿时,可见的临床表现是

【答案】C

10.二尖瓣狭窄晚期并发肺梗死时,可见的临床表现是

【答案】B

11.二尖瓣狭窄并发心律失常最多见的是

A.房性早搏

B.阵发性心动过速

C.房颤

D.心动过缓

E.房室传导阻滞

【答案】C

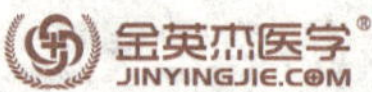

第三章　消化系统疾病

第一节　慢性胃炎

1.慢性胃炎的发病与哪种细菌感染有关

A.大肠杆菌

B.沙门菌

C.空肠弯曲菌

D.幽门螺杆菌

E.嗜盐杆菌

【答案】D

【解析】Hp 感染是慢性胃炎最主要的病因。Hp 在慢性胃炎的检出率高达 80%以上。

2.诊断慢性胃炎最可靠的方法是

A.胃液分析

B.Hp 检测

C.便常规

D.血清胃泌素水平

E.胃镜检查

【答案】E

3.血清胃泌素水平降低，应考虑的诊断是

A.慢性萎缩性胃体炎

B.慢性非萎缩性胃炎

C.慢性萎缩性胃窦炎

D.胃息肉

E.胃泌素瘤

【答案】C

4.十二指肠溃疡发病的最主要因素是

A.胃酸分泌增高

B.胃黏膜屏障减弱

C.遗传因素

D.免疫因素

E.饮食因素

【答案】A

5.患者，男，46 岁。上腹部无规律胀痛 3 年余，常因饮食不当而发作，偶有反酸，嗳气。心血管检查无异常。应首先考虑的是

A.慢性胆囊炎

B.心绞痛

C.胃溃疡

D.胃癌

E.慢性胃炎

【答案】E

6.患者，男，52 岁。上腹胀满 5 年，2 个月来食欲缺乏，全身无力。体检及 X 线钡剂造影均未见异常。胃镜活检：炎性细胞浸润，未见腺体萎缩。应诊断的为

A.胃黏膜脱垂

B.慢性浅表性胃炎

C.慢性萎缩性胃炎

D.早期胃癌

E.胃神经症

【答案】B

（7~8 题共用备选答案）

A.黏膜红斑，粗糙不平

B.黏膜苍白，呈颗粒状

C.黏膜水肿，可见龛影

D.黏膜红斑，肠腺化生

E.黏膜苍白，可见环堤

7.慢性非萎缩性胃炎胃镜下的主要改变是

【答案】A

8.慢性萎缩性胃炎胃镜下的主要改变是

【答案】B

第二节 消化性溃疡

1.消化性溃疡的发病机制中,所谓损伤因素主要是指

A.粗糙食物的损害作用

B.胃酸、胃蛋白酶的消化作用

C.反流的胆汁、胰酶的侵袭作用

D.神经、精神因素的长期作用

E.HP 感染

【答案】B

2.十二指肠溃疡的好发部位是

A.球部

B.乳头的近段降部

C.乳头的远段降部

D.十二指肠水平段

E.十二指肠升段

【答案】A

3.消化性溃疡的疼痛特征是

A.进食后饱胀

B.无规律性

C.慢性、周期性、节律性

D.转移性

E.持续性疼痛伴阵发性加剧

【答案】C

4.消化性溃疡最主要的症状是

A.反酸

B.恶心

C.上腹部疼痛

D.呕血、黑便

E.上腹部胀满不适

【答案】C

5.胃溃疡节律性疼痛的特点是

A.空腹痛

B.餐时痛

C.夜间痛

D.餐后 0.5~2 小时痛

E.餐后 3~4 小时痛

【答案】D

【解析】约在餐后 1/2~1 小时内出现,在下次餐前自行消失。

6.消化性溃疡最常见的并发症是

A.上消化道出血

B.胃肠穿孔

C.幽门梗阻

D.癌变

E.休克

【答案】A

【解析】消化性溃疡主要指发生在胃和十二指肠的慢性溃疡。出血是消化性溃疡最常见的并发症,也是上消化道大出血最常见的病因。

7.X 线钡餐检查诊断消化性溃疡最有利的证据是

A.黏膜呈锯齿状增粗

B.有激惹及变形

C.龛影

D.充盈缺损

E.胃壁蠕动减少呈皮革状

【答案】C

8.鉴别消化性溃疡和慢性胃炎的最好方法是

A.粪便隐血试验检查

B.X 线钡餐检查

C.纤维胃镜检查

D.五肽胃泌素胃液分析

E.胃黏膜脱落细胞检查

【答案】C

9.患者因节律性上腹痛、恶心、呕吐、反酸,做胃镜检查,诊断为胃溃疡。其主要病因是

A.幽门螺杆菌感染

B.非甾体抗炎药

C.遗传因素

D.免疫因素

E.饮食不规律

【答案】A

10.患者,36 岁。节律性上腹痛、恶心、呕吐、反酸。胃镜检查诊断为胃溃疡。其溃疡多发生在

A.胃小弯

B.胃窦

C.胃底

D.胃体

E.胃和十二指肠

【答案】A

【解析】十二指肠溃疡多发生在球部,前壁比较常见。胃溃疡多在胃小弯。

11.患者,53 岁。反复上腹痛 5 年,腹痛常在饭后,持续 1~2 小时。近半年疼痛加剧,食欲减退,体重减轻。检查:贫血貌,左锁骨上触及肿大淋巴结,血沉 46 mm/h,大便隐血试验持续阳性。应首先考虑的是

A.慢性胆囊炎发作

B.十二指肠溃疡发作

C.胃溃疡伴幽门梗阻

D.胃溃疡恶变

E.复合性溃疡病

【答案】D

【解析】胃溃疡最常见的症状为上腹痛,而患者在饭后腹痛,提示为胃溃疡。癌变,主要见于长期胃溃疡病的患者,而近期的疼痛突然加剧,食欲减退,体重减轻均提示癌变;检查中又见贫血貌和肿大的淋巴结。A、B、C、E 一般不引起淋巴结肿大,C 的主要症状应为因梗阻导致的呕吐。

12.患者,女,30 岁。反复上腹痛 4 年,饥饿时加重,进食后减轻。近 1 周来进食后上腹部胀痛加重,但大量呕吐后减轻。查体:轻度脱水,上腹部膨隆有振水音。应首先考虑的是

A.多发性溃疡病

B.复合性溃疡病

C.胃溃疡恶变

D.十二指肠溃疡伴幽门梗阻

E.胃窦部溃疡伴急性穿孔

【答案】D

13.最有助于快速诊断消化性溃疡并发急性穿孔的辅助检查是

A.血象

B.X 线钡餐检查

C.腹部 B 超

D.腹部透视

E.腹腔穿刺

【答案】D

(14~15 题共用备选答案)

A.在剑突下或偏左侧

B.多在中上腹正中或偏右侧

C.上腹痛顽固,放射至右上腹及背部

D.上腹痛剧烈,无规律性

E.忽然中上腹剧痛,后出现全腹痛

14.胃溃疡疼痛特点为

【答案】A

15.十二指肠溃疡疼痛特点为

【答案】B

第三节　胃癌

1.下列各项,不属胃癌癌前状态的是

A.萎缩性胃炎

B.胃溃疡

C.胃息肉

D.胃平滑肌瘤

E.胃大部切除术后残胃炎

【答案】D

2.胃癌最好发的部位是

A.胃窦

B.胃小弯

C.贲门

D.胃体

E.胃底

【答案】A

【解析】多见于胃窦部,其次为胃小弯、贲门、胃体和胃底。

3.胃癌最常见、最早的转移方式是

A.直接蔓延

B.淋巴转移

C.血行转移

D.种植转移

E.上行转移

【答案】B

4.诊断恶性溃疡最有价值的是

A.粪便隐血持续阳性

B.胃液分析缺乏

C.内镜见溃疡形状不规则,底部凹凸不平

D.胃组织学检查有核质变异细胞

E.X 线检查看到胃内充盈缺损

【答案】C

5.胃癌最常见的症状是

A.上腹疼痛

B.食欲减退

C.恶心、呕吐

D.呕血、黑便

E.低热乏力

【答案】A

6.胃癌筛选的首选方法是

A.血沉

B.血清癌胚抗原检测

C.胃镜检查

D.粪便潜血试验

E.X 线钡餐检查

【答案】D

7.胃癌淋巴结转移最常见的部位是

A.左腋窝下淋巴结

B.左锁骨上淋巴结

C.脐周淋巴结

D.胃周淋巴结

E.直肠淋巴结

【答案】B

【解析】胃癌淋巴结转移,除了腹内瘤旁淋巴结外,左锁骨上淋巴结转移率最高。

8.患者,男,60 岁。上腹痛,食欲减退,持续黑便1 月余。查体:上腹触及肿块。应首先考虑的是

A.胃癌

B.胃溃疡

C.慢性萎缩性胃炎

D.胃原发性淋巴瘤

E.食管癌

【答案】A

9.患者胃溃疡病史 8 年。因上腹痛、呕吐、消瘦来医院检查,诊断为胃癌中、晚期。其主要体征是

A.淋巴结肿大

B.腹部肿块

C.肝大

D.腹水

E.血栓性静脉炎

【答案】B

10.患者,男,45 岁。近 1 个月来,因上腹部不适,食欲减退,体重减轻而疑诊为胃癌。为确诊,首选的检查方法是

A.癌胚抗原测定

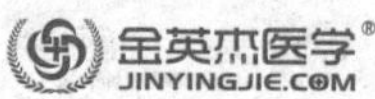

B.大便隐血试验

C.胃液分析

D.X 线钡餐检查

E.胃镜检查

【答案】E

【解析】胃镜检查是诊断早期胃癌最重要的手段，常与 X 线检查互补，可直接进行观察、摄影，并能在直视下冲洗、尼龙刷摩擦或活检，进行细胞学检查，可明显提高早期胃癌的诊断率。

第四节　溃疡性结肠炎

1.溃疡性结肠炎的好发部位是

A.升结肠

B.横结肠

C.降结肠

D.盲肠

E.直肠、乙状结肠

【答案】E

2.轻型溃疡性结肠炎患者首选的治疗药物是

A.氨基水杨酸制剂

B.糖皮质激素

C.免疫抑制剂

D.抗生素

E.非甾体抗炎药

【答案】A

3.溃疡性结肠炎诊断与鉴别诊断的最重要手段是

A.血常规

B.粪便检查

C.结肠镜检查

D.X 线钡剂灌肠检查

E.B 型超声

【答案】C

4.临床分级为轻、中度的溃疡性结肠炎的首选治疗药物是

A.强的松

B.6-MP

C.柳氮磺吡啶

D.替硝唑

E.羟氨苄青霉素

【答案】C

(5~6 题共用题干)

患者，男性，38 岁。间歇性左下腹痛，脓血便2 个月，反复抗菌药物治疗无效。查体：腹平软，左下腹轻压痛，未扪及包块。

5.根据以上资料，最有可能的诊断是

A.克隆病

B.溃疡性结肠炎

C.结肠癌

D.慢性细菌性痢疾

E.慢性阿米巴痢疾

【答案】B

6.为明确诊断，最有价值的诊断方法是

A.临床症状及体征

B.大便常规与培养

C.X 线钡剂灌肠

D.结肠镜检查

E.血清免疫球蛋白测定

【答案】D

第五节　肝硬化

1.引起肝硬化的原因，在我国最常见的是

A.长期胆汁淤积

B.肝脏循环障碍

C.慢性酒精中毒

D.病毒性肝炎

E.营养不良

【答案】D

2.下列哪项不属于肝硬化的并发症

A.急性上消化道出血

B.肝性脑病

C.水肿

D.原发性肝癌

E.感染

【答案】C

3.肝硬化内分泌失调引起的表现是

A.营养障碍

B.出血

C.肝掌、蜘蛛痣

D.贫血

E.腹泻、舌炎

【答案】C

4.肝硬化最常见的并发症是

A.上消化道出血

B.肝昏迷

C.肝肾综合征

D.感染

E.肝癌

【答案】A

【解析】肝硬化最常见的并发症是急性上消化道出血,是肝硬化的主要死因。表现为呕血与黑便,大量出血可引起出血性休克,并诱发腹水和肝性脑病。

5.晚期肝硬化最严重也是最常见的死亡原因是

A.上消化道出血

B.原发性肝癌

C.感染

D.肝肾综合征

E.肝性脑病

【答案】E

6.最有助于肝性脑病诊断的检查是

A.血尿素氮

B.血氨

C.血清胆红素

D.血糖

E.丙氨酸转氨酶

【答案】B

7.下列哪项治疗措施用于肝硬化食管静脉破裂出血是错误的

A.吗啡镇静

B.输新鲜血

C.神经垂体素

D.内镜下注射硬化剂

E.普萘洛尔口服或硝酸甘油舌下含服

【答案】A

8.治疗肝硬化轻度腹水患者的首选药物是

A.氢氯噻嗪

B.呋塞米

C.甘油果糖

D.螺内酯

E.甘露醇

【答案】D

9.患者,男,42岁。2年来经常腹胀,下肢浮肿,前胸有蜘蛛痣,腹水,肝未触及。脾大。应首先考虑的是

A.普通型病毒性肝炎

B.门脉性肝硬化

C.酒精性肝炎

D.肝细胞肝癌

E.慢性肝淤血

【答案】B

【解析】肝硬化失代偿期门脉高压的表现:肝脾大、侧支循环的建立、腹水。结合本题,蜘蛛痣为肝硬化的特征性体征。

10.患者,男,45岁。因突然呕血入院。7年前患乙肝,因肝功能损害曾多次住院治疗,

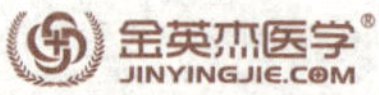

近感腹胀、乏力。查体:脾大,腹水。应首先考虑的是

A.肺结核慢性空洞咯血

B.胃溃疡出血

C.急性支气管炎出血

D.肝硬化,食管下端静脉丛破裂出血

E.十二指肠溃疡出血

【答案】D

11.患者,男,42岁。既往脾大,HBeAg阳性。今晨排柏油样便约200 mL。应首先考虑的是

A.急性糜烂性胃炎

B.消化性溃疡

C.肝硬化

D.白血病

E.胃癌

【答案】C

12.患者,男,44岁。不规则发热3个月。右肋下胀痛,颈部可见蜘蛛痣,肝肋下4 cm,质硬,稍触痛,肝表面可闻血管杂音,脾肋下1.5 cm;白细胞5.0×109/L,中性占0.60,AFP<50 ng/mL,ALT 60U,HBsAg(+)。最可能的诊断是

A.肝脓肿

B.肝硬化并发肝癌

C.慢性活动性肝炎

D.肝炎后肝硬化

E.肝豆状核变性

【答案】B

13.肝硬化失代偿期最突出的体征是

A.脾肿大

B.腹水

C.皮肤黏膜瘀斑

D.肝掌、蜘蛛滤

E.皮肤色素沉着

【答案】B

14.肝硬化并发肝性脑病时,饮食治疗的原则是

A.高优质蛋白饮食

B.低盐、低脂饮食

C.高糖饮食

D.限制蛋白摄入

E.低糖饮食

【答案】D

15.作为肝硬化患者常规检查有助于早期发现肝癌的是

A.肝脏B超

B.肝脏CT

C.肝穿刺活检

D.腹腔镜

E.腹水检查

【答案】A

(16~17题共用备选答案)

A.男性乳腺发育

B.食管静脉曲张

C.氨中毒

D.凝血因子减少

E.黄疸

16.肝硬化时,门静脉高压可引起的症状

【答案】B

17.肝硬化时,肝性脑病的原因是

【答案】C

(18~19题共用备选答案)

A.蜘蛛痣

B.脾大

C.肝掌

D.扑翼样震颤

E.出血倾向

18.肝硬化合并肝性脑病的特殊体征是

【答案】D

19.肝硬化门静脉高压的症状是

【答案】B

第六节　原发性肝癌

1.下列疾病中与原发性肝癌的发生有一定联系的是

A.慢性乙型肝炎

B.肝囊肿

C.肝脓肿

D.肝结核

E.肝血管瘤

【答案】A

2.原发性肝癌淋巴结转移,以何部位最多见

A.肝门淋巴结

B.锁骨上淋巴结

C.胰腺

D.腋窝淋巴结

E.脾脏

【答案】A

3.肝癌最常见、最重要的症状与体征是

A.食欲减退

B.进行性肝大及肝区痛

C.肝硬化表现

D.血性腹水

E.黄疸

【答案】B

4.提示肝癌伴有上消化道出血的表现是

A.突发急性腹痛

B.呕血、黑便

C.意识障碍

D.胸痛、气短

E.右上腹部血管杂音

【答案】B

5.哪项检查是诊断小肝癌的最好方法

A.B 型超声检查

B.放射性核素扫描

C.数字减影肝动脉造影

D.CT 检查

E.腹腔镜检查

【答案】C

6.患者肝区疼痛、恶心、呕吐、消瘦 4 个月。经检查诊断为肝癌。其特征性的体征是

A.进行性肝大

B.脾大

C.腹水

D.胸水

E.静脉曲张

【答案】A

(7~8 题共用备选答案)

A.肝细胞型

B.胆管细胞型

C.块状型

D.弥漫型

E.混合型

7.肝癌的组织学类型,最多见的是

【答案】A

8.肝癌的大体分型,最多见的是

【答案】C

第七节　急性胰腺炎

1.关于急性胰腺炎的叙述,下列哪项不正确

A.多种病因导致胰酶在胰腺组织内被激活

B.引起胰腺组织自身消化

C.导致局部炎症反应甚至引发全身炎症

反应及多系统器官功能障碍

D.临床以突发上腹痛伴腹肌紧张、休克为特点

E.血淀粉酶、脂肪酶升高

【答案】D

【解析】临床上急性胰腺炎以急性上腹痛伴恶心、呕吐、发热及血淀粉酶、脂肪酶升高为特点。

2.以下哪项是引起急性胰腺炎的主要原因

A.大量饮酒和暴食

B.胆石症及胆道感染

C.胰管梗阻

D.代谢障碍

E.高钙血症

【答案】B

3.重症急性胰腺炎较少出现哪项体征

A.黄疸

B.眼睑水肿

C.胸水、腹水征

D.脐周皮肤出现青紫(Cullen 征)

E.两腰部皮肤呈暗灰蓝色(Grey-Turner 征)

【答案】B

4.以下哪项不是急性胰腺炎腹痛的特点

A.腹痛为本病主要和首发症状

B.常于空腹时突然发生

C.初起疼痛位于中上腹或左上腹部,可迅速扩散至全腹

D.腹痛轻重不一,持续性疼痛伴阵发性加剧,可向腰背部呈束带状放射

E.少数年老体弱者腹痛可不明显

【答案】B

【解析】腹痛为急性胰腺炎主要和首发症状。常于饱餐、饮酒后突然发生,初起疼痛位于中上腹或左上腹部,可迅速扩散至全腹。腹痛轻重不一,持续性疼痛伴阵发性加剧,可向腰背部呈束带状放射。少数年老体弱者腹痛可不明显。

配套名师精讲课程

第四章　泌尿系统疾病

第一节　慢性肾小球肾炎

1.绝大多数慢性肾小球肾炎的病因是

A.链球菌感染

B.病毒感染

C.病因不明确

D.高血压

E.糖尿病

【答案】C

【解析】绝大多数慢性肾小球肾炎病因尚不明确,部分与溶血性链球菌、乙型肝炎病毒等感染有关。仅有少数慢性肾炎是由急性肾炎发展所致。

2.下列各项,不属于慢性肾炎基本表现的是

A.蛋白尿

B.血尿

C.高血压

D.水肿

E.管型尿

【答案】E

3.患者因慢性肾炎,血压 160/95 mmHg。为控制血压,首选的药物是

A.苯那普利

B.硝苯地平

C.呋塞米

D.利血平

E.降压灵

【答案】A

4.尿蛋白<1 g/d 时,血压应控制在

A.<120/90 mmHg

B.<125/90 mmHg

C.<125/80 mmHg

D.<130/80 mmHg

E.<130/75 mmHg

【答案】D

5.慢性肾小球肾炎尿液检查中可见

A.白细胞管型

B.脂肪管型

C.透明管型

D.细菌管型

E.颗粒管型

【答案】E

【解析】尿液检查:蛋白尿、血尿及各种管型,晚期尿量减少。多为镜下血尿,尿畸形红细胞>80%,尿红细胞 MCV<75 fl。可见颗粒管型。

6.最有助于慢性肾炎与高血压病肾损害鉴别的检查是

A.尿常规

B.肾功能

C.血常规

D.肾穿刺病理检查

E.血压水平监测

【答案】D

7.患者水肿、高血压、尿改变。经检查拟诊断为慢性肾炎。需与慢性肾盂肾炎鉴别,最主要的鉴别点是

A.尿细菌培养

B.尿蛋白

C.尿红细胞

D.尿管型

E.肾功能减退

【答案】A

(8~9 题共用备选答案)

A.颗粒管型

B.透明管型

C.白细胞管型

D.红细胞管型

E.蜡样管型

8.慢性肾小球肾炎常出现的尿管型是

【答案】A

9.急性肾盂肾炎常出现的尿管型是

【答案】C

A3 型题

患者,男,31 岁。无明显诱因面部浮肿,头晕,已 1 年余,未就医,近两周出现恶心,食欲差。查体:血压 175/100mmHg,心率 90 次/分,双肺呼吸音请,未闻及干湿啰音,心律齐,腹平软,无压痛及反跳痛,双肾区无叩痛。实验室检查:Hb90g/L,BUN29mmol/L,Cr753umol/L。尿液:蛋白(++),红细胞(++),管型(+)。

10.患者最有可能的诊断为哪一项

A.肾衰竭

B.高血压肾病、肾衰竭

C.急性肾小球肾炎、肾衰竭

D.慢性肾盂肾炎、肾衰竭

E.慢性肾小球肾炎、肾衰竭

【答案】E

11.患者饮食中蛋白质的摄入量哪项为宜

A.0.5g/kg

B.0.7g/kg

C.1.0g/kg

D.1.2g/kg

E.1.5g/kg

【答案】B

12.患者血压控制目标是

A.(100~110)/(60~80) mmHg

B.(110~120)/(75~80) mmHg

C.(120~130)/(75~80) mmHg

D.(130~140)/(90~100) mmHg

E.(140~150)/(90~100) mmHg

【答案】C

第二节　尿路感染

1.尿路感染的主要途径是

A.上行性感染

B.血源性感染

C.淋巴源性感染

D.多途径感染

E.邻近感染的直接蔓延

【答案】A

2.下列哪项检查对尿路感染的诊断最有意义

A.尿蛋白定量

B.白细胞尿

C.血尿

D.清洁中段尿细菌定量培养

E.亚硝酸盐试验

【答案】D

3.尿路感染最常见的致病菌是

A.大肠埃希菌

B.变形杆菌

C.克雷伯杆菌

D.葡萄球菌

E.铜绿假单胞菌

【答案】A

4.膀胱炎与肾盂肾炎都有的表现是

A.血尿

B.膀胱刺激征

C.蛋白尿

D.发热、乏力

E.血沉增快

【答案】B

5.下列各项,急性肾盂肾炎的临床表现不包括的是

A.尿频、尿急、尿痛

B.发热、恶寒

C.肉眼血尿

D.腰痛

E.贫血

【答案】E

6.急性肾盂肾炎的主要治疗措施是

A.休息、饮水

B.服用复方磺胺甲唑

C.静脉滴注抗生素

D.血液透析

E.肾移植

【答案】C

7.患者,女,27 岁。婚后 1 周,高热,尿频、尿急、尿痛。尿中白细胞 40 个/高倍视野,可见白细胞管型。其诊断是

A.急性肾炎

B.慢性肾炎急性发作

C.急性肾盂肾炎

D.慢性肾盂肾炎

E.膀胱炎

【答案】C

【解析】急性肾盂肾炎,起病急骤、寒战、畏寒、发热;全身不适、头痛、乏力;食欲减退、恶心、呕吐;尿频、尿急、尿痛;腰痛、肾区不适;上输尿管点压痛;肋腰点压痛;肾区叩击痛;膀胱区压痛等。

8.患者,女,42岁。反复低热、腰酸3年,夜尿增多6个月,曾多次尿培养有大肠杆菌。尿常规:蛋白1.1g/L,红细胞4~5/HP。哪项检查是确诊慢性肾盂肾炎较可靠的方法

A.磁共振成像

B.中段尿培养

C.静脉肾盂造影

D.尿素氮、肌酐检测

E.肾CT扫描

【答案】C

9.患者,女,32岁,已婚。突发尿痛、尿频、尿急,腹痛半天。检查:肾区无叩击痛,尿中白细胞(++),菌培养为大肠杆菌。其诊断是

A.急性肾盂肾炎

B.肾结核

C.急性膀胱炎

D.肾结石

E.慢性肾炎

【答案】C

10.患者,女,46岁。既往有泌尿系统感染史,中段尿培养阳性。1周来尿频、尿急、腰酸。尿常规:蛋白280 mg/L,红细胞0~1/HP,白细胞(+)/HP,尿亚硝酸盐还原试验阳性,这提示尿中有

A.结核杆菌

B.粪链球菌

C.白色念珠菌

D.大肠杆菌

E.淋球菌

【答案】D

11.患者,女,30岁。尿痛、尿频、尿急2天,伴发热、腰痛、恶心、呕吐;血压120/80mmHg;尿常规检查发现红细胞、白细胞及白细胞管型。其诊断可能是

A.急性膀胱炎

B.急性肾盂肾炎

C.慢性肾盂肾炎

D.急性肾炎

E.慢性肾炎

【答案】B

(12~13题共用备选答案)

A.10^2/mL

B.10^3/mL

C.$<10^4$/mL

D.$10^4 \sim 10^5$/mL

E.$\geq 10^5$/mL

12.确诊尿路感染,尿细菌定量培养的每毫升菌落数是

【答案】E

13.尿培养判断为尿液污染,每毫升菌落数是

【答案】C

【解析】如细菌定量培养菌落计数$\geq 10^5$/mL,可确诊。如菌落计数为$10^4 \sim 10^5$/mL,结果可疑。如$<10^4$/mL,多为污染。

第三节　慢性肾衰竭

1.慢性肾衰竭的最常见病因是

A.高血压性肾硬化

B.原发性肾小球肾炎

C.糖尿病肾病

D.多囊肾

E.狼疮肾炎

【答案】B

2.有关慢性肾衰竭,下列哪项说法不正确

A.肾脏分泌促红素减少,为慢性肾衰竭所致贫血的主要原因

B.血尿素氮、血肌酐升高

C.可合并低蛋白血症，血浆白蛋白常<30 g/L

D.血红蛋白常<60 g/L，为小细胞低色素性贫血

E.控制蛋白尿目标值为<0.5 g/24 h

【答案】D

3.哪项指标最能反映肾功能损害程度

A.尿比重低而固定于 1.010

B.尿红细胞数

C.尿白细胞数

D.尿管型数

E.尿蛋白量

【答案】A

4.慢性肾衰竭患者发生贫血的主要机制是

A.血尿红细胞丢失过多

B.叶酸与维生素 B_{12} 缺乏

C.铁利用障碍

D.水钠猪留血液稀释

E.促红细胞生成素分泌减少

【答案】E

5.慢性肾衰竭的首发症状是

A.酸碱平衡紊乱

B.高血压

C.食欲不振、恶心、呕吐

D.乏力、失眠、记忆力减退

E.骨质疏松症

【答案】C

【解析】慢性肾衰竭患者最早出现的症状经常是在消化系统，通常表现为食欲不振、恶心、呕吐等。患者口中有异味，可有消化道出血。

6.患者，男，65 岁。因大量上消化道出血，血压降至 80/50 mmHg，经输血补液血压升至正常，出血停止，但出现少尿，24 小时尿量 200 mL，拟诊断为急性肾衰竭。哪项检查对确诊最有意义

A.血常规

B.尿常规+密度

C.血肌酐

D.血气分析

E.血电解质测定

【答案】C

7.患者，男，40 岁。间歇性水肿 10 年，恶心、呕吐 1 周。查血压 20/13.3 kPa（150/100 mmHg），Hb 80 g/L，尿蛋白（++），蜡样管型（+），血 BUN 40 mmol/L，Cr 760 mmol/L，血钾 5.5 mmol/L，最适宜的首选治疗是

A.降压治疗

B.利尿剂

C.饮食治疗

D.纠正贫血

E.血液透析

【答案】E

第五章　血液系统疾病

第一节　缺铁性贫血

1.成人缺铁性贫血的主要原因是

A.铁吸收不良

B.需铁量增加

C.骨髓造血障碍

D.铁摄入量不足

E.慢性失血

【答案】E

【解析】慢性失血是成年人引起缺铁性贫

血的最常见原因。见于溃疡病、胃肠道恶性肿瘤、溃疡性结肠炎、痔等引起的消化道出血。

2.关于缺铁性贫血的实验室检查,错误的是

A.小细胞低色素性贫血

B.骨髓增生活跃,幼红细胞增生

C.骨髓铁染色阴性

D.血清铁减少

E.血清总铁结合力降低

【答案】E

3.小细胞低色素性贫血最常见于

A.巨幼红细胞性贫血

B.骨髓病性贫血

C.铁幼粒细胞性贫血

D.缺铁性贫血

E.再生障碍性贫血

【答案】D

4.患者服用铁剂后,网织红细胞开始上升,多长时间达到高峰

A.3 天

B.7 天

C.5~10 天

D.2 周后

E.1~2 个月

【答案】C

【解析】服用铁剂后,患者网织红细胞开始上升,5~10 天达高峰,血红蛋白多在治疗 2 周后开始升高,1~2 个月后恢复正常。血红蛋白恢复正常后,仍应继续服用铁剂 3~6 个月,待铁蛋白正常后停药。

5.缺铁性贫血未治疗前,外周血的主要特点是

A.红细胞计数下降最明显

B.红细胞形态增大

C.网织红细胞升高

D.血红蛋白下降最明显

E.血小板下降最明显

【答案】D

第二节　再生障碍性贫血

1.再生障碍性贫血的发病机制是

A.造血干祖细胞缺陷

B.造血微环境缺陷

C.免疫功能紊乱

D.遗传因素

E.感染因素

【答案】A

2.下列各项不属于再生障碍性贫血的临床表现的是

A.发热

B.出血

C.感染

D.肝脾大

E.面色苍白

【答案】D

【解析】再生障碍性贫血的主要临床表现为贫血、出血及感染,一般没有淋巴结肿大及肝脾大。

3.治疗慢性再生障碍性贫血,应首选的药物是

A.叶酸

B.维生素 B_{12}

C.硫酸亚铁

D.雄激素

E.马利兰

【答案】D

【解析】再生障碍性贫血是一种获得性骨髓造血功能衰竭症。雄激素为再生障碍性贫

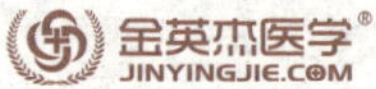

血的首选用药。

4.患者,男,26 岁。食欲和记忆力减退。检查:眼睑苍白,血红细胞、白细胞和血小板均减少。应首先考虑

A.再生障碍性贫血

B.缺铁性贫血

C.溶血性贫血

D.失血性贫血

E.巨幼红细胞贫血

【答案】A

第三节 白血病

(略)

第四节 急性白血病

1.成年人最多见的急性白血病是

A.急红白血病

B.急单核白血病

C.急巨细胞白血病

D.急粒白血病

E.急淋白血病

【答案】D

【解析】成人患者中急性粒细胞白血病最多见;选项 E 急性淋巴细胞白血病是儿童患者多见,故排除;选项 ABC 均为干扰选项,排除。

2.下列哪项最符合白血病的诊断

A.发热、贫血、出血、外周血象正常、骨髓象增生不活跃

B.发热、贫血、胸骨压痛、外周血幼稚细胞增多、骨髓有核细胞增生活跃

C.发热、贫血、出血、骨髓象增生良好

D.发热、贫血、骨髓增生活跃

E.发热、淋巴结肿大、血象中出现异形淋巴细胞

【答案】B

3.急性白血病的贫血是

A.巨幼红细胞性贫血

B.正细胞正色素性贫血

C.小细胞低色素性贫血

D.大细胞低色素性贫血

E.血红蛋白与红细胞成比例减少

【答案】B

4.急性白血病常见的首发表现是

A.发热及感染

B.贫血、出血

C.淋巴结肿大

D.关节疼痛

E.脾肿大

【答案】A

5.确诊白血病的依据是

A.血象

B.骨髓象

C.细胞化学染色

D.免疫学检查

E.血液生化检查

【答案】B

【解析】①骨髓象是确诊白血病的依据。多数病例骨髓象增生明显活跃或极度活跃。②细胞化学染色有助于急性白血病的分类鉴别。③细胞遗传学检查有助于白血病的诊断分型及治疗监测。

6.急性白血病的特点是

A.全血细胞减少

B.嗜碱粒细胞增多

C.骨髓中原始细胞明显增多

D.酸化溶血试验阳性

E.网织红细胞增多

【答案】C

7.急性白血病中最易发生中枢神经系统白血病的是

A.急红白血病

B.急粒白血病

C.急淋白血病

D.急单核白血病

E.急巨细胞白血病

【答案】C

8.急性白血病最主要的死亡原因是

A.严重感染

B.严重贫血

C.大出血

D.肝功能衰竭

E.中枢神经系统浸润

【答案】A

第五节　慢性髓细胞白血病

1.关于慢性髓细胞白血病临床表现的叙述,以下哪项不妥

A.慢性髓细胞白血病起病缓慢,自发病到就诊时间多在半年至1年

B.早期多无明显症状,有些患者常因其他原因就医或体检时无意发现

C.临床可有低热、出汗及消瘦等代谢亢进表现,发热、贫血及出血均不多见

D.脾脏肿大是本病的主要体征

E.其慢性期一般约5年,以后逐渐进人加速期及急变期

【答案】E

2.以下哪项对慢性髓细胞白血病诊断意义不大

A.血象检查

B.骨髓象检查

C.B超检查

D.肝功能检查

E.Ph染色体检查

【答案】D

3.下列哪个时期是慢性髓细胞白血病治疗的重点

A.急变期

B.加速期

C.慢性期早期

D.慢性期中期

E.慢性期晚期

【答案】C

4.慢性髓细胞白血病最突出的体征是

A.绿色瘤

B.肝肿大

C.浅表淋巴结肿大

D.胸骨压痛

E.脾肿大

【答案】E

5.以下哪项不是慢性髓细胞白血病慢性期的特点

A.一般持续1~4年,部分患者可稳定达10年以上

B.此期对化疗有效

C.此期患外周血白细胞常在(20.0~100.0)$\times 10^9$/L,血涂片可见各阶段粒细胞,以中性中幼、晚幼和杆状核粒细胞为主,原始细胞<10%,血小板可正常或增多,晚期出现贫血

D.95%以上的CML细胞中出现Ph染色体及BCR-ABL融合基因

E.血清尿酸水平显著降低

【答案】E

6.Ph染色体阳性常见于以下哪种疾病

A.急性粒细胞白血病

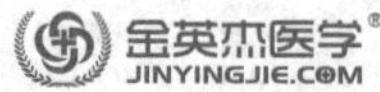

B.急性淋巴细胞白血病

C.慢性髓细胞白血病

D.慢性淋巴细胞白血病

E.急性单核细胞白血病

【答案】C

7.慢性髓细胞白血病慢性期首选的化疗药物是

A.阿糖胞苷

B.羟基脲

C.长春新碱

D.泼尼松

E.环磷酰胺

【答案】B

(8~9题共用题干)

患者,男,1年前出现低热、出汗,逐渐消瘦,左肋下有包块,常伴有左上腹坠痛,食后饱胀感,近1月发热,伴牙龈出血。Hb 90g/L,WBC 25×10^9/L,PLT 70×10^9/L。血涂片原始粒细胞占0.50。

8.此患者最有可能的诊断是

A.再生障碍性贫血

B.慢性髓细胞白血病

C.急性粒细胞白血病

D.甲状腺功能亢进

E.慢性乙型肝炎

【答案】B

9.此患者最有可能用的药物是

A.羟基脲

B.环磷酰胺

C.顺铂

D.长春新碱

E.阿糖胞苷

【答案】A

第六节　白细胞减少症

1.白细胞减少症是指

A.周围血白细胞持续低于5.0×10^9/L

B.周围血白细胞持续低于4.0×10^9/L

C.周围血白细胞持续低于3.0×10^9/L

D.周围血白细胞持续低于2.0×10^9/L

E.周围血白细胞持续低于1.0×10^9/L

【答案】B

【解析】周围血白细胞持续低于4.0×10^9/L,称为白细胞减少症;周围血白细胞低于2.0×10^9/L,称为粒细胞显著减少;低于0.5×10^9/L或消失,称为粒细胞缺乏症。

2.粒细胞缺乏症可出现的临床表现是

A.进行性贫血

B.皮肤、鼻腔等处发生坏死性溃疡

C.皮肤、黏膜出血

D.频繁性呕吐

E.胸骨压痛

【答案】B

3.白细胞减少症出现在

A.粒细胞减少

B.红细胞减少

C.淋巴细胞减少

D.血小板减少

E.网织红细胞减少

【答案】A

4.有关白细胞减少症的叙述,下列哪项不正确

A.周围血白细胞持续低于4.0×10^9/L

B.淋巴细胞相对减低

C.粒细胞可有核左移或右移

D.中性粒细胞百分比正常或轻度减低

E.骨髓象可呈代偿性增生或增生低下

【答案】B

第七节 原发免疫性血小板减少症

1.原发免疫性血小板减少症的主要病因是

A.免疫因素

B.细菌感染

C.病毒感染

D.脾脏作用

E.雌激素作用

【答案】A

2.急性原发性免疫性血小板减少症的特点是

A.多数病程迁延

B.骨髓巨核细胞发育成熟障碍

C.多见于成人

D.多见于女性

E.无感染病史

【答案】B

3.血小板减少可出现的临床表现是

A.进行性贫血

B.皮肤、鼻腔等处发生坏死性溃疡

C.皮肤、黏膜出血

D.频繁性呕吐

E.胸骨压痛

【答案】C

4.患者,女,37 岁。月经量多,皮肤散在出血点。血象:血红蛋白 120 g/L,白细胞 8×10^9/L,中性粒细胞 70%,淋巴细胞 30%,血小板 50×10^9/L。骨髓象:巨核细胞增多。应首先考虑

A.原发免疫性血小板减少症

B.急性淋巴细胞白血病

C.缺铁性贫血

D.过敏性紫癜

E.再生障碍性贫血

【答案】A

第八节 骨髓增生异常综合征

1.关于骨髓增生异常综合征,以下哪项叙述不正确

A.起源于造血干细胞

B.以病态造血及高风险向急性白血病转化为特征

C.任何年龄的人群均可发病

D.约 80%患者大于 50 岁

E.男女均可发病

【答案】D

2.关于骨髓增生异常综合征的病因,除下列哪项外均正确

A.原发性 MDS 的病因尚不明确

B.继发性 MDS 见于烷化剂、放射线、有机毒物等密切接触者

C.MDS 是起源于造血干细胞的克隆性疾病,异常克隆细胞在骨髓中分化、成熟障碍,出现病态造血

D.原癌基因突变或染色体异常也参与 MDS 的发生和发展

E.病态造血在骨髓原位或释放入血后长期不被破坏

【答案】E

【解析】原发性 MDS 的病因尚不明确,继发性 MDS 见于烷化剂、放射线、有机毒物等密切接触者。MDS 是起源于造血干细胞的克隆性疾病,异常克隆细胞在骨髓中分化、成熟障碍,出现病态造血,在骨髓原位或释放入血后不久被破坏,导致无效造血。部分 MDS 患者可发现有原癌基因突变或染色体异常,这些异常也参与 MDS 的发生和发展。

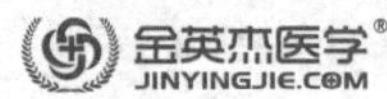

第六章　内分泌及代谢疾病

第一节　甲状腺功能亢进症

1.在致甲亢的各种病因中,哪种为最多见

A.自主性高功能甲状腺结节

B.Graves 病

C.甲状腺癌

D.多结节性甲状腺肿伴甲亢

E.亚急性甲状腺炎伴甲亢

【答案】B

2.甲亢危象的主要临床表现是

A.心率加快,血压高,头晕,头痛

B.心率>160 次/分,体温>39 ℃,腹泻

C.心悸,气促,呕吐,腹泻

D.发绀,鼻翼扇动,心悸出汗

E.面色苍白,四肢厥冷,呼吸困难

【答案】B

3.不属于甲亢高代谢综合征表现的是

A.怕热、多汗

B.多食善饥

C.体重锐减

D.糖耐量减低

E.血胆固醇升高

【答案】E

【解析】甲亢高代谢综合征的表现是:怕热多汗、皮肤潮湿、低热、多食善饥、体重锐减和疲乏无力。糖耐量减低或加重糖尿病,血总胆固醇降低。故选项 ABCD 均属于,故排除;选项 E 错在升高,应为降低。

4.甲亢患者,给予他巴唑 20 mg,1 日 3 次,在家中治疗。半月后应到医院复查哪项检查

A.心率、心律

B.心电图

C.甲状腺大小

D.白细胞计数

E.突眼程度

【答案】D

5.诊断甲亢最有临床意义的指标是

A.基础代谢率

B.甲状腺摄 131 碘率

C.TSH 兴奋试验

D.TT_3、TT_4测定

E.FT_3、FT_4测定

【答案】E

【解析】FT_3和 FT_4:游离甲状腺激素是实现该激素生物效应的主要部分,且不受血中 TBG 浓度和结合力的影响,是诊断甲亢的首选指标。

6.^{131}碘治疗甲亢的作用机制是

A.释放 X 射线

B.释放 α 射线

C.释放 δ 射线

D.释放 γ 射线

E.释放 β 射线

【答案】E

【解析】131 碘放射治疗甲状腺能大量摄取和浓集碘,131 碘衰减时释放大量 β 射线,可破坏甲状腺滤泡上皮而减少 TH 分泌,并可抑制甲状腺内淋巴细胞的抗体生成。此法安全简便,费用低廉,临床治愈率高,复发率低。

7.诊断甲亢最有意义的体征是

A.弥漫性甲状腺肿大伴血管杂音

B.心率增快,第一心音亢进

C.浸润性突眼

D.脉压增大,周围血管征阳性

E.双手震颤(+)

【答案】A

【解析】双侧甲状腺弥漫性、对称性肿大,质地表现不同,多柔软,无压痛,肿大的甲状腺随吞咽而上下移动。甲状腺上下极可触及震颤,闻及血管杂音,为甲亢的特异性体征。

8.临床用于甲亢治疗疗效判断指征的是

A.基础代谢率

B.甲状腺摄碘率

C.突眼程度

D.T_3、T_4

E.甲状腺肿大程度

【答案】D

第二节 甲状腺功能减退症

1.关于甲状腺功能减退症的描述,以下哪项不正确

A.甲状腺激素分泌及合成减少,或发生甲状腺激素抵抗

B.全身代谢减低

C.疑血清低 T4、低 T3,和高 TSH 表现为主

D.主要病理改变为黏多糖在组织和皮肤堆积,呈黏液性水肿

E.男性较女性多见,随年龄增加患病率上升

【答案】E

【解析】甲减是由于甲状腺功能和结构异常,导致甲状腺激素分泌及合成减少,或发生甲状腺激素抵抗,引起全身代谢减低的临床综合征。临床以全身低代谢表现,以及血清低 T4、低 T3,和高 TSH 表现为主。主要病理改变为黏多糖在组织和皮肤堆积,呈黏液性水肿。临床患病率为1%左右,发病率为2.9/1000,女性较男性多见,随年龄增加患病率上升。

2.关于原发性甲减的病因,以下哪项是错误的

A.甲状腺手术

B.甲状腺功能亢进症131碘治疗

C.桥本甲状腺炎

D.产后大出血

E.产后甲状腺炎

【答案】D

【解析】产后大出血为继发性甲减的病因。

3.关于甲减的体征,以下哪项说法不正确

A.面色苍白,表情呆滞,反应迟钝,声音嘶哑,听力障碍

B.颜面及眼睑水肿,唇厚,舌大常有齿痕

C.皮肤干燥、粗糙,皮温低,毛发稀疏干燥,常有水肿

D.脉率较快,跟腱反射时间缩短

E.少数患者出现胫前黏液性水肿

【答案】D

第三节 糖尿病

1.早期诊断糖尿病的重要指标是

A.多饮、多尿

B.多食、消瘦

C.尿糖阳性

D.空腹血糖升高

E.皮肤瘙痒

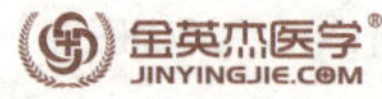

【答案】D

2.糖尿病最常见最严重的急性并发症是

A.心血管病变

B.非特异性感染

C.肺结核

D.酮症酸中毒

E.低血糖昏迷

【答案】D

【解析】急性并发症,少数患者以糖尿病酮症酸中毒或高渗性非酮症性糖尿病昏迷等急性并发症为首发表现。

3.糖尿病并发感染最常见的是

A.皮肤疖、痈等化脓感染

B.肺结核

C.胆管感染

D.泌尿系感染

E.败血症

【答案】A

【解析】糖尿病并发感染最常见的是皮肤疖、痈等的化脓感染,故答案选 A;其余选项为次要合并感染,故排除。

4.患者,男,14 岁。患 1 型糖尿病 2 年,近日在家中用胰岛素治疗,突然发生昏迷。其昏迷原因最可能是

A.糖尿病高渗性昏迷

B.乳酸性酸中毒

C.呼吸性酸中毒

D.尿毒症酸中毒

E.低血糖昏迷

【答案】E

【解析】1 型糖尿病应用胰岛素治疗的常见并发症为胰岛素应用过量导致低血糖,进而昏迷。

(5~6 题共用备选答案)

A.空腹血糖

B.糖化血红蛋白

C.尿糖

D.胰岛素释放试验

E.葡萄糖耐量试验

5.诊断糖尿病最好的指标是

【答案】A

6.判断糖尿病控制程度的指标是

【答案】B

第四节　糖尿病酮症酸中毒

1.糖尿病酮症酸中毒治疗后可迅速下降的电解质是

A.血钾

B.血钠

C.血氯

D.血钙

E.血磷

【答案】A

2.救治糖尿病酮症酸中毒的关键措施是

A.应用胰岛素

B.静脉补液

C.应用碳酸氢钠

D.应用抗生素

E.应用糖皮质激素

【答案】B

3.糖尿病并发酮症酸中毒最早出现的表现是

A.意识障碍

B.酸中毒深大呼吸

C.“三多一少”加重

D.尿量减少

E.恶心、呕吐

【答案】C

第五节　血脂异常

1.辛伐他汀最主要的功能是

A.降低 TC

B.降低 TG

C.降低 HDL-C

D.降血糖

E.降尿酸

【答案】A

2.关于血脂的描述,以下哪项有误

A.血脂是血浆中的胆固醇、甘油三酯和类脂如磷脂等的总称

B.与临床密切相关的血脂主要是胆固醇和甘油三酯

C.在人体内胆剧醇主要以游离胆固游及胆固醇酯形式存在

D.血脂异常实际上表现为脂蛋白异常血症

E.高甘油三脂血症与动脉粥样硬化关系密切

【答案】E

3.关于血脂异常的生活方式,以下哪项有误

A.通过锻炼将体重指数(BMI)控制在20.0~23.9kg/m2

B.坚持每周5~7天、每次30分钟以上中等强度的有氧运动

C.完全戒烟并避免吸入二手烟

D.限制饮酒,包括酒的种类及饮酒量、饮酒习惯

E.早睡早起

【答案】E

第六节　高尿酸血症与痛风

1.引起原发性痛风的主要原因是

A.高嘌呤食物

B.遗传

C.肾脏病

D.血液病

E.恶性肿瘤

【答案】B

【解析】遗传因素与环境因素共同导致痛风,主要机制是尿酸排泄障碍。

2.与痛风发病率较高无关的因素是

A.40岁以下者

B.男性

C.女性绝经后

D.肥胖者

E.富裕者

【答案】A

3.痛风性急性关节炎常首发的关节是

A.膝

B.踝

C.足趾的跖趾

D.腕

E.肘

【答案】C

【解析】痛风性急性关节炎常首发于单侧第一跖趾关节,其余依次为足底、踝、足跟、膝、腕、指和肘关节。

4.痛风性急性关节炎的特征是

A.常是痛风的首发症状

B.起病缓慢

C.初发时为多关节

D.多无诱因

E.不能自然缓解

【答案】A

5.痛风性慢性关节炎最具特征性的表

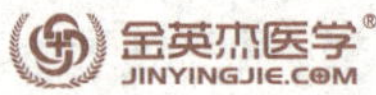

现为

A.急性反复发作而成

B.为多关节受累

C.常有痛风石

D.可致骨折

E.关节可僵硬畸形

【答案】C

【解析】痛风石是痛风的特征性表现,典型部位在耳郭,也常见于反复发作的关节周围,以及尺骨鹰嘴、滑车和跟腱内。

6.属于低嘌呤的食物是

A.牛奶

B.虾蟹

C.动物内脏

D.啤酒

E.肉类

【答案】A

(7~8题共用备选答案)

A.秋水仙碱

B.吲哚美辛

C.泼尼松

D.苯溴马隆

E.别嘌呤醇

7.能抑制肾小管的再吸收而致尿酸排出增多的是

【答案】D

8.能抑制尿酸合成的是

【答案】E

第七章 结缔组织病

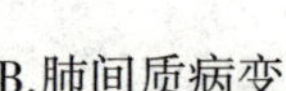

配套名师精讲课程

第一节 类风湿关节炎

1.不属类风湿关节炎临床特点的是

A.女性多见

B.起病隐匿

C.好发于60岁以上老年人

D.早期小关节受累

E.可致关节畸形与功能障碍

【答案】C

2.晨僵在哪类关节炎中表现最为突出

A.骨性关节炎

B.类风湿关节炎

C.强直性脊柱炎

D.感染性关节炎

E.风湿性关节炎

【答案】B

3.不属于类风湿关节炎关节外表现的是

A.贫血

B.肺间质病变

C.心脏瓣膜病变

D.类风湿结节

E.周围神经病变

【答案】C

4.类风湿关节炎首选缓解病情的药物是

A.生物制剂

B.甲氨蝶呤

C.来氟米特

D.抗疟药

E.金制剂

【答案】B

【解析】抗风湿药物,有延缓疾病进展的作用,一般首选甲氨蝶呤,并将它作为联合治疗的基本药物。

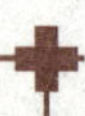

第二节 系统性红斑狼疮

1.下列描述中哪项是系统性红斑狼疮最具特征的临床表现

A.多发性口腔溃疡

B.蝶形红斑

C.雷诺现象

D.光过敏

E.肾小管酸中毒

【答案】B

2.有关系统性红斑狼疮的叙述，那项不正确

A.基本病理改变是炎症反应和血管异常

B.活动期患者常伴有发热，以长期低、中度热多见

C.常有对称性多关节疼痛、肿胀

D.肾衰竭是SLE的主要死亡原因

E.抗核抗体(ANA)，可作为SLE和其他结缔组织疾病的鉴别依据

【答案】E

【解析】抗核抗体(ANA)，约95%SLE患者呈阳性，特异性较差，不能作为SLE和其他结缔组织疾病的鉴别依据。

3.属系统性红斑狼疮自身抗体的标记性抗体阳性最高的是

A.抗Sm抗体

B.抗双链DNA抗体

C.抗SSA抗体

D.抗磷脂抗体

E.抗RNP抗体

【答案】A

4.系统性红斑狼疮的首选治疗药物是

A.肾上腺糖皮质激素

B.细胞毒药物

C.环孢素

D.雷公藤总苷

E.免疫球蛋白

【答案】A

5.系统性红斑狼疮最常见受累的脏器是

A.心

B.肾

C.脑

D.肺

E.血液

【答案】B

第八章 神经系统疾病

第一节 癫痫

1.下列哪项是诊断癫痫重要的辅助诊断依据

A.神经系统检查

B.询问病史

C.脑电图检查

D.CT扫描

E.脑脊液检查

【答案】C

2.癫痫持续状态指的是

A.长期用药仍然经常发作

B.单侧肢体频繁抽搐

C.肢体连续发生触电感

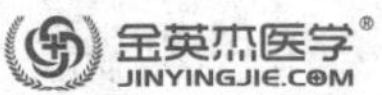

D.连续大发作神志不清

E.频繁性失神小发作

【答案】D

3.患儿,男,12岁。既往有癫痫病史1年,发作时突然意识丧失,活动停止,呼之不应,两眼瞪视不动,持续5~30秒后恢复,事后不能回忆。其癫痫发作类型是

A.部分运动性发作

B.复杂部分性发作

C.失神发作

D.全面性强直-阵挛发作

E.婴儿阵挛

【答案】C

4.选择抗癫痫药的主要依据是

A.诱发因素

B.原发病

C.发作的类型

D.发作频繁程度

E.脑电图改变

【答案】C

5.患者,男,40岁。近年来反复发作全身强直,阵挛,昏睡。本次发作强直,阵挛持续时间达90分钟以上。应首先考虑的是

A.癔病性发作

B.癫痫合并低钙血症

C.急性脑出血

D.急性脑栓塞

E.癫痫持续状态

【答案】E

【解析】癫痫持续状态是指1次发作持续时间超过30分钟,或者发作次数频繁且两次发作间歇期患者意识不恢复。

第二节 短暂性脑缺血发作

1.按神经功能缺失症状持续时间划分短暂性脑缺血发作与脑卒中的时间界限为

A.6小时

B.12小时

C.18小时

D.24小时

E.36小时

【答案】D

2.诊断短暂性脑缺血发作的主要依据是

A.病史

B.体格检查

C.CTA或DSA

D.MRI

E.脑脊液

【答案】A

【解析】因绝大多数患者就诊时发作已缓解,因此诊断主要依据病史,中老年患者突然出现一过性局限性神经功能缺失的症状和体征,持续时间短暂,24小时内症状和体征消失,急诊CT或MRI检查未发现与症状相关的病灶,可诊断TIA。

3.关于短暂性脑缺血发作,以下哪项表述不正确

A.局部脑动脉血供不足引起局部脑组织或视网膜缺血,出现短暂的神经功能缺失

B.临床症状24小时内完全恢复

C.不易反复发作

D.患者不仅易发生脑梗死,也有心肌梗死的风险

E.患者近1周内发生卒中的风险为4%~10%,90天内发生卒中的风险为10%~20%

【答案】C

第三节 脑梗死

1.脑梗死临床表现中,下列不应有的症状或体征是

A.意识不清

B.肢体瘫痪

C.头痛

D.抽搐

E.脑膜刺激征

【答案】E

2.大脑中动脉闭塞的脑梗死主要表现是

A.三偏征

B.共济失调

C.吞咽困难

D.球麻痹

E.眩晕

【答案】A

【解析】完全性脑卒中,发病后神经功能缺失症状较重较完全,常有完全性瘫痪及昏迷,于数小时内(<6 小时)达到高峰。

3.何时做头部 CT 检查诊断脑梗死阳性率较高

A.发病 6 小时以后

B.发病 12 小时以后

C.发病 48 小时以后

D.发病 18 小时以后

E.发病 1 周以后

【答案】C

(4~5 题共用备选答案)

A.高血压性小动脉硬化

B.心源性脑栓塞

C.肾病综合征

D.感染性心内膜炎

E.动脉粥样硬化

4.脑栓塞最常见的病因是

【答案】B

5.动脉血栓性脑梗死最常见的病因是

【答案】E

第四节 脑出血

1.脑出血最常见的原因是

A.脑动脉炎

B.高血压和脑动脉硬化

C.血液病

D.脑动脉瘤

E.脑血管畸形

【答案】B

【解析】脑出血与脑血栓形成的原因最常见的病因就是动脉粥样硬化,其次是高血压。

2.高血压性脑出血最好发生部位是

A.皮质下白质

B.脑桥

C.小脑

D.脑室

E.壳核及其附近

【答案】E

3.内囊区出血的临床表现是

A.高热

B.抽搐

C.三偏征

D.脑膜刺激征明显

E.脑脊液大多正常

【答案】C

4.高血压性脑出血最常见的诱发因素是

A.外伤

B.感染

C.电解质紊乱

D.情绪激动或过度用力

E.高脂血症

【答案】D

【解析】控制抽搐，首选静脉注射苯妥英钠 5~10 mg/kg，或地西泮每次 5~10 mg 静脉注射，可重复使用。

5.脑出血患者颅脑 CT 的主要改变是

A.起病后即可见低密度影

B.起病后即可见高密度影

C.起病后 2 小时逐渐出现低密度影

D.脑沟及外侧裂高密度影

E.脑积水改变

【答案】B

第五节　蛛网膜下腔出血

1.蛛网膜下腔出血最常见的病因是

A.高血压脑动脉硬化

B.脑动静脉畸形

C.脑底囊性动脉瘤破裂

D.脑动脉炎

E.颅内肿瘤

【答案】C

【解析】原发性蛛网膜下腔出血最常见的病因是脑底囊性动脉瘤破裂，其次为脑动静脉畸形，其他病因有高血压脑动脉硬化、脑动脉炎、结缔组织病、颅内肿瘤、血液病、溶栓或抗凝治疗后等。

2.蛛网膜下腔出血最可靠的诊断依据是

A.突然剧烈头痛、呕吐

B.脑膜刺激征阳性

C.偏瘫

D.CT 脑部检查呈低密度影

E.脑脊液检查呈均匀血性，压力增高

【答案】E

3.蛛网膜下腔出血的主要体征是

A.昏迷

B.心脏病

C.脑膜刺激征

D.三偏征

E.血性脑脊液

【答案】C

第九章　常见急危重症

第一节　休克

1.下列关于休克病因，不属于按病因分类的是

A.失血性休克

B.烧伤性休克

C.低血容量性休克

D.神经源休克

E.过敏性休克

【答案】C

2.下列哪项属于休克晚期的表现

A.口渴较重

B.意识模糊

C.少尿

D.肢温发凉

E.颈静脉塌陷

【答案】B

（3~4 题共用备选答案）

A.阿托品

B.多巴酚丁胺

C.异丙肾上腺素

D.肾上腺素

E.去甲肾上腺素

3.常用于过敏性休克的药物是

【答案】D

4.常用于心源性休克的药物是

【答案】B

第二节 急性上消化道出血

1.上消化道出血最常见的病因是

A.消化性溃疡

B.胆道疾病

C.急性糜烂性胃炎

D.贲门粘膜撕裂症

E.肝硬化食管静脉曲张破裂

【答案】A

2.下列不属于上消化道出血临床表现的是

A.贫血

B.呕血与黑便

C.低热

D.尿素氮浓度降低

E.周围循环衰竭

【答案】D

3.可出现周围循环衰竭表现的消化道出血量是

A.>50 mL

B.>300 mL

C.>400 mL

D.>1 000 mL

E.>1 500 mL

【答案】D

4.上消化道出血患者,仅有黑便,估计其出血量至少为

A.1000 mL

B.400 mL

C.200 mL

D.100 mL

E.50 mL

【答案】E

5.下列各项不属于食管胃底静脉曲张破裂大出血时止血治疗的是

A.提高胃内 pH 值

B.食管静脉曲张套扎术

C.硬化栓塞疗法

D.气囊压迫止血

E.经皮经颈静脉肝穿刺肝内门体分流术

【答案】A

第三节 急性中毒

1.口服中毒的患者,中毒时间超过6小时应用下列哪种治疗措施

A.催吐

B.洗胃

C.导泻

D.灌肠

E.吸氧

【答案】D

【解析】灌肠:用于中毒时间较长>6小时的患者,常用微温肥皂水高位连续灌肠。

2.有机磷中毒所致急性肺水肿,抢救首选

A.速尿

B.西地兰

C.阿托品

D.解磷定

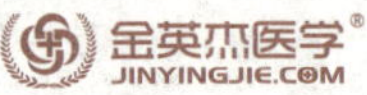

E.吗啡

【答案】C

3.下列各项不能促进吸收的毒物排出的是

A.利尿

B.吸氧

C.改变尿液酸碱度

D.血液透析

E.呼吸抑制剂

【答案】E

4.某地因煤气外溢使多人中毒，其中昏迷者被送到医院。此时最有效的抢救措施是

A.鼻导管吸氧

B.高压氧治疗

C.亚冬眠治疗

D.血液透析

E.20%甘露醇快速静脉滴入

【答案】B

【解析】高压氧舱治疗可增加血液中溶解氧，提高动脉血氧分压，促进氧气向组织弥散，从而迅速纠正缺氧，为最有效的治疗方法。

5.有机磷农药中毒的瞳孔变化是

A.瞳孔扩大

B.瞳孔缩小

C.瞳孔呈白色

D.两瞳孔大小不等

E.瞳孔形状不规则

【答案】B

6.患者，女，55岁。昏睡。查体：深昏迷状态，呼吸有轻微大蒜味，疑为有机磷农药中毒。对诊断最有帮助的指标是

A.全血胆碱酯酶活力降低

B.大小便失禁

C.肌肉抽动

D.呕吐物有大蒜味

E.瞳孔缩小

【答案】A

7.有机磷杀虫药中毒最主要的死因是

A.肺水肿

B.中毒性心肌炎

C.中毒性休克

D.急性肾衰竭

E.电解质、酸碱平衡紊乱

【答案】A

8.抢救有机磷农药中毒时，阿托品用量根据哪项而定

A.该农药毒性的高低

B.该农药中毒的途径

C.该农药中毒的剂量

D.全血胆碱酯酶活力降低程度

E.该农药中毒的程度和治疗反应

【答案】E

【解析】阿托品能缓解M毒蕈碱样症状和对抗呼吸中枢抑制，对N烟碱样症状无效，无恢复胆碱酯酶活力的作用。

9.患者，女，28岁。被人发现时躺在公园一角落呈半昏迷状态。查体：神志不清，两瞳孔针尖样大小，口角流涎，口唇紫绀，两肺满布水泡音，心率60次/分，肌肉有震颤。应首先考虑的是

A.癫痫大发作

B.严重心律失常

C.左心功能衰竭

D.有机磷农药中毒

E.安眠药中毒

【答案】D

第四节　中暑

1.热痉挛的发病机制是

A.缺钙

B.周围血管扩张

C.体内热量积蓄,体温过高

D.大量出汗使水、盐丢失过多

E.散热障碍

【答案】D

2.热射病典型临床表现为

A.恶心

B.呕吐

C.高热

D.头痛

E.胸闷

【答案】C

3.热射病的关键性治疗措施

A.降温治疗

B.补充水、电解质

C.应用糖皮质激素

D.用升压药

E.把患者转移到通风阴凉处

【答案】A

4.协助物理降温的常用药物为

A.吗啡

B.阿司匹林

C.氯丙嗪

D.哌替啶

E.地西泮

【答案】C

第十三篇

传染病学

配套名师精讲课程

第一章　传染病学总论

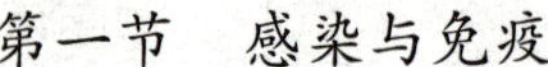

第一节　感染与免疫

1.下列各项，可降低人群易感性的是

A.新生儿增加

B.非流行区人口迁入

C.免疫人口死亡等

D.新的传染病出现或传入

E.接种疫苗

【答案】E

【解析】对易感人群按免疫程序实施计划免疫及必要时强化免疫接种，是降低人群易感性最重要的措施。人工自动免疫干预，可以阻止传染病的周期性流行，甚至可以消灭该传染病（例如天花），故选E。传染病流行或隐性感染后，免疫人口增加，在传染病流行后的一段时间内，人群对该病易感性降低。故C也不选。

2.病原体侵入人体后引起疾病，主要取决于

A.机体的保护性免疫力

B.病原体的侵入途径和特异性定位

C.病原体的毒力与数量

D.机体的天然屏障作用

E.病原体的致病力与机体的免疫功能

【答案】E

【解析】病原体通过各种途径进入人体，就意味着感染过程的开始，而是否出现相应的症状、体征，则取决于病原体的致病力和机体的免疫功能。

3.不具有传染性的感染类型是

A.显性感染潜伏期

B.潜伏性感染

C.隐性感染

D.病原携带状态

E.显性感染症状明显期

【答案】B

【解析】潜伏性感染：是以病毒为代表的传染性病原体的一种特性。病原体在曾被感染过的机体内较长时间潜伏存在，常常在被感染者一生中均处于非活动状态。虽然机体内产生了针对该病原体的免疫反应，且相应抗体仍能被检测到，但病原体随时都可能复活而致病。但病原体的存在，却没有排出病原体，不具有传染性。

4.病原体侵入机体后，引起机体发生免疫应答，同时通过病原体本身的作用或机体的变态反应，导致组织损伤，引起病理改变与

临床表现。此种表现属于

A.隐性感染

B.显性感染

C.重复感染

D.潜伏性感染

E.机会性感染

【答案】B

【解析】显性感染又称临床感染，即传染病发病。感染后不但引起机体免疫应答，还导致组织损伤，引起病理改变和临床表现。

（5~6题共用备选答案）

A.病原体被清除

B.隐性感染

C.潜伏性感染

D.病原体携带状态

E.显性感染

5.感染过程的表现中最易识别的是

【答案】E

6.感染过程的表现中最常见是

【答案】B

【解析】一般隐性感染者最多见，病原携带者次之，显性感染者比率最低，但一旦出现最易识别。仅少数传染病存在潜伏性感染者。

第二节　传染病的流行过程

1.下列哪项不属于传染源

A.传染病病人

B.隐性感染者

C.蚊子

D.病原携带者

E.受感染的动物

【答案】C

2.传染病流行过程的基本条件是

A.病原体、动物、易感人群

B.病原体、易感人群和他们所处的环境

C.传染源、传播途径、易感人群

D.传染源、传播途径、病原体

E.社会环节、自然环节、人文环节

【答案】C

【解析】传染病流行过程的三个基本条件是传染源、传播途径和易感人群。传染源指体内有病原体生长、繁殖并能排出体外的人和动物。病原体离开传染源到达另一个易感者所经过的途径称传播途径。易感人群指对某一传染病缺乏特异性免疫力的人为易感者。

第三节　传染病的特征

1.传染病的基本特征为

A.有传染性、免疫性和病原体

B.有传染性、流行性、地方性和季节性

C.有传染性、病原体、免疫性和流行性

D.有传染性、传播途径和传染源

E.有传染性、免疫性和流行性

【答案】C

【解析】传染病是由各种病原微生物和寄生虫感染人体后产生的有传染性的疾病。传染病的基本特征为有传染性、病原体、免疫性和流行性。流行过程的构成需要有**三个基本条件**，包括**传染源、传播途径和易感人群**。故选C。

2.确定一种传染病的检疫期限是根据该病的

A.最长潜伏期

B.平均潜伏期

C.最短潜伏期

D.恢复期

E.前驱期

【答案】A

【解析】潜伏期是指从病原体进入人体起,至开始出现临床症状为止的时期,是确定检疫期的重要依据及诊断的参考。

3.从起病至症状明显的时期,其临床表现通常是非特异性的,为很多传染病所共有,一般持续1~3日。这一阶段称为

A.潜伏期

B.症状明显期

C.前驱期

D.恢复期

E.最短潜伏期

【答案】C

4.充分表现出该病特有症状和体征的是

A.潜伏期

B.前驱期

C.症状明显期

D.恢复期

E.后遗症

【答案】C

第四节　传染病的诊断

1.传染病病原学诊断的“金指标”是

A.血常规检查

B.病原学检查

C.免疫学检测

D.内镜检查

E.影像学检查

【答案】B

【解析】病原体的直接检出或分离培养出病原体是传染病病原学诊断的“金指标”。

2.血液生化检查有助于下列哪一疾病的诊断

A.鼠疫

B.蠕虫感染

C.感染性腹泻

D.病毒性肝炎

E.钩端螺旋体病

【答案】D

3.流行病学资料不包括

A.职业

B.年龄

C.免疫接种史

D.流行季节与地区

E.饮食习惯

【答案】E

第五节　传染病的治疗

1.传染病的治疗措施中,下列哪一项最关键

A.一般治疗

B.病原学治疗

C.对症治疗

D.康复治疗

E.中医中药治疗

【答案】B

2.下列哪项不属于传染病应用抗菌药物应遵守的原则

A.严格掌握适应证,使用针对性强的药物

B.病毒感染性疾病不宜使用抗菌药物

C.应用抗菌药物前最好做病原体培养,按药敏试验结果用药

D.预防性应用抗菌药物应有明确的目的

E.对于免疫功能低下的患者不可用抗菌药物治疗

【答案】E

第六节 传染病的预防

1.下列传染病防治法立法目的说法正确的是

A.为了预防传染病的发生与流行

B.为了控制传染病的发生与流行

C.为了消除传染病的发生与流行

D.为了保障人体健康和公共卫生

E.以上皆对

【答案】E

2.针对切断呼吸道传染病传播途径应采取的措施是

A.加强水源管理

B.保持居室空气流通

C.灭蚊

D.防止虫类叮咬

E.勤换和洗晒衣物及床单被褥

【答案】B

3.根据传染病防治法,属于甲类法定管理传染病的是

A.鼠疫、霍乱

B.鼠疫、AIDS

C.鼠疫、SARS

D.鼠疫、炭疽

E.鼠疫、结核

【答案】A

【解析】甲类为强制管理传染病,包括鼠疫和霍乱2种。

4.传染病的预防说法不正确的是

A.管理传染源

B.所有公民均为义务报告人

C.遵循疫情报告属地管理原则

D.切断传播途径通常是起次要作用的预防措施

E.传染病报告制度是预防、控制传染病的重要措施

【答案】D

第二章 病毒感染

第一节 病毒性肝炎

1.下列各种病毒,属肝炎病毒的是

A.HGV

B.TTV

C.HEV

D.CMV

E.EBV

【答案】C

2.戊型肝炎病毒的主要传播途径是

A.血液及血制品

B.垂直传播

C.媒介生物

D.粪-口途径

E.呼吸道

【答案】D

【解析】戊型肝炎病毒的主要传播途径是粪-口途径。

3.反映HBV感染最直接、特异的指标是

A.HBsAg

B.HBcAg

C.HBeAg

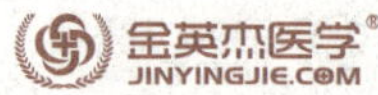

D.DNA 多聚酶

E.HBV DNA

【答案】E

4.下列哪项是乙肝病毒(HBV)的复制指标

A.抗-HBe

B.HBsAg

C.抗-HBs

D.HBeAg

E.抗-HBc

【答案】D

【解析】HBeAg 与病毒 HBV DNA 密切相关,是 HBV 活动性复制和有传染性的重要标志,因此乙肝病毒复制的指标是 HBeAg。而抗-HBe、抗-HBs、抗-HBc 均为抗体,不能代表病毒复制,HBsAg 本身无传染性,仅作为 HBV 存在的间接指标,也不代表病毒复制。

5.有关乙型肝炎的描述下列哪项是错误的

A.重叠感染 HDV 易演变为重型肝炎

B.对慢性患者的治疗应以抗病毒为主

C.乙型肝炎是肝细胞癌的重要病因

D.婴幼儿感染 HBV 易演变为慢性乙肝病毒携带者

E.家庭聚集现象不明显

【答案】E

【解析】乙型肝炎的发病无明显季节性,多为散发,但常有家庭集聚现象,患者及 HBsAg 携带者男性多于女性。

6.HCV 感染的主要传播途径是

A.粪-口途径传播

B.输血

C.集体预防接种

D.蚊虫叮咬传播

E.生活密切接触

【答案】B

7.预防 HBeAg 阳性母亲所生的新生儿 HBV 感染最有效的措施是

A.丙种球蛋白

B.高效价乙肝免疫球蛋白

C.乙肝疫苗

D.高效价乙肝免疫球蛋白加乙肝疫苗

E.乙肝疫苗加丙种球蛋白

【答案】D

【解析】乙肝免疫球蛋白(HBIG)主要用于阻断 HBV 的母婴传播及意外暴露的被动免疫,应在出生后或暴露后的 24 小时内(时间越早越好)注射;乙型肝炎疫苗主要用于新生儿和高危人群的乙肝预防。对 HBsAg 阳性产妇所生婴儿,与乙肝免疫球蛋白联合使用可提高保护率。

8.病毒性肝炎肝细胞变性,最常见的是

A.玻璃样变

B.水样变

C.淀粉样变

D.气球样变

E.嗜酸样变

【答案】D

9.诊断重型病毒性肝炎,下列指标最有意义的是

A.血清胆红素明显升高

B.酶胆分离

C.凝血酶原活动度明显降低

D.A/G 比值倒置

E.血清转肽酶活性明显升高

【答案】C

【解析】PTA(凝血酶原活动度)≤40%为肝细胞大量坏死的肯定界限,为重型肝炎诊断及判断预后的重要指标。

10.下列不属于急性重型肝炎典型表现的是

A.黄疸迅速加深

B.出血倾向明显

C.肝大

D.出现烦躁、谵妄等神经系统症状

E.急性肾功能不全

【答案】C

11.无任何临床症状和体征,肝功能正常,HBsAg 持续阳性6个月以上者可诊断为

A.急性乙肝

B.慢性乙肝病毒携带者

C.急性重型乙肝

D.慢性重型肝炎

E.肝炎肝硬化

【答案】B

12.下列关于急性黄疸型肝炎的黄疸前期说法错误的是

A.脾肿大

B.可有右上腹叩击痛

C.有纳差、厌油、呕吐的症状

D.尿液变为浓茶色

E.主要以消化道症状及乏力最常见

【答案】A

13.感染 HBV 后最早出现的血清学标志是

A.HBsAg

B.HBeAg

C.抗-HBs

D.抗-HBe

E.抗-HBc

【答案】A

【解析】HBsAg:是感染 HBV 后最早出现的血清学标志,感染后 4~7 周血清中开始出现,而后出现 ALT 升高及症状、体征等。

14.在肝炎患者中,最能反映病情严重程度的实验室血清学检查项目是

A.谷草转氨酶

B.谷丙转氨酶

C.凝血酶原活动度

D.血清胆碱酯酶

E.γ-谷氨酸转肽酶

【答案】C

【解析】肝脏是凝血因子产生的主要场所,肝实质广泛而严重坏死时,凝血因子缺乏,凝血酶原时间(PT)显著延长,凝血酶原活动度(PTA)明显下降,PTA 正常值为 75%~100%,PTA<40%时为肝细胞大量坏死的肯定界限。

15.血清中常规检查检测不到的 HBV 标志物是

A.HBsAg

B.HBeAg

C.HBcAg

D.抗-HBe

E.抗-HBc

【答案】C

16.有关肝炎病毒血清学标志物的描述,下列哪项是不正确的

A.慢性 HBV 感染抗-HBc IgM 也可阳性

B.抗-HAV IgM 阳性可诊断为急性 HAV 感染

C.HBsAg 阳性表明患者有传染性

D.抗-HCV 阳性为 HCV 既往感染

E.抗-HBs 是保护性抗体

【答案】D

【解析】一般认为抗-HCV 阳性是感染的标志,包括既往感染和现症感染。

17.下列有关甲肝病毒的叙述,正确的是

A.为嗜肝 DNA 病毒

B.只有一个血清型

C.60℃ 30 分钟可被灭活

D.对紫外线照射不敏感

E.只有 1 个基因型

【答案】B

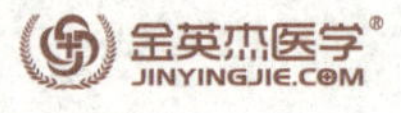

【解析】甲肝病毒,属微小 RNA 科病毒,人类嗜肝 RNA 病毒属,60℃1 小时不能完全灭活,100℃1 分钟可完全灭活,至少可以分为 7 个基因型。故其余选项排除。

18.重型病毒性肝炎患者,**出血倾向最主要的原因是**

A.维生素 K 吸收障碍

B.凝血因子合成障碍

C.凝血因子消耗增加

D.血小板减少

E.毛细血管脆性增加

【答案】B

【解析】肝脏为多种凝血因子合成的场所,如果肝实质广泛而严重损伤时,凝血因子合成障碍。

19.患者,男,25 岁。近 2 周自觉乏力,食欲不振,厌油,腹胀。检查:巩膜无黄染,肝肋缘下 2 cm,有压痛。**丙氨酸氨基转氨酶升高**。应首先考虑的疾病是

A.急性肝炎

B.慢性肝炎

C.重型肝炎

D.淤血性肝硬化

E.肝炎肝硬化

【答案】A

【解析】患者有乏力,食欲不振,厌油的临床表现,说明肝脏出现问题,而体检发现肝脏肿大并且有压痛,丙氨酸转氨酶升高,而没有消瘦的症状,并且发病较急,考虑为急性肝炎。

20.患儿近日常感无力,精神萎靡,食欲不佳,并诉右上腹隐痛。检查:**面色黄**,肝于肋缘下 3 cm 可触及,有压痛。实验室检查:**尿胆红素(+),尿胆原(+)**。应首先考虑的疾病是

A.蚕豆病

B.胃炎

C.胆道蛔虫症

D.急性病毒性肝炎

E.胆结石

【答案】D

【解析】蚕豆病是由于遗传因素和食用蚕豆所引起的而患者并无食用蚕豆史,并且肝脏发生肿大也不符合,可以排除;而胃炎不会引起黄疸,所以排除;C、E 都是与胆道梗阻有关,而发生胆道梗阻不会是隐痛,会发生剧烈疼痛,可以排除。

21.患者既往健康,无肝炎病史,**突然出现厌食、乏力**等症状,并于 3 天内**黄疸迅速加深**,肝脏迅速缩小,有黑便,嗜睡。应重点考虑的疾病是

A.急性黄疸型肝炎

B.急性重型肝炎

C.亚急性重型肝炎

D.慢性重型肝炎

E.淤胆型肝炎

【答案】B

22.某患者具备急、慢性肝炎临床表现,当下列哪一项**血清学标志物**单独阳性时即可确诊为乙型肝炎

A.抗-HBs

B.抗-HBe

C.抗-HBc IgM

D.抗-HBc IgG

E.以上任何一项单独阳性时均不能确诊

【答案】C

23.患者,男,20 岁。半个月来发热 37.5 ℃,伴周身乏力,食欲不振,**尿色加深如深茶样**。化验肝功能:ALT 500 U/L,胆红素 80 mmol/L,**抗-HAV IgM(+),HBsAg(+),抗-HBc IgG(+)**。应诊为

A.急性甲型黄疸型肝炎

B.急性甲型合并乙型黄疸型肝炎

C.急性乙型肝炎,既往感染甲肝病毒

D.急性乙型黄疸型肝炎

E.急性甲型黄疸型肝炎,乙肝病毒携带

【答案】E

【解析】该年轻男性患者发病半个月,有发热、乏力等全身感染症状,有食欲不振和转氨酶升高的肝炎症状,有尿色浓茶样和胆红素升高的黄疸表现,因此为急性黄疸型肝炎,结合 HAV IgM(+),支持急性甲型黄疸型肝炎,患者还有 HBsAg(+)和抗-HBc IgG(+),说明是乙肝病毒携带。

(24~25 题共用备选答案)

A.HBsAg

B.抗-HBs

C.HBcAg

D.抗-HBc

E.抗-HBe

24.感染 HBV 后,最早出现的抗体为

【答案】D

【解析】抗-HBc:此为 HBcAg 刺激机体产生的,为感染 HBV 后最早出现的抗体,属非中和性抗体,可持续存在多年。

25.不游离存在于血液中的标志物为

【答案】C

【解析】HBcAg 为 HBV 核心蛋白的组成部分,血液中一般无游离的 HBcAg。只有用去垢剂处理 Dane 颗粒后,方可释放出 HBcAg,所以临床上一般不检测 HBcAg。如血清 HBcAg 阳性表示血液内含有 HBV,患者传染性强,HBV 复制活跃。

(26~27 题共用备选答案)

A.甲型肝炎病毒

B.乙型肝炎病毒

C.丙型肝炎病毒

D.丁型肝炎病毒

E.戊型肝炎病毒

26.属DNA 病毒的是

【答案】B

【解析】病毒性肝炎是由各种不同的肝炎病毒引起的,其中只有乙型肝炎病毒属 DNA 病毒,其他肝炎病毒均属 RNA 病毒。

27.转为慢性肝炎比例最高的是

【答案】C

【解析】引起慢性肝炎的病毒仅见于乙型肝炎病毒、丙型肝炎病毒和丁型肝炎病毒;而其中转为慢性肝炎比例最高的是丙型肝炎病毒。

(28~29 题共用备选答案)

A.HDV RNA

B.抗-HD

C.HDAg

D.抗-HAV IgM

E.抗-HAV IgG

28.急性 HDV 感染的直接证据是

【答案】C

【解析】感染 HDV 后 HDAg 较早在血清中出现,且持续时间短,HDAg 阳性是急性 HDV 感染的直接证据。

29.在肝炎后期和恢复早期出现,可在体内长期存在的是

【答案】E

【解析】IgG 在肝炎后期和恢复早期出现,可在体内长期存在。

第二节 流行性感冒

1.下列有关流感的叙述,正确的是

A.潜伏期长

B.起病较缓

C.传播迅速

D.青壮年高发

E.夏秋季多见

【答案】C

2.流感的症状最主要的是

A.全身中毒症状

B.发热

C.呼吸道症状

D.消化道症状

E.循环系统症状

【答案】A

【解析】流感潜伏期通常为1~3日。起病多急骤，主要以全身中毒症状为主，呼吸道症状轻微或不明显。发热通常持续3~4日。

3.流感的主要传染源是

A.猪

B.患者

C.蚊虫

D.犬

E.鼠类

【答案】B

4.流感的潜伏期一般是

A.24小时

B.1-3日

C.3-5日

D.5-10日

E.2周

【答案】B

5.关于流感的描述错误的是

A.飞沫传播

B.潜伏期短

C.传染性强

D.呼吸道症状重

E.传播迅速

【答案】D

【解析】流感潜伏期通常为1~3日。起病多急骤，主要以全身中毒症状为主，呼吸道症状轻微或不明显。发热通常持续3~4日。

6.流感的流行季节是

A.春季

B.夏季

C.秋季

D.冬季

E.不定

【答案】D

7.流感的隔离时间是

A.隔离时间为1周或至主要症状消失

B.隔离时间为2周或至主要症状消失

C.隔离时间为3天或至主要症状消失

D.隔离时间为5天或至主要症状消失

E.隔离时间为5~12天或至主要症状消失

【答案】A

8.肺炎型的流感最常见的人群是

A.青少年

B.学龄前儿童

C.2岁以下儿童

D.老年

E.孕妇

【答案】C

9.下列各项可确诊流感的是

A.血常规

B.血培养

C.病毒分离

D.影像学检查

E.粪便培养

【答案】C

10.流感抗病毒治疗首选的药物是

A.金刚烷胺

B.利巴韦林

C.奥司他韦

D.沙奎那韦

E.拉米夫定

【答案】C

（11~12 题共用备选答案）

A.老年人

B.婴幼儿

C.发热患者

D.免疫力低下者

E.合并慢性基础病患者

11.不属流感高危人群的是

【答案】C

12.不属流感疫苗接种对象的是

【答案】C

第三节　人感染高致病性禽流感

1.人感染高致病性禽流感的病毒是

A.甲型

B.乙型

C.丙型

D.丁型

E.戊型

【答案】A

【解析】人感染高致病性禽流感简称人禽流感，是由甲型禽流感病毒引起的人、禽、畜共患的急性传染病。

2.目前感染人类的禽流感病毒亚型中，以感染后病情重，死亡率高的是

A.H_5N_1

B.H_9N_2

C.H_7N_7

D.H_7N_3

E.H_7N_2

【答案】A

【解析】H_5N_1亚型病毒所引起的症状重，病死率较高，可出现多器官功能衰竭，甚至导致死亡。

3.下列有关人禽流感的叙述，错误的是

A.由禽流感病毒引起

B.属人、禽、畜共患传染病

C.病禽及带毒健康禽为传染源

D.一年四季均可发生

E.人群普遍易感

【答案】E

4.人感染高致病性禽流感的主要传播途径是

A.消化道

B.呼吸道

C.皮肤

D.血液

E.接触感染的禽类及其分泌物

【答案】B

5.人感染高致病性禽流感早期发热体温大多持续在

A.37 ℃以上

B.38 ℃以上

C.39 ℃以上

D.40 ℃以上

E.41 ℃以上

【答案】C

【解析】急性起病，早期表现类似流感。主要为发热，体温大多持续在 39 ℃以上。

6.人感染高致病性禽流感的临床表现中叙述不正确的是

A.早期表现类似流感

B.可伴有眼结膜炎

C.可有恶心、腹痛、腹泻等消化道症状

D.发热、鼻塞、咳嗽

E.无肺炎表现

【答案】E

7.用于治疗人感染高致病性禽流感抗流感病毒的药物是

A.法昔洛韦

B.扎那米韦

C.利巴韦林

D.恩替卡韦

E.奈韦拉平

【答案】B

8.鉴别人感染高致病性禽流感与SARS的主要依据是

A.流行病学史

B.血常规

C.临床表现

D.病原学检查

E.X线检查

【答案】D

(9~10题共用备选答案)

A.H_1N_1

B.H_3N_3

C.H_5N_1

D.H_7N_7

E.H_9N_2

9.致病力最强的人禽流感病毒亚型是

【答案】C

10.曾引起流感大流行的流感病毒亚型是

【答案】A

第四节 艾滋病

1.HIV造成机体免疫功能损害主要侵犯的细胞是

A.CD_4^+T淋巴细胞

B.CD_8^+T淋巴细胞

C.B淋巴细胞

D.NK细胞

E.浆细胞

【答案】A

【解析】HIV直接和间接作用下，CD_4^+T淋巴细胞功能受损和被大量破坏，导致细胞免疫缺陷。

2.下列哪种消毒措施对HIV不敏感

A.高压蒸汽消毒法

B.75%乙醇

C.0.2%次氯酸钠

D.焚烧

E.紫外线

【答案】E

3.艾滋病最重要的传染源是

A.艾滋病患者

B.隐性感染者

C.潜伏期感染者

D.无症状病毒携带者

E.发病期患者

【答案】D

4.以下选项均为艾滋病的传播途径，而最常见的传播途径是

A.注射途径

B.性接触途径

C.母婴垂直传播途径

D.人工授精

E.器官移植

【答案】B

5.关于HIV急性感染期的描述，下列哪项是错误的

A.通常为HIV复制开始阶段

B.可以出现发热、全身不适、淋巴结肿大等表现

C.多数急性感染者有临床症状

D.血中可以检测出p24

E.CD_4^+T细胞降低不明显

【答案】C

【解析】HIV 急性感染期少数急性感染者有临床症状。

6.AIDS 患者肺部继发感染的常见病原体是

A.肺炎球菌

B.葡萄球菌

C.链球菌

D.军团菌

E.肺孢子菌

【答案】E

【解析】艾滋病期可并发各系统的各种机会性感染及恶性肿瘤。呼吸系统:肺孢子菌肺炎最为常见。

7.艾滋病患者中,最常见的恶性肿瘤是

A.霍奇金淋巴瘤

B.非霍奇金淋巴瘤

C.卡波西肉瘤

D.子宫颈癌

E.阴茎癌

【答案】C

8.关于艾滋病的诊断要素中,最有意义的是

A.高危人群

B.临床表现

C.抗 HIV 抗体

D.CD_4^+T +/CD_8^+T 淋巴细胞比值

E.机会性感染

【答案】C

9.目前艾滋病治疗最有效的方法是

A.对症支持治疗

B.免疫增强治疗

C.联合抗病毒治疗

D.抗生素治疗

E.中医中药治疗

【答案】C

10.患者,男,40 岁。因反复机会性感染入院,检查发现患者伴发卡波西肉瘤,诊断应首先考虑的疾病是

A.先天性胸腺发育不全

B.腺苷脱氨酶缺乏症

C.X 性连锁低丙球血症

D.艾滋病

E.选择性 IgA 缺乏症

【答案】D

(11~12 题共用备选答案)

A.性传播

B.母婴传播

C.器官移植

D.输血

E.蚊虫叮咬

11.AIDS 的主要传播途径是

【答案】A

12.一般认为不能传播 AIDS 的是

【答案】E

第五节　流行性出血热

1.流行性出血热的传染源是

A.鼠类

B.猪

C.病毒携带者

D.犬

E.急性期患者

【答案】A

2.确诊流行性出血热的依据是

A.鼠类接触史

B.全身感染中毒症状

C.“三痛”和“三红”征

D.特异性 IgM 抗体滴度升高

E.异型淋巴细胞增多

【答案】D

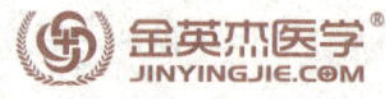

【解析】流行性出血热发病第2日即能检出特异性抗体 IgM,为临床常用的早期诊断依据。

3.下列不属于流行性出血热分期的是

A.高热期

B.低血压休克期

C.少尿期

D.多尿期

E.恢复期

【答案】A

【解析】典型患者临床可分为发热期、低血压休克期、少尿期、多尿期、恢复期。

4.流行性出血热发热期出现的“三痛”是指

A.头痛、胸痛、腹痛

B.头痛、腹痛、关节痛

C.头痛、胸痛、腰痛

D.头痛、腰痛、眼眶痛

E.头痛、腰痛、背痛

【答案】D

5.流行性出血热发热期出现的“三红”是指

A.颜面、颈、胸部位潮红

B.颜面、眼结膜、胸部位潮红

C.口腔软腭、颈、眼结膜部位潮红

D.颜面、口腔软腭、胸部位潮红

E.咽、口腔软腭、眼结膜部位潮红

【答案】A

【解析】皮肤充血见于颜面、颈、胸等部位潮红,称为“三红”,重者呈酒醉貌。黏膜充血见于眼结膜、口腔软腭和咽部。皮肤出血多见于腋下和胸背部条索状、抓痕样或点状瘀斑。

6.流行性出血热引起急性肾功能不全的最主要原因是

A.肾小球滤过率下降和缺血性肾小管变性、坏死

B.肾小球微血栓形成和缺血性坏死

C.肾小管中管型形成

D.肾间质水肿压迫肾小管

E.肾素、血管紧张素的激活

【答案】A

【解析】流行性出血热的肾脏损害与肾血流量不足、免疫复合物沉积、肾间质水肿致使肾小管被压受阻、肾素、血管紧张素Ⅱ的激活等因素有关,致使肾小球滤过率下降,肾小管重吸收功能受损。

7.流行性出血热病毒是

A.一种 DNA 病毒

B.正性单链 RNA 病毒

C.与艾滋病病毒(HIV)相同,属于反转录病毒科

D.与丙型肝炎病毒一样

E.汉坦病毒属,为负性单链 RNA 病毒

【答案】E

8.流行性出血热的三大主症是

A.出血,休克,肾损害

B.发热,休克,少尿

C.发热,出血,肾损害

D.发热,出血,皮疹

E.休克,少尿,出血

【答案】C

【解析】流行性出血热有三大主症,即发热、出血和肾损害。

9.流行性出血热患者全身各组织器官都可有充血、出血、变性、坏死,表现最为明显的器官是

A.心

B.肺

C.肾

D.脑垂体

E.胃肠

【答案】C

10.下列哪项不属于流行性出血热的临床特点

A.腰痛

B.蛋白尿

C.眼眶痛

D.出血性皮疹

E.热退症状缓解

【答案】E

【解析】热退后病情反而加重是流行性出血热低血压休克期的特点。

11.流行性出血热多尿期尿量为

A.24 小时尿量<1 000 mL

B.24 小时尿量<500 mL

C.24 小时尿量<50 mL

D.24 小时尿量>2 000 mL

E.24 小时尿量>5 000 mL

【答案】D

12.关于流行性出血热少尿期治疗原则哪项是错误的

A.每日输液量为尿量加排泄量加 500 mL

B.无消化道出血时可进行导泻疗法

C.腹膜或血液透析

D.促进利尿

E.防止继发感染

【答案】E

【解析】防止继发感染为多尿后期的治则。

13.患者,男,30 岁。自 11 月 30 日起出现发热、头痛,并皮肤黏膜出血,3 天后出现少尿,此时血常规白细胞 35×10^9/L,尿常规见尿蛋白(+++),此时最可能的诊断是

A.尿毒症

B.肾小球肾炎

C.白血病

D.流行性出血热

E.重型感冒

【答案】D

14.流行性出血热五期临床经过的正确顺序是

A.发热期、低血压期、少尿期、多尿期、恢复期

B.发热期、少尿期、多尿期、低血压期、恢复期

C.发热期、低血压期、多尿期、少尿期、恢复期

D.发热期、多尿期、低血压期、少尿期、恢复期

E.发热期、少尿期、低血压期、多尿期、恢复期

【答案】A

(15~16 题共用备选答案)

A.少于 400mL

B.少于 1000mL

C.超过 1500mL

D.超过 2000mL

E.超过 3000mL

15.流行性出血热少尿期尿量为

【答案】A

16.流行性出血热多尿早期尿量为

【答案】D

第六节 狂犬病

1.下列有关狂犬病毒的叙述,正确的是

A.属弹状病毒科

B.DNA 病毒

C.野毒株毒力弱

D.固定株毒力强

E.60℃10 分钟可灭活

1.【答案】A

2.狂犬病毒入侵的是人体的

A.运动系统

B.呼吸系统

C.血液系统

D.神经系统

E.循环系统

【答案】D

【解析】狂犬病又称恐水病，是由狂犬病毒引起的以侵犯中枢神经系统为主的人畜共患急性传染病。

3.下列哪项不宜使用狂犬病毒灭活

A.紫外线

B.甲醛

C.70%乙醇

D.苯扎溴铵

E.冰冻干燥

【答案】E

【解析】狂犬病毒易被紫外线、甲醛、70%乙醇、汞和季胺类化合物（如苯扎溴铵）等灭活。不耐热，40 ℃4 小时或 60 ℃30 分钟可灭活。在冰冻干燥条件下可保存数年。

4.狂犬病典型病例临床表现分为三期，下列正确的是

A.前驱期、兴奋期、麻痹期

B.潜伏期、前驱期、兴奋期

C.前驱期、兴奋期、恢复期

D.兴奋期、麻痹期、恢复期

E.潜伏期、前驱期、麻痹期

【答案】A

5.狂犬病患者对痛、风、声、光等刺激敏感出现在

A.前驱期

B.兴奋期

C.麻痹期

D.发热期

E.恢复期

【答案】A

6.狂犬病的特殊症状是

A.发热

B.恐惧

C.恐风

D.恐水

E.失音

【答案】D

7.下列哪项不是狂犬病患者麻痹期出现的症状

A.咽喉紧缩感

B.肢体瘫软

C.心搏微弱

D.神志不清

E.循环衰竭

【答案】A

8.对于下列关于狂犬病疫苗接种的描述，哪项是错误的

A.上臂三角肌肌肉注射或臀部注射

B.2 岁以下婴幼儿可在大腿前外侧肌肉注射

C.首次暴露后的狂犬病疫苗接种应当越早越好

D.可用于暴露后预防

E.也可用于暴露前预防

【答案】A

9.关于狂犬病疫苗接种的叙述，正确的是

A.一般咬伤者于 0、3、7、14、30 日各注射狂犬疫苗 1 个剂量

B.注射当天剂量加倍

C.于 0、4、8、16、28 天各注射狂犬疫苗 1 个剂量

D.2 岁以下的儿童每次均接种 0.5 个剂量

E.暴露前预防适用于所有人群

【答案】A

【解析】共接种 5 次,每次 2 mL 肌注,在 0、3、7、14、30 日各注射 1 次,严重咬伤者,可于 0~6 日每日注射疫苗 1 针,以后分别于 10、14、30、90 日各注射 1 次,常可取得防治效果。

(10~11 题共用备选答案)

A.拉沙病毒

B.汉坦病毒

C.嗜肝 DNA 病毒

D.反转录病毒

E.黄病毒

10.狂犬病毒属

【答案】A

11.流行性乙型脑炎病毒属

【答案】E

第七节　流行性乙型脑炎

1.下列哪项不是乙脑的病理特点

A.中枢神经系统小血管内皮细胞肿胀、坏死、脱落

B.神经细胞变性与坏死

C.胶质细胞增生和炎症细胞浸润

D.神经组织出现局灶性坏死,形成软化灶

E.大脑两半球表面及颅底的软脑膜充血,浆液性及纤维蛋白性渗出

【答案】E

2.流行性乙型脑炎的主要传播途径是

A.消化道传播

B.蚊虫叮咬

C.呼吸道传播

D.接触传播

E.性传播

【答案】B

3.乙脑最常见和最早出现的症状是

A.高热

B.头痛

C.呕吐

D.颈项强直

E.意识障碍

【答案】B

【解析】头痛是乙脑最常见和最早出现的症状,疼痛部位不定。

4.乙型脑炎三大严重症状是

A.高热、抽搐和昏迷

B.高热、昏迷和呼吸衰竭

C.高热、脑膜刺激征和呼吸衰竭

D.高热、抽搐和呼吸衰竭

E.高热、失语和呼吸衰竭

【答案】D

【解析】高热、抽搐和呼吸衰竭是乙脑极期的严重表现,三者常相互影响,互为因果。

5.下列有关乙脑周围性呼吸衰竭原因的叙述,错误的是

A.呼吸道痰阻

B.缺氧

C.膈肌麻痹

D.肋间麻痹

E.肺部感染

【答案】B

【解析】缺氧是乙脑中枢性呼吸衰竭的原因之一,故选 B。

6.乙脑的治疗中,因脑实质病变引起的抽搐,多选用的药物是

A.地西泮

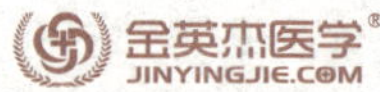

B.甘露醇
C.抗生素
D.东莨菪碱
E.酚妥拉明
【答案】A

（7~8 题共用备选答案）
A.高热
B.头痛
C.嗜睡
D.意识障碍
E.呼吸衰竭

7.乙脑最常见和最早出现的症状是
【答案】B

8.乙脑最主要的死亡原因是
【答案】E

第三章 细菌感染

第一节 流行性脑脊髓膜炎

1.脑膜炎球菌致病的主要因素是
A.外毒素
B.内毒素
C.荚膜
D.菌毛
E.自溶酶
【答案】B

2.流脑的主要传染源是
A.患者
B.带菌者
C.受感染的动物
D.隐性感染者
E.潜在性感染者
【答案】B
【解析】患者和带菌者是本病的传染源，流行期间人群带菌率高达 50%，感染后细菌寄生于正常人鼻咽部，人是唯一宿主，患者易于被发现和隔离，而带菌者不易被发现，因此带菌者作为传染源的意义更重要。

3.流脑的主要传播途径是
A.空气、飞沫
B.玩具及用品
C.动物传播
D.通过饮用水传播
E.通过食物传播
【答案】A

4.流行性脑脊髓膜炎可见
A.玫瑰疹
B.皮肤淤点、淤斑
C.淋巴结肿大
D.关节痛
E.多尿
【答案】B
【解析】流行性脑脊髓膜炎败血症休克型可表现为突起高热，常在短期内全身出现广泛淤点、淤斑。

5.流行性脑脊髓膜炎患者体温渐降至正常，症状好转，淤斑、淤点消失，见于
A.前驱期
B.败血症期
C.脑膜炎期
D.恢复期
E.后遗症期
【答案】D

6.怀疑流脑时为明确诊断应做
A.血常规检查

B.头颅X光片

C.头颅CT

D.脑脊液检查

E.使用抗菌药物

【答案】D

【解析】脑脊液检查:明确诊断的重要方法,脑脊液压力升高,外观混浊,白细胞明显增高,蛋白质增高,而糖及氯化物明显降低。

7.治疗普通型流脑的首选抗生素是

A.青霉素

B.磺胺药

C.红霉素

D.氨苄西林

E.庆大霉素

【答案】A

8.流脑密切接触者医学观察日为

A.3日

B.5日

C.7日

D.11日

E.14日

【答案】C

(9~10题共用备选答案)

A.血培养

B.粪便培养

C.尿培养

D.临床表现

E.肥达反应

9.流脑确诊的依据是

【答案】A

10.伤寒确诊的依据是

【答案】A

第二节 伤寒

1.伤寒杆菌的主要致病因素是

A.外毒素

B.伤寒内毒素

C.H抗原

D.细菌的侵袭力

E.肠毒素

【答案】B

2.伤寒不断传播或流行的传染源是

A.伤寒的极期患者

B.潜伏期末的患者

C.缓解期带菌者

D.恢复期带菌者

E.慢性带菌者

【答案】E

【解析】少数患者痊愈后3个月以上仍持续排菌而成为慢性带菌者,女性多见,多为胆囊带菌。

3.长期发热的患者,诊断伤寒最可靠的依据是

A.玫瑰疹

B.相对缓脉

C.肥达反应阳性

D.血嗜酸粒细胞消失

E.血培养阳性

【答案】E

4.伤寒的典型临床症状为

A.持续发热,相对缓脉,消化道症状,玫瑰疹,肝、脾大及白细胞减少

B.持续发热,肝大,血疹,脉速,白细胞减少

C.弛张热,脾大,水晶汗疹,相对缓脉,白细胞增多

D.不规则发热,脾大,玫瑰疹

E.以上都不是

【答案】A

5.伤寒的主要传播途径是

A.呼吸道传播

B.消化道传播

C.血液传播

D.性传播

E.垂直传播

【答案】B

6.伤寒患者传染性最强的时期是

A.起病1周内

B.潜伏期

C.起病后第2~4周

D.潜伏末期到起病1周内

E.起病后第1~2周

【答案】C

【解析】伤寒患者和带菌者为传染源,患者由大小便排出病原体,从潜伏期开始,整个病程中都有传染性,尤其在病程的第2~4周传染性最强。

7.伤寒菌尿培养,阳性率最高的时间是

A.第1周

B.第2周

C.第1~2周

D.第2~3周

E.第3~4周

【答案】E

8.目前诊断伤寒,血象检查最有价值的是

A.血白细胞计数

B.血小板计数

C.红细胞计数

D.嗜酸粒细胞计数

E.嗜碱粒细胞计数

【答案】D

【解析】伤寒实验室检查:白细胞计数减少或正常,中性粒细胞减少;嗜酸粒细胞计数减少或消失,此有助于诊断和判断病情;血小板也可减少。

9.伤寒出现肝脾肿大的主要原因是

A.全身单核-巨噬细胞系统增生性反应

B.合并肝硬化

C.Ⅰ型变态反应

D.Ⅲ型变态反应

E.中毒性肝炎

【答案】A

【解析】伤寒的病理改变主要为全身单核-吞噬细胞系统的炎性增生反应,镜下见以巨噬细胞为主的细胞浸润。

10.确诊伤寒最可靠的依据来自以下哪一项

A.发热、中毒症状、白细胞减少

B.血培养

C.胆汁培养

D.粪便培养

E.肥达反应

【答案】B

11.治疗伤寒应首选的药物是

A.头孢菌素类

B.氯霉素

C.链霉素

D.氟喹诺酮类

E.氨苄西林

【答案】D

【解析】氟喹诺酮类用作首选,抗菌谱广,杀菌作用强,口服吸收完全,体内分布广,胆汁浓度高,副作用少,不易产生耐药,疗程为2周,儿童及孕妇慎用或忌用。

12.伤寒的隔离期至

A.停药后连续大便培养1次(每周1次)阴性方可出院

B.停药后连续大便培养2次(每周1次)阴性方可出院

C.停药后连续大便培养3次(每周1次)阴性方可出院

D.停药后连续大便培养 3 次(每周 2 次)阴性方可出院

E.停药后连续大便培养 2 次(每周 2 次)阴性方可出院

【答案】B

13.患者,男,29 岁。发热 7 天,食欲减退,乏力,腹泻,腹胀。起病后曾先后自服氨苄西林及喹诺酮类药物,发热仍不退。体检:腹部胀气,脾肋下 1 cm,血白细胞 2.6×10^9/L。高度怀疑伤寒,为进一步确诊应检查

A.血培养

B.骨髓培养

C.粪便培养

D.尿培养

E.肥达反应

【答案】B

14.患者,男,30 岁。发热 7 天,伴食欲减退、腹胀,患病前有涉水史。体检:T 39.8 ℃,P 84 次/分,脾肋下 2 cm 。血白细胞 3.6×10^9/L,中性粒细胞 55%,淋巴细胞 45%。下列哪种诊断可能性大

A.流行性感冒

B.斑疹伤寒

C.粟粒性肺结核

D.伤寒

E.钩端螺旋体病

【答案】D

(15~16 题共用备选答案)

A.肠粘连

B.肠穿孔

C.肠出血

D.肠梗阻

E.肠套叠

15.伤寒最常见的肠道并发症是

【答案】C

【解析】题中所列五项都是伤寒的并发症,最常见的是肠出血,但最严重的是肠穿孔,因为若不及时处理会危及生命。

16.伤寒最严重的肠道并发症是

【答案】B

第三节　细菌性痢疾

1.痢疾杆菌的主要致病机制是

A.侵入的细菌数量

B.细胞毒素

C.神经毒素

D.内毒素及外毒素

E.肠毒素

【答案】D

2.痢疾的传染源是

A.蚊

B.猪

C.鼠

D.犬

E.患者

【答案】E

3.细菌性痢疾的传播途径是

A.呼吸道

B.消化道

C.血液

D.虫媒传播

E.接触传播

【答案】B

【解析】细菌性痢疾是通过消化道传播,病原菌随患者粪便排出污染食物、水、生活用品或手,经口感染。虫媒如苍蝇可以传播,但亦通过污染食物经消化道传播,其余途径一般不会传播。

4.慢性菌痢分型最多见的为

A.急性发作型

B.慢性迁延型

C.慢性隐匿性

D.慢性非典型

E.慢性典型

【答案】B

5.鉴别细菌性痢疾和阿米巴痢疾最可靠的依据是

A.潜伏期的长短

B.毒血症状的轻重

C.大便常规检查红白细胞的多少

D.大便检出病原体

E.抗生素治疗是否有效

【答案】D

【解析】大便检出病原体是鉴别细菌性痢疾和阿米巴痢疾最可靠的依据。

6.急性细菌性痢疾的病原治疗首选的药物是

A.氟喹诺酮类

B.氯霉素

C.四环素

D.磺胺药

E.呋喃唑酮

【答案】A

(7~8题共用备选答案)

A.洗肉水样腹泻,伴发热,腹痛,无里急后重

B.腹泻,黏液脓血样便,伴发热,腹痛,里急后重

C.腹泻,大便呈果酱状,伴低热,腹痛,无里急后重

D.剧烈腹泻,米泔样大便,无发热,无腹痛及里急后重

E.发热,脐周痛,腹泻,大便呈水样,有少量黏液

7.霍乱表现为

【答案】D

8.细菌性痢疾表现为

【答案】B

第四节　霍乱

1.霍乱最主要的传播途径是

A.食物传播

B.生活接触

C.苍蝇媒介

D.粪-口传播

E.带菌动物传播

【答案】D

【解析】霍乱是通过污染的水、食物、日常生活接触及苍蝇的媒介作用等不同途径进行传播和蔓延。

2.霍乱弧菌的主要致病物质是

A.霍乱肠毒素

B.霍乱内毒素

C.腺苷酸环化酶

D.透明质酸酶

E.蛋白水解酶

【答案】A

3.典型霍乱发病最先出现的症状是

A.腹泻

B.腹痛

C.呕吐

D.畏寒、发热

E.肌肉痉挛

【答案】A

4.霍乱的典型临床表现是

A.发热、腹泻、呕吐

B.剧烈无痛性腹泻,继之呕吐,吐泻物呈水状

C.腹痛、腹泻、剧烈呕吐,吐泻物呈水状

D.发热,周围循环衰竭

E.发热,无痛性腹泻,粪便水样

【答案】B

【解析】多数以无痛性急剧腹泻开始,继而呕吐,不伴里急后重。

5.霍乱最常见而严重的并发症

A.肠穿孔

B.肠出血

C.肠套叠

D.肾衰竭

E.肺水肿

【答案】D

6.霍乱大流行最重要的传播形式是

A.食物污染

B.苍蝇传播

C.接触患者

D.水源污染

E.接触带菌者

【答案】D

【解析】霍乱主要通过粪-口途径传播。患者吐泻物和带菌者粪便污染水源及食物,特别是水源被污染后易引起局部暴发。日常生活接触和苍蝇等媒介传播也是重要的传播途径。

7.关于治疗霍乱补液原则下列哪项是错误的

A.轻、中型患者可予以口服补液

B.中型患者 24 小时补液量为 4 000～8 000 mL

C.静脉补液以 5∶4∶1 溶液

D.重型患者治疗应早期快速静脉补液

E.重型患者应积极补钾

【答案】E

【解析】霍乱补液的原则是早期、快速、足量,先盐后糖,先快后慢,纠酸补钙,见尿补钾。

8.霍乱的治疗过程中,首选的抗生素为

A.氯霉素

B.多西环素

C.四环素

D.氨苄西林

E.卡那霉素

【答案】B

9.重型霍乱患者治疗的关键是

A.大量口服补液

B.有效抗菌治疗

C.短期应用糖皮质激素

D.禁食

E.快速静脉补液

【答案】E

10.患者,男,28 岁。因江水泛滥,饮用江水,突然出现剧烈腹泻,随后呕吐,由水样物转为米泔水样物,最可能的诊断是

A.金黄色葡萄球菌胃肠炎

B.急性细菌性痢疾

C.病毒性肠炎

D.大肠杆菌性肠炎

E.霍乱

【答案】E

【解析】该年轻男性在饮用江水后突然先出现剧烈腹泻,呕吐在后,吐泻物呈现霍乱时典型的米泔水样物,所以最可能的诊断是霍乱,其他可能性均小。

第五节　结核病

1.结核病的主要传播途径是

A.经上呼吸道直接接种

B.呼吸道传播

C.消化道传播

D.垂直传播

E.经皮肤伤口感染

【答案】B

2.下列关于结核病的叙述,错误的是

A.是由结核分枝杆菌引起的慢性感染性疾病

B.以肺结核最为常见

C.痰中排菌者称为传染性肺结核

D.除少数可急性起病外,临床上多呈慢性过程

E.临床表现为高热、咳痰、咯血

【答案】E

【解析】发热为结核最常见的全身中毒性症状,多数为长期低热,每于午后或傍晚开始,次晨降至正常,可伴有倦怠、发力、夜间盗汗,或无明显自觉不适。

3.关于原发性肺结核,下列说法正确的是

A.好发于双肺锁骨上下

B.多发生明显结核杆菌中毒症状

C.肺门或纵隔淋巴结结核较原发综合征更为常见

D.极少发生血行播散

E.原发灶及淋巴结不会发生干酪样坏死

【答案】C

4.以下不属于结核病易感人群的是

A.糖尿病患者

B.慢性阻塞性肺疾病患者

C.营养不良者

D.艾滋病患者

E.冠心病患者

【答案】B

5.空洞性肺结核有巨大空洞时的听诊表现是

A.带金属调的空瓮音

B.支气管呼吸音

C.细湿啰音

D.呼吸音降低

E.局限性哮鸣音

【答案】A

6.下列属于结核性脑膜炎中枢神经系统感染症状临床表现的是

A.贫血

B.喷射性呕吐

C.肝脾大

D.消瘦

E.呼吸困难

【答案】B

7.肺结核患者的哪种标本传染性最强

A.痰液

B.血液

C.尿液

D.汗液

E.泪液

【答案】A

8.结核病诊断的"金指标"是

A.痰涂片抗酸染色阳性

B.痰分离培养检出结核杆菌

C.X线胸片见斑点状、密度较高、边缘清楚的结节影

D.结核菌素试验阳性

E.特异性结合抗原试验阳性

【答案】B

9.肺结核的基本病变是

A.纤维化、钙化、结核结节

B.浸润性病变、干酪样坏死

C.干酪样坏死、支气管播散

D.结核结节、血行播散性病变

E.渗出、增生、干酪样坏死

【答案】E

【解析】渗出、增生、干酪样坏死为肺结核的基本病变,上述三种病理变化可以相互转

化、交错存在,很少有单一病变独立存在,而以某一种病理改变为主。

10.预防肺结核的最主要措施是

A.禁止随地吐痰

B.隔离和有效治疗排菌患者

C.健全防痨组织

D.加强登记管理

E.接种卡介苗,化疗

【答案】B

11.患者男性,48岁。5年前曾患肺结核,近2月咳嗽,右胸痛,少量咳痰,间断咳痰带血,三次痰涂片阴性,X线胸片示无活动性肺结核病变。进一步应首先检查

A.胸部CT

B.血沉

C.结核菌素试验

D.右肺门X线断层

E.支气管造影

【答案】A

第六节 布鲁菌病

1.布鲁菌病急性期的特点,叙述错误的是

A.高热时伴有明显中毒症状

B.关节痛主要在大关节,呈游走性

C.典型热型为波状热

D.主要为大神经的神经根、神经干病变

E.半数患者有肝脾肿大和肝区病变

【答案】A

2.下列对于布鲁菌病易感人群的说法,正确的是

A.老人和儿童易感染

B.男性易感染

C.身体衰弱或有慢性疾病的人易感染

D.人群普遍易感

E.女性易感染

【答案】D

3.试管凝集试验阳性的判定标准是滴度大于或等于

A.1∶500+

B.1∶50+

C.1∶50++

D.1∶100+

E.1∶100++

【答案】E

4.关于布鲁菌病感染途径的描述,错误的是

A.经呼吸道吸入传播

B.经消化道食入传播

C.经体表皮肤黏膜接触传播

D.人与人之间相互传播

E.蚊虫叮咬传播

【答案】D

【解析】布鲁菌病感染途径首先在染菌动物之间传播,然后波及人类。

5.下列关于布鲁菌病临床特征的描述,正确的是

A.发热并伴有寒战

B.血压升高

C.关节、肌肉疼痛

D.下肢水肿

E.眼结膜水肿

【答案】C

【解析】鲁菌病多缓慢起病,主要症状为发热、多汗、乏力、肌肉和关节疼痛、睾丸疼痛等。

6.下列不属于布鲁菌病急性感染治疗原则的是

A.高热者可用物理方法降温

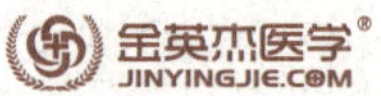

B.合并睾丸炎者,可短期加用小剂量糖皮质激素

C.合并脑膜炎者,需给予脱水治疗

D.早期、联合、规律、适量、全程用药,必要时延长疗程

E.8岁以下儿童可采用多西环素联合利福平治疗

【答案】E

7.针对成人布鲁菌病病原的治疗,首选用哪两种药物联用

A.多西环素+复方新诺明

B.多西环素+利福平

C.链霉素+利福平

D.三代头孢菌素类药物+复方新诺明

E.链霉素+利福平

【答案】B

8.下列关于布鲁菌病预防措施的叙述,错误的是

A.对疫区的传染源进行检疫

B.治疗或捕杀病畜

C.消灭苍蝇、蟑螂,保护水源

D.做好高危职业人群的劳动防护和菌苗接种

E.对流行区家畜普遍进行菌苗接种可防止本病流行

【答案】C

【解析】对疫区的传染源进行检疫,治疗或捕杀病畜,加强畜产品的消毒和卫生监督,做好高危职业人群的劳动防护和菌苗接种。对流行区家畜普遍进行菌苗接种可防止本病流行。必要时可用药物预防。故C选项错误。

第四章 消毒与隔离

第一节 消毒

1.下列不是物理消毒法的是

A.干热消毒灭菌法

B.湿热消毒灭菌法

C.辐射消毒

D.过滤除菌

E.生物消毒法

【答案】E

2.下列不适合皮肤消毒的是

A.乙醇

B.戊二醛

C.碘伏

D.氯己定

E.过氧化氢

【答案】B

3.消毒的准确概念是

A.杀灭寄生虫

B.杀灭体内微生物

C.杀灭环境所有微生物

D.消除体内致病微生物

E.杀灭或消除环境中的致病微生物

【答案】E

4.下列各项,不属预防性消毒的是

A.日常卫生消毒

B.饮用水消毒

C.传染病室的卫生清洁

D.垃圾无害化处理

E.饭前便后的洗手

【答案】C

5.下列关于消毒目的错误的是

A.防止并发症

B.防止交叉感染

C.防止传染病传播

D.保护医护人员免受感染

E.避免患者重复感染

【答案】E

【解析】①防止病原体播散到社会中，引起流行。②防止患者再被其他病原体感染，出现并发症，发生交叉感染。③保护医护人员免受感染，须同时进行必要的隔离措施，工作中要合理防护或进行无菌操作，才能达到控制传染之效。

6.不可以杀灭芽孢的消毒法是

A.高压蒸汽法

B.巴氏消毒法

C.预真空型压力蒸汽灭菌

D.火烧消毒

E.高效消毒剂

【答案】B

7.有关消毒的描述，正确的是

A.消毒是针对有确定传染源存在的场所进行的

B.对传染病死亡患者的尸体按规定的处理也属于消毒

C.对传染病住院患者污染过的物品可待其出院后集中消毒

D.对有病原体携带者(没有发病)存在的场所可以不消毒

E.饭前便后的洗手不属于消毒的范畴

【答案】B

8.下列哪项不是消毒方法的检测

A.物理测试法

B.化学指示剂测试法

C.生物指示剂测试法

D.无菌检查法

E.压力检测法

【答案】E

(9~10题共用备选答案)

A.超声波

B.洗手

C.碘类消毒

D.电离辐射

E.紫外线

9.属灭菌法的是

【答案】D

【解析】灭菌法可以杀灭包括细菌芽孢的一切微生物。该类消毒方法有热力、电离辐射、微波等物理方法和甲醛、戊二醛、过氧乙酸、环氧乙烷等化学灭菌剂。

10.属高效消毒法的是

【答案】E

【解析】高效消毒法能杀灭一切细菌繁殖体(包括分枝杆菌)、病毒、真菌及其孢子，并对细菌芽孢有显著杀灭作用。主要有紫外线消毒法和臭氧、含氯消毒剂、过氧化氢等。

第二节 隔离

1.隔离的对象是

A.患者和隐性感染者

B.患者和带菌者

C.带菌者

D.隐性感染者

E.患者和潜伏期感染者

【答案】B

2.鼠疫需采取的隔离为

A.呼吸道隔离

B.肠道隔离

C.严密隔离

D.虫媒隔离

E.接触隔离

【答案】C

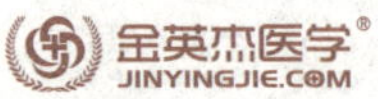

3.一般隔离的种类不包括

A.呼吸道隔离

B.消化道隔离

C.泌尿道隔离

D.昆虫隔离

E.接触隔离

【答案】C

4.有关隔离的描述,错误的是

A.是控制传染病流行的重要措施

B.便于管理传染源

C.可防止病原体向外扩散给他人

D.根据传染病的平均传染期来确定隔离期限

E.某些传染病患者解除隔离后尚应进行追踪观察

【答案】D

【解析】传染病患者的隔离期限是根据传染病的最长传染期而确定的,同时尚应根据临床表现和微生物检验结果来决定是否可以解除隔离。

第三节 医院感染

1.下列哪项不属于医院感染

A.无明显潜伏期的感染,在入院48小时后发生的感染

B.本次感染直接与上次住院有关

C.患者原有的慢性感染在医院内急性发作

D.新生儿经产道时获得的感染

E.肿瘤患者住院化疗期间出现带状疱疹

【答案】C

2.下列各项不属于标准预防技术的是

A.洗手

B.戴手套

C.穿隔离衣

D.戴防护眼罩

E.病房的空气处理系统

【答案】E

3.有关医院感染的概念,错误的是

A.是指在医院内获得的感染

B.出院之后的感染有可能是医院感染

C.与上次住院有关的感染是医院感染

D.入院时处于潜伏期的感染一定不是医院感染

E.婴幼儿经胎盘获得的感染属于医院感染

【答案】E

4.有关标准预防下列哪项是错误的

A.要防止血源性疾病的传播也要防止非血源性疾病的传播

B.强调双向防护

C.所有的患者均被视为具有潜在传染的患者

D.要根据疾病的主要传播途径,采取相应的隔离措施

E.脱去手套后可以不立即洗手

【答案】E

第十四篇

医学伦理学

第一章　医学伦理学与医学目的、医学模式

1.属于医德意识现象的是

A.医德教育

B 医德修养

C.医德信念

D.医德评价

E.医德行为

【答案】C

2.医学道德的作用不包括的是

A.对医院人际关系的调节作用

B.对经济效益的保障作用

C.对医疗质量的保证作用

D.对医学科学的促进作用

E.对社会文明的推动作用

【答案】B

3.符合医学伦理学研究的是

A.研究人与人之间关系的科学

B.研究人与社会之间关系的科学

C.研究医学活动中的道德关系和道德现象的科学

D.研究道德的形成、本质及其发展规律的科学

E.道德科学或道德哲学

【答案】C

4.下列属于现代医学目的的是

A.重治疗轻预防

B.提高生命质量

C.过度追求技术发展

D.克服疾病

E.避免死亡

【答案】B

【解析】现代医学目的致力于预防疾病，减少发病率，促进和维护健康，提高生活质量。

第二章　中国医学的道德传统

1.“上以疗君亲之疾，下以救贫贱之厄”的中国古代医家是

A.华佗

B.扁鹊

C.孙思邈

D.李时珍

E.张仲景

【答案】E

【解析】张仲景以"救人活命"为己任，用高超医术为百姓解除痛苦。他反对"孜孜汲汲，唯名利是务"的不良风气，救治病人不分贵贱贫富，"上以疗君亲之疾，下以救贫贱之厄"。

2.中国古代医德思想中不包括

A.仁爱救人，赤诚济世的行医宗旨

B.不图名利，清正廉洁的道德品质

C.探索研究，大胆创新的敬业精神

D.普同一等，一心赴救的服务态度

E.注重自律，终于医业的献身精神

【答案】C

3.被尊为"万婴之母"的中国近代医家是

A.林巧稚

B.岳美中

C.张孝骞

D.王绍棠

E 施今墨

【答案】A

4.下列著作中，属于张仲景所著的是

A.《伤寒杂病论》

B.《外科正宗》

C.《备急千金要方》

D.《医家十戒》

E.以上都不是

【答案】A

第三章　医学伦理学的理论基础

1.对功利论的认识不正确的是

A.以"功利"作为道德标准的学说

B.以幸福论和快乐主义的伦理传统为基础

C.追求个人的最大幸福

D.其道德标准是追求利益

E.认为人的本性是追求快乐和幸福

【答案】C

2.关于医德品质的说法不正确的是

A.是医务人员在长期执业行为中形成和表现出来的稳定的医学道德气质

B.是医德认识、医德情感和医德意志的统一

C.表现医生忠诚于科学、潜心于医学事业的人格品德

D.为了追求最大多数人的快乐和幸福

E.为了患者和社会的利益，可以牺牲自身的利益

【答案】D

【解析】医德品质是医务人员在长期的职业行为中形成和表现出来的稳定的医学道德气质、习惯和特征。医德品质是医德认识、医德情感和医德意志的统一。其内容之一"奉献"指出为了患者和社会的利益而牺牲自身的利益。D 项是"功利论"的特征，故不符合。

3.判断生命价值的依据是

A.内在价值

B.外在价值

C.生命质量

D.健康程度

E.内在价值与外在价值的统一

【答案】E

【解析】生命价值论最突出的一点就在于其能将生命的内在价值(生命神圣论)和外在价值(生命质量论)统一起来，并以此来评价生命的价值。

4.道义论的主要特征说法不正确的是

A.道义论强调行为动机的重要性

B.只要行为的动机是善的，该行为即道德的

C.以人的理性为基础,不需感性经验的证明

D.从全体社会成员的利益出发提出准则

E.行为的动机与结果都是善的,才是道德的

【答案】E

5.生命质量的衡量标准不包括的是

A.个体生命健康程度

B.个体生命德才素质

C.个体生命优化条件

D.个体生命治愈希望

E.个体生命预期寿命

【答案】C

6.医学人道主义的核心内容包括

A.尊重病人的生命、人格、权利

B.尊重病人的生命、自由、意愿

C.尊重病人的人格、尊严、权利

D.尊重病人的生命、意愿、尊严

E.尊重病人的权利、人格、自由

【答案】A

【解析】医学人道主义的核心内容包括尊重病人的生命、尊重病人的人格、尊重病人的权利。

7.下列不属于公益论原则的是

A.人人享有最基本的医疗权利

B.当发生个体利益与群体利益矛盾时,以群体利益为重

C.当发生局部利益与整体利益矛盾时,以整体利益为重

D.当发生眼前利益与长远利益矛盾时,以长远利益为重

E.当发生个人与社会之间的矛盾时,以社会利益为重

【答案】A

8.美德是以下几方面的和谐统一,其中不包括的是

A.高尚的思想

B.品德

C.情操与语言

D.良心

E.行为

【答案】D

9.医学人道主义在历史发展的时期中不包括的是

A.古代朴素的医学人道主义时期

B.现代革命的人道主义时期

C.实行革命的人道主义时期

D.近代医学人道主义时期

E.现代医学人道主义时期

【答案】B

10.生命价值论指的是

A.生命神圣与人道论的统一

B.生命神圣与生命质量的统一

C.美德论与义务论的统一

D.义务论与公益论的统一

E.生命质量与生命价值论的统一

【答案】B

【解析】生命价值论是生命神圣与生命质量统一的理论,是以人具有的内在价值和外在价值的统一来衡量生命意义的一种理论。

第四章　医学道德的规范体系

1.医生义务和权利中不包括

A.保证治疗效果

B.保证患者平等的医疗权

C.保证患者医疗权的实现

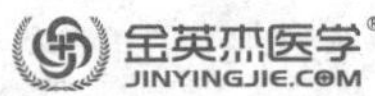

D.促进和维护患者身心健康

E.履行自己的义务

【答案】A

【解析】医护人员权利是维护、保证患者普遍、平等的医疗权利的实现,促进患者的身心健康,是履行自己的义务为前提的。

2.医学伦理学的理论原则不包括

A.行善原则

B.尊重原则

C.不伤害原则

D.公正原则

E.保密原则

【答案】E

【解析】医学伦理学的理论原则包括行善原则、尊重原则、公正原则和不伤害原则。

3.对不伤害原则的解释,正确的是

A.对肿瘤患者进行化疗意味着绝对伤害

B.不伤害原则就是消除任何医疗伤害

C.不伤害原则就是要求医生对患者丝毫不能伤害

D.因绝大多数医疗行为都存在着不同程度的伤害,所以不伤害原则是做不到的

E.不伤害原则要求对医学行为进行受益与伤害的权衡,把可控伤害控制在最低限度之内

【答案】E

4.在药物治疗中,临床医生应遵循的道德要求,不包括

A.对症下药,剂量适宜

B.节约费用,公正分配

C.合理配伍,细致观察

D.合理配伍,对症下药

E.要为患者选择贵重有效的药物

【答案】E

5.医疗机构施行手术、特殊检查或特殊治疗时,如果无法取得患者意见又无家属或关系人在场,应该

A.经治医师提出医疗处置方案,在取得同行讨论批准后实施

B.经治医师提出医疗处置方案,在取得群众认可后实施

C.经治医师提出医疗处置方案,在取得县级以上卫生行政部门批准后实施

D.经治医师提出医疗处置方案,在取得第三者证实有效后实施

E.经治医师提出医疗处置方案,在取得医疗机构负责人或者被授权负责人员的批准后实施

【答案】E

6.医学道德规范的内容不包括

A.救死扶伤、忠于医业

B.钻研医术、精益求精

C.一视同仁、平等待患

D.廉洁守法、克己奉公

E.互学互尊、团结协作

【答案】D

7.医学道德权利的作用不包括

A.保证医学职业的声誉和社会地位

B.调动和提高广大医务人员履行职业道德义务的积极性和主动性

C.有利于促进患者配合诊疗的积极性

D.有利于医务人员维护和促进人类健康中发挥更大作用

E.使病人产生良好的心理效应

【答案】E

【解析】医学道德权利的作用从两个角度而言,一方面医务人员正当的职业道德权利受到尊重和维护,可保证医学职业的声誉和社会地位,也可以调动和提高广大医务人员履行职业道德义务的积极性和主动性,有利于医务人员在维护和促进人类健康中发挥更大的作用;另一方面患者的道德权利受到尊

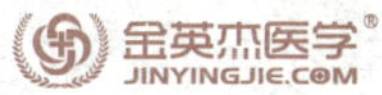

重和维护，有利于患者道德义务的履行，可以促进患者配合诊疗的积极性，提高治疗效果，有利于医患关系的和谐。

8.下述各项中属于医生违背尊重原则的是

A.妊娠危及母亲的生命时，医生给予引产

B.医生的行为使某个患者受益，但却给别的患者带来了损害

C.医生对患者的呼叫或提问给予应答

D.医生给患者实施必要的检查或治疗

E.医生尊重患者是指满足患者的一切要求

【答案】E

【解析】尊重原则是指医务人员要尊重患者及其做出的理性决定。但医务人员尊重患者的自主性，决不意味要放弃自己的责任。尊重患者也包括对患者的帮助、劝导、说服、甚至限制患者进行选择。

9.医学道德范畴不包括

A.情感与良心

B.审慎与保密

C.权力与义务

D.荣誉与幸福

E.自主与创新

【答案】E

10.下面关于审慎的说法中，不正确的是

A.它是一种道德品质

B.它是一种处事态度，多是由后天修养练习获得的

C.有利于良好职业道德的培养

D.有利于医疗质量的提高，并可防止医疗差错事故

E.可使业务能力和技术水平大幅度提高

【答案】E

11.作为医学伦理学基本范畴的良心是指

A.医学关系中的主体在道义上应享有的权力和利益

B.医学关系中的主体在道义上应履行的职责和使命

C.医学关系中的主体在对自己应尽义务的自我认知和评价

D.医学关系中的主体在表现出行为前的周密思考和行为中的谨慎负责

E.医学关系中的主体在道义上对周围人、事以及自身的内心体验和感受

【答案】C

12.患者的道德义务不包括

A.提供与病情有关信息

B.无条件接受人体试验

C.遵守医院各项规章制度

D.支持医学生的实习和医学发展

E.在医生的指导下与医生积极配合

【答案】B

13.当某种诊治决策对患者利害共存时，要求临床医师保证最大善果和最小恶果的医学伦理学原则是

A.患者自主

B.有利患者

C.严谨审慎

D.双方协商解决

E.为社会主义现代化建设服务

【答案】B

14.治疗需要获得患者的知情同意，其实质体现的是

A.尊重患者的自主性

B.维护良好的医患关系

C.尊重患者的所有决定

D.有利于患者的基本原则

E.不伤害患者的基本原则

【答案】A

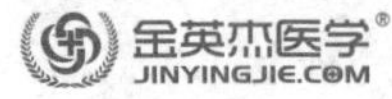

（15～16 题共用备选答案）

A.体现了医务人员对病人、集体和社会所负的道德责任

B.主要包括情感、责任感和事业感

C.促使医务人员关怀、体贴病人，并于病痛危难之时全力救护

D.促使医务人员在任何情况下，都能坚守医学道德原则和规范要求，抵制不正之风

E.促使医务人员养成良好的医护作风，提高责任感

15.体现医学道德情感作用的是

【答案】C

16.体现医学道德审慎作用的是

【答案】E

（17～18 题共用备选答案）

A.体现了患者对医务人员的无比信任

B.体现了医务人员对患者人格和权利的尊重

C.有利于保护医务人员个人的权利

D.有利于医护工作的开展和医护质量的提高

E.可以避免因泄密而给患者带来危害和发生医患纠纷

17.医学道德保密作用最核心的是

【答案】B

18.医学道德保密作用中提法不正确的是

【答案】C

第五章　处理与患者关系的道德要求

1.导致医患关系紧张、医患冲突的最主要原因是

A.服务态度

B.医疗事故

C.医疗体制

D.收费制度

E.病人需求是否得到满足

【答案】A

【解析】大量调查表明，医疗服务态度是导致医患冲突的主要原因。

2.医患冲突的化解方式不恰当的是

A.不属于医疗事故的医疗纠纷通过医患沟通来化解

B.医生在医患纠纷的化解中起主导作用

C.遵循公开、公平、公正原则，坚持实事求是的科学态度

D.医生以候诊病人多为由拒绝向病人解释病情，告知病人自行查阅相关资料

E.由医疗事故引发的医疗纠纷，应该依据相关的法律、法规和制度进行处理

【答案】D

【解析】大部分的医患纠纷都是因为沟通方面存在问题，比如在知识、信息方面的不对称，医生在解释方面的欠缺，病人理解上的误区等等往往是产生纠纷的主要因素。在医患关系中医生起主导作用，在医患纠纷的化解上医生应当承担更大的责任。医生不能以任何理由侵害病人的知情权，应及时全面地向患者解释病情，并给予恰当指导以控制、治疗疾病。不属于医疗事故的医疗纠纷应当通过医患沟通来化解。故 D 项的处理方式不恰当。

3.下列不属于医患关系发展趋势的是

A.经济化

B.人机化

C.法制化

D.多元化

E.全球化

【答案】E

4.尊重患者知情同意权，其正确的做法是

A.婴幼患儿可以由监护人决定其诊疗方案

B.家属无承诺，即使患者本人知情同意也不得给予手术

C.对特殊急诊患者的抢救都同样对待

D.无须做到患者完全知情

E.只经患者同意即可手术

【答案】A

5.下列各项属于非技术关系的是

A.道德关系

B.同事关系

C.竞争关系

D.陌生人关系

E.上下级关系

【答案】A

6.最近报道一女青年接受X线检查时，对医生让其脱掉上衣不解，甚至认为医生这样做是非常无礼的，有的甚至因此发生纠纷。此案例说明的核心伦理学问题是

A.患者的思想太封建了

B.应有女护士在旁陪伴

C.医生没有任何可指责之处

D.医院应该在X线检查室门口出示须知

E.医生没有完全尽到让患者知情同意的义务

【答案】E

第六章　处理医务人员之间关系的道德要求

1.正确处理医务人员关系的意义是

A.实现正确诊断、有效治疗

B.有利于提高医疗服务水平

C.取他人之长，补己之短

D.使医务人员之间相互尊重

E.互相监督，避免疏漏

【答案】B

【解析】正确处理医务人员关系的意义有利于提高医疗服务水平，有利于医务人员成才。

2.正确处理医务人员之间关系的道德原则，不包括

A.互相尊重

B.互相支持

C.互相爱护

D.互相监督

E.互相学习

【答案】C

3.正确处理医务人员关系有利于医务人员成才，体现在

A.良好的医务人员之间关系可以提高诊断、治疗水平

B.医务人员之间关系不和谐会贻误患者疾病的诊治，甚至造成不可挽回的后果

C.各个岗位上的医务人员互相配合，共同努力才能完成诊断、治疗等工作

D.青年医务人员职业素养、知识技能的提高离不开高年资医务人员的悉心指导，传帮带

E.在医疗活动中，互相监督，可以避免疏忽，防范差错和事故

【答案】D

4.医务人员之间互相支持的意义是

A.只有互相支持，形成合力，才能实现正确诊断、有效治疗

B.青年医务人员职业素养、知识技能的

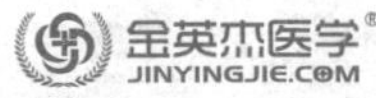

提高离不开高年资医务人员的悉心指导,传帮带

C.医务人员的资历、专业、技能、经验不尽相同,虚心向他人学习,可以取他人之长补己之短

D.在医疗活动中,互相支持,可以避免疏忽,防范差错和事故

E.医务人员之间互相支持可以避免造成不可挽回的后果

【答案】A

第七章 临床诊疗的道德要求

1.在使用辅助检查手段时不适宜的是

A.认真严格地掌握适应证

B.可以广泛积极地依赖各种辅助检查

C.必要检查能尽早确定诊断和进行治疗

D.应从患者的利益出发决定该做的项目

E.有利于提高医生诊治疾病的能力

【答案】B

【解析】使用辅助检查手段时认真严格地掌握适应证是必须首先要遵守的;必要检查能尽早确定诊断和进行治疗并且有利于提高医生诊治疾病的能力;医生应从患者的利益出发决定该做的项目。所以B项可以广泛积极地依赖各种辅助检查明显不符合医德的要求,是应该阻止的行为。

2.中医临床诊断的道德要求中四诊的道德要求首先是

A.安神定志

B.知情同意

C.认真负责

D.审慎保密

E.实事求是

【答案】A

【解析】为了排除医生主观因素的干扰,中医诊断疾病,非常强调安神定志。早在《素问·征四失论》中就有指出:“精神不专,志意不理”。

3.下述内容不符合临床诊疗道德原则的是

A.最优化原则

B.知情同意原则

C.保密原则

D.生命价值原则

E.身心统一原则

【答案】E

4.为患者进行体格检查时医生首先应做到的是

A.态度热情诚恳

B.客观求实公正

C.保守病人秘密

D.尊重病人人格

E.态度认真负责

【答案】D

5.关于临床诊疗道德一般原则的不正确说法是

A.耗费最小

B.痛苦最小

C.患者第一的原则

D.最优化原则

E.医生自主决定

【答案】E

(6~7题共用备选答案)

A.要有急病人所急的紧迫感

B.要有敢担风险团结协作的使命感

C.要有深厚的同情感

D.抢救前先让患者知情同意

E.要有经济头脑,保证少花钱多办事

6.在抢救危重病人时,保证抢救成功的前提条件是

【答案】A

【解析】抢救病情危重病人时,要有紧迫感,争分夺秒,竭尽全力抢救病人。

7.不属于抢救危重病人时优先考虑的是

【答案】E

【解析】抢救危重病人,随机性强、时间性强、协作性强,要求医务工作者有急病人所急的紧迫感、敢担风险团结协作的使命感、以及深厚的同情感,一切以挽救患者生命为先,经济方面的问题不属于优先考虑的问题。

第八章　医学研究的道德要求

1.人体试验必须坚持的原则中,不正确的是

A.医学目的原则

B.经济利益原则

C.伦理审查与科学审查统一原则

D.知情同意原则

E.维护患者利益原则

【答案】B

2.医学科研道德的基本要求不包括

A.实事求是

B.真诚协作

C.治学严肃

D.作风严格

E.客观公正

【答案】E

【解析】医学科研道德基本要求是:实事求是,真诚协作;严肃的治学态度,严格的工作作风,严密的科学手段。

3.医学科研中的人体试验必须坚持

A.使受试者的疾病得到治疗

B.使受试者获得经济利益

C.必须使受试者知情同意

D.要保证受试者的绝对安全

E.要保证受试者无任何不适

【答案】C

4.人体试验的医学目的的原则中不包括

A.为了提高医疗水平,改进诊治和预防措施

B.为了对疾病病因学的发病机理的了解

C.为了更好地增进人类健康

D.为了获取更大的经济利益

E.为更好地维护人类的健康

【答案】D

5.临床科研道德实施中科研设计要求应具有

A.科学性、可行性、实践性

B.严格性、合理性、可行性

C.实践性、严格性、可行性

D.理论性、客观性、合理性

E.学术性、可行性、科学性

【答案】B

6.下列人体试验类型中,不需要付出道德代价的是

A.自体实验

B.自愿实验

C.欺骗实验

D.强迫实验

E.天然实验

【答案】E

【解析】人体试验的类型包括自体实验、自愿实验、强迫实验。这些实验都需要付出道德代价。天然实验也是人体试验的类型,但其不需要付出道德代价。

(7~8题共用备选答案)

A.知情同意原则

B.尊重原则

C.效用原则

D.禁止商业化原则

E.保密原则

8.恪守不伤害原则,使接受治疗者所获利益必须远大于风险,获得新生机会,体现了

【答案】C

【解析】效用原则是指应恪守不伤害原则,使接受治疗者所获的利益必须远远大于风险,获得新生的机会。

9.从事人体器官移植的医疗机构及其医务人员履行对捐献者知情同意、不损害活体器官捐献人其他生理功能、尊重死者捐献者的尊严等,符合

【答案】B

第九章　医学道德的评价与良好医德的养成

1.医德修养的根本途径和方法是

A.自我批评

B.见贤思齐

C.自我反思

D.接受患者监督

E.在医疗实践中修养

【答案】E

2.培养全面、合格的医学人才的重要手段是

A.医德教育

B.医德修养

C.医德评价

D.医德实践

E.医德情操

【答案】A

3.医学道德修养的范畴包括

A.意志、情操、仪表、品行

B.举止、仪表、意志、情感

C.情操、信念、习惯、举止

D.情操、举止、语言、品行表现

E.仪表、品行、情操、信念

【答案】D

【解析】医德修养包括医疗实践中所形成的情操、举止、仪表和品行等。

4.医德评价的标准是

A.疗效标准、社会标准、科学标准

B.科学标准、实践标准、疗效标准

C.疗效标准、医学标准、科学标准

D.疗效标准、行为标准、科学标准

E.经济标准、社会标准、科学标准

【答案】A

5.医学道德评价中自身评价是医务人员

A.对自己的心理感受所进行的反思

B.对自己的职业行为所作的评价

C.对周围同事的错误行为进行的批评

D.对行业内的不正之风所进行的评价

E.对所发生的医疗差错事故进行的分析

【答案】B

6.医德评价的方式是依靠

A.社会舆论、内心信念、传统习俗

B.社会舆论、内心信念、媒体介入

C.内心信念、传统习俗、自我认识

D.社会舆论、媒体介入、传统习俗

E.自我认识、媒体介入、传统习俗

【答案】A

7.关于医德教育意义的叙述,不包括

A.培养全面合格的医学人才

B.树立正确的人生观价值观

C.形成良好的医德医风

D.形成稳定的人格倾向

E.形成良好的医德行为和习惯

【答案】D

8.医学道德教育的过程不包括

A.要学会“慎独”

B.坚定医德信念

C.培养医德情感

D.锻炼医德意志

E.养成医德行为和习惯

【答案】A

【解析】医学道德教育的过程包括:①提高医德认识。②培养医德情感。③锻炼医德意志。④坚定医德信念。⑤养成医德行为和习惯。

9.正确把握医德评价依据的观点是

A.效果论

B.目的论

C.动机论

D.手段论

E.动机与效果、目的与手段统一论

【答案】E

(10~11题共用备选答案)

A.内心信念

B.社会舆论

C.传统习俗

D.真诚信仰

E.科学标准

10.医德品质构成的基本要素是

【答案】A

【解析】内心信念是指医务人员发自内心地对道德义务的深刻认识、真诚信仰和强烈的责任感;是医务人员对自己行为进行善恶评价的内在动力,是医德品质构成的基本要素,也是医德评价的重要方式。

11.医德评价中最普遍、最具有影响力的方式是

【答案】B

【解析】社会舆论是指公众对某种社会现象、行为和事件的看法和态度,即公众的认识。社会舆论可以形成一种强大的精神力量,调整人们的道德行为,指导人们的道德生活,是医德评价中最普遍、最具有影响力的方式,在医德评价中起着重要作用。

第十章　医学伦理学文献

1.坚决主张科技必须考虑公共利益的伦理学文献是

A.贝尔蒙报告

B.赫尔辛基宣言

C.吉汉宣言

D.日内瓦宣言

E.国际医德守则

【答案】C

2.人类胚胎干细胞研究和应用伦理原则不包括

A.尊重原则

B.保密原则

C.知情同意原则

D.安全和有效原则

E.防止商品化原则

【答案】B

3.执行脑死亡标准的伦理意义应除外

A.有利于科学地判断死亡

B.更体现了对生命的尊重

C.弥补传统的死亡标准的不足

D.客观上有利于节约卫生资源

E.直接地达到开展器官移植的目的

【答案】E

4.国家卫生部关于《人类辅助生殖技术

和人类精子库伦理原则》的制定时间是

A.1990 年

B.1995 年

C.2000 年

D.2003 年

E.2005 年

【答案】D

5.世界上第一个安乐死合法化的国家是

A.荷兰

B.美国

C.丹麦

D.比利时

E.澳大利亚

【答案】A

6.下列各项不属于美国哈佛大学医学院特设委员会提出的“脑死亡”诊断标准的是

A.诱导反射消失

B.脑电波平直或等电位

C.心脏停止跳动

D.自主的肌肉运动和自主呼吸消失

E.对外部的刺激和内部的需要无接受性、无反应性

【答案】C

【解析】诊断标准:①对外部的刺激和内部的需要无接受性、无反应性。②诱导反射消失。③自主的肌肉运动和自主呼吸消失。④脑电波平直或等电位。

(7~8 题共用备选答案)

A.贝尔蒙报告

B.吉汉宣言

C.东京宣言

D.悉尼宣言

E.赫尔辛基宣言

7.涉及人类受试者医学研究的伦理准则出自于

【答案】E

8.保护人类受试者的伦理原则与准则出自于

【答案】A

第十五篇

卫生法规

第一章　卫生法概述

1.我国制定颁布基本法律的立法机关是

A.中华人民共和国国务院

B.中华人民共和国国务院法制局

C.全国人民代表大会

D.全国人民代表大会常委会

E.全国人民代表大会法制委员会

【答案】C

【解析】法律作为卫生法的渊源,包括由全国人民代表大会制定的基本法律和由全国人民代表大会常务委员会制定的非基本法律,其法律效力仅次于《宪法》。

2.下述规范性文件中属于全国人民代表大会制定和颁布的基本法律是

A.《中华人民共和国刑法》

B.《中华人民共和国执业医师法》

C.《中华人民共和国药品管理法》

D.《中华人民共和国食品卫生法》

E.《中华人民共和国传染病防治法》

【答案】A

3.下述规范性文件中属于卫生行政法规的是

A.《中华人民共和国执业医师法》

B.《中华人民共和国传染病防治法》

C.《中华人民共和国食品卫生法》

D.《中华人民共和国药品管理法》

E.《中华人民共和国中医药条例》

【答案】E

4.下列卫生法规范性文件中属于卫生法律的是

A.《中华人民共和国执业医师法》

B.《中华人民共和国药品管理法实施办法》

C.《医疗机构管理条例》

D.《医疗事故处理条例》

E.《麻醉药品管理办法》

【答案】A

5.由省、自治区、直辖市人民代表大会及其常委会制定的医疗卫生方面的规范性文件称作

A.卫生法规

B.卫生规章

C.地方卫生法规

D.卫生法

E.行政法

【答案】C

6.国务院卫生行政部门依法制定的规范性文件称为

A.卫生法律

B.卫生法

C.卫生法规

D.卫生规章

E.行政法规

【答案】D

7.卫生法将随着社会的发展而日益重要,以下哪一项是我国卫生工作的基本方针

A.预防为主

B.保护公民身体健康

C.卫生工作要动员全社会参与

D.祖国传统医学与现代医学相结合

E.以上均是

【答案】A

8.不属于卫生法基本原则的是

A.卫生保护原则

B.预防为主原则

C.保护社会健康原则

D.患者自主原则

E.兼顾经济与社会效益原则

【答案】E

【解析】卫生法基本原则包括卫生保护原则、预防为主原则、公平原则、保护社会健康原则和患者自主原则。

9.我国国家的根本大法是

A.《中华人民共和国宪法》

B.《中华人民共和国民法通则》

C.《中华人民共和国合同法》

D.《中华人民共和国婚姻法》

E.《中华人民共和国刑法》

【答案】A

10.卫生行政法规是指

A.国务院卫生行政部门依法制定的行政法规文件

B.国务院依据法律制定颁布卫生工作规范性文件

C.国务院各部委制定的解决卫生问题的行政法规文件

D.国家中医药管理局依法制定的行政法规文件

E.省级卫生部门颁布的卫生行政规范性文件

【答案】B

(11~12题共用备选答案)

A.卫生法律

B.卫生行政法规

C.地方卫生法规

D.基本法律

E.卫生规章

11.全国人民代表大会制定颁布的是

【答案】D

12.全国人民代表大会常委会制定颁布的是

【答案】A

第二章 卫生法律责任

1.依照法律规定剥夺犯罪人某种权益的强制方法是

A.行政处分

B.行政处罚

C.民事处罚

D.刑罚

E.吊销执业证

【答案】D

2.根据违法行为的性质和危害程度的不同。法律责任分为

A.行政处分、经济补偿、刑事责任

B.行政处罚、经济赔偿、刑事责任

C.赔偿责任、补偿责任、刑事责任

D.经济责任、民事责任、刑事责任

E.民事责任、行政责任、刑事责任

【答案】E

【解析】法律责任根据违法行为的性质和危害程度的不同分为卫生民事责任、卫生行政责任、卫生刑事责任。

3.下列各项,属于行政处罚的是

A.罚款

B.降级

C.撤职

D.赔偿损失

E.赔礼道歉

【答案】A

4.目前,我国卫生法所涉及的民事责任的主要承担方式是

A.恢复原状

B.赔偿损失

C.停止侵害

D.消除危险

E.支付违约金

【答案】B

5.下列各项中属于我国刑罚种类的是

A.罚款

B.罚金

C.撤职

D.赔偿损失

E.没收非法财物

【答案】B

【解析】刑罚包括主刑和附加刑。主刑有管制、拘役、有期徒刑、无期徒刑、死刑,它们只能单独适用,附加刑有罚金、剥夺政治权利、没收财产。

6.行政处分和行政处罚共同的方式是

A.降级

B.警告

C.罚款

D.记过

E.没收非法所得

【答案】B

7.下述各项,属于行政处分的是

A.罚款

B.降级

C.吊销卫生许可证

D.没收违法所得

E.责令停产停业整顿

【答案】B

8.以下哪一项不属于刑事责任的种类

A.拘役

B.管制

C.死刑

D.有期徒刑

E.没收违法所得

【答案】E

第三章 《中华人民共和国医师法》

1.按规定依法取得医师资格,但未经注册取得执业证书者

A.不得从事医师执业活动

B.可以从事医师执业活动

C.可以从事预防医疗业务

D.可以从事保健医疗业务

E.可以在医疗机构从事医疗业务

【答案】A

2.全社会应当尊重医师,医师依法履行职责时应受

A.全社会监督

B.法律保护

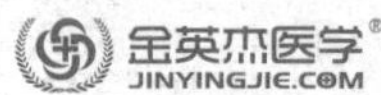

C.医疗机构的保护

D.卫生行政部门保护

E.群众支持

【答案】B

3.取得医师资格即具有了法定的医师行业

A.从事医疗活动资格

B.科研、教学、医疗水平

C.业务能力

D.行医资格

E.准入资格

【答案】E

4.某医学生在医学院获得了专科毕业证书,此时他可以

A.在医疗、预防、保健机构中试用期满一年,参加执业医师资格考试

B.在医疗、预防、保健机构中试用期满一年,参加执业助理医师资格考试

C.在医疗、预防、保健机构中试用期满半年,参加执业助理医师资格考试

D.取得执业助理医师执业证书后,在医疗、预防、保健机构中工作满一年,参加执业医师资格考试

E.取得执业助理医师执业证书后,在医疗、预防、保健机构中试用期满一年,参加执业医师资格考试

【答案】B

5.以师承方式学习传统医学至少满多长时间,经卫生行政部门指定的组织考核合格并推荐,才可以参加执业医师资格或者执业助理医师资格考试

A.一年

B.二年

C.三年

D.五年

E.四年

【答案】C

【解析】《执业医师法》第十一条规定:以师承方式学习中医满三年,或者经多年实践医术确有专长的,经县级以上人民政府卫生健康主管部门委托的中医药专业组织或者医疗卫生机构考核合格并推荐,可以参加中医医师资格考试。

6.下列几种情形中,可以准予医师执业资格注册的是

A.受吊销医师执业证书行政处罚,自处罚决定之日起至申请之日止不满二年的

B.受吊销医师执业证书行政处罚,自处罚决定之日起至申请之日止不满一年的

C.受吊销医师执业证书行政处罚,自处罚决定之日起至申请之日止已满二年的

D.受刑事处罚,自刑罚执行完毕之日起至申请注册之日止不满一年的

E.受刑事处罚,自刑罚执行完毕之日起至申请注册之日止不满二年的

【答案】C

7.依照《中华人民共和国医师法》,卫生行政部门对医师活动的监督管理制度是

A.医师资格考试制度

B.医师资格申请制度

C.医师资格评审制度

D.医师执业注册制度

E.毕业后转正制度

【答案】D

8.定期考核不合格的医师暂停执业活动期满,再次考核仍不合格的

A.可再试用一年

B.再次接受培训

C.暂停执业活动三年

D.在执业医师指导下从事执业活动

E.注销注册,收回医师执业证书

【答案】E

9.王某是一名注册医师,2002 年因在工

作中严重不负责任造成医疗事故，患者起诉至法院，王某被认定为医疗事故罪，判处有期徒刑3年，从2002年6月1日起开始服刑。关于此后他能否再次成为执业医师的说法中恰当的是

A.他终生不能再次注册成为医师

B.他可以再次成为执业医师，而且无需再次注册，因此前注册继续有效

C.他可以在2002年6月1日之后的任何时间申请并获得医师注册

D.他可以在2005年6月1日之后的任何时间申请并获得医师注册

E.他可以在2007年6月1日之后的任何时间申请并获得医师注册

【答案】E

10.受理申请医师注册的卫生行政部门对不符合条件不予注册的，应当自收到申请之日起多少工作日内给予申请人书面答复，并说明理由

A.15日

B.20日

C.30日

D.40日

E.45日

【答案】B

【解析】应当自受理申请之日起二十个工作日内，准予注册，将注册信息录入国家信息平台，并发给医师执业证书。

11.医师甲经执业医师注册，在某医疗机构执业。1年后，该医师受聘到另一预防机构执业，对其改变执业地点和类别的行为

A.预防机构允许即可

B.无须经过准予注册的卫生行政部门办理变更注册手续

C.应到准予注册的卫生行政部门办理变更注册手续

D.任何组织和个人无权干涉

E.只要其医术高明，就不受限制

【答案】C

12.《中华人民共和国医师法》调整的对象是依法取得医师资格并经注册

A.在医疗、预防机构中执业的专业医务人员

B.在医疗、保健机构中执业的专业医务人员

C.在医疗、卫生机构中执业的专业医务人员

D.在医疗、预防、保健机构中执业的专业医务人员

E.在医学院校中教授医学专业的人员

【答案】D

13.下列情形中，应当被注销执业医师注册的是

A.受罚款行政处罚的

B.中止医师执业活动满一年的

C.在医疗事故中负有民事赔偿责任的

D.责令暂停执业6个月行政处罚的

E.构成医疗事故罪而被判处刑罚的

【答案】E

14.某市中医院医师小刘在考核时不合格，该市人民政府卫生行政部门责令其暂停执业活动6个月，并接受培训和继续医学教育。暂停执业活动期满，再次对小刘进行考核，仍然不合格，应

A.由县级以上人民政府卫生行政部门注销注册，收回医师资格证书

B.由县级以上人民政府卫生行政部门注销注册，收回医师执业证书并取消执业医师资格

C.由县级以上人民政府卫生行政部门注销注册，收回医师执业证书

D.由县级以上人民政府卫生行政部门注

销注册,收回医师的执业证书,并接受培训和继续医学教育

E.由县级以上人民政府卫生行政部门责令其暂停执业三至六个月,注销注册,收回医师执业证书,并接受培训和继续医学教育

【答案】C

第四章 《中华人民共和国药品管理法》

1.下列情形的药品中按假药论处的是

A.不注明或者更改生产批号

B.超过有效期的

C.未标明有效期或者更改有效期的

D.直接接触药品的包装材料和容器未经批准的

E.所标明的适应证或者功能主治超出规定范围的

【答案】E

2.依据《中华人民共和国药品管理法》规定,合法的药品经营企业必须持有

A.《药品经营合格证》、《营业执照》

B.《药品制剂许可证》、《营业执照》

C.《药品经营许可证》、《制剂许可证》

D.《药品经营许可证》、《营业执照》

E.《药品经营许可证》、《药品生产许可证》

【答案】D

3.《中华人民共和国药品管理法》规定的药品是指用于

A.防病、治病的特殊商品

B.预防、治疗人的疾病的物质

C.预防、诊断人的疾病的物质

D.预防、治疗、诊断人的疾病的物质

E.预防、治疗、诊断人及动物疾病的物质

【答案】D

4.医疗机构配制的制剂

A.可以在市场销售

B.不得在市场销售

C.可以自行配制

D.标明功能主治可以在市场销售

E.经批准在市场销售

【答案】B

5.在药品价格管理中,医疗机构必须执行并不得擅自提高价格的药品是

A.企业定价

B.企业指导价

C.市场调节价

D.政府指导价

E.政府定价、政府指导价

【答案】E

6.一医院医师张某,利用工作之便经常为吸毒亲属开具不符合规定的麻醉处方,其应当承担的责任是

A.罚金

B.管制

C.行政处分

D.行政处罚

E.法律责任

【答案】E

7.哌甲酯用于治疗儿童多动症时,每张处方不得超过多少日的常用量

A.3日

B.10日

C.7日

D.15日

E.14日

【答案】D

8.《药品管理法》规定对四类药品实行特殊管理。下列药品中,不属于法定特殊管理

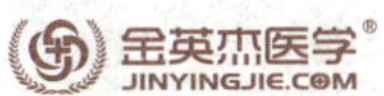

药品的是

A.生化药品

B.精神药品

C.麻醉药品

D.医疗用毒性药品

E.放射性药品

【答案】A

9.除注射剂、控缓释剂型外，第一类精神药品的处方，每次不得超过多少日的常用量

A.5 日

B.3 日

C.7 日

D.1 日

E.14 日

【答案】B

【解析】除注射剂、控缓释剂型外，第一类精神药品的处方，每次不得超过 3 日的常用量。

10.按照《麻醉药品和精神药品管理条例》规定：医生开具的急诊处方一般不得超过

A.5 日

B.7 日

C.3 日

D.1 日

E.2 日

【答案】C

11.《中华人民共和国药品管理法》规定：执业医师收受药品生产经营企业给予财物或其他利益的违法行为情节严重的，由卫生行政部门给予的行政处罚是

A.警告、降职

B.处分、没收违法所得

C.吊销执业医师证书

D.吊销执业许可证

E.记过、没收违法所得

【答案】C

（12~13 题共用备选答案）

A.1 年

B.2 年

C.3 年

D.4 年

E.5 年

12.按照《麻醉药品和精神药品管理条例》规定：医疗机构应当对麻醉药品和精神药品处方进行专册登记，加强管理。麻醉药品处方至少保存

【答案】C

13.按照《麻醉药品和精神药品管理条例》规定：医疗机构应当对麻醉药品和精神药品处方进行专册登记，加强管理。二类精神药品处方至少保存

【答案】B

（14~15 题共用备选答案）

A.劣药

B.假药

C.特殊药品

D.保健药品

E.非处方用药

14.药品成分的含量与国家药品标准或者省、自治区、直辖市药品标准规定不符合的是

【答案】A

【解析】劣药是指药品成分的含量与国家药品标准或者省、自治区、直辖市药品标准规定不符合。

15.药品所含成分的名称与国家药品标准或者省、自治区、直辖市药品标准规定不符合的是

【答案】B

【解析】假药是指药品所含成分的名称与国家药品标准或者省、自治区、直辖市药品标准规定不符合。

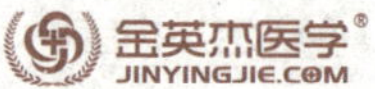

第五章 《中华人民共和国传染病防治法》

1.医疗机构及其人员违反《中华人民共和国传染病防治法》规定的情形，由其所在单位对直接责任人员

A.追究民事责任

B.追究刑事责任

C.吊销执业证书

D.给予行政处分

E.给予行政处罚

【答案】D

2.按照《中华人民共和国传染病防治法》，属于乙类传染病分类，但依法采取甲类传染病预防、控制措施的是

A.梅毒

B.病毒性肝炎

C.艾滋病

D.传染性非典型性肺炎

E.流行性出血热

【答案】D

【解析】对乙类传染病中传染性非典型肺炎、炭疽中的肺炭疽和人感染高致病性禽流感，采取本法所称甲类传染病的预防、控制措施。

3.《传染病防治法》规定应予以隔离治疗的是

A.疑似传染病患者

B.甲类传染病患者

C.甲类传染病患者和病原携带者

D.乙类传染病患者和病原携带者

E.除艾滋病患者、炭疽中的肺炭疽以外的乙类传染病患者

【答案】C

4.单位和个人违反《中华人民共和国传染病防治法》，导致传染病传播、流行，给他人人身造成损害的，应依法

A.恢复原状

B.进行治疗

C.承担社会责任

D.承担民事责任

E.承担道德责任

【答案】D

5.《传染病防治法》规定的甲类传染病是指

A.鼠疫、霍乱

B.鼠疫、传染性非典型肺炎

C.传染性非典型肺炎、人感染高致病性禽流感

D.霍乱、传染性非典型肺炎

E.流行性出血热、艾滋病

【答案】A

6.医疗机构发现甲类传染病时，对疑似病人应依法及时采取的措施是

A.采取预防措施

B.进行医学观察

C.予以隔离治疗

D.在指定场所进行医学观察

E.确诊前在指定场所进行单独隔离治疗

【答案】E

7.发现传染病患者或者疑似传染病患者时，报告疫情应遵循的原则是

A.隶属关系原则

B.系统控制原则

C.属地管理原则

D.系统通报原则

E.直接向上级领导报告

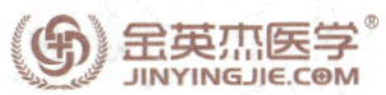

【答案】C

【解析】任何单位和个人发现传染病患者或者疑似传染病患者时，应当及时向附近的疾病预防控制机构或者医疗机构报告。

8.由县级以上人民政府报经上一级政府决定可以在传染病流行时采取的紧急措施是

A.隔离治疗

B.强制隔离

C.指定场所进行医学观察

D.停工、停业、停课

E.实施交通检疫

【答案】D

9.《中华人民共和国传染病防治法》明确规定的传染病防治方针是

A.防治结合

B.预防为主

C.控制为主

D.依靠科学

E.分类管理

【答案】B

10.国家实行预防接种制度的对象是

A.儿童

B.在校学生

C.未成年人

D.成年人

E.全体社会公民

【答案】A

11.《中华人民共和国传染病防治法》的立法目的是为了预防、控制和消除传染病的发生与流行

A.保证社会发展

B.保障人体健康

C.保证正常的社会秩序

D.保障人体健康和公共卫生

E.保障公共卫生秩序

【答案】D

12.对传染病实施医疗救治活动，医疗机构应当实行传染病

A.预警制度

B.监测制度

C.检疫制度

D.情况通报制度

E.预检、分诊制度

【答案】E

（13～14题共用备选答案）

A.鼠疫

B.流行性感冒

C.百日咳

D.麻风病

E.流行性腮腺炎

13.属于甲类传染病的是

【答案】A

【解析】法定传染病的分类包括甲类、乙类、丙类。甲类有霍乱和鼠疫，乙类新增了非典、禽流感。题干中鼠疫为甲类传染病，而百日咳为乙类传染病。

14.属于乙类传染病的是

【答案】C

第六章 《突发公共卫生事件应急条例》

1.突发公共卫生事件是指突然发生，造成或者可能造成社会公众健康严重损害的重大

A.公众安全事件

B.矿山安全事件

C.食物中毒事件

D.医疗机构事故

E.领导责任事件

【答案】C

2.《突发公共卫生事件应急条例》规定，医疗卫生机构应当对传染病做到

A.早发现、早报告、早隔离、早康复

B.早预防、早发现、早治疗、早康复

C.早发现、早报告、早隔离、早治疗

D.早报告、早观察、早治疗、早康复

E.早发现、早观察、早隔离、早治疗

【答案】C

【解析】《突发公共卫生事件应急条例》第四十二条规定：有关部门、医疗卫生机构应当对传染病做到早发现、早报告、早隔离、早治疗，切断传播途径，防止扩散。

3.根据突发公共卫生事件应急处理的需要，有权紧急调集人员、储备的物资、交通工具以及相关设施、设备；必要时，对人员进行疏散或者隔离，并可以依法对传染病疫区实行封锁的是

A.县级以上地方人民政府

B.县级以上地方人民政府卫生行政主管部门

C.所在地省级人民政府

D.突发事件应急指挥部

E.国务院卫生行政主管部门

【答案】D

4.国务院卫生行政主管部门按照分类指导、快速反应的要求，制定

A.突发事件医疗救助方案

B.突发事件应急处理培训

C.突发事件日常监测

D.全国突发事件应急预案

E.本行政区域的突发事件应急预案

【答案】D

5.医疗机构发现突发公共卫生事件后，应当向当地卫生行政部门报告的时间要求为

A.8 小时内

B.6 小时内

C.4 小时内

D.2 小时内

E.1 小时内

【答案】D

6.关于突发公共卫生事件应急工作的方针和原则，下列说法错误的是

A.预防为主、常备不懈的方针

B.统一领导、分级负责

C.反应及时、措施果断

D.监测预警、保障供给

E.依靠科学、加强合作

【答案】D

(7~8 题共用备选答案)

A.1 小时

B.2 小时

C.3 小时

D.4 小时

E.5 小时

7.《突发公共卫生事件应急条例》规定，突发事件监测机构、医疗卫生机构和有关单位发现有重大紧急疫情的，应当在几小时内向所在地县级人民政府卫生行政主管部门报告

【答案】B

8.省、自治区、直辖市人民政府在接到重大紧急疫情报告后，应当在几小时内向国务院卫生行政主管部门报告

【答案】A

第七章 《医疗纠纷预防和处理条例》

1.《医疗纠纷预防和处理条例》所指医疗责任事故是指医务人员

A.无过错输血感染造成不良后果的

B.在诊疗中因患方原因延误诊疗导致不良后果的

C.患者体质特殊而发生医疗以外的

D.违反规章制度、诊疗护理常规失职行为所致的

E.行为人有过失，但因病员病情严重等偶合因素所致的

【答案】D

2.解决医疗纠纷的途径不包括

A.协商

B.诉讼

C.仲裁

D.人民调解

E.行政调解

【答案】C

【解析】发生医疗纠纷，医患双方可以通过下列途径解决：①双方自愿协商；②申请人民调解；③申请行政调解；④向人民法院提起诉讼；⑤法律、法规规定的其他途径。

3.依据2002年9月1日实施的《医疗事故处理条例》，不属于医疗事故的是

A.医疗机构违反规章造成患者重度残废

B.在医疗活动中，由于患者病情异常而发生医疗意外

C.医务人员违反护理常规，造成患者轻度残废

D.药房等非临床科室因过失导致患者人身损害

E.医务人员违反诊疗常规，造成患者一般功能性障碍

【答案】B

4.根据国务院《医疗纠纷预防和处理条例》的规定，不属于医疗事故的情况是

A.难以避免的并发症、医疗技术性事故

B.难以避免的并发症、病员及其家属不配合诊疗导致不良后果

C.难以避免的并发症、二级以下技术性事故

D.病员及其家属不配合诊治、三级乙等技术性事故

E.病员及其家属不配合诊治、药房等非临床科室过失导致的患者损害

【答案】B

【解析】医疗事故是指医疗机构及其医护人员在医疗活动中，违反医疗卫生管理法律、行政法规、部门规章和诊疗护理技术操作规范、常规，过失造成患者人身伤害的事故，构成条件有主体要件，行为违法性要件，主观过错要件，损害结果要件。选项中B不符合构成要件，无主体要件，所以不属于医疗事故。

5.导致发生医疗事故的直接原因是行为主体

A.技术上缺乏经验

B.违反医疗卫生管理法律、法规

C.在现有科技条件下无法预料

D.临床诊疗中患者病情异常

E.无法预料或防范

【答案】B

6.因抢救危急患者，未能及时书写病历的，有关医务人员应在抢救结束后多长时间内据实补记

A.12小时

B.8小时

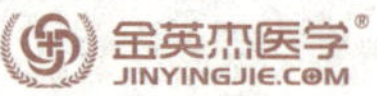

C.6 小时

D.4 小时

E.2 小时

【答案】C

7.根据《医疗纠纷预防和处理条例》的规定,医患双方对患者的死因有异议时,应在患者死亡后多长时间之内进行尸检,若具备冻存条件的,可以延长至多长时间

A.24 小时,7 天

B.24 小时,5 天

C.48 小时,7 天

D.48 小时,5 天

E.72 小时,10 天

【答案】C

【解析】《医疗事故处理条例》第十八条规定:患者死亡,医患双方当事人不能确定死因或者对死因有异议的,应当在患者死亡后48 小时内进行尸检;具备尸体冻存条件的,可以延长至 7 日。

8.内科医生王某,在春节探家的火车上遇到一位产妇临产,因车上无其他医务人员,王某遂协助产妇分娩。在分娩过程中,因牵拉过度,导致新生儿左上肢臂丛神经损伤。王某行为的性质为

A.属于违规操作,构成医疗事故

B.属于非法行医,不属于医疗事故

C.属于见义勇为,不构成医疗事故

D.属于超范围执业,构成医疗事故

E.虽造成不良后果,但不属于医疗事故

【答案】E

【解析】《医疗事故处理条例》规定:在紧急情况下为抢救垂危患者生命而采取紧急医学措施造成不良后果的不属于医疗事故。

第八章 《中华人民共和国中医药法》

1.制定《中华人民共和国中医药法》的核心目的是

A.保护人体健康

B.保护传统医药学

C.发展传统医药学

D.继承、创新中医药

E.保持中医药特色

【答案】A

2.《中华人民共和国中医药法》施行的日期是

A.2017 年 9 月 1 日

B.2017 年 10 月 1 日

C.2017 年 1 月 1 日

D.2017 年 7 月 1 日

E.2017 年 12 月 1 日

【答案】D

【解析】《中华人民共和国中医药法》自2017 年 7 月 1 日起施行。

3.国家大力发展中医药事业,实行中西医并重的方针,鼓励中医、西医

A.相互支持,相互帮助,共同发展

B.相互学习,相互补充,共同提高

C.相互学习,相互补充,协调发展

D.相互交流,相互学习,共同提高

E.相互交流,同步发展

【答案】C

4.发展中医药事业应当依法遵循的原则是

A.继承与创新相结合

B.中西医结合

C.以人为本

D.中医与中药相结合共同发展

E.中医药理论与中医药实践相结合

【答案】A

【解析】发展中医药事业应当遵循中医药发展规律，坚持继承和创新相结合，保持和发挥中医药特色和优势，运用现代科学技术，促进中医药理论和实践的发展。

5.省、自治区、直辖市人民政府负责中医药管理的部门应当按照国家有关规定，制定中医药人员培训计划，以完善本地区中医药人员

A.高等专业教育制度

B.学历教育制度

C.继续教育制度

D.业务培养提高

E.高水平业务骨干技术能力

【答案】C

6.《中华人民共和国中医药法》是我国政府制定颁布的第一部专门的中医药

A.法律

B.行政法规

C.部门规章

D.行政规章

E.卫生行政规章

【答案】B

7.中医诊所被责令停止执业活动的，其直接负责的主管人员自处罚决定作出之日起多少年内不得在医疗机构内从事管理工作

A.3 年

B.5 年

C.10 年

D.20 年

E.终身

【答案】B

第九章 《医疗机构从业人员行为规范》

1.下列哪一项不属于医疗机构从业人员行为规范的内容

A.以人为本，践行宗旨

B.遵纪守法，依法执业

C.减少患者的经济负担

D.为患者保守医疗秘密

E.尊重患者的权利与人格

【答案】C

2.目前医疗卫生行业作风建设存在的亟待解决的行为问题是一些医疗机构和部分医务人员

A.服务态度差，医疗质量、道德有待改进

B.医疗质量技术水平待提高

C.收受回扣、“红包”、开单提成等

D.管理水平不高，技术水平低

E.片面追求经济效益

【答案】C

3.我国广大卫生医务人员在工作岗位上应坚持放在第一位的是

A.医疗服务的经济效益

B.经济效益与社会效益

C.人民群众健康和生命安全

D.社区卫生预防

E.社区卫生服务

【答案】C

4.与广大人民群众健康问题切身利益相关的行业是

A.医疗卫生行业

B.社会保障行业

C.社会保障部门

D.药品研制单位

E.卫生教育行业

【答案】A

5.医疗机构对医务人员考核要作为应聘、提薪、晋级以及评选先进工作者的首要条件应是

A.业务能力考核

B.服务水平考核

C.医疗质量考核

D.学历情况

E.医德考核结果

【答案】E

6.医疗机构从业人员应坚持的宗旨是

A.以患者为中心

B.救死扶伤，防病治病

C.尊重患者，关爱生命

D.优质服务，医患和谐

E.全心全意为人民健康服务

【答案】B

【解析】《医疗机构从业人员行为规范》第四条规定：以人为本，践行宗旨。坚持救死扶伤、防病治病的宗旨，以患者为中心，全心全意为人民健康服务。

7.在加强卫生系统社会主义精神文明建设中，应当提高医务人员的

A.业务技术水平

B.职业道德素质

C.职业观念

D.职业理念

E.职业责任

【答案】B

8.医疗机构在行风建设中应以正面教育为主，理论联系实际，注重实效，长期坚持不懈的是

A.医德教育

B.继续教育

C.培训教育

D.学历教育

E.业务上岗培训

【答案】A

第十章 《中华人民共和国基本医疗卫生与健康促进法》

1.以下哪项不是《基本医疗卫生与健康促进法》立法目的

A.发展医疗卫生与健康事业

B.保障公民享有基本医疗卫生服务

C.提高公民健康水平

D.促进经济发展

E.推进健康中国建设

【答案】D

2.关于《基本医疗卫生与健康促进法》中对中医药事业的方针，以下叙述哪项不妥

A.大力发展中医药事业

B.促进医学科技成果的转化和应用

C.坚持中西医并重

D.坚持传承与创新相结合

E.发挥中医药在医疗卫生与健康事业中的作用

【答案】B

3.应当优先开展残疾儿童康复工作，实行康复与教育相结合的主体是

A.省级以上

B.县级以上

C.镇级以上

D.乡级以上

E.村级以上

【答案】B

4.国家公布的目录，根据药品临床应用实践、药品标准变化、药品新上市情况等，对目录进行动态调整

A.基本药物

B.常用药物

C.保险药物

D.平价药物

E.特殊药物

【答案】A

(5~6题共用备选答案)

A.非营利性医疗卫生机构

B.营利性医疗卫生机构

C.政府举办的非营利性医疗卫生机构

D.社会力量举办的非营利性医疗卫生机构

E.社会力量举办的医疗卫生机构

5.医疗卫生服务体系的主体

【答案】A

6.在基本医疗卫生事业中发挥主导作用,保障基本医疗卫生服务公平可及

【答案】C